实用中医临床医学丛书

☆

实用中医男科学

秦国政　何清湖　主编

全国百佳图书出版单位

中国中医药出版社

·北 京·

图书在版编目（CIP）数据

实用中医男科学/秦国政，何清湖主编．—北京：中国中医药出版社，2022.1
（实用中医临床医学丛书）
ISBN 978-7-5132-7045-8

Ⅰ.①实… Ⅱ.①秦… ②何… Ⅲ.①中医男科学 Ⅳ.①R277.57

中国版本图书馆CIP数据核字（2021）第125480号

中国中医药出版社出版

北京经济技术开发区科创十三街31号院二区8号楼
邮政编码 100176
传真 010-64405721
山东临沂新华印刷物流集团有限责任公司印刷
各地新华书店经销

开本 787×1092 1/16 印张 34.25 字数 705千字
2022年1月第1版 2022年1月第1次印刷
书号 ISBN 978-7-5132-7045-8

定价 198.00元
网址 www.cptcm.com

服务热线 010-64405510
购书热线 010-89535836
维权打假 010-64405753

微信服务号 zgzyycbs
微商城网址 https://kdt.im/LIdUGr
官方微博 http://e.weibo.com/cptcm
天猫旗舰店网址 https://zgzyycbs.tmall.com

如有印装质量问题请与本社出版部联系（010-64405510）

内容提要

　　本书为《实用中医临床医学丛书》之一，对中医男科临床医学的相关知识进行了系统汇总，对其发展脉络做了较为详细的疏理，对其固有的治疗思路进行了思辨，对其卓有成效的治疗方法进行了总结，将零散的经验纳入中医男科临床医学理论体系中，是一部理论系统、内涵丰富、临床实用，反映中医男科辨证论治思维，汇集古今中医男科临证经验和既有系统理论又含具体治病方法的实用中医男科临床医学学术著作。

　　本书分总论、各论两部分。总论重点介绍中医男科学的基本理论、基本知识和基本技能，内容包括中医男科学发展源流、生理病理、病因病机、诊法概要、辨病辨证、治法概要、护理概要等。各论部分重点介绍中医男科常见疾病与证候的诊断和辨证论治方法，从源流、疾病诊断、病因病机、辨治思路、辨证论治、其他疗法（针灸、推拿、罐疗、刮痧等）和预防调护等方面，对中医男科常见病证，以及性功能障碍、不育、阴茎疾病、阴囊疾病、睾丸与附睾疾病、精索与输精管疾病、前列腺与精囊疾病、杂病与房中病等八类疾病的辨治做了系统介绍，本书可供各级医疗机构及高等中医药院校相关人员学习参考。

《实用中医男科学》编委会

主　编

秦国政　何清湖

副主编（以姓氏笔画为序）

王祖龙　李海松　张春和　金保方　周　青　袁少英

编　委（以姓氏笔画为序）

王　彬　王本鹏　邓龙生　刘建国　孙一鸣　孙大林　李广森　李焱风
杨文涛　囯荣梁　邹　强　邹如政　沈　涛　宋竖旗　张　星　张培海
陈　磊　陈其华　郁　超　欧阳洪根　金明昱　周　兴　郑乘龙　姜　杰
袁卓珺　耿立果　唐志安　曹继刚　崔　云　覃　湛　傅　伟　路　艺

出版说明

医学科学是综合性实践科学，它是研究社会中人的疾病发生、发展规律的实践活动，形成了现代的生物-心理-社会医学模式。

现代科学技术为医学科学的发展奠定了坚实的基础，助力其加速发展。但是临床医学实践经验的积累仍然需要临床医师不懈地努力，仍然需要时间的积累。经验的积累与科学技术的结合，使医学科学理论上升到更高水平。

理论的发展需要经验和时间的积累，学科的发展亦有其自身规律。中医药学经过新中国成立后七十多年的发展，无论在科研、教学还是临床方面，都得到了长足的发展，尤其是临床方面，借助于现代科技，对疾病认识得更加深入、细致，辨证更加具体，对药物的认识更加全面，用药经验也极大地丰富起来。同时，经过几代人的努力，各医疗机构都建立了自己的专业团队，这些专业人员，代表了本专业的学术水平。

将七十多年中医临床医学进行系统梳理，理清其发展脉络，总结其卓有成效的治病方法，理清其固有的治疗思路，将零散的经验纳入到中医临床医学理论体系中，这是新时代中医药事业的紧迫要求，关系到中医药事业今后的稳步发展。这也是《实用中医临床医学丛书》编写的初衷。

《实用中医临床医学丛书》按临床分科分册，体现了现在的中医临床实际。本丛书是一套真正反映中医辨证论治思维，汇集古今中医临证经验，既有系统理论，又含具体治病方法的实用中医临床医学学术著作，理论系统、内涵丰富、临床实用为本书的特点。

本丛书参编人员大都是各专业委员会的骨干，他们首先是临床医生，长期从事临床研究，拥有丰富的临床经验，具备鲜明的专业特点。同时，他们大都从事教学工作，带教博士、硕士，具有较高的理论水平。另外，他们长期承担国家或省区市的科研工作，对疑难病有较深的研究。所以，编写团队代表了现在中医临床的时代水平。

本书是中医书，不是中西医结合书，更不是西医书，所以在编写过程中，编写人员根据中医临床实际，妥善处理了现代医学参与临床的问题，体现了中医学与时俱进、开放包容的态度、做法及优势，又不失中医药自身的完整性与系统性。

本书不是为初学者编写，读者定位于主治医师及以上职称。

科学在发展，医学在进步，中医学同样在不断完善。我们希望这是阶段性总结，也希望有更多的经验、理论纳入中医学体系中来，将中医药事业发扬光大。

中国中医药出版社

编写说明

2009 年国家中医药管理局颁布的"中医药学科建设规划指导目录"，已将中医男科学从中医临床学科独立出来，成为与中医内、外、妇、儿、骨伤等学科并列的中医临床一级学科。为了总结中医男科临床的新成就、新进展，适应中医临床专科和学科建设与发展的需要，根据《实用中医临床医学丛书》编写方案的总体要求，国家中医药"十一五"重点学科中医男科学依托单位——云南省中医医院（云南中医药大学第一附属医院）男科、云南中医药大学王琦国医大师工作站和中华中医药学会男科分会共同组织全国中医男科专家编写了实用中医临床医学丛书《实用中医男科学》一书。

本书将中医男科临床医学的相关知识进行了系统汇总，对其发展脉络做了较为详细的疏理，对其固有的治疗思路进行了思辨，对其卓有成效的治疗方法进行了总结，将零散的经验纳入中医男科临床医学理论体系中。我们努力将其写成一部理论系统、内涵丰富、临床实用，反映中医男科辨证论治思维，汇集古今中医男科临证经验，既有系统理论又含具体治病方法的实用中医男科临床医学学术著作。

本书编写采取主编负责并指导副主编分组管理的方式进行。全书初稿第一章由秦国政编写；第二章由秦国政、王祖龙编写；第三章由陈磊编写；第四章第一、二节由刘建国编写，第三、四节由欧阳洪根编写；第五章由金保方编写；第六章由何清湖编写；第七章由袁少英编写；第八章第一、二节由傅伟编写，第三、四节由张培海编写，第五、六节由唐志安编写，第七、八节由沈涛编写，第九、十节由路艺编写，第十一、十二节由张星编写，第十三、十四节由郑乘龙编写，第十五、十七节由李广森编写，第十六节由王祖龙编写，第十八、十九节由邓龙生编写；第九章第一至三节由孙一鸣编写，第四至六节由宋竖旗编写；第十章第一节由李海松编写，

第二、四、七节由袁卓珺编写，第三、五、六及八至十一节由王彬编写；第十一章第一至三节由孙大林编写，第四、五节由崔云编写；第十二章第一至三节由杨文涛编写，第四、五节由覃湛编写；第十三章第一至三节由陈其华编写，第四、七节由姜杰编写，第五、六节由囤荣梁编写；第十四章第一至三节由周青编写，第四、五节由金明昱编写，第六、七节由曹继刚编写；第十五章第一、二、四节由邹强编写，第三、五节由邹如政编写；第十六章第一、六节由耿立果编写，第二、七、十一节由王本鹏编写，第三、八、十二节由周兴编写，第四、九节由郁超编写，第五、十节由李焱风编写。本书第一章由秦国政初审；第二、八章由王祖龙初审；第三、九、十五章由张春和初审；第四、十章由李海松初审；第五、十一、十三章由金保方初审；第六、十二、十四章由周青初审；第七、十六章由袁少英初审。全书由主编最后统稿和终审。

本书在编写过程中尽量处理好继承和发扬的关系，在保持中医男科学理论系统性和完整性的基础上，客观反映目前临床研究的新成就，是一本纯粹的男科中医书。

秦国政

2021 年 10 月

于春城昆明

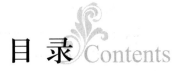

总　论

各 论

总 论

ZONG LUN

第一章　发展源流

中医男科学虽源远流长，早在春秋战国时期就已出现了萌芽，但学科构建较晚，许多资料凌乱不系统。1988年王琦、曹开镛主编的《中医男科学》出版，标志着中医男科学作为中医临床医学的一个专门学科得以形成，其学科基本体系得以构建。

一、萌芽于商周至秦汉时期

中医男科学从启蒙到形成，经历了一个漫长的发展过程，其起源可追溯到约公元前1000多年。从1899年在河南安阳西北部商王朝后期文化遗址——殷墟发掘的甲骨文及商周的著作中可发现，商周时代已认识到在解剖、生理方面男女生殖器的结构与功能各不相同，并认识到某些药物与"种子"和"节育"有关，如《山海经·中山经》中有䳩鸟"食之宜子"和《西山经》中有菁蓉"食之使人无子"的记载。

我国现存的最早医书是长沙马王堆三号西汉古墓出土的简帛医书《五十二病方》《十一脉灸经》《脉法》等。《五十二病方》中所论除内、外、妇、儿、五官等疾病外，也记载了一些男科病的病名及治法，如以阴囊肿大为主的癫疝或疝气用马屎治疗，《阴阳十一脉灸经》和《阴阳脉死候》中分别记载癫疝、偏疝等。可见当时对男性泌尿生殖系疾病已经有了一定的认识。

春秋战国时期，《黄帝内经》总结了秦汉以前丰富的医学知识，对男性泌尿生殖生理、病理的论述较详，为中医男科奠定了坚实的理论基础。如《素问·上古天真论》记载的"男子盛衰论"，以八八分期论述了男性的生长、发育、生殖和衰老等生命现象的生理变化过程。对男性生殖器的生理解剖与功能也有所认识，《素问·厥论》说："前阴者，宗筋之所聚，太阴阳明之所合也。"不仅如此，《黄帝内经》还记载了疝病、囊缩、囊纵、阴痿、阴缩、失精、睾丸卒肿、阴茎挺长暴痒、阴痛、天宦等男科疾病，并阐述了这些疾病的机理和治法。可见，《黄帝内经》中有关男科生理病理疾病等内容，是后世中医男科学发展和形成的主要理论基础，有些理论至今仍有效地指导着中医男科临床，如《灵枢·经筋》阐述的"足厥阴之筋，其病阴器不用""伤于内则不起"之阳痿病理观，为后世医家提出"阳痿从肝论治"的治疗思路提供了理论依据。

秦始皇三十一年到汉初元七年间的名医淳于意，为医案体例的创始人，在其25例诊籍中有"涌疝"一案，此为男科疾病的第一个医案。

外科鼻祖华佗所著的《中藏经》中论述了卵缩的病理机制、表现、生死和疝病脉证等。他的另一部著作《华佗神医秘传》中对男科疾病的论述更为具体，从病因病理、临床表现和论治方法等方面论述了癫疝、心虚遗精、无梦自遗、阴虚遗精、虚劳失精、虚劳尿精、脱精、强中、阴痿、阳缩、阴肿、阴囊湿痒、囊痈、子痈、男子乳房肿如妇人等 10 余种男科疾病。值得一提的是，本书还论述了囊痈与疝气的鉴别诊断，开辟了男科疾病鉴别诊断之先河。

汉·张仲景所著的《伤寒杂病论》，奠定了辨证论治的基础。其对男科疾病如失精、阴寒、狐疝等的论述，不仅包含病名、症状，而且论述了病因病理和治法方药。更难得的是张仲景认识到了男病多虚的特点，并对此进行了细致的阐述。

《武威汉代医简》中首次记载了男科"七伤"的具体证候，所论"七伤"皆认为是虚劳引起，所述症状较《黄帝内经》有关虚劳的描述要确切具体，补足了张仲景著作中阙如的"七伤"内容。

从上述可以看出，商周至秦汉时期的医家对男性生殖系统的生理、病理、疾病、治疗以及男性生命现象的生理变化过程均有了一定的认识，是中医男科学的萌芽时期。

二、发展于晋隋唐宋时期

两晋南北朝临床医学成就很大，著述颇多，但多已散佚，流传至今较为完善的著作仅有葛洪的《肘后备急方》。该书对男科疾病的治疗专拟一篇加以记述，曰《治卒阴肿痛颓卵方》，收载了治疗男子阴卒肿痛、阴疝、阴茎中卒痛、阴疮损烂、阴蚀欲尽、阴痒汗出、囊下湿痒皮剥、阴头生疮、阴痛等 10 余种疾病的单验方及灸法，从而使男科治疗有了一定的发展。

疝病是男科常见疾病之一，根据对古尸的研究，南北朝高昌国男子张遥一侧阴囊肿大的情况表明，我国男性患疝病的历史有实体病例解剖依据，迄今已有 1500 多年。

隋·巢元方所著的《诸病源候论》是一部包罗临床各科疾病的中医病因病理学专著。其中对男科疾病的论述独树一帜，专主虚论，认为男科疾病大多由肾虚引起。所论男科疾病有无子、少精、精血、时气阴茎肿、遗精、阳痿、阳强等 16 种，所论"七伤"证候，皆认为系肾脏亏损所致。巢氏对中医男科的贡献在于发展了中医男科病因病理学说思想。

唐·孙思邈著《备急千金要方》在论述男科疾病方面，补充了《诸病源候论》治法方药的不足，并有所发展。该书《精极》篇中论精极之病，载方 19 首、灸法 12 种。在卷十一中论述了厥阴经脉与男性生殖器的关系，以及肝的功能失常与男科疾病的关系。卷十九论述了肾与外肾的关系。同时还认识到肾劳不仅有虚，而且有实。尤值一提的还有该书记载了世界上最早的导尿术。

男性不育的一大原因是生殖生理缺陷。唐·王冰便提出了"五不男"之说，即天、犍、满、怯、变。"天"即阳痿不用，又称为"夭"，也就是阴茎短小、畸形等；"犍"指男子阴茎被阉割；"满"指经常遗泄，精子缺少或不健全；"怯"为临事举而不强；"变"指体兼男女之男性两性畸形。

大约成书于晋隋唐时期的敦煌医方《黑帝要略方》和《不知名医方第十七种》叙述了男子房损、阳痿、阴疮、卵肿、阴小等疾病的治疗方法，内服药有汤剂、丸剂、粉剂，而以酒剂为多，外用药包括洗剂、涂剂、敷剂和坐药。此外，尚有灸法、食疗等。

到了宋代，印刷术的盛行使医学知识得到了广泛的流传。宋·王怀隐等编撰的《太平圣惠方》开卷首论"丈夫盛衰法"和"女子盛衰法"，明确地指出男女生长衰老过程各不相同。所论男科疾病，先论理，次论证，后论法与方。所述病理，也多以虚劳立论。该书对男科的贡献在于发展了中医男科疾病同病异治思想和中医男科方剂学。

宋·施桂堂的《察病指南》是现存较早的中医诊断学专著。其中从脉象上来阐述了男女生理之不同，发展了中医男科脉学理论，认为"男子阳脉常盛，阴脉常弱""男得女脉为不足，病在内"。这是最早的男科脉学理论的记述。

严用和的《济生方》提出了男科重要理论"肾精贵乎专涩"的论点。在《诸疝门》中论述了诸疝（厥疝、癥疝、寒疝、气疝、盘疝、胕疝、狼疝）及阴癫（肠癫、气癫、卵胀、水癫）的分类和证治。认为阴癫是因不爱卫生，或房事过度，或七情所伤，或冷湿所浸引起。难得的是还认识到若小儿出生以来便有此病者，是宿疾，因先天禀赋不足引起。该书还记载了治疝名方"橘核丸"。

从以上简要介绍中可以看出，晋隋唐宋时期，男科理论逐步深化，男科病证诊疗范围逐渐扩大，治疗方法与方药随之增多，学科研究得以向纵深发展。

三、雏形于金元至清末民国时期

金元时期由于病因论点和治疗用药不同，中医学形成了以刘完素、李东垣、张子和及朱丹溪四大家为主的寒凉、补土、攻下和滋阴四大派别，其对中医男科也产生了一定的影响，对疝证、遗精、精浊、下疳等疾病做了详细的论述。

刘完素认为阴疝乃肾虚寒水涸所致，治当泻邪补脉。同时还指出白淫乃七情不畅所致。

张子和除论述了茎中痛、下疳以及寒、水、筋、血、气、狐、癫七疝的病形、治法外，还提出了"疝本肝经宜通勿塞"的论点，力批《黄帝内经》《铜人》论七疝之说及不辨病情一概大温大补的治法，强调治疝当以治肝为本，宜通勿塞。这些理论于男科临床至今仍有现实意义。

朱丹溪认为自《素问》以来，历代名医论疝皆为寒之说不全面，指出疝乃"湿热之邪不得疏散"引起，并认为治之"非痛断房事与厚味不可"。同时还认识到男科疾病与七情不畅有密切关系。

李东垣对男科理论最大的贡献是认识到了阴囊随气候的变化而伸缩的规律，这种认识从现代生理学角度来看也是正确的。

同时元·窦汉卿的《疮疡经验全书》对囊痈、阴囊毒、阴蚀疮等男性外科病做了详细论述，并最早记载了阴囊痈切开排脓的手术治疗方法。

元·萨谦斋之《瑞竹堂经验方》论疝，反昔"疝主肝经"之说，提出疝是邪风在肾与血聚逐渐成形而致的"疝在肾经"的观点。该书中有雷同于今之男性更年期综合征的形象描述和治方"铁瓮先生交感丹"，另外还收载了治疗男子五劳七伤的"精锁正元丹"。

明清时期，医学有很大发展，男科资料得到了进一步的整理，中医男科学的雏形基本形成。

明·吴博论疝之治，主张祛逐肝经湿热、消导下焦痰血。薛己《薛氏医案》载有男性阴茎痰核第一个医案。汪机《外科理例》对男科前阴疾病如下疳、囊痈、阴疝、水疝、阴挺、阴囊湿痒、阴茎痰核等，或论因论治，或仅论治，或载医案，尤对囊痈论述甚详。皇甫中《明医杂著》除对男科有关疾病论述详尽外，还提出了"男子之劳，起于伤精"的论点。李梴《医学入门》提出"气宜降、精宜升"的观点。方隅《医林绳墨》指出"疝本于肾而治在于肝"，并论述了阴痿与强中的成因、表现及治法，其对男科的最大贡献是提出了男科前阴疾病的分脏论治法，指出："凡遇阴子之病，当从乎肝治；阴茎之病，亦从乎肝治；阴囊之病，当从乎脾治；精道之病，当从乎肾治。"王肯堂《证治准绳》论疝与历代理论不同，认为"任脉是疝病之本源，各经是疝病之支流"。张三锡《医学准绳六要》论述了阴汗、阴臭、阴痒、阴茎痛等男性前阴诸病。陈实功《外科正宗》对男科前阴病论述更详，从病因病机、临床表现、看法、治法、治验、治方等诸方面进行阐述，并记载了第一例男性因患乳癌而死亡的病历。张介宾的《景岳全书》中除主阳痿命门火衰论外，论失精之证也颇周详，认为此病证分9种，且"五脏皆有所主"。同时，力批前人论疝之说，指出对子和、丹溪等人的"疝本属厥阴之一经"的论点不可信也不可法，认为"疝气所属，本非一经"。

由于男科知识的积累，明代时中医男科学的雏形已基本形成。岳甫嘉编著了中医学史上第一部中医男科专著《男科证治全编》，可惜该书失传，使男科内容聚而复散。所幸其另一部男科专病著作《医学正印种子编·男科》得以传世至今。

清·林之翰《四诊抉微》发展了男科脉学理论。陈梦雷等辑《古今图书集成·医部全录》使男科资料得到了一次很好的收集，所论男科疾病有近30种。吴谦等编《医宗金鉴》记述了疝病的气血寒热虚实辨证要点，同时对阴肿、痔疮等男科疾病也做了较详的论述。温病大家叶天士论失精之病颇有见地，将其分为梦泄、精浊、精滑、遗精，指出其治非草木血肉有情之品能愈；论阴痿，认为是"心悸内怯"和"情志怫郁"致"心肾不交"而得。郑钦安《医法圆通》认为疝病"上缩则阴盛，红肿乃热增"，对失精病则认为"神魂不藏是其本旨""法宜封固"，更重要的是明确指出阴茎的勃起功能受心控制，即"玉茎之举，必须心火下煦"。石寿棠《医源》在男性生理解剖方面，认为"肾藏精"是因肾与精液总管相通，并认识到男子精、溺两管至前阴合而为一。在养生方面，认为必须"寡欲节劳，以养其心"，再适寒温、调饮食，则精自足，此为葆精妙法，也为男子优生之要法。高秉钧《疡科临证心得集》首次详细论述了阴茎癌的病因病理、演变过程，并将其列为疡科四大绝症之一。许克昌《外科证治全书》论述了囊脱、阴头痛、小儿茎肿、强中等男科疾病，并认识到下疳疮外因是"娼妇阴器淤浊未净，辄与交媾，致淫精邪毒，感触精宫为患"，且"最不易愈"，同时还指出其有传染性。

这一时期还值得一提的是《傅青主男科》《血证论》和《阳痿论》三书。

《傅青主男科》认识到男科疾病有其特点，须分科研究，该书便是为有别于妇科而著。此著虽题为"男科书"，但不是男科专著，不过其对男科病的论述颇有见地。如在失精证的论述中，认为其分精滑梦遗、夜梦遗精、遗精健忘等，其理皆为心肾不交，其治不论何因，均从心肾着手，可谓抓住治失精之机要。另外，还对阳强、阴痿、疝气、肾子痈、偏坠等疾病进行了论述。

《血证论》中《男女异同论》篇提出了"男子主气"的论点，用逻辑推理方法论述了男女生理上的差异，对中医男科理论的补充有重要意义。

《阳痿论》二卷，是中医史上男科专病的又一部著作，系清末医家韩善徵所著。该书对阳痿的病因病机论述甚为精细，对病理力主阴虚，此外尚有痰、暑、瘀阻等。该书不仅是阳痿病的最早专著，也是对阳痿病论述最为重要的著作之一。

清末民国初期的陆清洁编著《大众万病医药顾问》计16种，每种论述一科疾病，男科资料主要集中在《性病科》《内科》及《妇人科》等科中，共论男科疾病如男子不育等10余种，对每一病均从病源、症状、变证、疗法、调养、方解等方面详加阐述。同一时期的《中国医药汇海》对男科疾病的论述主要是11种前阴外科疾病，如阴囊毒、茎中痒等。

综上所述，金元至清末民国初期，尤其是明清时期，男科病的辨证施治渐臻完善，对男科病的病名、相关概念、鉴别诊断、诊治方药等认识的深度均远远超出上述各期，并相继出现了一些以"男科"命名的书或著述，如《男科证治全编》（已佚）、《医学正印种子编·男科》《傅青主男科》《素甫医案·男病治效》以及《阳痿论》等。这一时期的医家通过大量的男科临床实践，积累了不少经验，有稽可考的男科医案达五百余例，从而使中医男科学的雏形得以已基本形成。此外，这一时期对性传播疾病的诊治也积累了一定经验，并出现了《解围元薮》《霉疮秘录》等论著。

四、成形于中华人民共和国成立之后

尽管古代医家从不同侧面充实和发展了男科内容，使男科医学代有所发展，但由于社会、经济、文化等诸多方面的因素和对男科疾病特点认识的不足，中医男科一直没有形成较为完整的理论体系，更无相应的系统学科专著问世。

中华人民共和国成立以后，中医学得到了突飞猛进的发展，虽然因政治、经济等方面的原因，没有将男科医学作为一门独立的临床学科加以重视，但对男科医学的某些内容从理论到临床都进行了广泛的探讨，共发表了数百篇有价值的研究文章。著名中医学家秦伯未明确指出："由于男女生理上的特点，前阴症状各不相同……在病因方面，多因阳虚、气陷和肝火、湿热。一般以肾为男子的先天。"在《中医临证备要》中记述了男子乳房结核、无子等10余种疾病。中医外科专家许履和对男科疾病尤其是前阴疾病的治疗很有创见，《许履和外科经验集》记述了睾丸血肿、子痰、阴茎痰核、阴囊血痣等近20种男性外科病。索延昌《虚证论》一书中专立《男虚论》一章对一些男科疾病加以论述，这是中华人民共和国成立后首次对男科疾病加以专门论述的文献。活血化瘀专家颜德馨在《活血化瘀疗法临床实践》记载了用活血化瘀法治疗阴囊萎缩等男性疾病，开创了活血化瘀法在男科临床中运用的新篇章。1984年出版的《男性不育》《中医男科证治》分别是中华人民共和国成立后出版的首部男科专病著作和男科专科著作。

进入20世纪70年代，随着国际"男性学"热潮的出现和国内经济的迅速发展、政治环境的相对宽松及社会的客观需求，中医界高度重视对男科学的研究，中医男科学的发展进入了高峰时期。如70年代中期江苏学者在中医外科门类下开设男性泌尿生殖专科门诊，并于1993年发展升格为医院一级临床科室中医男科；1980年初，云南学者开始收集整理古今散在的中医男科文献，着手构建中医男科学学科体系，并于1986年发表文章明确提出这一中医临床学科完整的学科概念"中医男科学"和构建中医男科学学科体系的设想；1983年上海学者在医疗机构中设立中医男性不育症专科门诊；1984年湖南、内蒙古学者分别开设男性科和中医男性学科，1986年成立沅陵县中医男性病医院（与湖南沅陵县中医医院共两块牌子一套班子）；1985年后北京、天津等地学者也开设独立的中医男科门诊或门诊部；1988年中医男科学学科专著《中医男科学》出版，标志着中医男科学作为中医临床医学的一个专门学科得以形成，其学科基本体系得以构建。随后出版的《中华中医男科学丛书》（王琦等）、《男科纲目》（徐福松等）、《中国男科学》（安崇辰等）、《实用中医男科学》（秦国政）以及《实用中西医结合泌尿男科学》（李曰庆等）、《王琦男科学》（王琦等）、《徐福松实用中医男科学》（徐福松等）、《实用中医男科学》（戚广崇等）、《新编实用中医男科学》（李曰庆等）等男科学专著，从深度、广度等方面充实了中医男科学的内容，进一步完善了中医男科学学科体系的构建，丰富和发展了中医男科学的理论内涵。近年各地出版的其他中医男科专著从古代房中文化的研究、临床、方剂等不同角度为中医男科学体系的更加完善做出了积极的贡献。

自 1988 年上海学者开始举办中西医男科培训班非学历教育后，各地相继开展相关继续教育工作。云南学者 1990 年代末发表文章明确提出在中医药院校开设中医男科学教学课程的建议，2002 年率先在全国领衔开办中医专业男科学方向本科学历教育，2012 年主编出版首部高等中医药院校创新教材《中医男科学》，2017 年主编出版首部普通高等教育"十三五"全国高等医药院校规划教材《中医男科学》。目前，大多数高等中医药院校开设了中医男科学选修课程，中医男科学的人才培养已经形成本科、硕士、博士的院校教育体系。

1987 年首个中医男科学术组织"中国中医药学会外科学会男性学专业委员会"（三级学会）在湖南沅陵成立，并召开了首届中华全国中医男性病学学术讨论会，至1999 年共召开了七届男科学术研讨会。1994 年成立"中国中医药学会男科学会"（二级学会），并于 1995 年在上海召开了"中国首届中医男科学术大会"，至 1998 年共召开了三届男科学术大会。为了更好地推动中医男科学事业的学术发展，中华中医药学会（原中国中医药学会）将"中国中医药学会外科学会男性学专业委员会"和"中国中医药学会男科学会"整合，成立"中华中医药学会男科分会"，终结了两会并存的局面。至此，两会并为一会并组织开展学术活动。目前，全国大多数省、区、市中医药学会设有男科专业委员会，并开展学术交流工作。

为了顺应男科专科和学科建设的需要及社会对男科诊疗的需求，绝大多数三级中医医院和少数二级中医医院设立了中医男科。2009 年国家中医药管理局发布中医药学科目录，将中医男科学从内科、外科中独立出来，成为与内、外、妇、儿、骨伤、眼、耳鼻喉等科并列的一级临床学科，并开始纳入国家中医药重点学科建设范围。到目前为止，纳入"十一五"重点学科建设的云南省中医医院（云南中医药大学第一附属医院）男科和纳入"十二五"重点学科建设的湖南中医药大学第一附属医院男科、北京中医药大学东直门医院男科、河南省中医院（河南中医药大学第二附属医院）男科、山东中医药大学第二附属医院男科（生殖医学科）、黑龙江省中医医院男科，已分别建成并通过国家验收。

我们有理由相信，随着社会男性和生殖健康问题的凸显、中医男科学科自身发展的必然需求，中医男科学的建设在今后将会得到更大的发展。

第二章 生理病理

第一节 男性生理

一、脏腑功能与男性生理

脏腑功能正常是人体生命活动的基础。脏腑是一个有机整体，它们既相对独立又相互联系。五脏虽各有所主，如心主血、肺主气、肝藏血、脾统血、肾藏精，但各脏功能又相互依赖、互相为用。男性生理的正常也依赖脏腑功能的协调平衡。

（一）肾与男性生理

中医男科学"肾"的概念，主要是指一个功能系统，其功能一般指泌尿生殖系统及其相关系统的功能。男性的外肾、内生殖器与肾通过经络直接联系，天癸的充实和精子的生成、排泄以及津液的正常代谢，与肾密切相关。肾在男性生理活动中起着极其重要的作用。

1. 肾藏精，主人体生长发育

肾藏之精，包括先天之精和后天之精。前者禀受于父母，后者赖于脾胃所化生。精化气，气生精，肾阴肾阳是肾气功能活动的两种不同表现形式，是维持人体阴阳平衡的根本。肾阳又称元阳、真阳、命门之火，是肾生理活动的原动力，是人体阳气的根本，能温煦四肢百骸、五脏六腑，凡男性生殖、性生活活动，包括外生殖器官的生长发育及其功能的维持，都需要肾阳的温养。肾阴又称元阴、真阴、肾水、先天真水，是肾生理活动的基础，对脏腑、四肢百骸等起着濡养作用，对男性生理功能的维持起着重要作用。肾阴、肾阳的平衡协调是男性生理正常的根本。肾阴、肾阳以肾精为基础，肾精充实，则肾气旺盛，阴平阳秘；肾精不足，则肾气虚衰，阴阳失调。男性一生生长、发育、壮盛、衰老的过程，就是肾气盛衰的全过程，肾气内在的盛衰可通过外在生理特征的状况得以反映。

2. 充天癸，化生生殖之精

天癸孕育于人体胚胎时期，随着年龄增长、肾气的逐渐充盛而渐成熟。天癸经肾气充养到一定程度，才能促使人体化生生殖之精，人的生殖机能的生理活动才会有足够的物质基础。天癸通过冲、任二脉运行促使生殖之精的化生、发育和成熟，以促进人体正常生殖功能。

3. 主气化，司津液

肾主水，肾的气化功能正常，是维持人体水液正常代谢的根本。肾气盛，气化正常，开阖有度，水液的输布、排泄就能正常进行。反之，则会出现开阖失常，变生他病，如尿频、夜尿增多、尿无力、尿失禁、小便滴沥等。

4. 主前阴二窍，司尿与精液的排泄

男子前阴之中有二窍：一为精窍，一为溺窍。二窍之外口合而为一，通过冲任二脉赖于肾阴滋养。在肾的协同作用下，精窍司精室的开阖，主精液排泄。《素问·灵兰秘典论》之"肾者，作强之官，伎巧出焉"，即指肾主前阴二窍，能使阴茎勃起，开启精关，从精窍排泄生殖之精，从而繁衍新的生命。在肾的主导下，与膀胱共同作用，调节尿液自溺道而出。

（二）肝与男性生理

在男科中，肝与男性生理主要是通过肝主润宗筋、协同精液排泄和精血互生来体现的。

1. 肝藏血，滋养外肾

肝藏血，即是指肝具有调节血量和贮藏血液的作用。肝主宗筋，广义上的宗筋泛指全身筋膜，狭义则专指外肾，即位于前阴的生殖器官，包括阴囊、阴茎和睾丸等。外肾受肝血之濡养，对血液的需求较高，在性活动中，肝一方面能及时、充分地供给外肾充足的血液，使阴茎得以勃起和维持坚硬状态以完成性事活动；另一方面又在性活动后，及时迅速调整外肾过多的血量而使阴茎松弛，以恢复常态。

如果肝血不足或肝失疏泄，则会产生病理状态。如：外肾失于肝血滋养，可见生殖器官发育不良或萎缩等；性活动时，因外肾不能及时供给大量血流，而出现勃起障碍；性活动后不能迅速调整血液，可见阴茎异常勃起。肝脏自病，如肝之阴血亏虚、肝气失疏、肝气虚衰，或寒凝肝脉、热灼肝经等，均可引起男科病。此外，外邪可循经而传致病，如肝经湿热下注可致阳痿、阴痒、阳强等。

2. 肝主疏泄，以协助性功能的正常

对男性生理而言，肝主疏泄除助心行血濡养外肾外，对性活动的正常维持也起着重要的协同作用。性活动以天癸为主要物质基础，受心神所支配，与肝的疏泄功能也密切相关。肝气以条达为顺，只有肝气条达、气机舒畅，人才能产生正常性欲并实施性活动。反之，肝气失疏，则会产生性功能异常，如：疏泄不及，多表现为性欲低下、性淡漠、勃起障碍等；肝之疏泄太过，则表现为性欲亢进、性活动增加、早泄、遗精等。

3. 在性生活中，精液的排泄与肝的疏泄有密切的关系

《格致余论》论精液的疏藏时说："主闭藏者肾也，司疏泄者肝也。"即精的固约

机制在肾，而精液的排泄由肝所司。肝在精液排泄中的作用是通过肝气对精关开启与闭合的制约来实现的。肝气疏畅，则精关开阖有度，精液排泄正常。反之则产生病理状态。如肝郁气滞，精关开启缓慢或阖而不开，则可引起射精迟缓或不射精；如肝火亢胜，精关提前开启，则可致早泄。

肝之经脉布胸胁，经胸膺乳下，故男子乳房的正常发育与肝有关。肝气不疏，疏泄不畅，可致乳房肿块、疼痛等。此外，肝主疏泄，能调三焦气机，对水液的正常代谢也有一定的协助作用。

4. 肝肾同源，精血互生

生殖之精是在天癸作用下由外肾化生而成的，贮藏于精室。肾受五脏六腑之精而藏之，故五脏均能影响生殖之精的化生。因肝肾同源，精血互化，肝血能滋养肾精，故肝血的盛衰对肾精的化生尤为重要。

（三）脾与男性生理

1. 脾主运化，濡养外肾

脾主运化，吸收水谷精微，化生气血，通过经络而达外肾，对外肾起着营养和滋润作用，以维持和加强性功能。脾胃运化功能正常，气血充足，则外肾营养良好，发育正常，能维持正常的性事活动。如脾失健运，气血乏源，则外肾营养不足，可产生外阴发育障碍、性欲低下、勃起障碍、不育等症。由于脾胃和外肾有经络相通，故在病理情况下，外邪也可循经下注，致性器官功能受扰而发生遗精等病。鉴于此，一些男科疾病，当辨虚实寒热，从脾胃论治。

2. 化气血，充养天癸和生殖之精

天癸、生殖之精虽靠肾气的作用才能充实和成熟，但又必赖后天水谷之精化生的气血不断滋养。脾胃健，气血足，则精的化生有源，精血旺盛，以保证生殖生理功能的完成。若脾胃失运，气血不足，则生殖之精化源匮乏，或见精子质量下降（精子数减少、精子活动不良等）。脾胃化生的水谷精微虽可充养天癸和生殖之精，但若饮食失节，或偏食有害食物或某些药物，也可损伤肾精。如食用大量棉籽油可使精子数量明显减少，质量下降，从而导致不育；长期服用雷公藤、地龙等可使精子质量下降；酿酒可致精液异常。由此可见，男性除保证全面充足的营养外，尚需养成良好的生活习惯。此外，脾气主升，有统摄作用，肾精虽闭藏于肾，但又需脾气的统摄，若脾虚失统，则精失于固，可见滑精、尿浊等。故对一些遗精、滑精等疾病，要注意健脾益气固摄之法的运用。

（四）心与男性生理

1. 心主血脉，以养外肾

心主血即是指心具有推动、约束血液在脉管中循环运行、输送营养物质于全身的作用。男子外肾（睾丸、阴茎、阴囊）同样也需心血之滋养，才能维持正常功能。若心气不足、心血亏虚、脉道不利、瘀血内阻，可发生阴囊和睾丸的萎缩、阳痿和不育等病证。

2. 心主神明，司性欲

心藏神而主神明，"神"包括人的精神、思维、意识、情志、感觉等生命活动特征。性活动属于人的精神活动，性行为由心神支配。性欲的产生，必有心神触动方能引起。此外，心神不仅司性欲，而且对男性天癸和生殖之精的化生也起着关键作用。古代医家对心神在性欲及性活动中的作用，论述颇多。如《格致余论》曰："主闭藏者肾也，司疏泄者肝也。二脏皆有相火，而其系上属于心。心，君火也，为物所感则易动，心动则相火亦动，动则精自走，相火翕然而起，虽不交会，亦暗流而疏泄矣。所以圣贤只是教人收心养心，其旨深矣。"《临证指南医案》说："精之藏制在肾，而精之主宰在心。"《金匮翼》也说："动于心者，神摇于上，则精遗于下也。"若心神正常，则由性意识支配的性欲也正常，性活动则可正常进行；反之，就会出现性欲异常，或亢进，或减退，甚则勃起障碍。

（五）肺与男性生理

1. 肺朝百脉，濡养外肾

肺对全身脏器的治理和调节，是通过其"主气""朝百脉"来完成的。肺主气，是指气血津液的运行需赖肺气之敷布散发；肺朝百脉，指气血运行都要聚于肺进行物质交换。在生理条件下，肺主治节功能正常，气血津液运动全身，则外肾也得以滋养，其功能也能正常发挥。

2. 肺肾相生，金水互化

"肺为气之主，肾为气之根"，肺肾共司人的气机升降。肺属金，肾属水，肺肾之阴相互滋养。肺肾相生，在男性生理中主要体现在肺对生殖之精的影响。如肺肾功能正常，肺气清肃下行，肾之气化升腾，生殖之精可正常化生。

二、经络与男性生理

经络是经脉和络脉的总称，主要包括十二正经和奇经八脉。经络系统内属于脏腑，外络于肢节，具有联系内外，沟通表里，贯穿上下，运行精微物质以养五脏、充肌肤、泽皮毛、濡百骸和传递信息等生理功能。脏腑在男子生理中的作用，是通过该脏腑的经络来实现的。与男性生理关系最为密切的经络是足少阴肾经、足厥阴肝经、足太阴脾经、足阳明胃经、冲脉、任脉、督脉和带脉等。

（一）肾经

足少阴肾经与外肾并无直接联系，但足少阴之经并太阴之经而上，循阴股，结于阴器，故有"肾主阴器"之说。肾为先天之本，元气之根，肾气赖足少阴之经而传输，肾精赖此以滋养外肾。少阴肾经对生殖之精的化生、储藏和排泄起着主导作用。

（二）肝经

足厥阴肝经与男性生理最为密切，其经、筋、别均与外肾直接相通，其经脉循阴器而络于肝，故有"肝司阴器"之说。肝主筋，外肾为宗筋之聚，肝通过其经、筋、别等输送气血以滋养外肾，若肝血充盈，"淫气于筋"，使外肾得以濡养，从而维持其正常活动。肝主疏泄，对阴茎的勃起和松弛，精关的开启和闭合等起着调节作用。

（三）脾经

脾的经脉不仅与胃的经脉连络于外肾，且其筋也与外肾相连。《灵枢·经筋》曰："足太阴之筋……结于膝内辅骨，上循阴股，结于髀，聚于阴器。"脾为后天之本，运化水谷和水湿。外肾赖于脾的经络输送气血以滋养。

（四）胃经

足阳明胃经与外肾也有直接联系。《素问·厥论》说："前阴者，宗筋之所聚，太阴、阳明之所合也。"胃主受纳、腐熟水谷，故阳明为多气多血之经，所化生的精微物质通过经脉、经筋输送到外肾，以滋养外肾。《素问·痿论》之"阳明者，五脏六腑之海，主润宗筋"即是此意。

（五）冲脉

一般认为，冲脉起于小腹之内，下出于会阴部，上行于脊柱之内，其外行者经气冲穴与足少阴交会，沿腹股两侧上达咽喉，环绕口唇而终。在循行途中，与胃经、肾经、督脉等经脉相通，与肝经相络。故冲脉可受后天水谷精微之供养，可得先天精气之资助，同时又可获肝血充养。先天、后天之精气和脏腑之气血均能汇于冲脉，故冲脉有"血海""五脏六腑之海""十二经之海"之称。

冲脉在男子起于精室，对男性生殖生理起着重要作用，主要体现在以下几方面：

1. 运行天癸

《黄帝内经集论》说："男子天癸溢于冲任，充肤热肉而生髭须。"即指天癸经由冲脉和任脉输送至各器官。男子二八，天癸至，任脉通，太冲脉盛，第二性征得以发育并维持，从而产生生殖之精，并具备生育能力。

2. 滋生精液

冲脉起于精室，隶属于肾。天癸、肾气可经冲脉直达精室，促使生殖之精的化生和成熟。冲为血海，血能化精，是精的物质基础，冲脉充盛，则精液化生充足。

3. 濡养外肾

外肾的发育和功能的正常维持，需要脾胃化生的气血予以滋养。外肾受阳明经与冲脉输送的气血充养。

（六）任脉

任脉主一身之阴经，为阴脉之海，通过经络与全身阴脉交于膻中穴。多数医家认为其起于小腹，出于会阴，过外阴部，沿腹部正中线上行，最后经面部行至目眶下。男子任脉和冲脉一样均起于精室，和男性生殖生理关系密切。其功能主要体现在通过天癸维系性征以及化生精液以生育两个方面。任脉功能正常，对促进外肾和副性征的发育以及生殖之精的化生都非常重要。

（七）督脉

督脉为阳脉之总汇，总督一身之阳。一般认为督脉源于小腹之内，下出会阴部，向背部正中循行，入脑中，上颠顶，沿前额下行于唇下承浆穴处，与任脉相协，共同维持人体阴阳的平衡。督脉在男子起于精室，对生殖功能有资助调节作用。生殖之精的产生和成熟，除冲任充养外，尚需督脉阳气的温煦和推动。如督脉之气亏虚，精室失于温煦，则可出现精子活力低下、精液清稀以及性功能下降等病证。

（八）带脉

带脉始于季肋，绕身一周，维系腰腹，状如束带。在男性生理中，带脉的生理功能主要是约束冲、任、督三条纵行经脉，协调其对外肾濡养和温煦作用。具体表现在束润宗筋和固约精关两方面。阴茎的伸展与收缩、勃起和松弛，均和带脉功能有关，带脉对外肾有固护维系和调节作用，同时对精关的开启与关闭也有制约作用。

三、气血与男性生理

（一）气与男性生理

气是维持人体生命活动的物质基础，人体各种功能活动都要靠气的推动、温煦才能完成。男性生理同样以气为原动力，肾气、心气、脾气、肝气等均和男性生理密切相关。气在男性生理活动中的功能主要有以下几点：一是推动血液等精微物质正常运行以营养外肾；二是对外肾及精室的温煦作用；三是对精血及有关脏器的固摄作用；四是气化作用，气化可使精血互生，气化正常，男性生殖功能和性功能才能以正常维持。

（二）血与男性生理

血为水谷所化，由脾所生，经肺输散，藏受于肝，总统于心，濡养四肢百骸、五官九窍。血对男性生理的作用主要表现在血养外肾和精血互化两方面。男子外肾必赖血液的滋养，才能正常发育并维持其功能。男子以精为本，精赖血所化生。血液充盛，精化有源，生殖之精方能强盛，才可繁衍后代。若血虚、血寒或血热等，均可致男科疾病的发生。

四、天癸与男性生理

天癸孕育于胚胎发育时期，藏闭于肾，赖后天水谷精气之充养，随肾气充盛而至（男女均有，一般男二八，女二七），继肾气之衰而竭（男七八，女七七），具有促进机体生长发育、维持正常生殖机能及第二性征的作用。天癸对男性的生理作用，主要体现在以下几方面：

（一）促进外肾发育

男性外肾主要包括阴茎、睾丸、阴囊等生殖器官，其生长、发育、成熟及衰弱均与体内天癸水平密切相关。男8岁，天癸水平开始上升，外肾发育，睾丸、阴茎迅速增大，至16岁时，天癸水平处于稳定时期，外肾发育近似成人。年过半百之后，天癸水平逐渐下降，外肾开始萎缩，睾丸渐小，阴茎缩短。

（二）维系男性第二性征

男性第二性征是男子外在的征象，如胡须、腋毛、喉结突出等。它是肾气充盛、天癸充实的外在表现，是天癸作用的结果，这种作用是天癸通过经络运行、输送到各有关器官而产生的。如天癸作用于冲任二脉之气血，上荣口唇而生胡须，鼓动气道而喉结突出，外荣肌肉皮肤而肌肉强健有力等。

（三）激发并维持性功能

性欲的产生以肾气充盛和天癸充实为物质基础，当肾气充盛，天癸积蓄到一定量时，机体才会产生性冲动和性欲，方可具备性功能，并在一段时期内呈维持状态。

（四）化生精液以主生殖

随着肾气渐盛，天癸充实，任脉通，太冲脉盛，天癸作用于精室而化生殖之精，作用于外肾促使发育成熟，为生殖之精的正常排泄畅通窍道，若阴阳和便能有子。经过一定时期后，因肾气渐衰，天癸渐少，人的生殖能力也逐渐下降。可见天癸与生殖能力密切相关。生殖之精的盛衰与天癸的多少有关，并受天癸作用的调控。正如《素问·上古天真论》说："丈夫……二八，肾气盛，天癸至，精气溢泻，阴阳和，故能有子……七八，肝气衰，筋不能动；八八，天癸竭，精少……天癸尽矣……而无子耳。"由于天癸在体内的水平是从上升到稳定，从稳定再下降的有规律的变化，故精室所化生殖之精的规律与之相似，表现为缓慢化生期、旺盛化生期和化生衰退期。一般一八到二八之间称缓慢化生期；二八到五八之间为旺盛化生期；五八之后，天癸渐少，精液的化生也逐渐减退，称为化生衰退期。

五、生殖之精与男性生理

（一）精液的产生

精液化生于精室，受肾气、天癸的调节，赖后天水谷精微以充养，故脏腑、气血、经络各功能的正常及其作用的协调是精室化生精液的基础。

1. 脏腑与精液

肺主气，心主血，肝藏血，脾统血，肾藏精。肝气的条达，脾胃的健运，心血的旺盛，肾气的充实，对精液的化生以及维持充盈都极其重要。其中，精液的化生尤与脾、肾二脏关系密切。

2. 天癸与精液

到一定的年龄阶段，天癸产生后，由冲任二脉作用于精室，从而化生精液。正如前面所言，生殖之精的多少随天癸水平的高低而变化，天癸水平下降后，生殖之精不仅在数量上逐渐减少，质量也逐渐下降。从天癸水平自然盛衰的变化过程来看，男性三八到五八这一时期，天癸最旺盛，生殖之精的化生也最活跃，质量和数量均在理想状态，所以此阶段是男性最佳生育时期。

3. 气血与精液

气血是脏腑功能活动的物质基础，同时又是脏腑功能活动的产物。血化精，生殖之精需要后天之精不断滋养，气对生殖之精的化生具有推动、温煦、气化和固摄作用。气血调畅，生殖之精方能正常化生。

4. 经络与精液

经络在精液化生的过程中，运送脏腑精微、天癸、气血等物质，如冲任运送气血、天癸通精室。肝、肾、脾胃均有经络与外肾精室相连，其他脏腑经络也直接或间接地与外肾相通。故各脏腑的精微物质和功能活动的信息均由经络传递到外肾、精室，参与生殖之精的化生。

（二）精液的排泄和闭藏

精液的排泄与闭藏，受心、肝、脾、肾、肺五脏功能的调节。精液排泄的前提条件之一是阴茎充分勃起。关于阴茎勃起机理，古人论述较多，如《广嗣纪要》云："男女未交合之时，男有三至。……三至者，谓阳道奋昂而振者，肝气至也；壮大而热者，心气至也；坚劲而大者，肾气至也。"即以"三至"来阐释阴茎勃起机理，可见阴茎勃起与心、肝、肾关系密切。阴茎勃起同房后能否射精，也受脏腑功能活动调节，其中尤以肝、肾最为重要，因为肾主阴器，肝司阴器，肝主疏泄，肾主固摄。在天癸的激发作用下，肝的疏泄可以开启精关以助肾气推动精液外出，肾气的推动可助肝的疏泄，二者相互协调，共同促使精液外泄。此外，肺气的肃降，心气的下煦等，也为精液的外泄起到了一定作用。精液虽藏于精室，但其主宰在心，固涩在肾，升摄在脾，疏泄在肝，宣肃在肺。故五脏功能正常，则精的藏泄有度。

第二节　男性病理

一、病因

（一）外感六淫

在男科疾病的发生中，六淫之中以风、寒、湿、火四种邪气最为重要。湿为阴邪，其性重着黏滞，又有趋下的特点，故其致病最易阻遏气机，损伤阳气，且易侵犯下焦肝肾。湿邪常夹他邪致病，如湿热、寒湿、风湿等。湿热下注，蕴结膀胱，可致小便混浊、滴白、阴囊潮湿、瘙痒等；湿热阻滞经脉，可致勃起障碍；湿热毒邪下注前阴，可发疳疮、玉茎结疽等。寒湿之邪，侵及肝脉，阻遏气机，可致性欲淡漠、勃起障碍、睾丸疼痛、寒疝等。

热为阳邪，其性炎上，易伤津耗气。热为温之渐，火为热之极。热邪为病，若迫血妄行，损伤经络，可见血精病等；火热深入血分，聚于局部，可生脓肿等。

寒为阴邪，易伤阳气，主收引、凝滞。寒邪既可侵及肌表，又可直中体内脏腑经络，而生寒性病变。如寒邪直中肝经，凝滞肝脉，可致少腹拘急、阴囊湿冷、睾丸冷痛，甚则阴茎内缩等证。正如《素问·举痛论》云："寒气客于厥阴之脉，厥阴之脉者，络阴器系于肝，寒气客于脉中，则血泣脉急，故胁肋与少腹相引痛矣。"《灵枢·经筋》也说："足厥阴之筋，其病……阴器不用，伤于内则不起，伤于寒则缩入。"若寒邪直中肾经，损伤肾阳，可致水湿代谢障碍，表现为阴部水肿。

风为阳邪，为百病之长，风性开泄，善行而数变，常夹寒、热、湿等邪侵犯机体。风邪所致病变多表现在外阴皮肤，如阴囊瘙痒等。

（二）邪毒内侵

因肝经绕阴器，肾开窍于二阴，若接触毒邪污染之物，或交接不慎，邪毒可乘肝肾之虚而入里，引发各种病证，如梅毒、生殖器疱疹、阴虱、疥疮、尖锐湿疣等，均属此类。有些病在发展过程中尚可引起其他脏腑、组织器官的损害和功能障碍，甚者丧失劳动能力和危及生命，如梅毒和艾滋病。

（三）情志所伤

情志是人体对客观事物不同反映的精神活动状态，包括喜、怒、忧、思、悲、恐、惊七种不同的状态，故又称七情。人的情志活动与内脏关系密切，正如《素问·阴阳应象大论》所说："人有五脏化五气，以生喜怒悲忧恐。"不同的情志变化对各脏又有不同的影响，心在志为喜，肝在志为怒，脾在志为思，肺在志为忧，肾在志为恐。一般的情志变化不会使人发病，但突然剧烈或长期的情志刺激，超过了人体正常生理范围，可使气机逆乱、脏腑气血阴阳失调，从而导致疾病的发生。

恐则气下。惊恐伤肾，肾失所藏而发生遗精、滑精、早泄，甚至出现勃起障碍、性欲低下等病证。如《灵枢·本神》说："恐惧不解则伤精，精伤则骨伤。萎厥，精时自下。"突受惊恐，尤其在性生活时，最易导致勃起障碍。如《景岳全书·卷三十二》说："阳旺之时，惊恐，则阳道立痿。"怒伤肝，肝失疏泄，可致阴茎异常勃起。肝火怒动可致淋证。另外正如唐容川《血证论》所言："前阴属肝，肝火怒动，茎中不利，甚或割痛，或兼血淋。"若情志抑郁不舒，肝之疏泄不及，可致勃起障碍、不射精等。如清·沈金鳌《杂病源流犀烛·脏腑门》曰："失志之人，抑郁伤肝，肝木不能疏达，亦致阴痿不起。"

若思虑过度，或见色妄情，所愿不遂，思伤脾，脾失健运，统摄失职，气血乏源，生殖之精失养，宗筋失于满润，可产生阳痿、少精或精室虚寒不育。正如《景岳全书·阳痿》所言："若以忧思太过，抑损心脾，则病及阳明冲脉，而水谷气血之海，必有所亏，气血亏而阳道斯不振矣。"悲则气消，长时悲愤不已，常使人兴趣皆无，久而久之，难以激发气血至宗筋，也不能激发君相生火，可致性欲低下或消失，甚则勃起障碍。

（四）劳逸失常

劳指房劳、形劳和神劳三个方面。适度的性生活，可调畅情志，愉悦性情，有益身体健康。若房事无度，或经常醉酒入房，则必伤肾元，损及肾精，耗伐肾气，可致阳痿不起、精亏不育、盗汗遗精；或肾阴亏虚，虚火内炽，而见阴茎易勃起、早泄等。如《素问·痿论》说："入房太甚，宗筋弛纵，发为筋痿。"《杂病源流犀烛》言："肾精耗则诸脏之精亦耗，肾精竭则诸脏之精亦竭。"《灵枢·经筋》云："足厥阴之筋病，阴器不用，伤于内则不起。"神劳即指思虑太过，耗伤心神，可见于为物欲所惑，孜孜而求者。《灵枢·本神》中言："怵惕思虑者则伤神，神伤则恐惧而流淫不止。"即指神劳可致心神失养，肾气不固，而见遗精、滑泄之证。朱丹溪认为"为物欲所惑而妄动"是阴精暗泄的主要原因，他说："主闭藏者肾也，司疏泄者肝也，二脏皆有相火，而其系上属于心。心君火也，为物所感则易动，心动则相火妄动，动则精自走，相火翕然而起，虽不交会，亦暗流而疏泄亦。"此外，神劳也可致勃起障碍。

适度的体育运动、劳动，可增强体魄，益于健康。但劳力过度，即形劳，必耗气伤津。正如《素问·宣明五气论》云："久立伤骨，久行伤筋。"劳倦过度，耗伤气血，脏腑功能失常，或劳倦后勉强同房，常致勃起障碍。

逸指过度安逸。《素问·宣明五气论》云："久卧伤气，久坐伤肉。"过于安逸，饮食终日，无所事事，一则致气血运行缓慢，脏腑机能降低，肌肉筋骨活动能力减弱，抗病能力下降；二则致体态臃肿，痰湿内生，从而引发勃起障碍、早泄、外阴瘙痒、阴部湿冷等病证。

（五）饮食所伤

胃主受纳腐熟水谷，脾主运化水谷精微，故饮食所伤，首及脾胃，之后影响其他脏腑功能。凡嗜食辛辣厚味，以酒为浆，或过食寒凉生冷，或饮食不洁，或饥饱失常等，均可致男科疾病的发生。

若嗜食膏粱厚味，酗酒伤及于脾，致脾失升清，运化水湿之职失司，而湿浊内生，或蕴湿生热，下注于精室或肝肾二经，可见阳痿、遗精、尿道流白、阴囊湿疹、阴囊瘙痒等。

若过食辛热助阳之品（包括一些补肾壮阳的药品和保健品），可助热生火，扰及精室，而见遗精、早泄、阳强，甚则血精、血尿等。若过食寒凉生冷，损伤脾肾之阳，致精室失于温养，精气清冷，轻者可见性欲淡漠，甚则发生勃起障碍、早泄、不育。

（六）跌仆损伤

主要是指男性生殖器损伤，包括开放性伤如切割伤、刺伤等，及闭合性损伤如踢伤、跨伤、挤压伤等。损伤导致肝、肾、冲、任之脉受损，引发多种男科疾病，如勃起障碍、血精、睾丸肿痛等。

（七）其他

主要包括先天禀赋不足、药物损伤等。父母体弱多病，或近亲结婚，或早婚多育，或孕期劳欲失常，或误服药物等，导致胎儿禀赋不充，出现生殖功能和第二性征发育不全。先天禀赋异常，可致泌尿生殖系统畸形，如无睾症、天宦等皆与先天有关。正如《灵枢·五音五味》说："其有天宦者，未尝被伤，不脱于血，然其须不生，其何故也？岐伯曰：此天之所不足也，其冲任不盛，宗筋不成，有气无血，唇口不荣，故须不生。"《广嗣纪要》所载"五不男"，即天、漏、犍、怯、变，也均与先天因素有关。

在疾病的治疗过程中，若用药不当，可致阴阳失衡，导致男科疾病的发生。如过服寒凉，可致勃起障碍、精寒不育、不射精等；滥用补肾壮阳药物治疗勃起障碍，会导致阴竭阳亢，出现早泄、阳事易举、遗精等，另外，壮阳药尚可诱发痈疽、疮疡等。

二、病理

（一）脏腑功能失常

1. 肾

肾藏精，主生殖，内寓元阴、元阳，为人体阴阳的根本，被称为"作强之官，伎巧出焉"。若先天肾气不足，或荒淫无度，或久病大病耗伐，可致外肾发育障碍或精亏不育等；肾阳亏虚，可见外阴寒凉、阳痿不举、精冷不育、性欲低下等；肾阴亏损，精血不足，冲任二脉失养，可致精室空虚，可见无精、不育等；如阴虚内热，热扰精室，或热伤血络，可致阳强、滑精、遗精、血精等。

2. 肝

肝藏血，主疏泄，体阴而用阳。肝主宗筋，肝筋结于阴器。若肝血不足或肝疏泄功能失常，致宗筋失养，可见生殖器官发育不良或萎缩等；肝藏血功能失司，可发生性活动因缺乏充足的血液供养而出现勃起障碍，或性活动结束后，不能及时调节宗筋血量而致阴茎异常勃起。精液的正常排泄与肝的疏泄功能密切相关，肝的疏泄功能失司，还可引起排精异常，而见早泄、不射精或射精延迟。因其他原因所致瘀血阻络，影响肝之气血流注宗筋，也可见勃起障碍、睾丸和小腹刺痛，甚则不育等。此外，邪气也可循肝经而侵及外肾，从而引起男科病。如寒凝肝脉，可见少腹冷痛、畏寒肢冷、阴茎痿软不用；湿热下注肝脉，可致癃闭、阴疮、肾囊痈、勃起障碍等。还有，心肝之火或湿热浊邪也可下扰精室，使其封藏功能失职，可见滑精、早泄、遗精等。

3. 脾

脾主运化，为后天之本，气血化生之源。脾胃虚弱，或饮食劳倦伤脾，致脾失健运。一方面不能正常化运水谷精微，致气血亏虚，精化乏源，精室不能按时充盈，故见精少、精竭、不育等。另一方面，前阴虽为肝主，但需脾化生气血滋养，即阴器以筋为本，赖气血为用。气血亏虚，宗筋不能充养，可致阳痿不举。脾失健运，还可致痰浊内生，阻于精窍，引起白浊、淋证、不射精等；或痰湿蕴结精室或玉茎，可见子痰、子痛、玉茎结疽等病。

4. 心

心主神志，藏神，主血脉。性行为同人的其他精神活动一样，由心神支配。情欲的产生，阴茎的勃起，必赖君火先动。若劳神伤心，暗耗心血，或心火独亢，或痰火扰心等，均可致心藏神功能失常，而见阴茎痿软不起。心、肾为火水之脏，正常情况下，心火下温肾水，肾阴上滋心阴，心肾相济。若心肾不交，心火下扰精室，可致早泄、遗精、性欲亢进、阴茎易举等。若心主血脉功能失常，气血不能濡养外肾或瘀阻于脉络，可引起勃起障碍、外阴肿痛等病证。

5. 肺

肺主气，主宣发肃降，朝百脉，为水之上源。肺脏自病或其他原因所致肺之功能失常，则气血津液运行障碍，宗筋失于滋养而发阳痿。肺失通调，聚水生湿，或湿热下注宗筋，或痰浊内生，肺失宣降等，可致癃闭、性欲下降，甚则阳痿不举等。肺主金，肾属水，金水互生。如肺失宣清，则影响肾的气化，或肺肾阴虚，肾精化源不足，生殖之精匮乏，宗筋失养，可引起性欲减退、勃起障碍、不育等疾病。此外，若肺的卫外功能不足，外邪可循经直达阴器，从而导致生殖系统病变。

（二）经络功能失常

人体脏腑的生理作用和病理表现，主要是通过本脏的经络得以体现，与男性生理病理关系最为密切的经络是冲脉、任脉、督脉、带脉、足太阴脾经、足阳明胃经、足厥阴肝经和足少阴肾经等，这些经络的功能失调，常导致男科疾病的发生。

1. 冲、任二脉

冲任二脉具有运行天癸、化生精液和滋养外肾之功能。冲任之脉功能失常，可引起男性性征和生殖功能障碍。冲为血海，为经络之要冲。若冲脉虚竭，必致精室失充，可见精少、不育等。男性性征的发育与成熟，须赖冲任二脉运行天癸的激发。若先天不足，或后天损伤，可致性征异常，如无睾丸、小阴茎、无胡须、无喉结等。任脉为阴经之海，其病表现在阴经，尤其是肝肾，可见房事茎痛、少腹拘急而痛、疝证等。正如《素问·骨空论》所言："任脉之为病，男子为内结七疝，女子为带下瘕聚。"《脉经》所说"动苦少腹绕脐下横骨，阴中切痛""苦腹中有气如指，上抢心，不得俯仰，拘急"。

2. 督、带二脉

督脉起于精室，为阳经总汇，总督一身之阳，对男性生殖功能以及男子阴茎的勃起和射精功能，具有一定的资助和调节作用。如督脉功能受损，阳气虚衰，精室失于温煦，可出现精冷、精清稀等导致不育；外肾失于温养，则可致外阴寒冷、性欲下降、勃起障碍、射精障碍等。带脉起于季肋，绕身一周，对全身经脉起协调和连络作用。对男子而言，主要是约束冲、任、督三条经脉，协调对外肾的作用。若带脉束养宗筋功能低下，可致阳痿、阴囊松弛下坠；或带脉维护和调节功能失职，精关的启闭功能障碍，可发生遗精、早泄等病证。

3. 脾经

足太阴脾经不仅与胃之经脉连络于外肾，且其筋也和外肾相连。脾化生水谷精微，为气血之源，外肾赖脾之经络输送气血以滋养。脾主运化功能失常，一则气血不能养宗筋，而致阳痿、遗精；二则水湿内停，循经下注外肾而致病，如水疝、遗精；三则蕴湿化热，湿热沿经下注，可致肾囊风、血精、子痛、不育等。

4. 胃经

足阳明胃经和外肾有直接联系，正如《灵枢·经筋》所言："足阳明之筋……其直者，上循伏兔，上结于髀，聚于阴器。"外肾需赖多气多血之腑——足阳明胃之经脉、经筋，运行精微而濡养。若是阳明经脉功能失常，气血不能循经以养宗筋，或胃中之邪循经下注于外肾，均可引起男科疾病的发生，如性欲下降、阳痿、遗精、不育等。

5. 肝经

足厥阴肝经绕阴器而终于肝。《灵枢·经脉》中指出，足厥阴肝经"循股阴，入毛际，环阴器，抵少腹"，足厥阴之别"循胫上睾，结于茎"；《灵枢·经筋》言厥阴之筋"上循阴股，结于阴器，络诸经"。肝主宗筋，外肾为宗筋所聚，外肾需靠肝之经、筋、别输送气血营养，从而维持其正常功能。肝主疏泄，对阴茎的勃起和松弛及精关的开闭起调节作用。若肝之经络功能失常，可导致诸多男科疾病的发生，如勃起障碍、遗精、早泄、不射精、射精疼痛、阴茎勃起异常、癃闭、不育等。外邪也可循经而传于阴器，引发男科疾病的发生，如寒凝肝脉，可见寒疝、子痛、少腹拘急、缩阳等；湿热下注，可致阴囊潮湿、瘙痒、子痛等。正如《灵枢·经脉》所言，足厥阴肝经"是动则病腰痛不可俯仰，丈夫㿉疝"，"是主肝所生病者……狐疝，遗溺，闭癃"，足厥阴之别"其病气逆则睾肿卒疝，实则挺长，虚则暴痒"。《灵枢·经筋》云，足厥阴之筋"其病……阴股痛、转筋，阴器不用，伤于内则不起，伤于寒则阴缩入，伤于热则纵挺不收"。

6. 肾经

足少阴肾经与外肾虽无直接联系，但其之筋并太阴之筋而上，循阴股，结于阴器。少阴肾经对生殖之精的化生、储藏和排泄起着主导作用。若肾经功能失常，可引起勃起障碍、遗精、不育等。

此外，足少阳胆经与蹻脉以及男子外肾均有一定联系。若胆经功能失职，如胆气虚，可致性欲下降、阴茎不举等；若湿热循胆经下注外肾，可致囊痛、阴痒、阳痿、遗精等病证。

（三）气血功能失调

精、气、血在一定条件下可相互滋生，即精化气、气生血、血化精。男子生殖功能的维持以精气为本，赖气血为用，故气血功能失常直接影响精的化生。气血功能失常有气病、血病以及气血同病之分，且病理表现也有一些差别，兹介绍如下：

1. 气病

久病、大病之后，或先天禀赋不足等，致气虚鼓动乏力，气虚可致冲任不固，致精室摄精、养精、蓄精功能下降，可出现白浊、遗精、早泄、遗尿；或元气虚，可引起发育障碍，甚则少精不育。气贵在流通，若情志失调，精神抑郁，可致气的升降出入运动功能失常，进而出现各种男科疾病。如气郁不行，疏泄不及，可见阳痿、不射精、乳病。气郁化火，热扰精室可见遗精，热伤血脉可致血精。疏泄太过可引起早泄等。若气郁之极，气道闭塞，如房事过于激动可见昏厥。若痰浊阻塞尿道可见癃闭。若肝气横逆于上，气血逆乱，再房事不节，极有可能产生房事昏厥。贮精阻于精道，可致不射精等。若正气过于虚弱，加之房事无制，必致气随精脱而发昏厥。

2. 血病

主要有血虚和血瘀两种病理表现。血虚原因较多，如失血过多，久病重病失养，或禀赋不足等。血虚精化乏源，精室不充，可致少精、无精和不育；或血虚冲任失养，可致无子。

血赖气的推动及阳气的温煦，气滞则血行受阻，气感寒则凝滞血脉，气虚则血行无力，阳气过盛则热煎血液等，均可导致瘀血内生。瘀血阻于宗筋，经气不利，可出现以疼痛为主的男科疾病，如子痛、房事茎痛、阴茎异常勃起等。热邪伤及血络，热扰精室，可致血精；寒凝血脉，可见阴痛、缩阳等病证。

3. 气血同病

若气血两虚，临床可见少气懒言、面色萎黄、肢体麻木、勃起障碍、早泄、不育、阴茎感觉功能丧失。若气滞血瘀，可导致射精疼痛、子痛、阴茎硬结等。

第三章　病因病机

在古代中医书籍中，虽没有男性疾病的专科名词，但却有大量与男性疾病相关的记述，分别反映在天宦、精癃、阳痿、肾岩翻花、血精等病证篇章中。中医学认为，男性疾病的发生既可因禀赋不足得之于先天，也有后天失养而得之；既有外感六淫之邪，又有内伤七情、饮食不节、劳倦内伤；既有脏腑虚损，又有气滞、痰湿、瘀血所为；亦可由跌仆外伤等因素造成。

第一节　病　因

一、禀赋不足

禀赋不足导致的疾病，有的可以生而即见，也有的在生长发育过程中出现。主要为遗传性疾病和胎孕期形成的疾病，如染色体异常的克兰费尔特综合征，及发育异常的两性畸形等。

中医认为，肾为先天之本，故禀赋不足多与肾因素相关。由于先天禀赋不足，导致天癸不充、肾气亏虚，以致阴器发育不良，睾丸软小或隐睾，或由于原发性生精功能障碍而致不育等。

明·万密斋《万密斋医学全书》载有五种不育症："一曰生，原身细小，曾不举发；二曰纵，外肾只有一子或全无者；三曰变，未至十六其精自行，或中年多有白浊；四曰半，二窍具有，欲谓二仪子也；五曰妒，忌也，阴毒不良。男有此五病不能配，令太阴乏其后嗣也。"

王冰在《玄珠妙语》中亦提出"天、漏、犍、怯、变"为"五不男"。其中，"天""犍""变"是由于先天因素形成。"天"即"天宦"，指男性先天性生殖器官发育不全等；"犍"即后天阴茎及睾丸缺损者；"变"即男性假两性畸形。这些先天的异常变化，多与先天禀赋不足有关。

二、后天所伤

1. 饮食不节

饮食无度，饥饱失常，或嗜酒肥甘，或恣食生冷、坚硬不易消化之物，皆能损伤脾胃，以致运化功能失司，湿浊内生。如湿浊化热，流注下焦，可引起前列腺炎、精囊炎，出现尿频、尿痛、尿浊等症；结于肾子，则为急性睾丸炎；热结精室，可引起精子活力下降导致不育。

此外，长期过度饮酒，会刺激前列腺，造成前列腺炎；也会干扰性反应，影响性兴奋，形成阳痿、早泄。同时，长期饮酒，也会损伤生精功能造成不育。另外，误食棉籽油也会损伤生精功能导致不育。

长期食用含油脂过多的食物，致过度肥胖，可引起气血运行不畅，脏腑功能减退，影响勃起功能。

2. 劳倦内伤

劳累过度，房事不节，手淫过频，不知持满，耗伤肾精，均可导致下元不固，损伤肾气可致肾虚；或五劳七伤，久病失养，气血两虚，精亏则血少，气不摄血，血不化精，均可引起多种男性疾病。

生活中，过度劳累，睡眠不足，不仅影响工作学习，久而久之，还可造成性欲下降、阳痿。过分频繁性生活，会诱发前列腺炎、精囊炎，甚至不育，如叶天士《秘本种子金丹》所言："今人无子者，往往勤于色欲，岂知施泄无度，阳精必薄，纵欲适情，真气乃伤，妄欲得子，其能孕乎？"

3. 跌仆外伤

男性睾丸位于阴囊内，而阴囊在人体外部。凡金刃枪弹、跌仆踢打、外科手术等因素均可造成阴器损伤，轻则局部的瘀血肿痛，重则造成阴器破损残废，踢打伤还可造成阴囊和睾丸血肿、睾丸破裂。另外，手术可造成阴囊血肿、包皮血肿。

除急性损伤外，损伤后的并发症也可对男性造成一定影响。如损伤后，可因瘀血内阻、阴器失养等因素，出现阴器疼痛、睾丸萎缩，进而造成阴茎异常勃起、阳痿和不育。

三、外感六淫

六淫致病具有外感性、季节性、区域性、转化性等共同特点。虽然六淫邪气都可引起男性疾病，但临床上，以风、寒、湿、火最易引起男性疾病。

从现代医学的角度来看，六淫为病，包括细菌、病毒等微生物以及物理、化学等多种因素导致的机体疾病。

1. 风

《素问·骨空论》曰："风者，百病之始也。"风性轻扬，善行而数变，动摇不定，为百病之长。四季均可发生，且多夹湿、寒、热诸邪侵犯人体。若风与湿并，袭于阴部，可致阴囊潮湿、阴囊湿疹，或阴部瘙痒，并可引发阴囊风、阴痒等症。

2. 寒

寒为阴邪，易伤人阳气，以收引、凝滞为基本特征。尤其是素体阳虚者，易感受外邪，加重阳气的损伤。肾阳损伤，可致勃起不坚，或举而不坚。寒入厥阴，凝于血脉，可导致血循不畅，引发精索静脉曲张、阴茎硬结症等，正如《灵枢·经筋》所言："足厥阴之筋……伤于寒则阴缩入。"寒入精室，可使精液清冷，精子存活率和活动力降低。

3. 湿

湿为阴邪，易袭阴位，其性黏滞重浊，易遏伤人体阳气，阻碍气机。《素问》有"伤于湿者，下先受之"之论，男性疾病的病位主要在下焦，易伤于湿邪。如湿注膀胱、蕴结溺窍，可致前列腺炎，出现尿频尿急、尿浊尿痛；湿遏膀胱，膀胱气化受阻，开合失利，则致前列腺增生症、遗尿；湿邪蕴结精室，可导致前列腺炎、精囊炎、遗精，也可影响精子数量和活力，导致不育；湿着宗筋，可致早泄、阴茎疲软等；湿邪下着阴器，可致阴囊湿疹、附睾炎。

4. 火

火为热之极，其性炎上，易伤津耗气，生风动血，易致肿疡。男科许多炎症性疾病都与火邪有关，如急性前列腺炎、急性附睾炎、龟头炎、囊痈等均与火邪有关。火邪能生风动血，灼伤精室，可使精子数量和活力下降，导致不育；也可导致精囊炎，出现血精。

5. 内伤七情

在正常的情况下，喜、怒、忧、思、悲、恐、惊七情，是人对外界事物的不同反应，是正常的生理现象。七情活动的物质基础是五脏的精气血，正常的情志变化，有助于脏腑功能活动和气血调畅。但长期遭受情志刺激或突然遭受剧烈的精神刺激，超过人体的生理调节范围，就会引起体内阴阳气血和脏腑功能的紊乱，导致疾病的发生。

《素问·阴阳应象大论》曰"怒伤肝""喜伤心""思伤脾""忧伤肺""恐伤肾"。《医家四要·病机约论》曰："曲运神机则劳心，尽心谋虑则劳肝，意外过思则劳脾，遇事而忧则劳肺，色欲过度则劳肾。"事实上，诸如阳痿、早泄、遗精、不射精等，都直接与情志因素关联。如同房受到惊吓，属恐伤肾，可导致阳痿、举而不坚；思虑过度，脾气受累，生化之源不足，可造成少精，甚至无精；夫妻关系不和睦，经常吵架，属怒伤肝，也是导致阳痿的原因之一。

6. 外感疫疠、疫毒、秽浊

疫疠、疫毒和秽浊是指外来性的致病因素，具有一定的传染性，往往通过性交和接触传播。临床上淋病、尖锐湿疣、梅毒（花柳病）、艾滋病、非淋菌性尿道炎、肾结核、真菌感染、寄生虫病等均属疫疠致病。如治疗不及时，常易转化为慢性疾病，导致缠绵不愈，甚至导致患者死亡。

如淋病治疗不及时，形成慢性淋病，可导致淋菌性前列腺炎，也可导致输精管炎症，出现输精管狭窄或阻塞，造成不育。

第二节 病 机

《素问》云"正气存内，邪不可干""邪之所凑，其气必虚"。人体是否受邪发病，发病的轻浅深重，以及疾病的发展演变，在一定程度上由正气的盛衰决定。

又如吴汉德在《医理辑要》说："要知易风为病者，表气素虚；易寒为病者，阳气素弱；易热为病者，阴气素衰；易伤食者，脾胃必亏；易劳伤者，中气必损。"《灵枢·百病始生》又曰："风雨寒热，不得虚，邪不能独伤人，猝然逢疾风暴雨而不病者，盖无虚，故邪不能独伤人。此必因虚邪之风，与其身形，两虚相得，乃客其形。"由此可见，致病因素是邪气，是发病的外因；而体质因素在一定程度上决定个体对某种致病因素或某种疾病的易感性，是发病的内因。

1. 气血病机

（1）气虚　正如《仁斋直指方·诸气方论》所言："人以气为主，一息不运则机缄穷，一毫不续则穿壤判。阴阳之所以升降者，气也；血脉之所以流行者，亦气也；营卫之所以转运者，此气也；五脏之六腑之所以相养相生者，亦此气也。盛则盛，衰则衰，顺则平，逆则病。"气在生理上既是脏腑功能活动的物质基础，又是脏腑功能活动的产物。从现代医学研究来看，机体的免疫能力低下、组织修复能力和机能代谢降低均属中医"气虚"范畴。

气虚是很多疾病的根源。气虚宗筋失养，可致阳痿、射精无力；气虚精室失养，可致少精子症、弱精子症，甚至生精功能障碍。因气虚不能固摄，可致滑精、遗尿；气不能摄精，可致遗精、早泄；气不能摄血，血溢经外，可致血精。气虚不能推动津精运行，久而可致前列腺增生、射精无力等症。

（2）气滞　气滞多因外邪侵袭，跌打损伤，情志不遂所致。而气为血之帅，气滞不能推动血液运行，可导致血瘀。血瘀又可以阻碍气的运行，从而加重气滞。临床上以局部胀痛、窜痛、攻痛为特点，常见于附睾结节、精索静脉曲张等。而膀胱气滞者，可致前列腺增生，形成尿液点滴难下、尿频尿急等症。另外，肝气郁滞，宗筋弛缓，可致阳事不举。

（3）血虚　血虚首先是各种原因导致的出血，使体内血液总量减少；其次，是由于疾病和药物的影响，以及各种化学、物理因素使血液大量消耗；三是由人体自身造血功能不良引起。不管是哪种因素所致的出血或血液耗损过多，均可导致脾肾功能受损，致脾肾两虚。不管何种原因引起的血虚，均可导致人体气血的亏虚，从而使气不能更好地固摄、统率、调节血液在人体的运行，血不能更好地载气及温煦濡养脏腑、组织。血虚使精室失养，精子生成障碍，导致男性不育；血虚也可导致宗筋不充，造成阳事不举，举而不坚。在儿童阶段，可因冲任失养，天癸延迟，影响生长发育；在壮年阶段，可导致过早"天癸绝"，出现迟发性性腺功能障碍。

（4）瘀血内停　瘀血是指血液停于体内，包括溢出脉外而积存于组织间隙，或由于血运受阻而停滞于经脉和器官内的血液。

形成瘀血的原因有阳气虚损，鼓动无力，血液运行缓慢；肝气郁结，疏泄不利，血运受阻；久病气虚，血行无力；寒入经脉，血行凝涩；热入营血，血热互结；湿热、痰湿阻滞经脉，血行受阻等。

瘀血既是病理变化产物，也是致病因素之一。下焦瘀阻，前列腺气血运行不畅，可致前列腺增生症、前列腺炎，也是前列腺癌的诱发因素之一。如瘀于阴囊血脉，可造成精索静脉曲张；如瘀于肾子，可造成附睾结节、生精障碍，甚至睾丸肿瘤；如瘀于输精管，可造成梗阻性无精子症。

2. 五脏病机

脏腑病机病证既涉及气血津液，又与经络密切相关。虽然错综复杂，但归纳其证候性质，仍不出八纲辨证范围。因此，脏腑辨证，还必须以八纲辨证为基础，进行分析研究，才能全面地认识病证的本质。

（1）肾脏病机　肾为先天之本，为水火之脏，其经脉络膀胱，与膀胱互为表里。有开阖之机，为元阴元阳聚居之所，精水命火所藏之地。元者始也，乃先天生气之所系。生命的起源，故为先天之本。且肾藏精，精是构成人的基本物质和人体功能活动的基础，为人体生长、发育、生殖之源。而肾主骨、主髓，脑为髓之海，皆赖肾精的作用。若肾精充足，则意志坚定，记忆力强，轻巧灵活，精力充沛；肾精不足，则意志薄弱，遇事健忘，骨弱无力，精神疲惫。又肾主纳气，因肺为气之主，肾为气之根，只有肾气充沛，才能纳气归肾，摄纳正常。肾虚根本不固，则不能纳气入肾，必将发生肺气上脱之候。肾中还藏有命门之火，使阴阳得以互根，水火得以既济。肾和三焦膀胱，共主全身水液代谢。肾中阳气不足，气化失常，就会引起水液代谢障碍，造成上焦不能输布津液，中焦不能运化水谷，下焦不能通利水液，形成前列腺病变。

"五脏之伤，穷必及肾"，损伤精气，而形成多种疾病。如肾阳虚衰，关门不利，则为遗精、遗尿；下元亏损，命门火衰，则为性欲减退、阳痿；肾气亏耗，封藏无权，固摄失司，常致滑精、早泄；肝肾不足，可导致眩晕、耳鸣等病证；肾阴耗损，阴不济阳，心火上越，心肾不交，可导致梦遗等症；肾阳衰惫，气化不及州都，可导致前列腺增生症。

1）肾阳虚证：肾阳虚衰，可导致人体机能活动降低。命门火衰，可致性欲低下、阳事不举。如精室失于温煦，可因生精功能障碍导致不育。肾阳虚在青少年时，可致天癸迟至，青春期延缓，影响发育；在壮年时，可致天癸过早衰绝，出现迟发性性腺功能障碍。

2）肾阴虚证：肾阴亏损则精不化气，故形体虚弱，精虚髓减，髓不充骨，可出现儿童发育迟缓。肾阴亏损，阴虚火旺，下扰精室，则导致精子活力下降、早泄、前列腺炎等。

3）肾气不固：肾主封藏，封藏失职，固摄无权，可致滑精、早泄等。肾气亏虚，不能约束水液，可致前列腺增生症、遗尿等。

（2）心脏病机　心的生理功能是主血脉，为人体血液循环的动力之所在。心又主神明、神志、开窍于舌，其华在面。心是生命的根本，神明的处舍。《素问·六节藏象论》说："心者，生之本，神之变也。"心的病证主要表现在血脉运行障碍及情志思维活动的异常方面。

心神对男性生理的调节，主要表现在男子精与房事（包括情欲）的两个方面。心神由先天精气所化生，当氤氲时，生命之神也就产生了。出生之后，生长发育均赖于水谷精气资养，精则是神的基础，而心神又调节精的化生及精室的开阖。《临证指南医案》曰："精之藏制虽在肾，而精之主宰则在心。"和谐的性生活必须心阴阳相感，男女情欲协调，二心相和，精气相感，情意相合，神和意感，才能俱有心悦，这些都离不开心的主导。如长期焦虑、抑郁、紧张、烦恼、忧愤等使心神不畅，都会影响性事活动，造成性功能障碍，即常见的心理性性功能障碍。

心肾不交也会影响男性生理调节。心阳下降于肾，以温肾水；肾阴上济于心，以养心火，心肾相交，则水火相济。若肾阴不足，心火独亢，或心火亢于上，不能下交于肾，心肾阴阳水火失去了协调，即为心肾不交，可致遗精、早泄、不射精等，也可导致前列腺增生症，出现排尿不畅、夜尿增多等症状。

（3）肝脏病机　肝主疏泄，主筋，喜条达而恶抑郁。凡情志不畅，抑郁难解，肝失条达，疏泄无权，均可致多种男性疾病。

1）肝气郁结：情志不畅，肝失条达，气机郁结，临床可见男性乳房发育。厥阴气滞，可出现精索静脉曲张、阴茎硬结症、附睾结节等。另外，肝气不疏还可出现阳痿、不射精等。

2）肝脉瘀阻：肝气郁结，气机不畅，血运障碍，脉络瘀阻，临床可见精索静脉曲张、前列腺增生、前列腺炎等疾病。

3）肝经湿热：肝经抵少腹绕阴器，湿热蕴结肝脏，循经下注，可见囊痈、子痈、前列腺炎、包皮炎、龟头炎等炎症性疾病；湿热下扰精室，则导致精子活力下降、早泄、前列腺炎等。

（4）脾脏病机　脾主运化，为气血生化之源，后天之本，又主统血。脾脏功能与人的生长发育及生殖功能密切相关。脾气虚弱可致生化之源衰少，五脏精气不足而出现各种症状。

1）脾虚湿阻：饮食不节，损伤脾胃，致脾胃虚弱，健运失常，水湿内生而脾失传输，水湿泛滥，可致鞘膜积液。

2）脾气虚弱：饮食失节，或劳倦损耗，或思虑劳神，致脾气亏虚，中气不足，生化之源匮乏，可导致少精子症，甚至无精子症。后天失养，对于儿童，可导致天癸迟至，性器官发育迟缓；对于壮年，也是导致天癸过早衰绝，出现迟发性性腺功能障碍的原因。脾虚及肾，可见早泄、遗精、遗尿等；脾虚失运，膀胱气化无权，可导致前列腺增生症等；脾虚不能统血，血溢脉外，可出现血精。

3）脾阳不振：多由过食生冷，损伤脾气导致。由脾气虚进一步发展加重而来，临床可见精液清冷、阳痿、遗精等疾病。

（5）肺脏病机　肺主气，通调水道，司呼吸。肺的病理表现为通调水道的失常。肺为水上之源，输布水液。肺气肃降使浊液下行，通过肾与膀胱的气化，保持小便的通利。

1）肺失肃降：肺为水之上源。热壅于肺，肺气不能肃降，津液输布失常，水道通调不利，不能下输膀胱，或因热气过盛下移膀胱，而致上、下焦闭阻，导致前列腺增生。临床常有提壶揭盖，即治肺以通调水道而治精癃的方法。李用粹在《证治汇补·精癃》篇中总结归纳为："有热结下焦，壅塞胞内，而气道涩滞者，有肺中伏热，不能生水，而气化不施者……有久病多汗，津液枯耗者。"李氏亦详细阐述精癃的治法："一身之气关于肺，肺清则气行，肺浊则气壅，故小便不通，由肺气不能宣布者居多，宜清金降气为主，并参它症治之，若肺燥不能生水，当滋肾涤热。夫滋肾涤热名为正治。清金润燥，名为隔二之治，燥脾健胃，名为隔三之治。"

2）痰饮停留：痰饮是指体内水液疏布运化失常，停留或渗注于某一部位的病理产物，其稠浊者为痰，清稀者为饮。痰饮的产生为病，与肺、脾、肾的关系至为密切。肺失宣肃、脾失运化、肾失开阖均可造成水液吸收、排泄障碍，导致痰饮停留，故有"脾为生痰之源，肺为贮痰之器"之说。

痰饮既是病理产物，也是致病因素，可直接或间接地作用于脏腑而影响疾病的发生和发展。痰饮导致疾病常见有附睾结节、阴茎硬结症、鞘膜积液、前列腺增生症等。

3. 六腑病机

六腑中，与男性疾病关系密切的主要是膀胱、三焦、胃，其余均通过心、肝、肺发挥作用。

（1）膀胱病机　在人体水液代谢过程中，水液通过肺、脾、肾、三焦、小肠、大肠诸脏腑的作用代谢，后经肾的气化作用，生成尿液，下注膀胱，在肾和膀胱的气化功能作用下，排出体外，从而维持人体水液代谢的平衡。《素问·灵兰秘典论》说："膀胱者，州都之官，津液藏焉，气化则能出矣。"膀胱与肾相表里，膀胱病机与肾关系密切。膀胱为贮尿之器，具有贮藏、约束和排泄尿液功能。

1）膀胱湿热：嗜食烟酒及肥甘厚味；或感受湿热之邪；或忍精不泄；或久居潮湿，邪气入侵，郁久酿热致湿热蕴结；或由他脏和中上焦移至膀胱；或由本脏蕴结而成；均可导致膀胱湿热蕴结不散。如湿热蕴结膀胱，膀胱气化不利，可致前列腺增生症、前列腺炎，出现尿频、尿急、尿痛、排尿点滴。湿热伤筋，宗筋弛缓，可致阳事不举或举而不坚。长期湿热蕴结，也是导致阴茎癌、前列腺癌的原因之一。湿热结于阴器，可致急性前列腺炎、急性附睾炎，龟头糜烂等。

2）膀胱气化无权：膀胱气化不利，主要由肾阳虚衰，不能温煦水液，或跌打损伤，瘀血阻滞而成。可致前列腺增生症、遗尿症，甚者尿失禁。如《素问·宣明五气》曰："膀胱不利为癃，不约为遗溺。"

（2）三焦病机　《素问·灵兰秘典论》说："三焦者，决渎之官，水道出焉。"三焦与男性的关联在于：三焦有疏通水道运行水液的作用，是人体水液升降出入的道路，机体的水液代谢是由肺、脾、胃、肠和膀胱等脏腑共同协作而完成的，其必须以三焦为通道，水液才能正常升降出入。

在男性中，下焦的生理病理是最受重视的。下焦冲和，分清降浊，则排泄通畅，出而不纳，出而不滞。若下焦为湿热所困，则气化失司，可导致前列腺疾患，常见尿频、尿急、尿痛和尿失禁等证。《灵枢·本输》说："三焦……实则精癃，虚则遗溺。"阐明了精癃的病位在膀胱，而与三焦的气化息息相关。

（3）胃的病机　胃为水谷之海，"仓廪之官"，是指胃具有受纳和腐熟水谷的功能。《灵枢·营卫生会》曰："中焦亦并胃中，出上焦之后，此所受气者，泌糟粕，蒸津液，化其精微，上注于肺脉，乃化而为血，以奉生身，莫贵于此。"胃还以通降为和，胃气之降也取名为"承气"。成无己《伤寒明理论》说："承，顺也。胃中气郁滞，糟粕秘结，壅而为实，是正气不得舒顺也，以汤荡涤，使塞者利而闭者通，正气得以舒顺，是以承气名之。"

足阳明胃经与外肾有直接的联系，如《素问·厥论》有"前阴者，宗筋之所聚，太阴阳明之所合也"之言。此外，其与脾的消化吸收水谷精微关系密切。水谷精微通过经络而到达与泌尿生殖相关的各部位器官，起到营养和滋润作用，以维持和加强泌尿生殖系统的生理功能。如《素问·痿论》说："阳明者五脏六腑之海，主润宗筋，宗筋主束骨而利机关也。"男子宗筋包括了阴茎、阴囊、睾丸等生殖器官，而"机关"可理解为阴茎排泄精液和尿液之功能。胃主受纳，腐熟水谷，故阳明经是多气多血之经，后天水谷所化之精微，通过其经脉、经筋的输送到全身才能发挥濡养作用，并维持其正常的生理功能。如人的生殖之精虽靠肾气的作用才能充实和成熟，但亦赖后天水谷精微化生气血的滋养。《景岳全书》曰："人之始生，本乎精血之源，人之既生，由乎水谷之养……非精通，无以立形体之基；非水谷，无以成形体之壮。精血之司在命门，水谷之司在脾胃，故命门得先天之气，脾胃得后天之气也。是以水谷之海本赖先天为之主，而精血之海又必赖后天为之资。"

在病理情况下，如脾胃运化失常，气血生化不足，则生殖之精化源匮乏，造成精液质量下降，从而发生精子数量减少或精子活动降低等病证。此外阳明经脉功能失调，气血不能循经下行以养宗筋，或胃中之邪循经下注外肾，均可影响外肾的正常生理功能而引起性欲减退、阳痿、遗精、不育症等。《临证指南医案》有："盖胃为水谷之海，纳食不旺，精气必虚。况男子外肾，其名为势，若谷气不充，欲求其势雄壮坚举，不亦难乎？治唯有通补阳明而已。"

人体是一个以脏腑为中心，通过经络联系、气血运行等构成的有机整体。这种整体观是相对的统一，相对的动态平衡，在阴平阳秘的状态下，才能保持人体的正常生命活动。如外感六淫，内伤七情，导致邪正相争，脏腑不和，气血不调，阴阳失衡，就可使人体的生理平衡受到影响，而导致疾病产生。

　　脏腑是构成人体的有密切联系的整体。因此，在进行脏腑辨证时，要从整体观念出发，不仅要考虑一脏一腑的病理变化，还必须注意脏腑之间的联系和影响，只有这样，才能把握病理变化的全局，抓住病证的主要矛盾。

第四章 诊法概要

第一节 问 诊

问诊是男科诊断的重要一环，是患者就诊时最先进行的诊查步骤。《素问·征四失论》说："诊病不问其始，忧患饮食之失节，起居之过度，或伤于毒。不先言此，卒持寸口，何病能中。"至明代张景岳将问诊归纳为"十问"，并将问诊视为"诊病之要领，临证之首务"。要诊断一个疾病，只有全面了解它的情况，辨证时才有充分的根据。男科疾病问诊除遵循一般病史采集的方法外，尚需注意男科疾病特有的规律。因男科疾病较隐私，甚至难以启齿，患者往往不愿如实反映病情，还有些患者因性知识缺乏，对自己的错误观点固执己见。因此，问诊不仅是为了获得病情资料，还需在此过程中纠正患者的错误观念，解除其心理障碍，从而充分取得患者的信任和合作。再通过详细问诊，才能获得真实全面的病史资料以洞察病情。

一、问年龄

年龄对分析男科疾病有一定的参考意义。如中医认为"二八肾气盛，天癸至，精气溢泻""五八肾气衰，发堕齿槁""七八肝气衰，筋不能动，天癸竭，精少，肾脏衰，形体皆极"。这表明男性生理和病理在不同年龄有不同特点，决定了男科疾病在不同年龄阶段亦具有不同的疾病发生趋向。如滑精、遗精多发生在青少年；中壮年期精充体壮，生殖机能旺盛，但如操劳过度，房事不节或七情过度，致使阴精耗损，肾气大伤，均可发生精、痿、室、育诸疾；50 岁以后则随着肾精的衰少，天癸渐竭，性机能与生殖能力亦衰退，乃至消失，由于肾气渐衰，命门之火不足，天癸渐少、机体阴阳失调，可见性欲减退、更年期综合征等；60 岁以后属老年期，肾气大衰，天癸衰竭，可见癃闭、前列腺增生、睾丸肿瘤等，性欲减退在青壮年当视为病候，暮年性欲及房事频度减少，则属生理变化。

二、问现病史

现病史往往是促使患者就诊的原因。主要询问内容包括发病时间、诱发或加重原因、缓解因素、症状间有无相互影响、疾病发生变化的过程、治疗经过、用药及疗效等。通过现病史的问诊，抓主要矛盾，既可为其他相关问诊提供思路，又有助于鉴别诊断。如某些患者自诉"阳痿"，但并不一定是真正的阳痿，有的只是偶尔暂时的不勃起，属正常现象。这种情况多由疲劳、心情不安、醉酒或急性病、焦虑等所致。在诊断时，就要通过详细的询问，了解有无其他兼证，如早泄、遗精等，必要时结合其他相关检查，以准确诊断。又如房事茎痛，应当区分射精疼痛与交接痛。射精痛是指射精时阴茎及睾丸疼痛；交接痛则是阴茎插入阴道即感阴茎疼痛，抽送时更甚。睾丸痛当问其疼痛是单纯睾丸痛或阴囊痛或二者合并疼痛，以及疼痛的性质是冷痛、灼痛或胀痛，因其病机各不相同，需详细询问以鉴别诊断。房事腰痛，其疼痛部位多在腰骶部，以腰部酸困或隐痛为男科腰痛的特点。

三、问精候

由于男性在解剖上有精室，在生理上有生精、排精、藏精等功能，且病理上易发生生精、排精失常所致的疾病，因此在男科疾病中，问精候有较大的参考意义。

问精候包括问精的色、量、质有无异常，有无遗精、滑精、早泄现象及次数多少，排精时有无疼痛，排精后有无腰腹痛、晕眩或情绪、精神有无异常，有无不射精或者射精无力等。正常情况下，一次排精量为 2~6mL，呈乳白色或者灰白色的不透明液体，质地稍稠，略有腥味，刚排出时呈果冻状，之后化为均匀液态。如精液稀薄、清冷、量少为"精冷"，多属虚寒，见于少、弱精子症；精液黏稠不化，色黄味臭，多为湿热下注所致，见于前列腺炎、精囊炎等；精液夹血呈红色为"血精"；在性交过程中无精液排出为"不射精症"。如尿液中夹精液或排尿后精液流出为"小便夹精"；如不性交而精自遗泄，无梦而遗者为"滑精"。一般身体健康之男性，每月遗精 1~2 次，而无其他不适，属正常生理现象。如遗精次数频繁，并出现全身症状者当为病理性遗精。对排精后出现的全身症状亦应了解详细，综合分析。总之，精液的情况还应结合望诊和相应实验室检查，诊断才能准确无误。

四、问既往史

患者的既往病史，即了解与现病史及男科疾病有关的病证。如不育症病人应了解其幼年时有无睾丸炎病史、附睾结核病史及睾丸外伤等，还包括做过哪些手术，手术后结果如何，对何种药物有过敏反应等，以助诊治。如幼年时是否得过腮腺炎、隐睾症、睾丸疾病，及有无外生殖器损伤；腹部或腹股沟、外阴部是否做过手术，手术的情况及结果，等等。这些因素都可能导致脉络损伤，气滞血瘀，致生精、排精功能障碍而发生无精、不育等。某些疾病如结核病、肝炎、糖尿病、丝虫病、甲亢、严重贫血等，也可影响男性生殖器官功能，引起男科疾病，如糖尿病易并发阳痿、癃闭，结核病易并发遗精等。

神经精神因素在男科病发病中有重要作用。男科疾病因于情志者，多属功能性病变，各种恐惧心理均可造成阳痿。素有神经衰弱者，易患阳痿、早泄、性欲减退等。

另外，治疗其他疾病的药物也可能引起男科疾病。如抗高血压药、雌激素、镇静催眠药等，可明显降低性欲，甚至造成阳痿；某些放疗化疗药、棉酚类避孕药，常常损伤男性生殖器官，致生精功能障碍，导致不育；而麻黄碱、酚妥拉明、苯丙胺等药物，则又能增强性欲，引起性欲亢进。此外，还应该询问有无不洁性交史，因性行为不轨而感染疫毒，可导致淋病、梅毒、尖锐湿疣，甚至艾滋病等性传播疾病。

五、问房事

问房事，即要了解患者及其配偶对性生活所持的态度、欲望；其房事频率，持续时间；同房时勃起的状态，抽送的幅度及频率；性满意度，性高潮出现情况及射精时的感觉；有无性交中断、体外排精等；有无早泄或阳痿、阳强；有无性交疼痛，性交后有无不适；有无婚前或婚外性行为等。另外还要了解性伴侣的身体状况、性交时的合作情况等。

六、问婚育史

对于已婚男子，应询问其结婚年龄（含再婚年龄）、妻子年龄及结婚前后健康状况，生育情况；若同居 1 年以上未避孕而不孕育者，应对男女双方进行检查，以明原因，并且要询问双方既往有关检查情况。此外，还需了解其对计划生育有无采取措施及采取何种措施。结婚太早者往往易损肾精导致肾虚；结婚过晚，气血已衰，精力不足，常发生阳痿、早泄等；因房事离异者，多有情志抑郁，易发生性欲减退、早泄、阳痿等；未婚行房或者婚后未避孕、又恐怀孕者，常有情绪紧张、心神不宁、气血逆乱，易发生阳痿、早泄或不射精等病证；若再婚者，因初期双方配合不协调，也会出现短暂的性功能障碍。

七、问个人史

个人史包括工作情况、生活环境、饮食习惯、个人嗜好、居住场所、卫生习惯等。繁重的脑力、体力劳动或事业受挫致意志消沉，或为经济拮据、生活困难所困扰，以及家庭成员间关系不佳，夫妻不和睦等均可导致情志抑郁，肝失疏泄，而影响宗筋功能，发生阳痿及性欲低下等；生活无规律，暴食暴饮，烟酒无度，地居潮湿寒冷等原因均可导致多种男性疾病。要注意询问有无手淫的不良习惯等，长期频繁手淫可耗伤肾精，损害宗筋，易导致阳痿、不射精、血精等。长期接触放射线或高温作业等可破坏睾丸生精系统，而致不育。缺乏卫生常识，不注意局部卫生，如包皮垢积留，房事不洁等，常可致包皮龟头炎、泌尿生殖道炎症（前列腺炎、淋球菌性尿道炎等）等。

八、问家族史

问家族史即了解其家属的健康情况，有无传染性、遗传性疾病或肿瘤等病史，及直系亲属死亡的原因是否为生殖系统疾病所致等。某些男科疾病不仅通过性交传播，而且生活接触如生活用具、衣物接触等，亦可造成间接传染，如淋病、尖锐湿疣、疥疮等。艾滋病、非淋球菌性尿道炎等则可通过宫内或产道传染给胎儿。阴茎癌、睾丸及附睾肿瘤、前列腺癌等的发病可能与家族遗传因素有关。因此，了解家族史，有助于某些男科疾病的诊断。

第二节　望　诊

望诊在男科疾病的诊断中发挥着重要作用。男科疾病的望诊是指医生通过观察患者神色、形体、乳房、外肾及分泌物和排泄物的色、质、量等内容，来测知病情的一种诊疗手段。

一、望神

神是人体生命活动的外在表现。望神主要指医生通过观察患者形体的动静姿态、眼神表现、精神意识状态、言语气息以及对外界的反应等，来了解病人机体精气的盛衰和病情的轻重。若形体壮实，肌肉丰满，精力充沛，双目有神，言语不乱，对外界反应敏捷，则提示精气充盛，是有神的表现，病情轻浅；反之，若形体羸弱，精神萎靡，面色无华，目光暗滞，言语反常，对外界反应迟钝，则是精气亏虚，为失神的表现，病情较重。若患者怵惕易惊，形弱色苍，精神倦怠，多为精气损伤而失神。因此，望神对诊治男科疾病有重要意义。

二、望面色

面部的色泽变化，可以反映脏腑气血的盛衰和病理变化。一般说来，青色主寒证、痛证、瘀血；赤色主热病；黄色主脾虚、湿病与血虚；白色主虚证、寒证；黑色主寒证、痛证及瘀血。望面色可结合全身情况，用于男科辨证。另外，面色所见的部位也因男女性别而异，《素问·玉版论要》云："女子右为逆，左为从，男子左为逆，右为从。"说明女子以右为主，男子以左为主。又曰："男子色在于面王，为小腹痛；下为卵痛；其圜直为茎痛。"一定的部位又反映了具体的病变。如男科的"女劳疸"，由于肾气虚衰而致额部现黑色，成为诊断本病的主要特征之一；狐惑病其面乍赤、乍黑、乍白，可谓特有的面部变化；"面尘"指面色灰暗又蒙灰尘，实证多因燥邪、伏邪内郁，虚证多因久病肝肾阴虚，常伴有头晕耳鸣、五心烦热、遗精等。

三、望舌

望舌主要包括望舌质、舌苔、舌下络脉。舌质主要反映脏腑气血的盛衰；舌苔主要反映病位的深浅、病变的性质、邪正的消长，同样在男科疾病的诊断上也有一定的意义。如肝经实热，心火偏旺，可见舌质红色或赤红，为实热证；阴虚火旺，可见舌质鲜红，为虚热证；肾阳虚命门火衰，可见舌质淡白，为虚寒证；脾阳虚损，舌质淡白，舌体胖嫩或边有齿痕；阴寒内盛，瘀血阻滞，可见舌质青紫而暗或紫色斑点；舌卷缩多为厥证，可见于囊缩等。舌下络脉短而细，周围小络脉不明显，舌色偏淡者，多属气血不足；舌下络脉粗胀，或呈青紫，或舌下络脉曲张如紫色珠子状大小不等的结节等改变，皆为血瘀的征象。

舌苔薄白而燥，为病将伤津；白厚而燥者，为湿郁化热，津液已伤；淡白润而厚，为内有寒湿；苔薄微黄，为邪热尚轻；苔厚深黄，为内热炽盛；苔黄厚而腻，为湿热壅盛；黄厚而干，为热盛伤津；苔灰黑润滑，为阳虚有寒；苔黑干燥，为火炽津枯之象。另外，舌上有白色黏痰条，多为痰凝气滞表现，常见于情绪焦虑、忧郁的阳痿、早泄患者。总之，望舌苔应与舌色、舌质合参，进行综合分析，并结合临床其他症状，用于男科病辨证。

四、望形体与性征

形体的强弱胖瘦与脏腑气血的盛衰相应，所以，望形体可以测知内脏的坚脆、气血盛衰和邪正的消长。由于男性各阶段生理特点不同，不同年龄段均具有相应的体态和性征表现。正常男子到 16 岁左右，身体逐渐发育成熟，四肢及躯干肌肉发达壮健，胡须生长，阴茎及睾丸增大，阴囊皮肤变暗黑色，阴毛亦长，精液量增加；到 20 岁左右，达到完全成熟。若年逾二八而身体矮小，肌肉瘦削，须毛、腋毛、阴毛稀少，阴茎短细，睾丸软小，为肾气未充，天癸迟至，肾精不足；若身材瘦长，肌肉不丰，胡须缺如，阴毛、腋毛稀少，并见皮肤细腻，声音尖细，可能是天宦；若伴见皮下脂肪丰满，臀部肥大，呈女性外形，反不见喉结者，可能是假男真女性或阴阳两性人，当查染色体以确诊；若年龄未至二八，而见胡须、阴毛、腋毛等男性性征者，见于性早熟；形体过度肥胖，皮肤细白，肌肉软弱者，为形盛气虚，痰湿壅盛，可能影响生育；形体干瘦，皮肤萎黄，肌肉瘦削，为阴血不足，易变生遗精、早泄、阳强等阴虚火旺病证。

五、望乳房

男性乳房单侧或双侧增大，不痛或微痛、内有结节者，是乳病的重要特征，多因肝郁气滞或痰瘀互结所引起；若乳房肿大、溃烂、疼痛剧烈、流血，多为癌毒所致。初生不久的小儿乳房增大，多由于母体雌激素遗留在幼儿体内较多的缘故，会自行消退。

六、望外肾

"外肾"即睾丸，望外肾必先察外肾的发育情况有无异常，对诊断男性疾病有较大的意义。望外肾具体包括望阴茎和望阴囊。如见阴囊一侧或两侧无睾丸，即为无睾症或隐睾症；阴茎短细，睾丸软小者即为外生殖器发育不良，可见于无精子或少精子症者；阴茎或阴囊收缩，伴有少腹拘急疼痛者，多见于肾阳虚衰或感受寒邪、寒滞厥阴所致的缩阳症；阴囊肿大，大小不定，忽大忽小，推之或平卧时肿物上移或消失者，多为疝气。阴囊不紧不松，稍有色素沉着，阴茎发育正常者，为肾气充足表现；阴囊松弛不收，阴茎短小，为先天肾气不足，后天失于脾精营养；阴囊黑痣，肿大青紫，易出血或出血难止者，多为络损血溢之血痣。阴囊肿大，甚或连及阴茎包皮，且透明放光、不痛不痒者，多为水湿积聚不散；阴囊或左或右肿大，大小固定，光射透亮，常为积水囊肿；阴囊皮肤甲错增厚，奇痒而流脂水者，多为血虚风燥；阴囊皮肤湿润或溃烂，脂水浸淫成片，为湿热下注；如阴囊潮湿或红肿生赤粟样疙瘩，或浸淫黄水者为诊断绣球风病的重要特征。

出生后阴茎不举，或小便喷射不出，为先天肾气不足；包皮遮盖龟头，尚能翻转者，为包皮长；不能翻转且与龟头粘连者，为包茎。包皮内面及冠状沟红肿溃疹，皮垢增多，烧灼痒者，为心火下注或湿热蕴结；如见龟头、阴茎肿大，甚则溃烂，多为湿热，是诊断下疳的重要标志；龟头溃烂翻花，或血流不止，灼热疼痛，多为阴茎癌；阴茎持续勃起，胀痛不适，多为阴虚火旺或湿热下注；伴皮下青紫者，又属瘀血；阴茎皮下紫瘀血斑，按之不褪色者，为瘀血内积。

此外，对于尿道口的大小、位置，阴茎及尿道有无畸形，阴囊的大小、形状、有无瘘管、肿胀、疤痕、溃疡等项目也必须视及。

七、望排泄物

观察病人排泄出的尿和精液的色、质、量及黏稠度，是帮助诊断男科疾病的重要参考依据。

1. 望小便

小便清长色白者为寒；黄赤者为热；尿色白而浑浊者为白淫。小便点滴而出，不痛者为癃，痛者为淋。尿中有砂石状物为石淋；有血为血淋；有膏状物为膏淋；欲尿而不出者为闭等。尿中夹血，为尿血；尿中夹精液者，为小便夹精。尿道中流出黄色脓液者，多为淋病。

2. 望前列腺液

正常前列腺液呈乳白色，质稀；伴有炎症时，可为淡黄或乳白色，质黏稠；伴有精囊炎时，可为红色或淡红色。

3. 望精液

精液的望诊一般是从问诊间接所得，但有必要时，仍需医者亲自审视。通过望诊了解精液量的多少、色之深浅、质之稀稠，再结合其他情况，可作为诊断男科疾病的重要依据。如精中带血为精囊炎的主要特征。精液量少，多为肾气不足；精液过多，多为湿热或寒湿下注。精液黄稠，或带有血液，甚或奇臭，多为湿热扰精或阴虚火旺；精清而冷，多为肾阳虚；精薄稀少而味淡，多为肾虚精亏；精液稠厚，呈团块状，难于液化，多为精瘀。交合而无精者，为肾气不足或肝气郁滞，或为精道瘀阻。在望诊精液时，还须注意区分病理性和生理性的异常。如到了老年，精稀而少属于自然衰老现象；输精管结扎术后由于精神紧张可导致无精液或少精液。

第三节　闻　诊

闻诊是医者通过嗅觉和听觉了解病人发出的各种异常的气味和声音，以诊察病情。因为各种气味和声音都是脏腑生理和病理活动产生的，所以可以反映男性的某些生理病理变化。闻诊是医者临证的重要技能，是医者获得患者客观体征的重要途径。闻诊包括闻气味和闻声音两部分内容。

一、闻气味

主要是通过辨别患者的体味、口气、排泄物等气味，来推测疾病的性质、病位，为辨证论治提供部分依据。

一般来说，各种排泄物和分泌物包括二便、精液、脓液、汗液等。浑浊、臭秽、难闻的气味者多为湿热证或热邪致病；清稀、略带腥味或无特殊气味者多为寒邪或寒湿致病。正常的精液气味为特殊的腥味或栗花味。精液臭而色黄且稠者，为湿热下注，常见于泌尿生殖系统感染；精液气味较淡者，多属寒证；精液有血腥味或臭秽者，多见于精囊炎等。小便色黄浑浊，臊臭者，多为实热证；小便清长，微有腥臊或无特殊气味者，多属虚证、寒证。

二、闻声音

闻声音主要是通过听患者的言语气息的高低、强弱、缓急、语调等变化，以分辨病情的寒热虚实。

一般来说，声音高亢、洪亮、多言好动者为实证、热证；声音低微无力，喜静少言者为虚证、寒证；时叹息者多为情志抑郁，肝失疏泄；患者呻吟不止或哀号啼哭，多属痛证，见于急性睾丸附睾炎，睾丸扭转等。正常成年男性语声低沉重浊，若已经成年，其声音尖细，并见第二性征不明显者，为性发育不良，多为肾气不充，天癸迟至所致。睾丸肿瘤、前列腺癌等泌尿生殖系统肿瘤患者，在病程中出现咳嗽、喑哑等情况，应该考虑是否有癌肿转移到肺的可能。

此外，男科疾患多为隐私，患者在叙述病情时往往会故意压低声音，生怕别人听见，尤其是阳痿、早泄等性功能障碍的患者，这种情况要区分清楚。

第四节　切　诊

切诊是医者用手的触觉对患者进行触、摸、按、压，以获得病情资料的一种诊断方法，包括脉诊和按诊两部分内容。

一、脉诊

脉诊是四诊的主要部分，是中医特有的诊法之一。脉象的形成和脏腑气血关系十分密切，通过诊察脉象的变化，可以了解人体气血的虚实、阴阳的盛衰、脏腑功能的强弱以及邪正力量的消长，从而可以辨别病性，阐述病机，指导治疗和推断预后。脉诊对男科疾病的诊治有重要意义。

一般来说，男子之脉，较妇人为盛，不沉而动，其状劲而有力，寸脉较盛，尺脉较弱。男科常见脉象如下：

1. 沉脉

即轻取不应，重按乃得，举之不足，按之有余。脉沉弱无力，主脾肾阳虚，气血不足，见于性欲低下、早泄、更年期综合征等；沉而有力，为寒滞厥阴、少阴，见于阴冷、阴痛、寒疝等；沉而无力为肾气不足，见于久病、纵欲伤肾等。

2. 迟脉

即脉搏缓慢，一息脉动三四至。迟脉主寒证，亦可见于邪热结聚的里实证。迟而有力为寒痛冷积，多为精瘀不畅；迟而无力，多为肾寒精冷；迟而细小，多为精血不足；青壮年时期脉迟而无力，多为精气不足。

3. 数脉

即脉来急促，一息脉来五至以上。数脉主热证，亦可见于虚证。脉数而有力者，因邪热盛，正气不虚，正邪交争剧烈所致，故主实热证，可见于淋证早期、子痈等；脉虽数而无力者，因久病伤阴，阴虚内热所致，故主虚热证，多见于早泄、遗精、子痰等；脉象数滑，多为湿热扰精或痰热壅盛，可见于子痈等。

4. 细脉

即脉细如线，但应指明显，也就是说其脉虽细小无力，但按之不绝，始终清晰。细脉主气血两虚，诸虚劳损，亦主伤寒、痛证及湿邪为病。

5. 涩脉

即脉迟细而短，往来艰涩不畅，脉律和脉力不均，如轻刀刮竹样的不畅，为极不流利之脉。涩脉主气滞血瘀、精亏血少、痰食内停等证。脉沉涩见于气滞血瘀之精浊、筋疝或阴茎、睾丸外伤；脉沉涩而细，为精气不足，可见于男子遗精、滑泄等。

6. 弦脉

即脉形端直以长，如按琴弦，挺然指下，极不柔和。弦脉主肝胆病、痰饮、痛证。弦而无力，多为肝郁血虚；弦而有力，多为寒滞厥阴；弦而滑数，多为虚火扰精；脉弦细，多为肝怯肾虚，可见于阳痿、不射精等病证。脉弦细而数，为阴虚火旺或肝肾阴虚，可见于血精、房劳伤、强中等；脉弦而涩，多为寒滞肝脉或瘀血内阻，可见于前列腺炎、阴冷、子痈等病证。

7. 滑脉

即往来流利，如盘走珠，应指圆滑，往来之间有一种回旋前进的感觉。滑脉主痰饮、食滞、湿热诸证。滑而数，多为湿热下注，可见于血精、阳痿、失精等属于湿热证者；滑而有力，多为痰湿阻于厥阴、少阴经，如乳病、阴茎痰核等可见；尺脉细弱而滑，多为痰湿为患，主少精和不育。

二、按诊

按诊，又称触诊，是医者对病人的肌肤、手足、脘腹及其他病变部位进行触摸按压，以测知其温凉、软硬、滑涩、压痛、痞块或其他异常变化，从而推断疾病的部位和性质的一种诊病方法。触诊在男科疾病的诊断中占有非常重要的地位，有时可根据触诊所得内容做出决定性的诊断。触诊多与望诊同时进行。男科触诊部位主要包括乳房、下腹部和腹股沟部以及内外生殖器。

1. 按乳房

正常男性一般无乳房发育，如男性乳房肿大，必须进行触诊。应对其有无肿块及肿块之大小、质地、表面情况、活动度、压痛以及与皮肤粘连等情况要了解清楚。检查方法：以乳头为中心做一条水平线和垂直线，将乳房分为 4 个象限，按诊时先检查健侧，后检查患侧，检查者的手指和手掌平置于乳房上，稍用力向胸壁按压。检查顺序：外上方→内上方→内下方→外下方→乳头。按诊乳房后，应触按腋窝和锁骨上有无淋巴结肿大。肿块位于乳晕中央，其边缘清楚，表面光滑，轻微触痛压痛，且始终不溃者，多为痰湿气血瘀阻不化之乳病；局部肿块质硬如石，初起不痛，表面凸凹不平，边缘不清，推之不动，多为癌毒聚积之乳癌。

2. 按下腹部

在下腹部耻骨上触到肿块，且阴囊内无睾丸者，可能是盆腔内隐睾发生的恶性肿瘤；腹股沟处肿物可随体位变动而变动，并且阴囊内睾丸缺如者，可能是隐睾发生恶变。阴茎癌发生转移或阴茎冠状沟发炎时，可引起腹股沟淋巴结肿大。腹股沟肿块，站立时增大，平卧缩小者，多为疝气肿块。

3. 按外生殖器

触诊方法：体位一般为站立位，若患者不能站立可取仰卧位，让患者充分裸露外生殖器。然后用拇指、食指、中指进行触诊。为了避免患者因羞怯或恐惧而造成局部肌肉紧张，影响触诊效果，触诊前应向患者讲明触诊的意义，并禁止第三者在场。

（1）阴茎触诊：应注意阴茎的大小、形态、包皮能否翻转、阴茎头有无肿块、阴茎内有无硬结、尿道有无压痛、阴茎海绵体有无肿块等。阴茎头肿块，多为阴茎癌的主要症状，在早期尚未溃破时，不触诊容易出现漏诊、误诊。在未翻转包皮时，冠状沟处触及肿块，可能为包皮垢堆积形成，须进一步翻转包皮以鉴别。阴茎体部硬结、压痛，伴阴茎勃起疼痛及向一侧弯曲者多为阴茎痰核。阴茎腹侧尿道部位有肿块，压痛伴小便改变如尿流变细或停顿者，应考虑尿道肿瘤、尿道结石。阴茎头丘疹，触痛并有脓点者，为阴头痛。

（2）阴囊触诊：应注意睾丸之有无、大小、弹性、压痛及表面情况等；附睾之头、体、尾部有无硬结、肿胀及压痛；输精管之粗细，有无结节及向上延伸的范围；精索是否变粗，有无静脉曲张；阴囊肿大时的质地、内容物的性质等。由于阴囊内包块的病情极为复杂，故触诊时必须注意其位置、范围、表面、重量、压痛、硬度、活动度等情况。我国成年男性正常睾丸体积在 15~25mL 之间，如果小于 12mL，表示睾丸的功能受到损害。睾丸增大，坚硬如石，沉重下坠，压痛明显者，多为肿瘤性疾病。附睾尾部肿大，轻度压痛者，多为子痰（附睾结核），经抗痨治疗不愈，又多为子痈（包括非异性附睾炎）；附睾头部胀大，质地稍硬，压痛轻微，伴坠胀者，多为精瘀留滞不去之精液囊肿。睾丸稍大，表面光滑，质硬，压痛明显，多为子痈。阴囊内肿块，质地不硬，无压痛，托起较轻，卧而回复腹腔内者，多为疝气。阴囊内精索增粗，表面粗糙，质软，如捏粉条之感，无压痛者，多为精索静脉曲张。精索静脉曲张临床分为 3 级：Ⅰ级，只有采用 Valsalva 试验检查时，才能摸到扩张的精索蔓状静脉丛；Ⅱ级，精索静脉曲张可以摸到，但不能看见；Ⅲ级，在阴囊皮肤表面可以看到扩张迂曲的静脉突出于阴囊皮肤。在检查时必须注意两点：首先由于阴囊遇冷会收缩，使阴囊皮肤增厚，提睾肌收缩使睾丸上提而影响观察，因此在冷天必须在温暖环境下检查；其次被检查者必须站立足够时间，使精索静脉足够充盈，一般站立需超过 5 分钟。阴囊肿大，表面光滑，质软，无压痛，透光试验阳性者，多为水疝；肿大且表面不滑，质稍硬，压痛明显，伴阴囊皮肤青紫者，多为血疝。

（3）内生殖器触诊：包括前列腺、精囊等的触诊，主要是通过直肠指诊来完成。直肠指诊应排空膀胱后进行，可采取站立弯腰位或膝胸位进行，医者戴上手套，食指充分涂抹润滑油，然后轻轻按摩肛门，待患者放松后，再缓慢轻柔地伸入直肠进行检查。

按前列腺：触诊前列腺时，要注意其大小、形状、质地、表面是否光滑，中央沟的深浅以及有无波动感等。正常成年男性的前列腺似栗子，大小为 4cm×3cm×2cm，重量为 10~20g。如前列腺肿大、膨胀，有热感，表面光滑规则，压痛明显者，多为急性前列腺炎；两侧大小不等，表面不光滑，不规则硬变，压痛者，多为慢性前列腺炎；肿胀，有波动感，高度触痛，多为前列腺脓肿；正常或增大，质硬，边界清楚，局限区坚硬如石，或有结石摩擦感者，多为前列腺结石；腺体增大，表面隆起光滑，边缘清楚，富于弹性，中央沟变浅或消失，前列腺向直肠壁凸出者，为前列腺增生；前列腺体上孤立的、边缘清晰的小硬结节，多为前列腺癌的早期表现；腺体肿大，质坚硬，固定不移，隆起向直肠腔突出，表面有结节者，多为前列腺癌晚期。

按精囊：精囊位于前列腺上外方，形状不定，平时不易触到，很少压痛，受压时有要排尿之感。触诊时要注意其大小、轮廓、坚度、是否肿胀，是否柔韧，是否有硬结或包块等。精囊膨大、弯曲、肿大、触痛明显者，多为急性精囊炎；肿大、坚硬，呈索状者，多为慢性精囊炎；精囊部不规则硬结，渐进性增大累及整体精囊者，多为精囊肿瘤。

通过对四诊所得资料进行分析研究，从而对男科疾病做出准确的诊断，为临床治疗提供可靠的依据，这是中医男科医生在临床实践工作中一项极为重要的技能，诊断的正确与否，直接影响疗效的好坏。中医男科的临床诊断应辨病与辨证相结合，先辨病，后辨证，证从病辨，以病统证。重视疾病病名的诊断与鉴别诊断，在病名诊断确定的基础上，再进行辨证。确定病名可以从整体上掌握疾病的发生、发展和转归，辨证则可了解疾病在不同阶段、不同个体的特殊性。只有对疾病的总体情况和不同阶段表现出来的特殊性有了全面的了解，才能制定出既顾及疾病总体情况又涵盖疾病不同阶段的治疗方法。只有把辨病论治和辨证论治相结合，才能更好地提高男科临床的治疗效果。

第五章　辨病辨证

辨证论治是中医的特色和优势，是指根据四诊收集的资料、症状、体征，辨别疾病的性质、部位以及邪正之间的关系，概括、判断为某种性质的证，并根据辨证结果确定相应的治疗方法的过程。在古代医学诊断技术不甚发达的情况下，辨证论治发挥了重要作用，但辨证论治并不是中医唯一的辨治方法，也无法解决所有的临床问题。因此，过度强调和追求辨证论治往往容易造成辨治思维的局限，尤其在现代男科临床中，辨证论治已越来越显露出其局限性，很多男科疾病无证可辨，如遗传性不育、梗阻性无精子症等，多无明显的临床症状。在中医古籍中，也常见到辨证论治与辨病论治相结合，在辨病论治指导下开展辨证论治的情况。因此，在中医男科的临床中，应注意辨病和辨证相结合，先辨病后辨证，证从病辨，以病统证。重视疾病病名的诊断和鉴别诊断，在病名诊断确定的基础上，再进行辨证。

第一节　辨　病

传统中医学认为，疾病是在致病因素的作用下，机体脏腑功能失衡，人与环境不相适应，使人体由健康状态变为病理状态的一个渐变过程，是由疾病发生、发展到康复或死亡的一个过程。辨病即对疾病的病种做出判断，得出病名的诊断。疾病的病名是对该病全过程的特点与规律的概括与抽象，即该疾病的代名词。

一、男科辨病的意义

《伤寒杂病论》的编写体例充分说明张仲景已认识到了辨病的重要性，基本确立了辨病为先的原则，奠定了在辨病的前提下进行辨证论治的思想。《伤寒论》以六经病分类，先列总纲，再按具体病名分类，最后才详细地论述脉证、传变、预后等，并提出具体的治疗原则、方药等，完全在辨病前提下进行辨证论治。随着现代医学科技与传统中医学的结合、临床上诊治对象及疾病谱的改变，现代中医辨病已不同于以前。现代中医诊治对象是处在现代诊疗条件下对现代科技及现代医学有所了解的患者。在新的医疗环境下，现代中医临床实践辨病时，既要辨中医的"病"又要辨西医的"病"。

辨病应着眼于疾病整个过程的病理演变，从整体、宏观水平认识疾病的病位、病性、病势、邪正关系及疾病的发展变化规律。一种疾病有基本的病机变化和理化指标改变，有基本的发生、发展、转归等病理演化过程，是某种疾病的共性，这就是"病"。辨病是诊断的第一步，准确的诊断，有利于掌握疾病的共性，把握疾病基本病机，指导辨证治疗。如睾丸疼痛，可由睾丸炎、睾丸血肿、睾丸囊肿、睾丸肿瘤、附睾炎、附睾结核、附睾囊肿、附睾淤积、痛性结节、精索静脉曲张等引起；不育症可由性功能障碍、精子精液异常、免疫性疾病、先天性因素、生殖系统感染、生殖道梗阻，以及精神、物理、化学、药物等因素引起。不对引起睾丸疼痛或不育症的疾病做出准确的病名诊断，就难以从整体上把握疾病的病理变化，进而采取针对性的辨病治疗方法。

我们临床中强调辨病论治的重要性，切勿使辨证论治随意化。同时，还要注意矫枉过正，切勿过度强调辨病论治，忽略辨证，机械地以一方一药对应一病。

二、男科辨病的方法

中医男科辨病施治，不应停留在西医诊断、中医辨证分型治疗或专病专方专药治疗的水平上，这种辨病方法虽然避免了延误诊断和治疗，在形式上也属于辨病施治，但这不是真正的中医辨病施治。中医男科辨病应当吸收现代先进的理化检查方法，扩大自己的诊断视野，在中医理论指导下，去分析认识观察到的新内容，从中医角度揭示贯穿于疾病始终的内在规律，探求男科疾病的内在病因病机及传变规律。

1. 抓住疾病的主要症状

详细询问病史，抓住主要症状，认真进行体格检查，这是进行男科辨病的第一步。抓住疾病的主要症状，就是抓患者的主诉，其感受最主要的痛苦，就诊最主要的原因或最明显的症状、性质，以及持续时间。根据主诉再行详细的体格检查或实验室检查。很多患者根据最主要的症状即可做出诊断，如患者主诉小便灼热疼痛伴分泌物7天，基本可诊断为急性尿道炎。而引起急性尿道炎的病因很多，如细菌、病毒、支原体、衣原体等，因此，还需要进一步通过分泌物的实验室检查确诊。患者结婚3年未避孕未育，女方检查基本正常，基本可诊断为男性不育症，导致男性不育症的病因复杂，如性功能障碍、精索静脉曲张、先天性疾病、免疫性疾病、生殖道感染、生殖道梗阻等，还需要进一步详细询问病史、体格检查以及实验室检查。

有的患者症状较多，病情复杂，主要症状不止一个，医者需要辨清主次，才能做出准确的疾病诊断。如主诉遗精频繁，通过问诊可知患者勃起正常，但性生活时不能达到高潮，不能在阴道内成功射精，可以判断患者的遗精是由于不射精所致。每次性生活虽然不能射精，但有精液的分泌，当精液分泌到一定程度，睡眠状态下"精满自溢"，因此，最后主要诊断为不射精。如患者主诉尿频，伴会阴、小腹坠胀疼痛6月余，似乎可以辨病为前列腺炎，但进一步详细询问病史，患者还有性欲低下、阳痿，多数情况下不能维持到射精而痿软的情况。其性欲降低与勃起功能障碍有关系，以致后期回避性生活，造成机体的前列腺液排出障碍，日久导致前列腺炎的发生。因此，对这一患者所患疾病可辨病为勃起功能障碍。

2. 明察局部病变特征

许多男科疾病并无明显的主观临床症状，其诊断主要是通过详细的体格检查和辨别局部病变特征获得。如双侧阴囊内不能查及输精管，即可诊断为双侧输精管缺如；龟头或包皮上发现乳头样、鸡冠状或菜花样突起，呈红色或污灰色，根部有蒂，即可诊断为尖锐湿疣；阴茎背侧或腹侧发现条索样或椭圆形的结节，质地似软骨，有轻度压痛，即可诊断为阴茎硬结症；在睾丸或附睾位置可触及圆形肿物，质软，边界清，有波动感，挤压不缩小，即可诊断为睾丸或附睾囊肿。

3. 认真做好鉴别诊断

不同的男科疾病可能出现相同或相似的症状，要注意从相类似的症状中鉴别，研究疾病不同的病因病机，以探求疾病的本质。这要求从主症、局部症状特征等方面全面分析，进行鉴别诊断。如尿频、尿急，很多男科疾病都可出现此症状，包括急性尿道炎、前列腺炎、前列腺增生、急性膀胱炎、膀胱过度活动症等，但每个疾病还有自己的特征性表现。尿频、尿急，如果伴有尿道灼热刺痛，有尿道分泌物，考虑急性尿道炎；若尿频尿急伴有尿不尽、尿滴白，盆腔周围疼痛，可考虑前列腺炎；若患者年龄较大，伴夜尿增多，排尿不畅，直肠指诊前列腺体积增大，可考虑前列腺增生；若伴有尿痛、血尿，或急迫性尿失禁等，考虑急性膀胱炎；如果以尿急为主要表现，伴夜尿、急迫性尿失禁，而无尿痛表现，考虑膀胱过度活动症。

在诊断男科病中，如果患者同时出现几种男科病证，应该加以辨析，分清先后主次。如患者同时患有早泄和前列腺炎，应该注意分析两者是否具有联系。早泄是指在阴茎刚插入阴道之后或在插入时，或插入之前就出现了射精，完全或几乎完全缺乏控制射精的能力，并造成自身苦恼、忧虑、挫折感等不良心态。前列腺炎是早泄的病因之一，可能与前列腺炎患者前列腺周围的性神经受到炎症的刺激后兴奋性增强有关，进而引起射精过快。另外，前列腺炎患者的焦虑、恐惧和抑郁等情绪异常也会引起早泄。因此，对于这类患者，在关注早泄的同时，要以前列腺炎为主要诊断和治疗方向。

4. 运用现代检测技术

现代中医必须熟练运用现代诊疗检测手段和技术，才能做出正确的疾病诊断。因为很多男科疾病并无明显的临床症状或体征，只有依靠现代检测技术，才能获得对治疗有价值的诊断。如单纯依靠病史就诊断男性不育症，则辨病缺乏针对性，其具体的病因复杂，包括先天性异常、精索静脉曲张、生殖道感染、性腺机能减退、全身性疾病、输精管道梗阻等，我们必须依靠现代技术的检测，如彩超、影像、性激素、染色体、生精基因、精液的各种检查或检测才能明确具体病因。针对病因，应选择具体的辨病治疗方法。如果是先天性异常的染色体和生精基因问题引起的不育，药物治疗很难取效，首选辅助生殖技术；而输精管道梗阻一般首选外科治疗。阳痿患者可有心理性阳痿和器质性阳痿，后者又可分为神经性、内分泌性和血管性。心理性阳痿药物治疗为首选，但对于静脉瘘引起的血管性阳痿以及脊髓损伤引起的神经性阳痿则需要外科治疗。还有其他很多男科疾病需要利用现代检测手段，不仅可以帮助确定病因，选择治疗方案，还可以基于现代药理研究，指导具体的选方用药。

综上所述，男科疾病的辨证，既要发挥传统四诊的优点和长处，还要吸收现代医学先进的检测技术和手段，进而提高临证水平。但值得注意的是，中医辨病施治，不应单纯停留在西医诊断、中医辨证分型治疗或专病专方治疗的层面上。中医辨病在吸收现代先进的理化检查方法，扩大自己的诊断视野的同时，还要在中医理论指导下分析认识疾病，从中医角度揭示贯穿于疾病始终的内在规律，探求疾病的内在病因病机、传变规律。

第二节　辨　证

强调辨病论治的同时，不能忽略辨证论治，应明确辨证论治与辨病论治相结合、在辨病论治指导下开展辨证论治的基本原则。辨证就是把四诊（望诊、闻诊、问诊、切诊）所收集的资料，包括症状和体征，进行分析、综合，辨清疾病的病因、性质、部位，以及邪正之间的关系，概括、判断为某种性质的证候的过程。由于证是反映疾病发展过程中某一阶段或某一类型的病理概括，只能反映疾病某一阶段和某一类型的病变本质，因此在中医学辨识证候时，要求同时辨明疾病的病因、病位、病性及其发展变化趋向，即辨明疾病从发生到转归的总体病机。

由于男科疾病既包括有内科疾病，也包括外科疾病，因此，在辨证论治时，既要运用内科的辨证方法，还要使用外科的辨证方法。因为男科疾病的特殊性，有些疾病需要分证论治，有些疾病还需要分期论治，要根据具体疾病的临床特点，灵活应用。男科疾病具有生理和病理的特殊性，辨证的重点有别于其他学科疾病，主要辨证方法包括以肝肾为中心的脏腑辨证和以湿热痰瘀为重点的病因辨证。

一、以肝肾为中心的脏腑辨证

虽然五脏与男科疾病的发生发展均有联系，但由于肝、肾同居下焦，与男科病变位置密切相连，因此关系也更为紧密。

1. 肝

《灵枢·经脉》云："肝足厥阴之脉，起于大趾丛毛之际，上循足跗上廉……上腘内廉，循股阴，入毛中，过阴器，抵小腹，夹胃属肝络胆。"因此，肝与男性生殖功能密切相关。肝主藏血，可濡养外肾；主疏泄，可协助调节性功能；与肾同源，精血互生。肝的生理功能紊乱，可导致多种男科疾病，如阳痿、早泄、不射精、遗精、阳强、淋证、疝气等。常伴有精神抑郁、烦躁，口干、口苦，胸胁、少腹胀痛，头晕目眩，少腹坠胀疼痛，睾丸疼痛，阴囊潮湿等症状。男科疾病常见的肝病证型有肝气郁结、肝经湿热、寒滞肝脉、肝阴亏虚、肝阳上亢等。

2. 肾

肾藏精，主生长发育；主天癸，化生生殖之精；主前阴二窍，司尿与精液的排泄。肾为先天之本，在男科疾病中起到重要作用。肾的生理功能失调，可引起不育、阳痿、早泄、遗精、癃闭等。常伴有腰膝酸软、耳鸣耳聋、齿摇发落、阳痿遗精、精少不育、生殖器发育异常、小便频数、夜尿增多等。男科疾病常见的肾病证型有肾精不足、肾阳亏虚、肾阴亏虚、肾阴阳两虚、肾气不固等。

3. 脾

脾主运化，营润外肾；化生气血以充养天癸和生殖之精；协助肾脏的固摄作用。脾的生理功能失调，可引起阳痿、早泄、不育、遗精、精浊、生殖器发育异常、水疝等。常伴有腹胀腹痛、不欲饮食、纳少、便溏、浮肿、困重、慢性出血等症状。男科疾病常见的脾病证型有脾阳亏虚、脾虚气陷、脾气虚弱、脾不统血、湿热蕴脾、寒湿困脾等。

4. 心

心藏神，主神明，为人身脏腑之大主。人的精神和生理活动必须在心神的支配下才能完成。在男性生理活动中，心的功能主要表现在主血脉以养外肾，主神明而司性欲。心的生理功能失调，可引起性欲异常、阳痿、早泄、遗精、更年期综合征等，常伴有心慌胸闷、心悸怔忡、心烦、失眠健忘、神昏等症状。男科疾病常见的心病证型有心血亏虚、心阴不足、心火亢盛、心肾不交等。

5. 肺

肺为相傅之官，具有主气、主治节、朝会百脉，宣发气血精津的功能。肺可主治节朝百脉而养外肾；肺肾相生，金水互化，调节生殖功能。肺的生理功能失调，可引起阳痿、性欲下降、癃闭、不育、遗精等。常伴有体虚、易感冒、反复咳嗽、胸痛、咽干口燥、水肿等。男科疾病常见的肺病证型有肺气不足、肺气亏虚、痰热壅肺、风水相搏等。

二、以湿热痰瘀为重点的病因辨证

病因辨证是以中医病因理论为依据，通过分析临床资料，识别疾病属于何种因素所致的一种辨证方法。病因辨证的主要内容，概括起来可分为六淫疫疠、七情、饮食劳逸以及外伤四个方面。由于男科病因的特殊性以及病邪的致病特点，湿、热、痰、瘀与男科疾病的关系最为密切。

1. 湿

既可为外感之邪，也可为内生之湿。因湿性重着黏滞，易阻碍气机，损伤阳气，伤人下体，故与男科疾病密切相关。湿邪致病可见阴部坠胀，小腹、腰骶胀满，小便不利，阴囊潮湿，舌红苔腻，脉滑数。郁久化热，湿热下注，可致淋证、癃闭、阴部湿疹、疳疮等；湿聚成痰，瘀结前阴，可见阴茎硬结、附睾结节等。

2. 热

既可外感，亦可内生。热为阳邪，其性炎上，易伤阴精，易损脉络，与男科疾病也紧密相关。《医学启源·六气病解·淋》有云："小便涩痛，热客膀胱，郁结而不能渗泄故也。"《杂病源流犀烛·前阴后阴病源流》言："阴纵，亦名阴挺。由前阴受热，则玉茎挺长不收，或肿胀而痿。"热邪致病多见龟头、阴囊、前列腺区域红肿疼痛，尿痛、尿道灼热，高热，舌红，脉数有力。虚热可见潮热盗汗、遗精、血精、舌红少苔、脉细数等。

3. 痰

痰可分为有形之痰和无形之痰。有形之痰是指视之可见、触之可及、闻之有声的实质性的痰浊；无形之痰是指由痰引起的特殊症状和体征，只见其症，不见其形，看不到实质性的痰饮，因无形可征，故称无形之痰饮。有形之痰阻滞气血，可见睾丸或附睾慢性肿块，阴茎皮下条索状或斑块样硬结，乳房结节，硬结局部皮色不红，少有疼痛。无形之痰随气流行，痰浊充斥肝经，下注阴器，可致阳强；痰聚宗筋，经络受阻，气不至则无以强令阴器振兴，血不润则难求其体状，则发阳痿；痰浊素盛，扰动精关，虽不交会，闭藏亦开，遗精频发；痰踞精室，影响精液排泄或质量，可成闭精、不育等。

4. 瘀血

凡离经之血积存体内，或血行不畅，阻滞于经脉及脏腑内的血液，均称为瘀血。瘀血是疾病过程中形成的病理产物，又是某些疾病的致病因素。瘀血形成之后，停积于生殖系统，易于阻滞气机，影响血脉运行，还会影响新血生成，病证繁多。常见症状有精索、附睾增粗，睾丸硬结，少腹、会阴、睾丸、阴茎局部刺痛，痛处不移，夜间尤甚，局部可见皮色青紫或瘀斑、血肿，舌暗或瘀斑，脉涩。

每一种疾病的发生发展都有一定的规律性，这种规律性正是辨病的基础；同一种病在不同的发展阶段、不同患病个体及不同的内外环境下，会有不同的表现形式，这是辨证的依据。辨病能够保证治疗思想的稳定性和可把握性，辨证则是体现治疗方法的层次性、多样性和动态化。辨病为辨证提供方向性、原则性指导，可统揽全局、提纲挈领；辨证则是体现原则指导下的灵活性，能够逐层深入、细致入微。重视辨病，是把握规律性的需要，强调辨证，是针对特殊性的方法，只有二者充分结合，才能全面把握疾病的本质特征，提高疾病的治疗效果。

第六章　治法概要

中医男科学把与男性生殖系统有关的特殊生理活动作为男性机体生理活动的一个有机的组成部分，并以整体观念和辨证论治为主要理论体系确立了中医的治疗原则，并在此基础上结合男科疾病的特点进行治法的确立。人体是一个统一的有机整体，其正常的生理生殖活动是以气、血、精等为基础，以脏腑功能活动为中心，通过经络的连接保持正常的生命活动。因此，中医男科学通常通过调脏腑、调阴阳气血，并针对所感病邪的性质来论治男科疾病，根据具体病情强调内外合治，重点在于调整和恢复全身或局部的功能。

第一节　内　治

内治是中医男科的主要治疗方法，主要在于调理脏腑气血阴阳，祛除致病因素。男子以肾为先天，以精为根本。肾精难成易亏，精性喜温恶寒，属阴属水；肝藏血，主疏泄，宗筋为肝所主，肝经绕阴器；脾为气血生化之源，将水谷精微化生为气血，并源源不断地补充肾所藏之先天之精和肝所藏之血，濡养宗筋、脏腑及四肢。因此，调理脏腑的重点在肾、肝、脾三脏。治疗男科疾病时必须以固精护肾为先，注重疏肝理气，尤其是治疗慢性男科疾病时常在方剂中加入补肾及开胃健脾之品，且用药不宜过于苦寒，同时做到温而不过热，补而不过滞。祛除邪气的重点在于清热、解毒、化湿、化痰、化瘀等方面。

一、温补肾阳法

本法是以补肾壮阳药物消除阳虚症状，使肾阳得以恢复的治疗方法。肾阳为全身阳气之根本，具有温煦形体、气化津液、促进生殖发育、维持男性性功能等作用。如肾阳亏虚则可出现形寒肢冷、精神萎靡、排尿障碍、发育迟缓、精少不育、性欲和性功能低下等。代表方剂有金匮肾气丸、右归丸、右归饮等。常用药物有附子、熟地黄、肉桂、牛膝、山茱萸、鹿角胶、杜仲等。值得注意的是，在温补肾阳的同时需要兼补肾阴，即张景岳所说的"善补阳者，必阴中求阳，则阳得阴助而生化无穷"之意。

二、滋补肾阴法

即以补肾养阴的药物消除肾阴不足或阴虚火旺症状的治疗方法。肾阴为全身阴气之根本，具有滋润脏腑形体、充养脑髓骨骼、抑制相火妄动等作用。肾阴亏损则可出现脏腑形体枯萎之形体消瘦、咽干口燥、五心烦热等；脑髓空虚之眩晕耳鸣、健忘、神志不宁等；骨骼失养之腰膝酸软、骨蒸发热等；相火妄动之遗精早泄、失眠多梦等。代表方剂有六味地黄丸、左归丸、大补阴丸等。常用药物有熟地黄、龟甲胶、菟丝子、枸杞子、知母、黄柏等。依据阴阳互根互用之理，补阴和补阳不能截然分开并使之对立，即张景岳所说的"善补阴者，必阳中求阴，则阴得阳升而泉源不竭"之意。

三、补肾填精法

即以填补骨髓的药物消除肾精亏虚症状的治疗方法。先天之精藏于肾，肾精具有促进生长发育和生殖繁衍作用；脑为髓海，精亏则髓海空虚而骨髓失之充养。肾精亏虚则临床可见发育迟缓、精子密度低和活力不足之不育、性功能障碍；髓海不充则可见耳鸣失聪、智力低下、健忘等。代表性方剂有龟鹿二仙膏、五子衍宗丸、河车大造丸等。《素问·阴阳应象大论》曰："形不足者，温之以气；精不足者，补之以味。"其意为形体虚弱者用补气的方法调理，精髓亏虚者用厚味的滋补之品以补之。故补肾填精法的要点在于重用血肉有情和滋补厚味之品，如紫河车、鹿角胶、龟甲胶、熟地黄、黄精、肉苁蓉等。

四、固肾涩精法

即以补肾收敛固涩药物治疗因肾气亏虚、精关不固所致疾病的治疗方法，常用于早泄、遗精、滑精、遗尿、尿频数等病证。代表方剂有金锁固精丸、缩泉丸、水陆二仙丹等。常用药物有莲子、芡实、龙骨、牡蛎、益智仁、金樱子等。临床上需注意的是，湿热和毒邪未尽之时，不宜使用此法，以免因补肾固涩而留邪。

五、健脾补肾法

即以调补脾胃和补肾药物治疗脾肾两虚所致疾病的方法，常用于不育、性功能障碍、早泄、遗精、纳呆或五更泻、水肿等病证。代表方剂有肉苁蓉丸、大补元煎、十全大补汤等。常用药物有肉苁蓉、山茱萸、补骨脂、黄芪、白术、人参等。在临床应用时，应依据脾虚或肾虚的偏重，在遣方用药时有所侧重。

六、交通心肾法

即以滋肾阴降心火的药物治疗因肾水不能抑制心火所致疾病的治疗方法，常用于遗精、早泄、失眠多梦、阳强、精浊、男子雄激素部分缺乏综合征等病证。代表方剂有交泰丸、桑螵蛸散、交济汤等。常用药物有黄连、肉桂、补骨脂、桑螵蛸、远志、石菖蒲等。

七、补益心脾法

即以补心健脾的药物治疗因心脾两虚所致疾病的治疗方法，常用于性欲低下、勃起功能障碍、早泄、遗精、血精、男性不育、男子雄激素部分缺乏综合征等病证。代表方剂有归脾汤、当归补血汤、甘麦大枣汤等。常用药物有黄芪、人参、白术、当归、龙眼肉、木香等。

八、暖肝散寒法

即以温经散寒、暖肝理气的药物治疗因阳虚寒凝肝脉所致疾病的治疗方法，常用于勃起功能障碍、阳缩、精冷不育、性欲低下等病证。代表方剂有暖肝煎、茴香丸、丁香枳实丸等。常用药物有当归、枸杞子、肉桂、小茴香、丁香、川楝子等。

九、疏肝理气法

即以疏肝理气的药物治疗因肝郁气结所致疾病的治疗方法，常用于勃起功能障碍、早泄、射精障碍、精浊、疝气、男子雄激素部分缺乏综合征等病证。代表方剂有逍遥散、四逆散、柴胡疏肝散等。常用药物有柴胡、当归、白芍、枳实、川芎、香附等。

十、清热解毒法

即以苦寒泄热的药物治疗因热毒炽盛所致疾病的治疗方法，常用于附睾炎、睾丸炎、急性前列腺炎、阴囊炎、急性泌尿系感染等病证。代表方剂有五味消毒饮、黄连解毒汤、清瘟败毒饮等。常用药物有蒲公英、野菊花、金银花、黄连、黄芩、连翘等。

十一、软坚散结法

即以具有化痰软坚、活血散结作用的药物治疗因痰凝血瘀气滞所致疾病的治疗方法，常用于附睾炎、睾丸炎、阴茎硬结、生殖器结核和肿瘤等病证。此处所说的"痰"是中医概念中的广义之"痰"，即各种病因导致的气机阻滞、津液积聚而形成的病理产物。《本草纲目》曰："故曰气者，血之帅也。气升则升，气降则降；气热则行，气寒则凝。"凝痰和瘀血均为病理产物，故在治疗上行气药、活血药及化痰药要相互配合使用才能达到最佳疗效。代表方剂有消瘰丸、逍遥散合二陈汤、少腹逐瘀汤、香贝养荣汤等。常用药物有玄参、贝母、牡蛎、白术、人参、茯苓等。

十二、理湿化浊法

即以燥湿或淡渗利湿的药物治疗因湿邪停滞所致疾病的治疗方法，常用于膏淋、精浊、泌尿系感染、阴囊湿疹、睾丸鞘膜积液、阴茎痰核、水疝等病证。治疗湿邪，上焦宜化，中焦宜燥，下焦宜利。男科疾病中湿邪多在下焦，故常以利湿为主，并配合清热或健脾等治法。代表方剂有龙胆泻肝汤、萆薢渗湿汤、五苓散、萆薢分清饮等。常用药物有栀子、黄芩、萆薢、猪苓、茯苓、泽泻等。

十三、活血化瘀法

以调和营血的药物治疗因经络阻隔、气血凝滞所导致疾病的治疗方法，常用于精索静脉曲张、阴茎痰核、附睾炎、睾丸炎、精癃、精浊等男科疾病中表现有疼痛和肿块结节的病证。代表方剂有桃红四物汤、失笑散、沉香散等。常用药物有熟地黄、当归、川芎、赤芍、五灵脂、蒲黄等。

第二节　外　治

外治是运用药物或借助一些器械等，直接作用于患者体表病变部位，通过皮肤或黏膜的吸收，从而达到治疗目的的方法。"外治之宗"吴尚先在《理瀹骈文》中提出："外治之理，即内治之理，外治之药，即内治之药，所异者法耳。"阐明了外治与内治的原理和用药的一致性。外治与内治一样，都需要进行辨证论治才能获得较好的疗效。

一、热熨法

通过热力作用，将药力渗透到病变部位、穴位或人体特定部位的治疗方法。传统方法常将药物炒热或蒸热后，装入布袋中，放在上述部位热熨。现在多将药物研末封装成中药封包，再配上电热装置，应用更加简便。如用青盐、葱头、车前子、吴茱萸、丁香等热熨，可治疗前列腺增生引起的排尿困难；用吴茱萸、青盐、丁香等热熨，可治疗不射精症；用肉桂、干姜、青盐、丁香、艾叶、石菖蒲、小茴香等热熨，可治疗肾阳虚所致的阳痿、阳缩等。

二、熏蒸法

将药物燃烧或煎煮，利用其烟气或蒸汽上熏病变部位，借助药力与热力的作用，达到疏通肌肤腠理、调畅气血目的的治疗方法。常用于治疗阴囊湿疹、会阴部肿痛、前列腺炎等。常用方剂有苦参汤、三黄汤、六皮汤等。常用药物有苦参、蛇床子、明矾、芒硝、黄连、黄柏、五倍子、牡丹皮、土槿皮等。需要注意的是，在治疗中应避免局部皮肤灼伤；对于尚未生育的男性，避免高温长时间熏蒸睾丸。

三、敷贴法

将中药散剂、膏剂、酊剂、油剂等敷贴于患处，通过皮肤吸收药力，达到消肿散结、提脓去腐、生肌收口、止痛止血、收涩止痒、清热解毒等目的的治疗方法。常用于治疗阴囊湿疹、股癣、小腹或会阴部外伤、急性或慢性睾丸炎等。常用药物有解毒膏、四黄膏、金黄膏、生肌玉红膏、云南白药、双柏油膏、小升丹等。也可使用新鲜的中草药如蒲公英、石榴根皮、葱白、马鞭草等，捣烂外敷患处。

四、脐疗法

将药物直接作用于肚脐而达到治疗目的的治疗方法。中医称肚脐为"神阙"穴，认为"神阙"与人体十二经脉相连、五脏六腑相通，是心肾交通的门户。主要有药物敷脐、贴脐、填脐、熨脐、熏脐、灸脐等方法。如用小茴香适量，打碎和青盐炒热，布包熨烫肚脐，可治疗阳缩和急性尿潴留；用露蜂房、白芷共研细末，用醋调成面团状，临睡前敷脐上，外盖纱布，胶布固定，可治疗早泄；用樟脑、龙脑、薄荷脑各等分研末，傍晚纳入脐中，滴白酒1~2滴，外盖纱布，胶布固定，性交后去掉，可治疗功能性不射精症；将附子研成粉末，用酒调和后，做成直径约3cm、厚约0.8cm的附子饼，中间针刺数孔，放在肚脐上再用艾炷施灸，可治疗命门火衰而致的勃起功能障碍、早泄等。

五、涂擦法

将药液涂擦在患处，直接作用于病变部位的治疗方法。如用板蓝根、鸦胆子、苦参、露蜂房、木贼草、香附等水煎浓缩液涂擦，可治疗男性生殖器和会阴部扁平疣和尖锐湿疣；用苦参液或黄柏液等涂擦，可治疗阴囊湿疹；用复方土槿皮酊涂擦，可治疗股癣；用青木香、栀子等水煎浓汁涂擦，可治疗阴茎包皮水肿等。

六、药浴法

将中药煮水煎液放入盆中坐浴的治疗方法，可达到疏通腠理、调和气血、消肿止痛、祛风止痒等功效。如用红花、毛冬青、赤芍、黄柏等煎水坐浴，可治疗前列腺炎；用蛇床子、苦参、黄柏、地肤子、金银花、蒲公英等煎水坐浴，可治疗阴囊及会阴部湿疹；用细辛、川芎、蛇床子等煎水坐浴，可治疗阳痿等。

七、灌肠法

运用中药药液作保留灌肠，使药物通过肠黏膜吸收而发挥治疗作用的治疗方法。如用大黄、川椒、红花、牡丹皮、黄柏、毛冬青等煎液灌肠，可治疗前列腺炎、精囊炎；用丹参、赤芍、三七、毛冬青等煎液灌肠，可治疗慢性盆腔疼痛综合征；用巴戟天、菟丝子、黄芪、党参、当归、王不留行、淫羊藿、仙茅、枸杞子、丹参、赤芍等煎液灌肠，可治疗性欲减退、阳痿及早泄等。

八、塞肛法

将药物栓剂或凝胶剂塞入肛门的治疗方法，其机理与灌肠法相同。与药液相比，栓剂或凝胶剂的药量少，对直肠的刺激相对较轻，患者治疗后的排便急迫感不明显，所以栓剂或凝胶剂可以在直肠内留存更长的时间而发挥持久药效。如用前列安栓、野菊花栓塞入肛内，可治疗前列腺炎、精囊炎、死精子症等；用白山雄栓（以人参皂苷、鹿茸提取物、淫羊藿浸膏、水蛭浸膏等制成）塞入肛内，可治疗阳痿等。

第七章　护理概要

由于男科疾病诊疗直面人类的性与生殖问题，因此受到社会、家庭、个人等种种因素的影响，男科病患者常常羞于启齿，讳疾忌医，更不愿公开诉说，以致长期默默承受着沉重的心理负担。有些健康男性由于缺乏性知识，对某些行为常常困惑不已，怀疑自己患有某种与性有关的疾病，为此而感自责、恐惧，严重影响了工作、学习以及家庭生活。随着男科学的不断发展，人们对男科病的认识在不断深化，用于男科疾病诊断的手段、治疗药物与非药物治疗的手段日渐丰富，而且男科学有别于其他专业，具有自己的特殊性。准确而高效的检查，正确而合理的用药，安全与舒适的治疗，是提高患者依从性并取得良好疗效的基础。因此，男科护理工作尤为重要，根据不同的病情，针对不同的患者，精心地辨证施护，是男科疾病诊疗安全、高效准确、缩短病程、促进康复、瘥后防复的重要一环。

第一节　医疗护理

男科患者大多具有特殊的心理状态，在医疗过程中，医者漫不经心的言行、轻率随意的态度，或医疗技术不精、用药不当等，会给患者造成不信任的感觉，甚者造成或加重肉体或心理上的痛苦，不利于疾病的治疗，甚或加重病情。因此，加强医疗过程中的各种护理，有助于减轻、消除患者的病痛，使其康复。

一、男科检查护理

（一）男科一般检查护理

环境适宜的诊室，会让患者感觉精神舒缓，有利于消除患者紧张的心情。诊室应保持安静整齐、陈设简单、空气新鲜、冷暖适宜，光线要柔和明亮，定期消毒以符合院感要求。

医者除了需具有丰富的医学理论知识与精湛的医疗技术外，还需具备良好的医德医风，才能赢得患者及其家属的信任与合作。由于男科患者反应敏感，医者应态度和蔼诚恳，善于耐心听取患者诉说，去芜取精。由于社会上有一种误解，把男科病等同于性病，很多病人害怕社会舆论或世俗的目光，对于涉及与生殖系统、性有关的情况羞于启齿，常偷偷摸摸地就诊，绕了很大圈子才把主诉说出来；或者受媒体广告影响，把所有不舒服的感觉都误以为是疾病，就诊时往往主诉繁杂零乱而主次不分。任何失望神态、有刺激性的言谈，均会影响患者的情绪和信心，加重病情。因而，耐心诚恳的态度，是获得患者信任的前提，只有如此，患者才能把重点问题说清楚。病情未查清前，医者不要轻下结论。对神经官能症、阳痿、癌症等，诊断更应慎重，以免加重患者心理负担，不利于治疗。正确的治疗取决于正确的诊断，检查要仔细，准备要充分，要考虑到治疗中可能发生的意外及其相应对策。

（二）男科特殊检查护理

男科检查，往往涉及隐私的部位，患者接受检查时最好到专门的检查室，或者在病室内设置隔断设施。环境宜安静，嘈杂的环境对患者的心情有不利影响，特别是肝郁气滞的患者，害怕隐私暴露，常表现为心烦、急躁、易怒等，噪音容易进一步加重情绪恶化，甚至情绪失控。因而对男性体检应在温暖安静的房间内进行，暴露良好并注意保护患者隐私。

体格检查时应注意触摸的技巧，按压手法要轻柔。对于急性睾丸附睾炎、附睾扭转患者，过重手法会导致患者疼痛加重；检查包茎时，不要强行翻起包皮；检查睾丸、附睾、精索时患者要取站立位。冬天双手过冷需要搓热或取暖加热，以防阴囊回缩影响检查的准确性。尿道分泌物取样、直肠指诊时需要准备好手套、液状石蜡、玻片、取样拭子等，并做好防护。手法用力要适当，尽量减轻患者痛苦。结束后，应清除污液和杂物，打开窗户通风，定期进行空气消毒。

男科专科特殊检查如阴茎硬度测量（Rigiscan）、数字震动感觉阈值检查（VPT）、阴茎血流指数检查（PFI）等，在检查过程中需要患者配合，检查前要做好充分的准备工作，没有正常认知能力的人和不能配合检查的患者禁止使用该检查。检查时，先简要说明检查目的，且申明这些检查无损害、无痛苦，以便消除病人的思想顾虑，排除紧张情绪。采取静坐或平躺的舒适体位，避免周围环境的干扰。在有磁共振成像、CT、X射线等强脉冲导电场或电磁场的辐射源附近不宜操作此类监测仪，可能会干扰监测仪的操作，并产生错误的结果。在测试之前不宜摄入咖啡、茶、可乐、酒精饮料、镇静剂、止痛药、肌肉松弛剂或安眠药，否则会影响测试的结果。为防止交叉感染，患有传染性皮肤病或性病者禁止使用此类检查。探头使用前后应进行严格的消毒，每次对一名受试者检查完后，应使用适当的消毒方法对震动探头进行消毒处理。注意用电安全，避免机器长时间不间断工作，不使用机器时，应及时关掉电源。

二、用药护理

随着男科医学的不断深化，相关的药物层出不穷，药物对男性性生理的影响日益受到人们的重视。正确、合理地用药是取得良好疗效的前提。反之，则会给患者造成不应有的损害，尤其对于男科疾病，如与精神因素密切相关的前列腺炎、男性性功能障碍或精液异常等疾病，不恰当的用药都可能诱发或加重。因此，在男科诊疗中，如何合理有效地使用药物而不至于给患者造成不良的影响，值得重视。

（一）用药宜忌与护理

用药宜忌包括病证用药宜忌、药物配伍禁忌、服药饮食宜忌、病证饮食宜忌等四个方面。

1. 病证用药宜忌

男科疾病与脏腑功能密切相关，尤其是肝、脾、肾的功能。在临床治疗时，要重视脏腑本身的功能状态，及脏腑间在生理、病理上的相互影响，在审证求因的基础上根据病性之寒热虚实，结合患者的年龄、体质状况来因人制宜。如《临证指南医案》曰："气分之热稍平，日久胃津消乏，不饥不欲纳食，大忌香燥破气之药，以景岳玉女煎，多进可效，忌食辛辣肥腻自安。"一般情况下，青壮年多体格壮实，肾气充盛，生机奋发，当避免妄用温补燥热之品；而老年时期，体虚肾弱，或久病、重病，元气受损，应适当使用补肾助阳药物，注意慎用汗、吐、下、消之品。如阳痿一病，中青年患者多因肝郁证，治疗多疏肝理气，其治重在心肝，慎用温补之品；而老年患者多见脾肾虚，治疗上多用健脾温肾之品，则治重在脾肾。对于素有脾胃病者，应慎用苦寒药物，以免重伤胃气。

2. 药物配伍禁忌

中药与中药、西药与中药合用时，会产生或增强毒副作用，或降低、破坏药效，因而应避免配合应用。已被收载于《中国药典》，至今仍被视为中医临床用药配伍禁忌的"十八反""十九畏"，早在金元时期就由古代医家概括出来。中医治病用药以复方为主，单味药物经配伍组成复方，药物间相互作用而产生整体功效，适合于复杂的病情。配伍得当，能增强疗效，减低毒副作用；反之，配伍不当，则会降低药效或增加毒性。虽然某些有名的古方用药超出"十八反""十九畏"的界限，如感应丸中巴豆与牵牛子同用、海藻玉壶汤中甘草与海藻合用，现代医家使用人参配五灵脂、丁香配郁金能增强疗效而未见毒性反应，但目前没有统一的结论。因此，应持审慎态度，若无足够根据及实际经验，当尽量避免盲目使用。另外，目前男科运用中西医结合的治疗方法非常普遍，西药与中药的配伍，有时能明显提高疗效，如西地那非与抗高血压中药合用。另外，非甾体消炎药与酸敛类中药合用，α受体阻断剂与中药麻黄、抗凝药及水蛭、三七等活血化瘀药合用，可能会影响疗效；某些抗生素与中药注射剂配伍等的不恰当用药方法或过量、过长时间的使用也有不良反应产生，甚至可能造成严重后果。

3. 服药饮食宜忌

食物同药物一样，也具有性味、功效和主治，并且某些食物本身又是药物，故有

"药食同源"之说。服用药物时应忌食某些食物，以避免药物与食物间相互作用而影响疗效。《药鉴》言："唯气温，故老人失溺无子，忌牛肉牛乳。"如服人参或人参制剂应忌食萝卜；服含有生物碱的中药，应忌饮牛奶；服用酸性的中药，不宜同时吃如柿子类含有鞣酸的水果、富含钙的中药与含富含铁质的蔬菜等。另外古代医学文献中有常山忌葱，地黄、何首乌忌葱、蒜、萝卜，薄荷忌鳖肉，鳖甲忌苋菜等记载；民间也有乌梅不宜与猪肉同食，螃蟹不宜与柿子、荆芥同食，鸡肉不宜与胡桃、荞麦同食等说法。

4. 病证饮食宜忌

不同病证对于食物也有宜忌之分。如《灵枢·五味》根据五行生克关系指出了五脏疾病忌食某"味"的食物，也提出了五脏精气不足的"五宜"饮食方案："脾病者，宜食秔米饭、牛肉、枣、葵；心病者，宜食麦、羊肉、杏、薤；肾病者，宜食大豆黄卷、猪肉、栗、藿；肝病者，宜食麻、犬肉、李、韭；肺病者，宜食黄黍、鸡肉、桃、葱。五禁：肝病禁辛，心病禁咸，脾病禁酸，肾病禁甘，肺病禁苦。肝色青，宜食甘，秔米饭、牛肉、枣、葵皆甘；心色赤，宜食酸，犬肉、麻、李、韭皆酸；脾色黄，宜食咸，大豆、豕肉、栗、藿皆咸；肺色白，宜食苦，麦、羊肉、杏、薤皆苦；肾色黑，宜食辛，黄黍、鸡肉、桃、葱皆辛。"不同季节也要忌食某些食物，《备急千金要方》曰："春不食辛，夏不食咸，季夏无食酸，秋无食苦，冬无食甘。此不必全不食，但慎其太甚耳。谚曰，百病从口生，盖不虚也。四时昏食不得太饱，皆能生病，从夏至秋分，忌食肥浓。"

（二）不同途径给药方法与护理

男科临床常用的药物剂型有汤剂、丸剂、胶囊、散剂、冲剂、栓剂等。中药的不同剂型有不同的给药途径，因而护理措施也各有不同。

1. 内服给药与护理

药物效能的发挥，除受到药物剂型、剂量、给药时间的影响外，还取决于服药方法。《医学源流论》曰："病之愈不愈，不但方必中病，方虽中病，而服之不得其法，则非特无功，而反有害，此不可不知也。如发散之剂，欲其驱风寒之于外，必须热服，而暖覆其体，令药气行于营卫，热气周遍，夹其风寒，而从汗解。若半温而饮之，仍当风坐立，或仅寂然安卧，则药留肠胃，不能得汗，风寒无暗消之理，而营气反为风药所伤矣。如通利之药，欲其化滞达下，必须空腹顿服，使药性鼓动，推其垢浊而从便解。若与饮食杂投，则新旧混杂，而药气与食物相乱，则气性不专，而食积愈顽矣。故《伤寒论》等书，服药之法，宜热宜温，宜凉宜冷，宜缓宜急，宜多宜少，宜早宜晚，宜饱宜饥，更有宜汤不宜散，宜散不宜丸，宜膏不宜丸，其轻重大小，上下表里，各有至理。深思其义，必有得于心也。"古代医家指出不同性味、功效的药物，其服药时间、药物剂型应与疾病的病位、病情缓急、病程阶段相适应，才能取得满意的疗效。医者应该明了并能指导患者使用，一般而言，补益药，以饭前或空腹服为佳；补阴药，宜晚上服 1 次；固涩止遗药，宜早晚各服 1 次；补肾药，宜在早晚空腹，淡盐水送服；健胃药宜饭前服。

　　根据药物剂型的不同，服药方法亦异。汤剂有分服、顿服、频服、连服之不同。消食导滞的食物宜饭后服；刺激性较大的药物，宜餐后服或同时进少许食物，以减轻对胃黏膜的刺激。为防止食物影响药物的吸收或消化酶对药物的破坏，可在空腹或两餐之间服药。中、西药同用，若有配伍禁忌，则应错开服药时间。同时，还应根据病情需要、药物的性质及患者的体质状况来选用。

　　其他剂型的药物也有不同的服法，如丸剂、胶囊宜用开水或药引、汤剂送服；水丸、糊丸应整个吞服；大蜜丸宜切成小块吞服，或嚼服，或开水调化后慢慢咽服；散剂冲剂及贵重中药或芳香药物，如三七、琥珀、麝香等，宜用药引或汤剂冲服。

　　服药时还应注意药物的温度和剂量问题。服药温度，首先是指中药汤剂的药液温度，一般有冷服、热服、温服之分。其次，是指送服中成药或西药的开水、药引等的温度。总的原则是寒证用热药，宜热服，即"寒者热之"；热证用寒药，宜冷服，即"热者寒之"。大凡止血、收敛、清热、解毒之剂宜冷服；理气、活血、化瘀、补益之剂宜热服。

　　药物剂量的大小，直接关系到药物的疗效和毒副作用，剂量过大会引起中毒，而剂量过小又达不到治疗的目的。对一些峻烈有毒的中药如附子、巴豆、甘遂、天雄、大黄等，或细辛、仙茅等有小毒的药物，及常用又已知有一定副作用的西药如 5α-还原酶抑制剂、α 受体阻滞剂、性激素等，使用时应注意剂量。

2. 外用给药与护理

　　男科常用的药物外治法有贴敷、坐浴、直肠灌注、肛门栓塞、脐疗、热熨、熏洗和涂搽等。运用药物外治法时，除需要注意患者对药物是否过敏外，还应考虑患者年龄和病变部位的皮肤特性，用药前应以适当的清洁剂洗净患处。一般外生殖器及会阴部皮肤黏膜对药物刺激比较敏感，用药时宜先从低浓度开始，根据其耐受的情况酌情增减。药物穴位贴敷时临床上应按辨证选取相应药物与穴位，避开皱褶和关节附近穴位，以免黏合不牢。部分药物有较强刺激性，可导致局部皮肤过敏起泡，过敏体质者嘱其注意有否出现过敏反应，以做相应的处理。灌肠前最好让患者先排空大便，必要时可先行清洁灌肠，以利于药物的吸收；药液温度以 37℃ 为宜；导管不宜过硬过粗。蘸润滑剂后缓慢插入，操作手法要轻柔，尽量避免黏膜损伤，特别是合并有痔疮、肠道肿瘤者，灌药速度不宜太快。灌药后，嘱患者保持平卧半小时，以达到保留目的。肛门栓塞的栓剂使用药宜低温保存，以防被室温软化。临用时取出，嘱患者取侧卧位或胸膝位，给药者的食指戴上指套，蘸上润滑剂，将药栓轻轻纳入患者肛内。

（三）疗效与不良反应观察

　　给药前要注意患者的精神状态、体质、体力能否承受药物的作用，以及服药后可能出现的反应。同时还应了解患者对药物尤其是即将给予的药物有无过敏史。根据患者当时的实际情况，如发现原医嘱在药材品种、剂量、给药途径、给药时间等方面，有不利于患者精神状态、体质及体力的问题，应及时做出妥善的处理。同时还要设法消除患者的紧张、恐惧、忧虑、烦恼、愤怒等不良情绪，及时帮助患者树立起战胜疾病的信心，积极配合治疗，提高医疗效果。医护人员必须熟悉有关病证，特别是危重病证的诊断、治疗和转归，及时处理；也必须熟悉中药的性味、功效、主治、剂量、毒副反应，以及常用抢救方法等知识，以便做到合理用药，避免毒副作用的发生，并能及时协助做好中毒解救工作。

三、男科传统疗法与物理治疗护理

随着男科医学临床的深入，为了进一步挖掘传统治疗方法，并吸收现代医学的新进展，各地开展了多种传统疗法及新技术的使用，为保证医疗安全、提高临床疗效，做好护理工作尤其重要。

（一）传统疗法护理

中医传统疗法在治疗男科疾病方面具有悠久的历史，通过在人体一定的部位（包括经络、穴位）进行针刺、灸、药物敷贴或施予其他技术，以调节阴阳、疏通经络、调和气血、调理脏腑，达到祛除病邪、治疗疾病、恢复健康的目的。其中毫针刺法、灸法、耳针、针挑、穴位注射、火针、拔罐、梅花针等最为常用。在操作过程中，一定要注意正确的操作方法，以免给患者造成痛苦与危害。

1. 针法操作护理

针法中毫针刺法具有安全、副作用小的优点，但是对于某些禁忌针刺的穴位，也要注意禁用与忌用。如《针灸聚英》的禁针穴歌："禁针穴道要先明，脑户囟会及神庭，络却玉枕角孙穴，颅囟承泣随承灵，神道灵台膻中忌，水分神阙并会阴，横骨气冲手五里，箕门承筋并青灵，更加臂上三阳络，二十二穴不可针。孕妇不宜针合谷，三阴交内亦通论。石门针灸应须忌，女子终身无妊娠。外有云门并鸠尾，缺盆客主人莫深。肩井深时人闷倒，三里急补人还平。"古人根据对人体解剖的认识，提出以上的禁针穴位。如果对人体解剖部位缺乏全面的了解，在操作时疏忽大意，或者由于针刺技术不熟练，没有掌握好针刺禁忌，也会出现一些异常情况。对于初次接受针刺治疗和精神紧张者，应先说明针刺的反应，选择舒适持久的体位，尽可能采取卧位。饥饿、疲劳者不宜针刺。应随时注意观察病人的神色，询问病人的感觉，如遇异常情况发生，医者一定要沉着、冷静并及时处理，以免造成不良后果。常见异常情况如下：

（1）晕针：在针刺过程中，患者突然出现面色苍白、气短心慌、冷汗淋漓、疲倦眩晕、恶心呕吐、脉象微弱或细数，严重者会出现四肢厥冷、血压下降、二便失禁、不省人事等。这是由于患者精神紧张、疲劳饥饿、体质虚弱、体位不适以及针刺时手法过重等所致。处理时应首先将针全部取出，使患者平卧，头部稍低，注意保暖，轻者在饮用温开水或糖水后即可恢复正常，重者在上述处理的基础上，可指掐或针刺人中、内关，温灸足三里、百会、气海、关元等穴。必要时应配合其他急救措施。

（2）滞针：运针时，由于患者精神紧张，肌肉强烈收缩；或连续进行单向捻转，而致肌纤维缠绕针身；或因毫针刺入肌腱等原因造成提插捻转及出针困难。处理时应转移患者注意力，随之将针取出。精神紧张者，可留针一段时间，再出针。因单向捻转而致者，须反向捻转出针。

（3）弯针：进针后针身弯曲，针柄改变了刺入的方向和角度，提插捻转及出针均感困难，患者感觉疼痛。往往是由于医者手法不熟练，用力过猛，或针下碰到坚硬组织、留针中患者改变体位、滞针未处理、针柄受到外物的压迫和碰撞等原因所致。处理时应顺着弯曲方向将针退出；如因患者体位改变而致，应帮助患者复位，再退针，切忌强行出针。

（4）断针：针身折断，残端留在患者体内。原因主要包括针具质量欠佳，或反复多次高温高压消毒，针身或针根有剥蚀损坏；针刺时，针身全部刺入；行针时，强力提插捻转，肌肉强烈收缩；患者体位改变，滞针和弯针现象未及时正确地处理等。发生时嘱患者不要紧张，不要乱动，以防断端向肌肉深层陷入。如断端可见，可用镊子取出，如断端与皮肤相平，可挤压针孔两旁，使断端暴露体外，用镊子取出；如针身完全陷入肌肉，应在X线下定位，外科手术取出。现代毫针质量高，并多使用一次性针具，断针极少发生。

（5）血肿：出针后，局部呈青紫色包块疼痛。往往由于针尖针刺时误伤血管，或弯曲带钩使皮肉受损等原因造成。微量的出血或针孔局部小块青紫，一般不必处理，可自行消退。如局部青紫肿痛较甚或活动不便者，应冷敷止血，或在局部轻轻按揉，以促使局部瘀血消散。

（6）气胸：凡刺锁骨上窝、胸骨切迹上缘以及第十一胸椎两侧、侧胸（腋中线）第八肋间、前胸（锁骨中线）第六肋间以上的腧穴，如果针刺的方向、角度和深度不当，则有刺穿胸腔、导致创伤性气胸可能。针刺发生气胸时，轻者感胸痛胸闷，心慌气短；重者则出现呼吸困难、心跳加快、发绀、出汗和血压下降等。体检时可见患侧胸部肋间隙增宽，触诊可有气管向健侧移位，患侧胸部叩诊呈鼓音，心浊音界缩小，肺部听诊呼吸音明显减弱或消失，X线胸部透视可进一步确诊。为了防止气胸的发生，针刺上述部位腧穴时，首先选择一个舒适及能长时间维持的体位，医者必须在针刺前先确定进针的方向、角度和深度，一旦有气胸发生，轻者可做对症处理，一般5~7天后可自行吸收痊愈。重者必须采取急诊抢救措施，如胸腔穿刺抽气、吸氧、抗休克等。相对而言，男科疾病较少使用上述部位腧穴。

2. 艾灸操作护理

施灸时，应注意用火安全，防止艾绒脱落，烧损皮肤或衣物，甚或发生火灾。凡实证及阴虚发热者，一般不宜用灸法；颜面五官和有大血管的部位不宜施疤痕灸。施灸过后，局部出现小水疱，只要注意不擦破，可任其自然吸收；如水疱较大，可用消毒的毫针刺破水疱，放出水液，或用注射器抽出水液，再涂以甲紫，并以纱布包敷。施行化脓灸者，灸疮化脓期间，保持局部清洁，防止污染，可用敷料保护灸疮，待其自然愈合。因护理不当并发感染，灸疮脓液呈黄绿色或有渗血现象者，可用抗菌消炎药膏涂敷。使用电子艾灸时要注意用电安全，使用前注意调试温度，预防触电和烫伤。

3. 其他针法操作护理

挑治法术前应严格消毒，术后必须保持局部清洁，3~5 日内注意消毒伤口，以防感染。操作时尽量采用卧位，根据病情和患者体质选取适当的治疗量，以免晕针发生。有出血倾向和严重心、肝、肾病者忌用本法。穴位注射法应注意药物的性能、药理作用、剂量、配伍禁忌、副作用和过敏反应。凡能引起过敏反应的药物，必须先做皮试。副作用较大的药物，应谨慎使用。药液不能注入关节腔、脊髓腔和血管内。注射时，应注意避开神经干，或浅刺以不达到神经干所在的深度为宜。躯干部注射，不能过深，防止刺伤内脏。头针由于头部针刺易于出血，起针时要注意用干棉球按压针孔，并要注意局部常规消毒，以防感染；由于捻针时间较长，要时刻注意观察患者的表情，以防止晕针；出针后注意清点针具，以免头发遮盖，遗留针具在头上。电针刺激量较大，需防止晕针；调节电流量时，应逐渐从小到大，不能突然增强，防止引起肌肉强烈收缩，造成弯针、断针；严格按照电针治疗仪说明控制输出电压与电流，以免发生触电危险。直流电或脉冲直流电有电解作用，易引起折针或灼伤组织，不宜作电针机的输出电流；应避免电流回路通过心脏；如电流输出时断时续，可能是导线接触不良所致，应检查治疗仪后再使用。

（二）物理治疗护理

男科的物理治疗繁多，往往离不开电的作用，需要强调注意用电安全。使用多效应前列腺治疗仪时，要检查各连接线是否牢固，避免拉扯、弯曲、旋转、扭曲；治疗前设置好温度高低和震动级别，以便达到理想的治疗效果；治疗过程中个别患者大便次数及物理性质有所改变，治疗结束后自动消失；对植入心脏起搏器或机械性假肢的患者禁止使用此仪器治疗；痔疮患者发病期和前列腺癌患者禁用。男性性功能障碍负压治疗，严格执行一人一管，防止交叉感染；对已经用过的负压管进行严格消毒；阴毛和睾丸避免嵌入负压管中，否则影响负压和排水；乳胶管保持通畅，防止堵塞或漏水。有出血倾向、感觉障碍、心功能不全、安装起搏器者禁止使用微波治疗；仪器放在平稳、干燥通风处，防止强光照射，避免过热；对热不敏感者应慎用；严禁微波照射眼部、男性生殖器等。

四、男科围手术期的护理

围手术期护理是指从明确诊断并确定手术治疗时起，到执行手术，直至术后康复的整个护理过程。

手术历来是中医学扶正祛邪的重要手段之一。汉唐时代，中医外科走在世界前列，如汉代华佗创制"麻沸散"麻醉施行手术；隋朝巢元方《诸病源候论》"金疮肠断候"中记载的腹部外科手术经验，等等。但是手术和麻醉都具有创伤性，手术创伤及术后恢复过程会加重病人的生理负担，接受手术治疗的病人也会产生较大的心理压力。因而开展手术治疗除了必须具有熟练的手术操作技能之外，术前准备到术后康复的围手术期护理也非常重要。

围手术期护理，包括术前护理，采取各种可能的措施，提高病人体质及心理承受能力以迎接手术；术中护理协助手术医生以保证患者的生命体征平稳，尽量减少刺激与损伤，确保手术顺利进行；术后护理，主要是采取各种措施，减少并发症，促使病人尽快康复。

历史上中医所建立起来的整体调节与辨证施护方法，可以广泛地应用于围手术期患者，可改善全身情况，改善肠道功能，防治并发症。

（一）术前护理

术前可根据中医辨证的原则，采取各种可能的护理措施，提高患者的体质及心理承受能力，以最佳状态迎接手术。所以，术前的辨证施护尤其重要。

针对患者现有的症状或不适进行辨证施护。例如患者术前有咳嗽、发热、疲倦、气短、排尿不畅等症状，可按照"咳嗽""热证""虚劳""劳淋"等进行护理；如有失眠、抑郁、烦躁等，可按照"不寐""郁证"等进行辨证施护。采取必要的心理疏导、穴位按压、耳穴压丸、按摩导引等传统疗法帮助患者改善术前精神状态，有利于手术进行。

努力增强患者体质，以提高其对手术的耐受力。对无明显不适、择期手术的患者，应提高其身体素质和心理素质，采用调补气血、调理脏腑、解郁安神或健脾开胃等相应护理手段。

进行适应性训练。多数病人不习惯在床上大小便，因而对于将要接受前列腺根治术等较大手术的患者，术前需教导其进行卧床排便练习。术后病人常因切口疼痛而不愿咳嗽，应在术前教会其正确咳嗽和咳痰的方法。吸烟的病人术前2周应停止吸烟。

手术前夜，应认真检查落实各项准备工作。必要时当晚可给予镇静剂，以保证睡眠充足。如发现病人有与疾病无关的体温升高，或血压、血糖严重异常等情况，应延迟手术日期。皮肤准备如备皮等可在术晨进行。进手术室前，应排尽尿液；预计手术时间长或者盆腔手术的，还应置留导尿管，使膀胱处于空虚状态，避免过度充盈。因疾病原因或手术需要者，应放置胃管。如果病人有活动义齿，应予取下，以免麻醉或手术过程中脱落而造成误咽或误吸。

（二）术后护理

手术后的中医辨证施护，主要是采取各种可能的措施，帮助患者扶正以祛邪，减少并发症，提高生命质量，促使病人尽快康复。

手术后的病人，术后早期常见气血两伤、津伤阴亏、气滞血瘀等证候，或见焦虑、忧郁、失眠、低热、尿痛或淋沥等症状，因而术后早期应以"气虚""血虚""伤津""阴虚""瘀证""郁证""不寐""发热""淋证"等进行辨证施护，以祛邪为主。而术后3～4天体温降至正常以后，病邪渐退，以"虚证""不寐"等为主，表现为神疲乏力、气短汗出、口干咽燥、心烦易怒、难以入睡、纳差食少等症状，多见气阴两虚、肝气郁结、心神失养、脾胃虚弱等证候，宜参照益气养阴、解郁安神、健脾开胃等原则，采取辨证施护帮助患者更好地恢复。

充分发挥中医综合护理的优势，采用外敷、外洗、外熨、针灸、理疗、穴位敷贴、灌肠、饮食疗法、心理治疗和指导锻炼等方法。不能正常进食的病人，尤其要充分发挥综合治疗的作用，达到减轻病人痛苦、促进康复的目的。

如果出现术后并发症，应根据具体情况辨证论治。例如术后伤口感染可参照"疮疡"的治法，分为初期、中期（成脓期）和溃后期，按中医外科"消""托""补"的治疗原则指导用药，并结合外治法综合治疗。而术后肺部感染，则应参考中医内科的"咳嗽""喘证"辨证论治。

（三）术后不良反应观察

1. 术后出血

术中止血不完善，创面渗血未完全控制，原痉挛的小动脉断端舒张，结扎线脱落等，都是造成术后出血的原因。术后出血可以发生在手术切口、空腔脏器及体腔内。覆盖切口的敷料被血渗湿时，就应考虑手术切口出血。此时，应打开敷料检查伤口，如有血液持续涌出，或在拆除部分缝线后看到出血点，诊断即已明确，应及时采取必要措施。

2. 尿潴留

手术后尿潴留较为多见，尤其是老年病人。凡是手术后6～8小时尚未排尿，或者虽有排尿，但尿量甚少，次数频繁时，都应在下腹部耻骨上区做叩诊检查。如发现有明显浊音区，或经B超证实有尿潴留者，应及时处理。如下腹部热敷，轻柔按摩，针刺三阴交、关元、气海等穴位，可促使病人自行排尿。如采用上述措施无效，则可在严格无菌条件下进行导尿。

3. 尿路感染

尿潴留是术后并发尿路感染的基本原因。术后应指导病人自主排尿以防止尿潴留，及时处理尿潴留，是预防膀胱感染的主要措施。安置导尿管和冲洗膀胱时，应严格按照无菌原则操作。同时根据中医辨证采用中药治疗，维持充分的尿量以及保持排尿通畅。

4. 切口感染

切口感染是指清洁切口和可能污染切口并发感染。术后3～4日，切口疼痛加重，或减轻后又加重，并伴有体温升高、脉率加速、白细胞计数增高，即提示切口可能感染。检查时可发现切口局部有红、肿、热和压痛，或有波动感等典型体征，应密切注意并采取相应措施，可按中医外科"消""托""补"的治疗原则，结合外治法进行综合护理。拆除红肿明显的部分缝线，使渗出液引流通畅，让患者卧床休息，并做好创面处理，及时更换敷料，局部用温盐水浸浴，每日 2~3 次。

5. 龟头溃疡粘连

龟头溃疡及粘连多见于小儿包茎术后。原因系暴力剥离包皮龟头粘连，使龟头表面部分皮肤剥脱，术后发生溃疡，并与冠状沟发生粘连。对有明显包皮龟头粘连者，剥离时应轻柔，严重者先剥离治疗，在创面涂以无菌油剂，此后再行环切术。术中剥离后的创面，敷单层凡士林纱布，等待痂下愈合。术后应正确处理创面，及时更换敷料；口服抗生素；局部加用 TDP 照射等理疗。

二、局部护理

男科疾病主要与性有关，发病部位主要是阴部，由于传统观念根深蒂固，许多患者羞于启齿，或常常不被重视，待病情加重时才不得不就诊。因此，做好局部卫生护理，有助于防病治病，提高疗效，缩短病程。具体有以下几个方面：

1. 注意个人卫生，勤沐浴，以适宜水温淋浴为佳，特别应注意保持阴部清洁，勤换内衣裤。

2. 宜穿宽大棉质内裤，紧身裤不利于阴部的血流畅通及阴囊散热。

3. 久坐时应定时做缩肛运动，或适时稍做活动，以改善久坐引起的会阴部充血。

4. 性生活前清洗外生殖器，必要时选择适当的避孕方法，推荐使用安全套。

5. 包皮过长、包茎者，宜早日施行包皮环切术。及时清洗外阴，避免积存包皮垢导致包皮龟头炎症。阴茎、阴囊部炎症疾患，可用相关中药煎出液或浸透纱布后湿敷患部或趁热熏洗，促进局部血液循环，以利于炎症吸收。或以 1/5000 的高锰酸钾溶液浸泡，再以滑石粉、珍珠粉外扑，保持局部干燥。

6. 睾丸、附睾、阴囊等部位疾患，在治疗期间，可用阴囊托兜起阴囊。急性期者可给予冷敷，以减轻充血、水肿、疼痛；慢性期者，可给予热敷，但水温不宜超过 40℃，切记不能长期应用，以免导致生精功能受损。同时应保持阴囊清洁、干燥，减少并发症发生。

7. 患有前列腺疾病、精囊或阴囊疾病者，不宜骑车时间过长，可有适度的性生活。未婚无性生活者，适度的手淫有助于炎症分泌物的排出，对身体健康及性功能无不良影响。

8. 由于手淫、房事过度而发病者，应戒除手淫，并停止房事一段时间，以利康复。

9. 前列腺增生症患者由于排尿淋沥不尽，容易导致会阴部潮湿，需要叮嘱患者排尿要尽可能排干净，以免导致阴部发炎感染。晚上睡前，可用温水浸泡足部，养成侧卧习惯，睡觉时不得将手放置在外生殖器部位。

10. 患有性传播疾病时，如淋病、尖锐湿疣等，沾染了分泌物的内裤应单独清洗或当医疗垃圾处理。治愈前禁止同房，以防传染，不可自行用手捏、抓，以防继发感染。

第二节　情志护理

世界卫生组织给健康的定义是："健康是一种身体上、心理上和社会上的完满状态，而不只是没有疾病和虚弱现象。"现代男士在社会的激烈竞争及市场经济的巨大变革中，承受的精神心理压力十分沉重。长期过度的精神刺激，可以引起人体阴阳失调，气血紊乱，经络脏腑功能失常，而发生疾病，同时人的精神状态对疾病发展和治疗又有很大的影响。男科疾病有很多身心疾病，如阳痿、前列腺炎、更年期综合征等，情志因素在这些疾病的发生、发展、转归过程中，作用尤为突出。中医学很早就重视人的精神活动和思想变化，《素问·阴阳应象大论》将其归纳为五志，后衍化为七情，即喜、怒、忧、思、悲、恐、惊。正常情况下，七情仅是精神活动的外在表现，并不成为致病因素，但是《灵枢·本神》曰："怵惕思虑则伤神，神伤则恐惧，流淫而不止……恐惧而不解则伤精，精伤则骨酸痿厥，精时自下。"说明过度思虑恐惧可导致遗精、滑精、阳痿等疾病。可见，许多种疾病都与心理因素有关，长期生活在抑郁不舒而又不能自拔的环境里就容易发生疾病。反过来，许多患有器质性疾病的人，脾气禀性乃至性格也会发生改变，处在一个恶性循环之中。正如中医学说的"因郁致病""因病致郁"。因此，情志护理在男科疾病中的作用至关重要。

患者的精神状态和行为不同于正常人，常常会产生寂寞、苦闷、忧愁、悲哀等不良情绪。故护理人员需要诚挚体贴、关心、同情和体谅患者，既要耐心，又要细致。一方面坚持正面引导，以情动人；另一方面，又要因人而异，有的放矢，以减轻患者的心理压力，使其情绪稳定，保持良好的精神状态，促使疾病痊愈。情志护理方法多样，可根据患者的具体疾病情况选择适合的方法。

一、性功能障碍患者的情志护理

男子的性功能包括性欲、阴茎勃起、性交、情欲高潮和射精等几个方面，整个过程由一系列复杂的条件反射和非条件反射构成。精神心理因素在整个过程中占有重要地位，它既可以是直接或间接的致病因素，也可以是疾病过程中继发或伴随的症状。对许多男性来说，性能力是自我力量和自尊心的重要象征。焦虑、抑郁、恐惧、失望、自信力差、敏感多疑等极其容易导致勃起功能障碍，产生心理状况，从而形成"担心失败-引起失败-加重畏惧心理-再次失败"的恶性循环。因此，帮助患者减少情绪反应的不良影响，克服心理障碍以恢复性交能力，就是心理护理的目的。这要求医者必须充分了解病人的心理状态，增强其治病信心。鼓励患者开阔胸襟，使心情舒畅，培养多种兴趣与爱好，适度参加社交活动。指导夫妇双方了解性知识及性操作技术，可防止由缺乏性知识而导致的性行为失败。将心理指导与药物结合起来，按照急则治其标的原则，可选用 PDE-5 抑制剂，在快速见效的基础上，选择相应的中医传统治疗方法联合使用，取长补短。大部分患者通过快速的见效，可提高后续治疗的依从性，最终有利于解决患者的问题。患者应到专科医师处就诊，避免将正常状态视为病态，徒增思想负担。鼓励女方关心体贴，谅解鼓励并配合男方治疗，往往可以事半功倍，规律的性生活有助于改善勃起功能。

二、不育症患者的情志护理

男性不育症本身并非是一种独立的疾病，可以是多种疾病如精子发生障碍、精液异常、输精管道阻塞或性功能障碍、精液不能进入阴道等引起的一种后果。婚后不育可给夫妇造成巨大的精神压力。大多数已婚夫妇都期望能够有自己的孩子，随着生育政策的变化，不少大龄夫妇也为之花费巨大的时间、精力与金钱。不育症往往是构成家庭矛盾的重要应激源之一，由于不育而使患者身受社会、家庭因素的冲击，也容易导致心理障碍的发生。在治疗前，夫妇双方很可能已经为不孕不育的问题发生矛盾，给感情蒙上了一层阴影；治疗期间对于检查结果一知半解的夫妻双方可能会相互埋怨、猜疑；长时间的检查治疗会造成过度疲劳、精神紧张，增加心理压抑感；医者指导同房时间，使患者不能自由地同房，失去了性愉悦，可导致应激性阳痿，从而变得更加忧郁、沮丧。由于造成不育症的原因很多，而每位不育症患者又可能存在多种致病因素，因而，对心理功能的冲击是多因素复合作用的结果。因此，心理护理是不育症诊疗过程中不可忽视的一环。

医者应指导患者夫妇双方彻底检查造成不育的原因，使之对自己的疾病有正确的认识，从而针对病因积极治疗。教育夫妻间真诚相待，通过坦率交流，表达相互间的渴望或担忧；沟通思想，增进夫妇之间非性交的爱抚和亲近，创建和谐的性生活。对长期治疗而怀孕受挫、性交困难而丧失信心的夫妇应给予疏导、启发，并做适当性技术指导，减轻其紧张心理。对于保守治疗困难的患者，应详细介绍辅助生殖技术可作为最后的治疗手段，以免其产生绝望心理。治疗期间饮食应以清淡而富有营养为上，平素可选用一些莲子、银耳、百合、枣类羹食，既可顾护脾胃，又可益肾养精；尽量戒烟酒辛辣之品，因为吸烟饮酒过多对精子的生成、成熟以及畸形精子的比例都会有明显的影响。

三、前列腺疾病患者的情志护理

前列腺疾病病程冗长，容易反复发作，并引起一些全身症状，如乏力、困倦，性生活后出现间歇性会阴部或前列腺区域疼痛、胀闷等不适症状，以及各种神经精神症状，给患者的心理造成巨大的压力。同时，其作为一种心身疾病，所引起的心理应激反应也对前列腺功能有着深刻的影响。由于前列腺慢性充血、水肿以及炎症的存在，性兴奋时，易引起盆腔的痉挛、疼痛，直肠、睾丸或阴茎的疼痛，造成患者的焦虑、恐惧心理，甚至诱发性功能障碍，出现性欲低下、早泄、血精等，因此，对前列腺疾病采取综合治疗的同时辅以适当的护理措施极为重要。

医生应指导患者明白本病虽难根治，容易复发，但对身体健康并无大碍的道理。忌食酒、辣椒、葱、蒜、姜、咖啡等刺激性食物；忌久坐或久骑车，以免引起前列腺充血而加重病情；应进行规律、适度性生活；禁止性交中断或忍精不射；不应纵欲过度；平素减少不必要的性刺激，减少前列腺长期充血。需鼓励患者增强体质、调节精神、预防感冒，治疗可能存在的疾病，如泌尿生殖道感染及口腔、咽喉等疾病。

情志疗法相当于心理干预，能够改善患者的疼痛症状、灾难心理和生活质量，但不能改善抑郁或某些下尿路症状。推荐对有明显心理困扰的患者实施针对性的心理治疗。在治疗躯体症状的同时，兼顾心理症状的治疗可以明显提高疗效，尤其对于心理症状明显者，尽早使用抗抑郁药物意义重大，再配合心理疏导，解除患者心理症结，可有效改善患者心理症状，从而进一步改善躯体症状，提高临床疗效。

四、生殖系统肿瘤患者的情志护理

癌症是一种心身疾病，已为世人所公认。早在 1883 年英国学者 Snow 用统计学方法分析情绪反应与癌的关系时，就指出"精神因素是癌症病因中最强烈的因素"，这一结论，亦被近年的神经-内分泌-免疫机制的研究进展所证实。

心理防御机制是早期癌症患者用来消除对癌症恐惧的主要方式。一旦被确诊为癌症，病人可能陷入极度的恐惧，常表现出立即丧失工作能力、情绪抑郁、多疑、食欲下降、失眠、体重减轻，甚至举止失措等。这种强烈的心理应激状态，对癌症的发生、发展、治疗效果以及术后的康复，都产生着重大影响。

癌症患者之所以发病，与其心理社会适应能力有着密切关系。由于患者没有能力改变外部客观环境，而对之又缺乏应付能力，"要求-能力"的不平衡，常导致心情压抑和情绪低落，使免疫功能受到抑制而诱发致病。因此，增强患者的心理社会适应能力，是癌症康复和防止复发的综合性措施的关键。

1. 根据病人的具体情况，因人而异制定切实可行的护理措施，帮助病人树立和增强活下去的信心。可告诉患者，在医学科学高度发达的今天，人类完全有能力与癌症较量，大可不必听天由命，唉声叹气。具有权威性的世界卫生组织（WHO）明确地宣告：利用人类目前掌握的知识和方法，1/3 的癌症是可以预防的，1/3 的癌症经过早期检查、诊断与治疗是可治愈的，余下的 1/3 经过积极有效的治疗、护理，可改善患者生存质量，减轻痛苦，延长生命。让患者对治疗充满信心，便可事半功倍。

2. 医护人员及其家属应从生活及情感上关心、体贴患者，让其感受到亲情的抚慰，避免不良的精神刺激。

3. 使患者提高对家庭和社会环境的适应能力，并认识到其重要性，努力改变自身的心理应对方式，调整人际关系，摆脱心理困境。

四、性传播疾病患者的情志护理

患者出于对性病知识的缺乏，加上家庭、社会舆论的压力，精神上极度紧张，自卑、羞怯、犯罪感的心理往往导致其不敢前往正规医疗机构就诊。而众多医疗机构鱼龙混杂、良莠不齐，一些不正当的医疗机构夸大一般性病的危害，臆造一些不相关的症状，伪造检查结果，给予不恰当的治疗，可使患者的病情雪上加霜，使诊疗过程复杂化、缠绵难愈。使部分患者反复就医，形成恐惧、盲动心理，甚至造成报复心理，最终不可控的后果。有些性病患者是麻木冷淡、一切无所谓的心理，讳疾忌医现象十分严重，延误病情，也使得性病蔓延。因此，医者根据患者各种心理障碍产生的原因，给予心理护理及指导，是性病防治工作的重要环节。

医者对患者要态度诚恳、言语婉约，不应歧视、责怪患者，以免引起其反感和压抑的心理；尊重患者的隐私，按照性病治疗保密原则，使其有安全感，增加患者的自信心和对医护人员的信任感；因势利导，耐心启发，使其敢于正视自己的问题；进行性教育，洁身自爱，积极配合治疗，防止疾病的发展蔓延，以免演变蔓延为前列腺炎、附睾炎及其他生殖泌尿系统疾病；告知患者要注意隔离，未治愈前暂停性生活；对性伴侣应做相关检查，并进行预防性治疗。

第三节　生活康复护理

人类与生俱来都在追求美好生活，性活动作为人类生存、繁衍的一种自然本能，属人类生活的一个特殊的部分。没有性，则生活缺乏情趣；离开了生活，则性活动失去了赖以存在的物质基础。健康、和谐的性生活，给日常生活增添了无穷的乐趣，是维系家庭的纽带，是社会安定的有利因素。因此，生活与康复护理对性疾病的防治有极为重要的意义。

一、调理饮食，顾护脾胃

古人很早就已认识到饮食对养生、性事保健的重要作用。如《素问·藏气法时论》说："五谷为养，五果为助，五畜为益，五菜为充，气味合而服之，以补精益气。"《素问·至真要大论》中有"寒者热之，热者寒之"的治疗原则，该原则同样可作为饮食护理时选择食物的指导原则。因此见到患者有热证表现时，就要选用具有寒凉性质的食物，用来清热、泻火或解毒；有寒证表现时，就要选用具有温热性质的食物，用来温中、祛寒。根据虚则补之的治疗原则，见到虚证表现，就应当选择具有补益作用的食物，用来补气、补血、补阴、补阳；根据实则泻之的原则，见到实证表现时，应当选用有清泄实邪作用的食物，用来泻火、祛湿。《素问·藏气法时论》中指出"辛、酸、甘、苦、咸，各有所别，或散，或收，或缓，或急，或坚，或软，四时五脏，病随五味所宜也。"中医学根据五味特性选用药物治疗疾病的原则，同样也能用来指导饮食护理。辛味食物有宣表散邪、行气运血之功效，表证或气血阻滞病证可选用辛味的食物。甘味食物有补益和中缓急的作用，当见到患者有各种虚证、胃肠虚寒及四肢挛急之证时，可选用具有甘味的食物。酸味食物有收敛固涩之效，当见到患者有气虚不涩、阳虚不固而致的汗证、遗精、早泄及五更泄泻等病证时，可选用酸味的食物。苦味食物有能泄、能燥、能坚的作用，当治疗实热或阴虚火旺、湿浊内阻、气逆上冲等病证时，可选用具有苦味的食物。咸味食物具有软坚散结、补肾的作用，对阳热内结、瘰疬痰核、溃疡、肾虚等病证，可选用具有咸味的食物。《备急千金要方》则把食疗列为医疗疾病诸法之首，书中说："夫为医者，当须先洞晓病源，知其所犯，以食治之，食疗不愈，然后命药"，并认为"食能排邪而安脏腑，悦神爽志以资气血"，可延年益寿，还可举"阳道"，兴"阳事"，延缓性衰竭，又能调理脏腑功能，利于病体的康复，备受历代医家推崇。可以认为，食物也像中药一样具有"四气五味"，具有治疗疾病与养生作用，从而对人体各种疾病产生不同的治疗作用。因此，根据中医理论辨证施食，对改变体质状况，提高男科疾病疗效有很大作用。

精是人体极重要的精微物质，先天之精禀受于父母，是生殖器官生长、发育及性事活动的基础物质；后天之精是保持性欲和性功能、生殖功能正常的物质基础，来源于脾胃受纳与运化水谷化生之气血，并具濡润宗筋之功。脾与肾、先天与后天的相互资生促进，保证了正常的性与生殖功能。《临证指南医案》说："又有阳明虚，则宗筋纵。"《杂病源流犀烛》云："有因脾胃湿热，气化不清，而分注膀胱者……精随而出。"说明由于脾胃病变，一则致水谷精微乏源，宗筋失养不用；二则脾胃不运，精微变生湿浊而下流，导致阳痿、遗精等病证。由于饮食有荤素之分、五味之别以及五味与五脏间有着特殊的亲和性，因此，若饮食不节，损伤脾胃，运化低下，精生乏源，常可导致诸如阳痿、不育症等许多男科疾病发生。性功能障碍患者，多有身体虚弱，或先天不足，或后天失养，机体阴阳失调，精血亏损，尤宜调理饮食，调整脾胃功能，使气血生化有源，精血充盈，促进疾病向愈或病后的康复。饮食护理，首先要做到饮食有节，不偏嗜，同时又要注意饮食的宜忌，饮食选择正确对提高疗效、加快疾病痊愈有很好的作用；反之，食物选择不当也可以造成许多疾病难愈，或愈而复发。《备急千金要方》曾说："大凡水病难治，瘥后持须慎于口味，又复病水人多嗜食不廉，所以些病难愈也。"《医学六要》对血证饮食禁忌强调："血证不断酒色厚味，纵止必发，终成痼疾。"由此可见，注意饮食禁忌在疾病治疗中也非常重要，如男科疾病饮食应该禁忌烟酒、辣椒等刺激性食物。

二、顺应四时，劳逸结合

《素问·四气调神大论》曰："所以圣人春夏养阳，秋冬养阴，以从其根，故与万物沉浮于生长之门。逆其根，则伐其本，坏其真矣。故阴阳四时者，万物之终始也，死生之本也，逆之则灾害生，从之则苛疾不起，是谓得道。"说明要顺应一年四季气候变化进行养生，根据自然界生、长、化、收、藏的规律调整衣、食、寝、行，即中医天人相应的整体观。"春夏养阳，秋冬养阴"为四时调摄的基本原则。做好四时气候护理，才能防止病邪侵袭，促进疾病康复。《素问·上古天真论》曰："上古之人，其知道者，法于阴阳，和于术数，饮食有节，起居有常，不妄作劳，故能形与神俱，而尽终其天年，度百岁乃去。"古人很早就认识到要保持健康，就要起居有常、劳逸适度、顺应自然。"起居有常，不妄作劳"，是却病延年的必要保健措施之一。如若"起居无节"，"以妄为常"，又"不知持满，不时御神"，势必损形伤神，耗竭真精，致生疾病。因而规律的生活起居对男性健康至关重要。熬夜已经成为危害男性健康的常见原因，现代人以昼作夜，阴阳颠倒，耗精伤血，阴阳失调则疾病生，因此要适度午休，按时就寝，以保证充足的睡眠。事实上阳痿患者若睡眠充足，心神宁静，则非常有利于阴茎勃起；早泄患者充足的睡眠后性兴奋降低，可延长射精时间。孙思邈《备急千金要方·道林养性》提出："养生之道，常欲小劳，但莫疲及强所不能堪耳。"劳逸适度对人体健康起着重要作用，适度从事一些体力劳动能够活动筋骨、通畅气血、强健体魄、增强体质，但劳役过度，则精竭形弊进而内伤虚损引发疾病。适度休息是生理的需要，它能消除疲劳、恢复体力和精力，但贪逸无度，则气机郁滞，气机失常而致病。因此，要合理安排工作与休息，劳逸适度，方能保持身体健康，延年益寿。

三、适度房事，怡情养生

"夫精者，生之本也"，精是生命的基础，既关系到人类的生殖和生长发育，更关系到人体性活动的能力。精盛则生命力强，能适应外界环境的变化，而不易受病；精衰则生命力弱，适应能力及抗病能力均随之减低。同时，精的盛衰也是决定性能力的物质基础。

适度的房事生活能给人增添活力，使人精神愉快，心情舒畅，同时，亦给家庭带来和睦、安宁和幸福。"适度"，主要是指行房的频率。古代医家出于固护精液、养生延年的宗旨，认为同房施泄频度应根据年龄不同、体质强弱、阳气盛衰而异，并应考虑到季节的差异。一般而言，行房的次数，会随着年龄的增长而逐渐减少，这是性生理特点。在考虑个人的体质、精力、年龄、情绪、环境等诸多因素的基础上，以行房后第二天精神是否饱满、身心是否愉快等来衡量，以不出现周身倦怠、腰膝酸软、阴茎不适等症状为宜。

人的性活动既不可无，更不可纵欲，纵欲是导致疾病、早衰短寿的主要原因之一。《黄帝内经》中就有"入房太甚，宗筋弛纵，发为筋痿"之论。张景岳在《类经》中说："欲不可纵，纵则精竭。精不可竭，竭则真散。盖精能生气，气能生神。

营卫一身，莫夫乎此。故善养生者，必保其精，精盈则气盛，气盛则神全，神全则身健，身健则病少。神气坚强，老当益壮，皆本乎精也……无摇汝精，乃可长生。"从精、气、神与健康长寿的关系中突出了节欲保精的重要意义。纵欲可出现头晕耳鸣、腰酸困倦、健忘心悸、精神不振、齿发早脱、阳痿早泄等。当然，中老年人也不必"惜精如惜命"，过分地抑制性欲，而应把性生活调整到合理的生理限度。

还要注意手淫现象，手淫在各个年龄层次都有发生，而未婚青年有此现象者尤其常见。已婚者，则被作为性要求的补偿方式，偶尔手淫，并无害处。若成习惯或强迫性手淫，则会给身心健康带来损害。手淫过度，不只是造成肾精的亏损，宗筋损伤，还会出现精神萎靡、头晕头痛、健忘失眠、腰膝酸软、阴茎不适等表现，更重要的是对心理健康的影响。部分过度手淫的人往往会陷入十分矛盾的心理状态，表现为高度的情绪紧张、焦虑、悔恨、自责、烦恼等，并成为阳痿、早泄、不射精、性欲减退、前列腺炎等男科疾病的病因。因此，适度的手淫，消除心理障碍，有利于健康，且有利于男科疾病的康复。

现代人还应注意避免大量喝酒后行房，《素问·上古天真论》曰："以酒为浆，以妄为常，醉以入房，以欲竭其精，以耗散其真，不知持满，不时御神，务快其心，逆于生乐，起居无节，故半百而衰也。"饮酒入房，贪图淫乐，耗散真元，损伤肾精，是伤生损寿的根本原因，并可造成多种疾病如阳痿、精浊、子痈、血精等，亦是不育症的常见原因之一。

还应注意杜绝不洁性生活，避免感染性传播疾病。不良性行为不仅害己，更害他人，还会造成种种悲剧。所以，为了自己和家人的幸福，必须杜绝不洁性交。

各 论

GE LUN

第八章 常见病证论治

第一节 尿 痛

尿痛指排尿时膀胱区及尿道疼痛不适,有时可放射至大腿内侧或腰部。尿痛多属实证,由火热或湿热之邪下流或砂石阻塞尿道所致。火热重则疼痛以灼痛为主,表现为热淋,现代医学常见于尿道炎、膀胱炎、淋病、非淋菌性尿道炎等疾病;尿痛伴血尿,表现为血淋;气滞湿重则疼痛以胀痛为主,表现为气淋;尿路砂石阻塞所致则疼痛以尿道掣痛为主,伴腰部疼痛甚至痛引腹部及会阴部,表现为石淋。尿痛也可见于虚证,如膏淋、劳淋等,往往由劳倦过度所致,表现为尿后空痛,其痛隐隐。中医认为尿痛属于"淋证"范畴。

【源流】

尿痛多见于中医的"淋证",如《医学入门》曰:"淋,小便涩痛。"《景岳全书》亦曰:"淋之为病,小便涩痛。"淋之名称,始见于《黄帝内经》,《素问·六元正纪大论》称本病为"淋""淋闷"。淋者,淋沥不尽,如雨淋而下;闷,通"秘",不通之意也。指出了淋证为小便淋沥不畅,甚或闭阻不通之病证。汉·张仲景在《金匮要略·五脏风寒积聚病脉证并治》中称其为"淋秘",病机归为"热在下焦",并在《金匮要略·消渴小便不利淋病脉证并治》中对本病的症状描述为:"淋之为病,小便如粟状,小腹弦急,痛引脐中。"东汉·华佗《中藏经·论诸淋及小便不利》根据淋证临床表现不同,提出了淋有冷、热、气、劳、膏、砂、虚、实八种,乃淋证临床分类的雏形。至隋唐时期,许多医家对淋证的病机及分类又有了进一步的认识。如隋·巢元方在《诸病源候论·诸淋病候》中对淋证的病机进行了高度概括,他指出:"诸淋者,由肾虚而膀胱热故也。"这种以肾虚为本、膀胱热为标的淋证病机认识,成为多数医家临床诊治淋证的主要依据。唐代《千金要方·消渴淋闭方》《外台秘要·五淋方三首》将淋证归纳为石、气、膏、劳、热五淋。宋·严用和《济生方·小便门》中淋证又分为气、石、血、膏、劳淋五种。明·张景岳在《景岳全书·淋浊》中提出,淋证初起,虽多因于热,但由于治疗及病情变化各异,又可转为寒证、虚证等不同证型,从而倡导"凡热者宜清,涩者宜利,下陷者宜升提,虚者宜补,阳气不固者宜温补命门"的治疗原则。

【病因病机】

尿痛的病因可归结为外感湿热、饮食不节、情志失调、禀赋不足或劳伤久病四个方面。其主要病机为湿热蕴结下焦，肾与膀胱气化不利。尿痛多属于实证，由热邪或湿热之邪阻塞尿道所致。热重则刺痛，湿重则胀痛，痛愈剧则热愈重。石淋、血淋多为刺痛，膏淋、气淋多为胀痛。尿痛偶可见虚证，由劳逸过度所得，表现为其痛隐隐，尿后空痛。

（一）病因

1. 外感湿热

因下阴不洁，湿热秽浊之邪从下入侵，热蕴膀胱，发为尿痛。

2. 饮食不节

多食辛热肥甘之品，或嗜酒太过，脾胃运化失常，积湿生热，下注膀胱，乃为尿痛。

3. 情志失调

郁怒伤肝，肝失疏泄，膀胱气滞，或气郁化火，气火郁于膀胱，导致尿痛。

4. 劳伤、体虚

劳伤过度，房事不节，多产多育，年老体虚，久病缠身，或久淋不愈，耗伤正气，或妊娠、产后脾肾气虚，致膀胱气化不利，发生本病。

（二）病机

尿痛的基本病理变化为湿热蕴结下焦，肾与膀胱气化不利，病位在膀胱与肾。肾者主水，维持机体水液代谢。膀胱者州都之官，有贮尿与排尿功能。两者脏腑表里相关，经脉相互络属，共主水道、司决渎。湿热等邪蕴结膀胱，或久病脏腑功能失调，均可引起肾与膀胱气化不利，而致淋证。由于湿热导致病理变化及累及脏腑器官的差异，临床上乃有六淋之分。若湿热客于下焦，膀胱气化不利，小便灼热刺痛，则为热淋；若膀胱湿热，灼伤血络，迫血妄行，血随尿出，乃成血淋；若湿热久蕴，熬尿成石，遂致石淋；若湿热蕴久，阻滞经脉，脂液不循常道，小便浑浊，而为膏淋；若肝气失于疏泄，气火郁于膀胱，则为气淋；若久淋不愈，湿热留恋膀胱，由腑及脏，继则由肾及脾，脾肾受损，正虚邪恋，遂成劳淋。若肾阴不足，虚火扰动阴血，亦为血淋；若肾虚下元不固，不能摄纳精微脂液，亦为膏淋；若中气不足，气虚下陷，膀胱气化无权，亦成气淋。可见淋证的发生除膀胱与肾外，还与肝脾相关联。其病理因素主要为湿热之邪。

尿痛的病理性质有实有虚，且多见虚实夹杂之证。初起多因湿热为患，正气尚未虚损，故多属实证。但淋久湿热伤正，由肾及脾，每致脾肾两虚，而由实转虚。如邪气未尽，正气渐伤，或虚体受邪，则成虚实夹杂之证，常见阴虚夹湿热、气虚夹水湿等。因此淋证多以肾虚为本，膀胱湿热为标。

　　淋证虽有六淋之分，但各种淋证间存在着一定的联系。表现在转归上，一方面是虚实之间的转化。如实证的热淋、血淋、气淋可转化为虚证的劳淋；反之，虚证的劳淋，亦可能兼夹实证的热淋、血淋、气淋。而当湿热未尽，正气已伤，处于实证向虚证的移行阶段，则表现为虚实夹杂的证候。此外，气淋、血淋、膏淋等淋证本身，也存在虚实的互相转化。而石淋由实转虚时，由于砂石未去，则表现为正虚邪实之证。另一方面是某些淋证间的相互转化或同时并见。前者如热淋转为血淋，热淋也可诱发石淋。后者如在石淋的基础上，再发生热淋、血淋，或膏淋并发热淋、血淋也可诱发石淋。在虚证淋证的各种证型之间，则可表现为彼此参差互见，损及多脏的现象。

【临证思路】

　　尿痛属于中医"淋证"范畴。尿痛多属实证，由热邪、湿邪、气滞、血瘀，或湿、热、气、瘀交错阻塞尿道所致。尿痛偶可见于虚证，其痛多为隐痛、空痛、坠痛、冷痛。尿痛属于湿热下注者，治宜清热利湿。尿痛属于气滞不宣者，治宜理气行滞。尿痛属于血脉瘀滞者，治宜活血通淋。尿痛属于脾肾两虚者，治宜健脾补肾。尿痛属于气虚下陷者，治宜健脾益气举陷。尿痛由于尿石症引起者，治宜排石、化石。临证当辨虚实进行论治。属邪实者，当以清利为主，并防止伤正；属正虚者，当以补虚固涩为主。

　　辨轻重缓急，重标本虚实。淋证有轻重不同，轻者尿急、尿频、尿痛，但无恶寒、发热、腰痛等，治疗上清热利湿通淋，用药 1 周即可。若见发热、恶寒者，当加以清热解毒之品，且需服药 2 周以上，以免湿热留恋。体虚者感受湿热之邪，先去其邪，之后扶正。年老体虚甚者或淋证日久，须祛邪与扶正兼顾，不可一味苦寒清热，避免邪虽去而正亦伤，正伤而邪易侵，反复发作。老年人尤其注意补益脾肾，遵循肾虚而膀胱热的病机，攻补兼施，温清并用。

　　淋证急发须通淋凉血，迁延日久重补肾化浊。淋证急性期多因湿热蕴结膀胱，治疗上以清热通淋为主，但热结血分，动血伤络，多见尿血，应加入凉血之品，凉血有助于泄热，生地榆、生槐角、大青叶为常用药物。其中地榆生用则凉血清热力专，直入下焦凉血泄热而除疾；生槐角能入肝经血分，善泄热。两药配伍治淋，有明显的解毒、抗菌、消炎作用，能迅速改善尿频、尿急、尿痛等尿路刺激症状。淋证迁延日久，可致肾气虚弱，表现为腰酸、小便淋沥不已、时作时止等，补虚时须配合泄浊化瘀之药。病久阴阳俱虚，可用淫羊藿、肉苁蓉、菟丝子、生地黄、山药、山茱萸益肾固本，加萆薢、生薏苡仁、茯苓、丹参、败酱草、赤芍等泄浊化瘀。

（一）病机辨识

1. 实证

（1）膀胱湿热证：是指由于湿热蕴结膀胱，气化不利所表现的以小便异常为主症的一类证候，在三焦辨证中属于下焦病证范畴。临床表现为尿道灼痛，小便黄赤短少，尿频尿急，小腹胀痛，或浑浊，或尿血，或有砂石，可伴有发热，腰部胀痛，舌红，苔黄腻，脉滑数。本证多因外感湿热之邪，侵及膀胱，或饮食不节，滋生湿热，下注膀胱，使膀胱气化功能失常所致。湿热留滞膀胱，气化不利，下迫尿道，故见尿频尿急，排尿灼痛，尿色黄赤。湿热内蕴，津液被灼，故小便短少。湿热伤及阴络，则见尿血。湿热久恋，煎熬津液成石，故尿中可见砂石。湿热郁蒸，则可发热。下焦湿热波及肾府，故见腰痛。舌红，苔黄腻，脉滑数，为湿热内蕴之表现。

（2）肝郁气滞证：恼怒伤肝，气滞不宣，气郁化火，或气火郁于下焦，影响膀胱气化，则少腹作胀，小便艰涩而痛，余沥不尽，发为气淋，属气淋实证。中气下陷所致气淋，为气淋虚证。所以《医宗必读·淋证》篇指出："气淋有虚实之分。"

2. 虚证

尿痛虚证可见小便涩痛不甚，但淋沥不已，时作时止，遇劳即发，腰膝酸软，神疲乏力，舌质淡，脉细弱。以湿热邪恋、脾肾亏虚、气化无权为病机，治宜补脾益肾为法。

（二）症状识辨

1. 尿痛

小便排出不畅而痛，或伴急迫、灼热等感觉，多因湿热下注所致，见于淋证。六种淋证均有小便频涩，滴沥涩痛，小腹拘急引痛，而各种淋证又有不同的临床表现。热淋起病多急骤，小便赤热，溲时灼痛，或伴有发热，腰痛拒按。石淋以小便排出砂石为主症，或排尿时突然中断，尿道窘迫疼痛，或腰腹绞痛难忍。气淋小腹胀满较明显，小便艰涩疼痛，尿后余沥不尽。血淋为溺血而痛。膏淋证见小便浑浊如米泔水或滑腻如膏脂。劳淋小便不甚赤涩，溺痛不甚，但淋沥不已，时作时止，遇劳即发。

2. 尿血

以小便出血、尿色红赤甚至溺出纯血为主要症状。小便热涩刺痛，尿色深红，或夹有血块，疼痛满急加剧，或见心烦，苔黄，脉滑数，此为血淋之实证。湿热下注膀胱，热盛伤络，迫血妄行，以致小便涩痛有血；血块阻塞尿路，故疼痛满急加剧；如心火亢盛，则可见心烦，苔黄，脉数。尿色淡红，尿痛涩滞不显著，腰酸膝软，神疲乏力，舌淡红，脉细数，此为血淋之虚证。病延日久，肾阴不足，虚火灼络，络伤血溢，则可见尿色淡红，涩痛不明显，伴腰膝酸软。

3. 尿浊

以小便浑浊，白如泔浆为主要症状。小便混浊如米泔水，置之沉淀如絮状，上有浮油如脂，或夹有凝块，或混有血液，尿道热涩疼痛，舌红，苔黄腻，脉濡数，此为实证。病久不已，反复发作，淋出如脂，涩痛反见减轻，但形体日渐消瘦，头昏无力，腰酸膝软，舌淡，苔腻，脉细弱无力，此为虚证。

4. 舌象

舌红苔黄，脉实数，其尿痛主要表现为小便涩痛不利，这是由于湿热蕴结，膀胱气化不利所致；舌淡苔薄，脉细软，其尿痛主要表现为小便频急，痛涩不甚，这是由于脾肾亏虚，膀胱气化无权所致。

（三）治法与处方原则

实则清利，虚则补益，为淋证的基本治则。具体而言，实证以膀胱湿热为主者，治宜清热利湿；以热灼血络为主者，治以凉血止血；以砂石结聚为主者，治以通淋排石；以气滞不利为主者，治以利气疏导。虚证以脾虚为主者，治以健脾益气；以肾虚为主者，治宜补虚益肾。同时正确掌握标本缓急，在淋证治疗中尤为重要。对虚实夹杂者，又当通补兼施，审其主次缓急，兼顾治疗。

（四）用药式

1. 实证

湿热等邪蕴结膀胱，或久病脏腑功能失调，均可引起肾与膀胱气化不利，而致淋证。湿热客于下焦，膀胱气化不利，小便灼热刺痛，则为热淋，治宜清热利湿通淋。利湿通淋，用瞿麦、萹蓄、车前子、滑石、萆薢等；清热解毒，用大黄、黄柏、蒲公英、紫花地丁等。

石淋以小便排出砂石为主症，或排尿时突然中断，尿道窘迫疼痛，或腰腹绞痛难忍，甚则牵及外阴，尿中带血，舌红，苔薄黄，脉弦或带数等，治宜清热利湿，排石通淋。清热利湿通淋，用瞿麦、通草、萹蓄、滑石等；排石化石，用金钱草、海金沙、鸡内金、石韦等；活血化坚，用穿山甲、虎杖、王不留行、牛膝等；理气导滞，用青皮、乌药、沉香等。腰腹绞痛者，加芍药、甘草以缓解止痛；若尿中带血，可用小蓟、生地黄、藕节以凉血止血，去穿山甲、王不留行；小腹胀痛者，加木香、乌药行气通淋；伴有瘀滞，舌质紫者，加桃仁、红花、皂角刺，加强破气活血、化瘀散结作用。石淋日久，证见神疲乏力，少腹坠胀者，为虚实夹杂，治以标本兼顾，用补中益气汤加金钱草、海金沙、冬葵子益气通淋；腰膝酸软，腰部隐痛者，加杜仲、续断、补骨脂补肾益气；肾阳亏虚见形寒肢冷，夜尿清长者，加巴戟天、肉苁蓉、肉桂；肾阴亏耗，见舌红口干者，配生地黄、熟地黄、麦冬、鳖甲。伴有湿热见症时，可参照热淋治疗。绞痛缓解，多无明显自觉症状，可常用金钱草煎汤代茶饮。若结石过大，阻塞尿路，肾盂严重积水者，宜手术治疗。

2. 虚证

尿痛虚证可见小便涩痛不甚，但淋沥不已，时作时止，遇劳即发，腰膝酸软，神疲乏力，舌质淡，脉细弱。以湿热邪恋，脾肾亏虚，气化无权为病机，治宜补脾益肾。补气健脾，用党参、黄芪、山药、莲子肉等；化湿利水，用茯苓、薏苡仁、泽泻、扁豆衣等；益肾固摄，用山茱萸、菟丝子、芡实、金樱子、煅牡蛎等。

【辨证论治】

1. 膀胱湿热证

证候：症见小便涩痛频数，或量少而短赤灼热，或有血尿，小腹胀满，口苦口黏，或口渴不欲饮，或大便不畅，舌质红，舌根苔黄腻，脉数。

治法：清热泻火，利湿通淋。

代表方：八正散加减，常用木通、车前子、萹蓄、瞿麦、栀子、滑石、甘草、大黄等。心烦、口舌生疮糜烂者，加生地黄、淡竹叶、莲子心，以清心火、利湿热；舌苔黄腻者，可加苍术、黄柏，加强清化湿热作用。

2. 尿道阻塞证

证候：尿痛，尿血，腰背刺痛或酸痛，夜间加重，尿少而频，舌质紫暗或有瘀点，脉细涩。

治法：行瘀散结，通利水道。

代表方：代抵当丸加减，常用当归尾、桃仁、穿山甲、大黄、芒硝、生地黄、肉桂等。瘀血较重，加红花、川牛膝、三棱、莪术增强活血化瘀作用；病久血虚，面色不华，加黄芪、丹参、赤芍养血行瘀；尿路结石致尿道阻塞，疼痛不适，加金钱草、鸡内金、萹蓄、瞿麦通淋利尿排石。

3. 肾气亏虚证

证候：小便隐痛，或数或清长，神疲乏力，腰膝酸软，面色晦暗，舌淡，苔薄润，脉沉细无力，尺脉弱。

治法：补肾温阳，化气行水。

代表方：济生肾气丸加减，常用茯苓、附子、泽泻、山茱萸、山药、车前子、牡丹皮、川牛膝、熟地黄、肉桂等。腰痛甚者，加巴戟天、杜仲、续断、桑寄生补肾强腰；小腹下坠者，加黄芪、升麻、党参以升阳益气。

【其他疗法】

（一）中成药

1. 热淋清颗粒

具有清热泻火、利尿通淋作用，用于下焦湿热所致的热淋，症见尿频、尿急、尿痛者。每次8g，每日3次。

2. 复方金钱草颗粒

具有清热利湿、通淋排石作用，用于湿热下注所致的热淋、石淋，症见尿频、尿急、尿痛、腰痛者。每次6g，每日3次。

3. 石淋通片

具有清热利尿、通淋排石的作用，用于湿热下注所致的热淋、石淋，症见尿频、尿急、尿痛者。每次 5 片，每日 3 次。

4. 尿感宁冲剂

具有清热解毒利尿作用，主治湿热下注。每次 1 包，每日 3 次。

（二）单方验方

1. 猪小肚两个，生车前草 60g，小茴香 6g，水煎服。每日 1 次。

2. 丹参 30g，赤小豆 30g，水煎服。每日 1 次。

3. 猪横脷 150g，粟米 2 条，扁豆 30g，蜜枣 3 枚，陈皮 3g，水煎服。每日 1 次。

4. 黄芪 30g，赤小豆 30g，鲫鱼 1 条（约 250g），水煎服。每日 1 次。

5. 向日葵茎髓 60g，水煎煮沸，每日代茶饮。30 天为 1 个疗程。病程短、病情轻者，连服 1~3 个疗程；病程长、病情重者，连服 6 个月至 1 年，甚至长期服用。

6. 薏苡附子败酱散：败酱草 50g，薏苡仁、蒲公英各 30g，金银花 25g，熟地黄、鹿角霜、金樱子、赤芍各 20g，附子、竹叶、瞿麦、山茱萸、山药、川楝子、橘核、小茴香、芦巴子、芡实、桃仁、丹参、甘草各 15g。上述药物用水煎煮后去渣取汁，每日 1 剂，早晚 2 次分服。

（三）坐浴法

1. 野菊花、苦参、马齿苋、败酱草各 30g，延胡索 15g，当归 12g，槟榔 10g，加水煎 1500~2000mL。温水坐浴 30 分钟，隔日一次。

2. 蒲公英 30g，白芷 30g，大黄 30g，甘草 10g，萆薢 30g，上药煎至一盆。温水坐浴 30 分钟，隔日一次。

（四）针灸疗法

1. 体针

取穴：以足太阴脾经、足厥阴肝经腧穴为主，取秩边、水道、三阴交、天枢、太冲。

针刺方法：毫针泻法。

2. 耳针

取穴：内分泌、皮质下。

针刺方法：中等刺激，留针 20 分钟，每日 1 次。或贴耳穴。

3. 激光照射

取穴：秩边、中极、次髎，或会阴、白环俞。

操作方法：局部穴位照射 30 分钟，每日 1 次，10 次为一疗程。

4. 平衡针

取穴：升提穴、臀痛穴、水道。

针刺方法：45°斜刺，平补平泻。

5. 芒针

取穴：秩边、水道、气海、关元、归来、足三里、阴陵泉。

针刺方法：平补平泻。

（五）药膳疗法

1. 赤小豆鲫鱼粥

鲫鱼 1 条，赤小豆 50g。先煮鱼取汁，另水煮赤小豆做粥，临熟入鱼汁调匀，晨起做早餐食之。鲫鱼、赤小豆均具行水消肿利小便之功效，故相合为粥食之，可治疗湿浊下注之尿痛。

2. 丝瓜粥

鲜丝瓜嫩者 1 条，白米 50g，白糖适量。如常法煮米做粥，未熟时放入鲜丝瓜（洗净切成粗段），待粥熟去丝瓜，加糖。可做早餐食之。丝瓜甘凉，清热利湿解毒，可用以治疗湿热型尿痛。

3. 马兰莲子汤

鲜马兰头 20g，鲜白茅根 120g，莲子（去心）12g，白糖适量。先将马兰头、鲜茅根加清水适量，火煮取汁，再加水发莲子、红枣、清水适量，用文火煮 1 小时左右，食时加白糖调味，饮汤食莲子、红枣，可以治疗下焦湿热型尿痛。

【预防调护】

1. 注意外阴清洁，不憋尿，多饮水，每 2~3 小时排尿一次。房事后即行排尿，防止秽浊之邪从下阴入侵。

2. 避免纵欲过劳，保持心情舒畅。

3. 忌辛辣饮食，保持心情舒畅，切忌七情过极。

4. 树立治疗信心，积极锻炼身体，提高抵抗力。

第二节　尿　频

尿频指排尿次数增多，时欲小便。一般来说，正常成人白天小便次数平均 4~5 次，夜间平均 0~1 次，每次尿量约 300mL。若成人每日排尿超过以上次数，可称为尿频。尿频可分为总尿量增多（每次尿量不减少）和膀胱容量减少（每次尿量亦减少）。前者常见于糖尿病、尿崩症、急性肾衰竭的多尿期等，若 24 小时均见尿频，多见于前列腺增生症、膀胱过度活动综合征（OAB）等；后者表现为尿频而尿量减少，多见于热淋，急性膀胱炎、尿道炎（包括淋病、非淋病性尿道炎等）、小儿龟头包皮炎等。年逾 50 岁的男性出现夜尿增多，多见于前列腺增生症，在中医学中属于"精癃病"的范畴。中医将尿频称为"小便频数""小便数""溲数"等。

【源流】

关于尿频，在《黄帝内经》中有"小便数""溲数""遗溺"等的记载。如《灵枢·经脉》就有"风寒，汗出中风，小便数而欠"的记载。《宣明五气》曰："膀胱不利为癃，不约为遗溺。"《五癃津液别》曰："天寒则腠理闭，气湿不行，水下留于膀胱，则为溺与气。阴阳不和，则使液溢而下流于阴，髓液皆减而下，下过度则虚，虚故腰背痛而胫酸。"《骨空论》曰："督脉为病，癃、痔、遗溺。"《经脉》曰："肝所生病者，遗溺，闭癃。"《痹论》曰："淫气遗溺，痹聚在肾。"《气厥论》曰："心移寒于肺，肺消。肺消者，饮一溲二，死不治。"《脉要精微论》曰："仓廪不藏者，是门户不要也。水泉不止者，是膀胱不藏也。得守者生，失守者死。"《本输》曰："三焦者，足少阴太阳之所将，实则闭癃，虚则遗溺。"

【病因病机】

中医认为小便频数可由多种原因引起，病变主要涉及肾和膀胱，且与肝、脾、肺、心有关。《诸病源候论·小便病诸候》记载："小便数者，膀胱与肾俱虚，而有客热乘之故也。肾与膀胱为表里，俱主水，肾气下通于阴，此二经既虚，致受于客热，虚则不能制水，故令数小便热则水行涩，涩则小便不快，故令数起也。"临床上本病既可见于虚证，也可见于实证。虚证多由肾虚精亏，肾气不固，封藏失职，不能制约，或气虚下陷，固摄无力，以致膀胱气化失司，不能约束所致。实证多由湿热下注，蕴结下焦，影响膀胱气化功能，以致膀胱约束不利，或心火下移小肠，膀胱气化失司，尿液排泄失常而致。

（一）病因

中医学中认为引起尿频的病因较多，如外感湿热、内伤饮食、情志失调等。

1. 外感湿热

因下阴不洁，湿热秽浊之邪从下入侵，热蕴膀胱，发为小便频数。

2. 情志失调

郁怒伤肝，肝失疏泄，膀胱气滞，或气郁化火，气火郁于膀胱，导致小便频数。

3. 饮食不节

多食辛热肥甘之品，或嗜酒太过，脾胃运化失常，积湿生热，下注膀胱，乃为小便频数。

4. 劳伤、体虚

劳伤过度，房事不节，多产多育，年老体虚，久病缠身，或久淋不愈，耗伤正气，或妊娠、产后脾肾气虚，导致膀胱气化不利，发生尿频。

（二）病机

尿频主要涉及肾与膀胱，与肺、肝、脾有关，既可见于虚证，又可见于实证。尿频的基本病理变化为湿热蕴结下焦，肾与膀胱气化不利。小便频数，短赤而急迫，为下焦湿热；小便频数，量多色清，夜间尤甚，为下焦虚寒，多因肾阳不足，肾气不固，膀胱失约所致。肾者主水，维持机体水液代谢；膀胱者，州都之官，有贮尿与排尿功能。两者脏腑表里相关，经脉相互络属，共主水道、司决渎。湿热等邪蕴结膀胱，或久病脏腑功能失调，均可引起肾与膀胱气化不利，而致尿频。

【辨治思路】

（一）病机辨识

1. 实证

膀胱湿热证：是指由于湿热蕴结膀胱、气化不利所致的以小便异常为主症的一类证候，在三焦辨证中属于下焦病证范畴。其临床表现为尿频尿急，小腹胀痛，尿道灼痛，小便黄赤短少，或浑浊，或尿血，或有砂石，可伴有发热，腰部胀痛，舌红，苔黄腻，脉滑数。本证多因外感湿热之邪，侵及膀胱，或饮食不节，滋生湿热，下注膀胱，致使膀胱气化功能失常所致。湿热留滞膀胱，气化不利，下迫尿道，故尿频尿急，排尿灼痛，尿色黄赤。

2. 虚证

（1）肾气不固证：是由于肾气亏虚，封藏固摄功能失职所致的证候。临床表现为腰膝酸软，神疲乏力，耳鸣失聪，小便频数而清，或尿后余沥不尽，或遗尿，或夜尿频多，或小便失禁，男子滑精、早泄，或女子胎动易滑，舌淡，苔白，脉弱。本证多由年老体弱，肾气亏虚，或先天禀赋不足，肾气不充，或久病劳损，耗伤肾气所致。肾为封藏之本，肾气有固摄下元之功。肾气亏虚，膀胱失约，故见小便频数清长，或尿后余沥不尽，或夜尿频多，或遗尿，甚或小便失禁；精关不固则精易外泄，故男子可见滑精、早泄；腰膝酸软，耳鸣失聪，神疲乏力，舌淡，脉弱，均为肾气亏虚，失于充养所致。

（2）肾阳虚证：是指由于肾阳虚衰，温煦失职，气化失权所导致的一类虚寒性证候。其临床表现为面色苍白或黧黑，腰膝酸冷，形寒肢冷，尤以下肢为甚，神疲乏力，男子阳痿，早泄，精冷，性欲减退，大便稀溏，五更泄泻，小便频数、清长，夜尿多，舌淡，苔白，脉沉细无力，尺部尤甚。本证多因素体阳虚，或年老命门火衰，或久病伤阳，它脏累及于肾，或因房事太过，日久损及肾阳所致。肾主骨，腰为肾之府，肾阳虚衰，腰膝失于温养，故见腰膝酸冷。肾居下焦，阳气不足，温煦失职，故形寒肢冷，且以下肢发冷尤甚；阳虚气血温运无力，面失所荣，故面色苍白；肾阳虚惫，阴寒内盛，则呈本脏之色而黧黑；阳虚不能鼓舞精神，则神疲乏力。肾主生殖，肾阳不足，命门火衰，生殖机能减退，男子则见阳痿、早泄、精冷。肾司二便，肾阳不足，温化无力，故见小便频多，夜尿，大便稀溏或五更泄泻。舌淡苔白，脉沉细无力，尺脉尤甚，均为肾阳不足之象。

（二）症状识辨

1. 尿频

尿频即排尿次数增多，时欲小便。湿热等邪蕴结膀胱，或久病脏腑功能失调，均可引起肾与膀胱气化不利，而致尿频。湿热客于下焦，膀胱气化不利而致的小便频数刺痛，治宜清热利湿通淋。肾气亏虚，封藏固摄功能失职导致的小便频数，治疗当健脾补肾益气。

2. 舌象

舌根苔黄腻，舌质红，脉数，尿频伴涩痛，或量少而短赤灼热，是由于湿热蕴结，膀胱气化不利所致；舌红苔少，脉细数，尿频伴尿道灼痛，午后尤甚，是由于阴虚火旺所致；口舌生疮，舌红，脉数，尿频，茎中灼痛，排尿不畅，尿色黄赤，是由于心火下移膀胱所致；舌淡，苔薄润，脉沉细无力，尺脉弱，尿频，或见小便清长，是由于肾气亏虚所致。

（三）治法与处方原则

对尿频的治疗，当根据虚实进行论治，切忌一味补涩。属邪实者，当以清利为主，并防伤正；属正虚者，当以补虚固涩为主。具体而言，实证以膀胱湿热为主者，治宜清热利湿；以气机不利为主者，治以利气疏导。虚证以脾虚为主者，治以健脾益气；以肾虚为主者，治宜补虚益肾。同时正确掌握标本缓急，在尿频治疗中尤为重要。对虚实夹杂者，又当清补兼施，审其主次缓急，兼顾治疗。

（四）用药式

1. 实证

湿热等邪蕴结膀胱，或久病脏腑功能失调，均可引起肾与膀胱气化不利，而致尿频。湿热客于下焦，膀胱气化不利，频数涩痛，或量少而短赤灼热，治宜清热利湿。清热利湿用木通、车前子、萹蓄、瞿麦、山栀、滑石、甘草、大黄等。心火下移膀胱致小便频数，茎中灼痛，排尿不畅，尿色黄赤，治以清心利尿，用生地黄、木通、淡竹叶、黄芩、甘草等。

2. 虚证

尿频虚证可见小便数或小便清长，神疲乏力，腰膝酸软，面色晦暗，舌淡，苔薄润，脉沉细无力，尺脉弱。以肾气亏虚、气化无权为病机，治疗以补肾温阳、化气行水为法。补肾温阳用茯苓、附子、泽泻、山茱萸、山药、车前子、牡丹皮、川牛膝、熟地黄、肉桂等。

【辨证论治】

1. 膀胱湿热证

证候：小便频数涩痛，或量少而短赤灼热，小腹胀满，口苦口黏，或口渴不欲饮，或大便不畅，舌质红，舌苔根黄腻，脉数。

治法：清热利湿。

代表方：八正散，常用木通、车前子、萹蓄、瞿麦、山栀、滑石、甘草、大黄等。心火较著者，加生地黄、淡竹叶、莲子心，以清心火、利湿热；舌苔黄腻者，可加苍术、黄柏，加强清化湿热作用。

2. 阴虚火旺证

证候：小便频数，尿道灼痛，午后尤甚，夜暮潮热，口渴喜饮，舌红苔少，脉细数。

治法：滋阴降火。

代表方：知柏地黄丸加减，常用知母、黄柏、熟地黄、山药、山茱萸、茯苓、泽泻、牡丹皮等。

3. 心火下移证

证候：小便频数，茎中灼痛，排尿不畅，尿色黄赤，心烦口渴，口舌生疮，舌红，脉数。

治法：清心利尿。

代表方：导赤散加减，常用生地黄、木通、淡竹叶、黄芩、甘草等。

4. 肾气亏虚证

证候：小便数或清长，神疲乏力，腰膝酸软，面色晦暗，舌淡，苔薄润，脉沉细无力，尺脉弱。

治法：补肾温阳，化气行水。

代表方：济生肾气丸加减，常用茯苓、附子、泽泻、山茱萸、山药、车前子、牡丹皮、川牛膝、熟地黄、肉桂等。腰痛甚者，加巴戟天、杜仲、续断、桑寄生补肾强腰；小腹下坠者，加黄芪、升麻、党参以升阳益气。

【其他疗法】

（一）中成药

1. 前列舒乐颗粒

具有补肾益气、化瘀通淋的作用，用于脾肾亏虚、气滞血瘀而尿频者。每次 4g，每日 3 次。

2. 萆薢分清丸

具有分清化浊、温肾利湿的作用，用于肾不化气、清浊不分而尿频、白浊者。每次 6g，每日 2 次。

3. 金匮肾气丸

具有补肾益气、化气行水的作用，用于尿频、肾虚水肿、腰膝酸软、畏寒肢冷者。每次 4g，一日 2 次。

4. 缩泉丸

具有补肾缩尿之功，用于肾虚之小便频数、夜卧遗尿者。每次 3~6g，每日 3 次。

（二）单方验方

1. 补骨脂 30g，胡桃肉 120g。胡桃肉先煎候熟，取肉留汤，再入补骨脂煎服。熟胡桃肉可食服。

2. 韭菜子 150g，酒浸，瓦上焙干为末，酒糊为丸如绿豆大，朱砂为衣。每早空腹服 9g。

3. 芡实、山茱萸、枸杞子各 15g，续断、龙骨、杜仲各 10g，食盐 3~5g。水煎服。

4. 炒韭菜子 10g，核桃仁 1 个。水煎加黄酒引，连服 3 日。

（三）外治疗法

1. 敷贴疗法

药物：五倍子 1 份，五味子 1 份，吴茱萸 1 份，金樱子 2 份。

操作：上药共研细末，贮瓶备用。每次取适量，用生姜汁和清醋调成稠糊状，敷贴于肾俞、膀胱俞、关元、命门、涌泉。每次敷贴 4~6 小时，每日 1 次，1 个月为一疗程。

2. 中药坐浴

药物：黄柏 30g，黄连 30g，苦参 30g，五倍子 20g，菟丝子 20g，苍术 30g，赤芍、白芍各 20g。

操作：将上药加清水至 1000mL，煎沸去渣后药液倒入盆中，趁热熏蒸外阴，待温度尚可时再坐浴 15~30 分钟。每日 1 次，7 天为一疗程。

（四）针灸疗法

1. 体针治疗

取穴：百会、列缺（双）、三阴交（双）、次髎。肾气亏虚者，补气海、肾俞；肾阳虚者，针命门，雀啄灸关元；肝郁者，泻太冲；湿热下注者，泻阴陵泉。

操作方法：采用仰卧位，常规针刺百会、列缺（双）、三阴交（双）20 分钟，俯卧位取次髎（双），以 2 寸或 2.5 寸毫针向下斜刺入第二骶后孔中，针刺深度为 1.5~2 寸，有触电样放射式针感至前阴后留针 15 分钟。隔日 1 次，5 次为一疗程，间隔 3 天，继续下一疗程。

2. 灸法治疗

药物：木香、淫羊藿、补骨脂、黄芪、辣椒。

取穴：肾俞、中极、关元。

操作方法：以上药物加工后敷贴于穴位及患部，使局部皮肤充血、起疱。隔日 1 次，每次 4 小时，共 30 天。

3. 耳穴治疗

取穴：膀胱、尿道、肾、枕、脑点、神门。外阴过敏者加过敏区；失眠、多梦者可加皮质下、心、口、神经衰弱点；心烦、易怒者可加心、肝、胆、内分泌；尿道功能障碍者加肝、三焦；面色萎黄、纳呆者加脾、胃；气阴两虚者加脾、肾、肝、肾上腺。

操作方法：将嵌入王不留行籽的胶布贴在选定的穴位敏感点上，并嘱患者每天按压 5~6 次，每次按压 2~3 分钟，以耳郭发热或敏感点出现轻微疼痛为度。每隔 3 天贴 1 次，5 次为一个疗程，持续 3 个疗程。

4. 穴位注射治疗

取穴：关元、三阴交。

操作方法：用无菌注射器抽取山莨菪碱 10mg，关元、三阴交穴位常规消毒，刺入回抽无血后每穴注射 1/3 药液。每日 1 次，10 次为一疗程，治疗 2 个疗程后评价疗效。

（五）药膳疗法

1. 猪腰白果粥

猪腰子（猪肾）1 对，白果仁 15g，粳米 100g。将猪肾对半剖开，取出筋脉，洗净后切成薄片，白果仁捣碎后和粳米同放砂锅内，加水适量文火煮粥。具有补肾缩尿之功，用于肾虚型尿频。

2. 核桃栗子粥

核桃仁、栗子各 20g，小米 100g。将核桃仁、栗子捣烂和小米同放锅内，加水适量煮粥，代早餐食用。用于脾肾亏虚型尿频。

3. 莲子芡实粥

莲子、芡实、枸杞子各 30g，桂圆 20g，小米 100g。将莲子、芡实捣碎，桂圆去壳，和小米同放砂锅内，加水适量，文火煮粥，代早餐食。用于脾虚型尿频。

4. 鸡内金桑螵蛸粉

鸡内金 100g，桑螵蛸 50g，菟丝子 100g。分别微炒后研成细粉过筛混匀，每日早晚各用温米汤送服 10g。用于肾虚型尿频。

5. 茴桂糯米糕

小茴香 10g，肉桂 5g，糯米 60g。将小茴香、肉桂炒焦，分别研成细粉，混匀，糯米蒸熟，趁热蘸茴香、肉桂粉吃，每日一次。用于肾虚型尿频。

（六）护理

以辨证施护为主导，注重心理疏导与强化膀胱功能训练。

1. 心理疏导

加强宣教工作，引导患者分散注意力，解除紧张焦虑情绪，加强社会支持，鼓励家属多与患者沟通交流。

2. 膀胱功能训练

与患者共同制定出长远的训练计划，鼓励患者每天坚持锻炼。有意识地使骨盆底部肌肉紧缩和放松，同时加强会阴部的肌肉锻炼，如做肛门和尿道括约肌的收缩动作锻炼。每日 3 次，每次锻炼 15~30 次，坚持长期训练。

【预防调护】

1. 不宜饮酒及过食辛辣，少饮浓茶、浓咖啡，保持大便通畅。
2. 积极治疗全身性疾病和泌尿生殖系统疾病。
3. 避免会阴部受潮湿和阴冷刺激，患病时禁房事，避免性兴奋。
4. 早诊断，早治疗，切忌讳疾忌医，隐瞒病情，贻误治疗时机。
5. 劳逸结合，适当配合体育锻炼，以调整体内的阴阳平衡。

第三节　尿　急

尿急是指有尿意便迫不及待地要排出而不能自制的症状。当膀胱的容量和功能正常时，因环境条件不允许，有尿意时可以延迟排尿。但有严重的急性炎症或膀胱容量过小时，则不能自制。尿急常与尿频同时存在。

本病在中医学中属"淋证""小便不禁"的范畴。根据本病的临床表现，相当于西医学中的急、慢性尿路感染，泌尿道结核，急、慢性前列腺炎，腺性膀胱炎，以及尿道综合征等疾病，凡是具有中医学淋证特征的均可参照本节内容辨证论治。

【源流】

有关淋之病名的记载始于《黄帝内经》。《诸病源候论》将淋证分为石、劳、气、血、膏、热、寒七种，而以"诸淋"统称之。《外台秘要》指明了五淋的内容："集验论五淋者，石淋、气淋、膏淋、劳淋、热淋也。"小便不禁见于《备急千金要方》，即清醒时小便自出不觉，或小便频数难以自制。《诸病源候论》认为："小便不禁者，肾气虚，下焦受冷也。"

【病因病机】

（一）病因

1. 湿热之邪

湿热之邪侵犯下焦，侵入膀胱，膀胱湿热蕴结，气化失司，水道不利，遂发淋病。

2. 饮食不节

平素喜食肥甘厚腻之品，或嗜酒过度，酿成湿热，下注膀胱，湿热秽浊毒邪侵入膀胱，或肝胆湿热下注皆可使湿热蕴结下焦，膀胱气化不利，发为热淋，导致小便不能自控。

3. 情志郁怒

恼怒伤肝，肝郁气滞，肝失疏泄，或气机郁于下焦，致肝气郁结，膀胱气化不利，发为气淋。

4. 脾肾亏虚

湿热耗伤正气，劳累过度，房事不节，或年老、久病、体弱皆可致脾肾亏虚。脾虚而中气不足，气虚下陷，则发为气淋；肾虚而下元不固，肾失固摄，不能制约脂液，脂液下注，随尿而出，则发为膏淋；肾虚而阴虚火旺，火热灼伤脉络，血随尿出，则发为血淋；病久伤正，遇劳即发者，则为劳淋。

（二）病机

"诸淋者，由肾虚而膀胱热故也。"淋证的病位在肾与膀胱，且与肝脾有关。其病机主要是肾虚、膀胱湿热，气化失司。肾与膀胱相表里，肾气的盛衰，直接影响膀胱的气化与开合。淋证日久不愈，热伤阴精，湿伤阳气，导致肾虚；肾虚日久，湿热秽浊邪毒易侵入膀胱，引起淋证反复发作。因此，肾虚与膀胱湿热在淋证的发生、发展及病机转化中具有重要的意义。淋证有虚有实，初病多实，久病多虚，初病体弱及久病患者亦可虚实并见。实证多在膀胱和肝，虚证多在肾和脾。

【临证思路】

（一）病机辨识

1. 实证

实证的突出表现为"痛"，可为尿道涩痛、刺痛、抽痛、热痛等，并伴有实证的其他表现，如发热、口渴、心烦等。

2. 虚证

多表现为尿频、小便淋沥不尽、尿痛不显著，并伴有虚象，如倦怠乏力、小腹重坠等。

（二）治法与处方原则

实则清利、虚则补益是淋证的基本治则。具体而言，实证以膀胱湿热为主者，治宜清热利湿；以热灼血络为主者，治以凉血止血；以砂石结聚为主者，治以通淋排石；以气滞不利为主者，治以利气疏导。虚证以脾虚为主者，治以健脾益气；以肾虚为主者，治宜补虚益肾。同时正确掌握标本缓急，在淋证治疗中尤为重要。对虚实夹杂者，又当通补兼施，审其主次缓急，兼顾治疗。

（三）用药式

1. 实证

热淋：小便频数短涩，灼热刺痛，溺色黄赤，少腹拘急胀痛，或有寒热，口苦，呕恶，或有腰痛拒按，或有大便秘结，苔黄腻，脉滑数。常用药有木通、萹蓄、车前子等。

石淋：尿中有砂石，排尿涩痛，或排尿时突然中断，尿道窘迫疼痛，少腹拘急，往往突发，一侧腰腹绞痛难忍，甚则牵及外阴，尿中带血，舌红，苔薄黄，脉弦或带数。常用药有石韦、车前子等。

血淋：小便热涩刺痛，尿色深红，或夹有血块，疼痛满急加剧，或见心烦，舌尖红，苔黄，脉滑数。常用药有小蓟、蒲黄等。

气淋：郁怒之后，小便涩滞，淋沥不宣，少腹胀满疼痛。常用药有沉香、橘皮等。

膏淋：小便浑浊，乳白或如米泔水，上有浮油，置之沉淀，或伴有絮状凝块物，或混有血液、血块，尿道热涩疼痛，尿路阻塞不畅，口干，舌质红，苔黄腻，脉濡。常用药有萆薢、黄柏等。

2. 虚证

劳淋：小便不甚赤涩，溺痛不甚，但淋沥不已，时作时止，病程缠绵，遇劳即发，腰膝酸软，神疲乏力，舌质淡，脉细弱。常用药有山药、杜仲等。

3. 虚实夹杂

石淋：病久砂石不去，可伴见面色少华，精神萎顿，少气乏力，舌淡边有齿印，脉细而弱；或腰腹隐痛，手足心热，舌红少苔，脉细带数。常用药有石韦、车前子等。

血淋：小便热涩刺痛，尿色深红，或夹有血块，疼痛满急加剧，或见心烦，舌尖红，苔黄，脉滑数。常用药有小蓟、藕节等。

气淋：郁怒之后，小便涩滞，淋沥不宣，少腹胀满疼痛，舌红，苔黄，脉弦。常用药有沉香、橘皮等。

膏淋：小便浑浊，乳白或如米泔水，上有浮油，置之沉淀，或伴有絮状凝块物，或混有血液、血块，尿道热涩疼痛，尿路阻塞不畅，口干，苔黄腻，舌质红，脉濡。常用药有萆薢、茯苓等。

【辨证论治】

1. 急性期

急性期多见于淋证初发或缓解期急性发作者。患者年龄相对较轻，病程较短，多为实证，临床以小便频急涩痛为主要表现，尤其以尿痛为主症，多见于热淋、血淋、石淋、气淋诸证。急性期病机以膀胱湿热为主，因此清热利湿是治疗急性期的主要法则。

（1）热淋

证候：小便频数短涩，灼热刺痛，溺色黄赤、混浊，伴有发热、腰痛，口苦，恶心，呕吐，大便秘结，舌红苔黄厚腻、脉滑数等。尿检可见大量白细胞、脓细胞。

治法：清热利湿通淋。

代表方：八正散加减。

（2）血淋

证候：小便热涩刺痛，尿色深红或夹有血块，腰腹痛，或者心烦，苔黄，脉滑数。

治法：清热通淋，凉血止血。

代表方：小蓟饮子加减。

（3）石淋

证候：突发腰腹绞痛难忍，少腹拘急，排尿中断，尿道窘迫疼痛，尿中夹有砂石，或尿中带血，舌红苔薄黄，脉弦或弦数。现代医学检查提示有肾、输尿管和膀胱结石等。

治法：清热利湿，通淋排石。

代表方：石韦散加减。

（4）气淋

证候：心烦，胸胁满闷，或气窜疼痛，情志抑郁，头晕目眩，尿频尿急，遇情志刺激则发作或加重，舌红，脉弦。

治法：行气解郁，利气疏导。

代表方：沉香散加减。

2. 缓解期

淋证急性期经清热解毒、利湿通淋治疗后，大部分患者可痊愈，少部分患者进入缓解期，此时湿热邪气已大部分祛除，正虚之本逐渐显露，病机上正气亏虚为主，兼下焦湿热未清。因此治疗时强调扶正，尤其注重健脾补肾、调补冲任，在扶正的基础上配伍少量清热利湿药，既可增强体质，提高机体防御功能，又可清除余邪，防止复发，促其痊愈。缓解期可从以下证型进行辨治。

（1）脾肾阳虚证

证候：尿频尿清，淋沥不净，伴神疲乏力，腰酸痛，面色㿠白，畏寒肢冷，尤其腰及下半身或膝以下发凉，大便溏薄，舌淡胖或舌质嫩，苔白或白腻，脉沉弱或微弱、细弱。

治法：温补脾肾，温通膀胱。

代表方：附子理中汤加减。若腰膝冷痛、夜尿频多甚者，选用金匮肾气丸加减；若精神萎靡、嗜卧欲寐、四肢厥冷者，治宜温阳散寒，以四逆汤化裁；若脾肾阳虚，寒凝经脉，症见腰酸肢冷、四肢发凉疼痛、遇寒加重、脉沉微细者，以当归四逆汤养血散寒，温通经脉。

（2）阴虚火旺证

证候：尿频尿急，排尿不畅，或小便涩滞，欲出不尽，腰膝酸软，头昏耳鸣，倦怠乏力，低热，手足烦热，口干咽燥，眠差多梦，苔薄黄或少苔，脉细数。

治法：滋阴补肾，清热降火。

代表方：知柏地黄汤合二至丸加减。

（3）脾肾气虚证

证候：小便频数，淋沥不适，尿意不尽，神疲乏力，不耐劳累，纳差便溏，或伴有小腹、会阴部坠胀，时轻时重，遇劳则发，腰酸痛，面色无华，舌淡苔白腻，脉沉细。

治法：健脾补肾，益气升清。

代表方：补中益气汤加减。

（4）冲任虚损证

证候：小便频急，淋沥不已，伴有烦躁易怒，烘热汗出，言多不休，苔薄黄，脉弦或弦数。

治法：调补冲任。

代表方：二仙汤加减。

【其他疗法】

（一）中成药

常用三金片、宁泌泰胶囊、金砂五淋丸等。

（二）外治疗法

坐浴：苦参、土茯苓、黄柏、蛇床子各50g。水煎后坐浴，日1次。

（三）针灸疗法

取关元、气海、大赫、阴陵泉、肾俞、膀胱俞、中极、三阴交、曲骨、横骨、肓俞、太溪、百会。留针15分钟，行针2~3次，每日1次，10次为一疗程。

【预防调护】

1. 注意自我保健，加强身体锻炼，预防感冒，积极治疗身体其他部位的感染，提高机体免疫力。

2. 清淡饮食，禁酒及辛辣刺激之物，适度性生活。

3. 适量运动，不宜长时间骑马、骑车和久坐。

第四节 乳糜尿

乳糜尿是以小便混浊，白如泔浆，排尿时并无疼痛为主症的病证。中医学中并无乳糜尿的名称，根据临床证候群可以归属中医的"膏淋""尿浊"等范畴。西医也称乳糜尿，常见于丝虫病、腹腔结核、肿瘤、胸腹部创伤或大手术、原发性淋巴管疾病等疾病，可参考本症进行辨证论治。

【源流】

关于本病的记载最早见于《伤寒论·辨少阴病脉证并治》，"若小便色白者，少阴病形悉具，小便色白者，以下焦虚有寒，不能制水，故令色白也。"并对其症状及病因病机，做了简要的叙述。明·张景岳认为，"阳常不足，阴常有余"，人体脏腑之间的阴阳平衡破坏后，导致脾胃运化腐熟受损，损耗人体阳气，阳气虚弱，阴寒内盛，致膀胱气化无力，从而发生乳糜尿。《丹溪心法》云："真元不足，下焦虚寒，小便白浊，凝如膏糊。"

关于乳糜尿的发病原因，《黄帝内经》曰："中气不足而溲便为之变。"《诸病源候论》曰："诸淋者，由肾虚而膀胱热故也。""膏淋者，淋而有肥，状似膏，故谓之膏淋，亦曰肉淋，此肾虚不能制于肥液，故与小便俱出也。"《医学心悟》曰："浊之因有二种，一由肾虚败精流注；一由湿热渗入膀胱，肾气虚，补肾之中必兼利水。盖肾经有二窍，溺窍开则精窍闭也。湿热者，导湿之中必兼理脾，盖土旺则能胜湿，以土坚凝，则水自澄清也。"

【病因病机】

（一）病因

1. 湿热下注

虫毒浸淫，积久化热，流注下焦，脂液外泄或脾虚不运化水液而生湿，湿郁化热，湿热下注，均可导致膀胱气化不利，不能制约脂液，下注而成乳糜尿，或热甚伤络，脂血并溢成乳糜血尿。

2. 络脉瘀阻

因寒、热、气等多种原因，导致络脉气血失和，瘀血内阻，血出脉络，脂溢脉外，血随脂液而下。

3. 中气不足

病久导致中气不足，气虚不能固摄而脂液精微下流或脾胃不能统血，脾不摄精，血脂并下。

4. 肾阳衰微

久病元气耗伤，或年老体弱之肾阳不足，命门火衰，泌藏失司，固摄无权，精微脂液下流。

5. 脾肾阳虚

久病脾虚及肾，不能充养肾精，致使肾阳亦虚，下元亏损，精微下注。

6. 脾虚湿困

饮食不节，久劳体倦或久居湿地，涉水淋雨而致脾气虚弱，水湿困顿，运化失健，水谷精微不能正常输布，下注而脂液外溢。

7. 阴虚火旺

久病、气阴两伤，水亏火旺，阴阳失衡或君火内动伤血或相火妄动伤肾，血随脂液而下。

（二）病机

乳糜尿病位在络脉，病性为本虚标实，病势是由实转虚，病位在脾、肾，表现在小便。乳糜尿发生的病机归于虚实两端：实者责之于湿热下注于膀胱；虚者责之于脾肾亏损，清浊泌别失常。脾为生化之源，肾为藏精之所。脾虚则运化无权，肾亏则封藏失司，而致精微下泄，清浊不分，下经膀胱，故小便浑浊，如乳汁或如脂膏。故乳糜尿的病机关键在于脾阳下陷，中气不足，湿热下注和肾阴亏虚。

【临证思路】

（一）病机辨识

1. 实证

湿热：虫毒侵淫，积久化热，流注下焦，脂液外泄或脾虚不运化水液而生湿，湿郁化热，湿热下注，膀胱气化不利，不能制约，脂液下注而成乳糜尿或热甚伤络，脂血并溢成乳糜血尿。

瘀血：因寒、热、气等导致络脉气血失和，瘀血内阻，血出脉络，脂溢脉外随脂液而下。

2. 虚证

脾肾两虚：病久导致中气不足，气虚不能固摄而脂液精微下流，或脾胃不能统血，脾不摄精，血脂并下。

（二）治法与处方原则

本病初起多为实证，以湿热、瘀血为主。实则泻之，初期当清热利湿、祛瘀止血。久则脾肾两虚，阴血亏耗，多为本虚标实之证。治宜缓则固本，以调补脾肾，佐以清利为要。

（三）用药式

乳糜尿的辨证治疗要注意扶正祛邪，标本兼治，顾护脾肾。常用药有萆薢、石韦、瞿麦、滑石等。

【辨证论治】

1. 湿热下注证

证候：小便浑浊，或黄浑，或夹血丝、血块、脂块，尿道热痛，胸闷纳少，少腹坠胀，口干口苦，喜冷饮，舌质红，苔黄或苔黄腻，脉数或濡数。

治法：清热利湿，分清泌浊。

代表方：萆薢分清饮加减，常用萆薢、石韦、瞿麦、滑石、飞廉、甘草梢、凤尾草、芥菜花、土茯苓、半枝莲、黄柏、石菖蒲等。

加减：若尿道热涩较重，微痛者加栀子、生地黄、木通清下焦湿热；小腹胀，排尿不畅者加乌药、益智仁通阳化气；湿热伤络见尿血者酌加白茅根、地榆、牡丹皮凉血止血。

2. 络脉瘀阻证

证候：尿液混浊多凝块，或尿液如洗肉水样或红白凝块相杂，血色晦暗，腰痛如刺，肌肤甲错，舌质有瘀斑瘀点，脉沉紧或沉涩。

治法：活血通络。

代表方：桃红四物汤加减。常用桃仁、红花、川芎、当归、赤芍、五灵脂、蒲黄、蜈蚣、王不留行等。

加减：若瘀块较多，小便不畅者加川牛膝、冬葵子；少腹胀闷较著者加青木香、炮穿山甲；腰痛者加三七、延胡索、乳香、没药等。

3. 中气不足证

证候：小便混浊如白浆，反复发作不已，或如膏脂解之不畅，或上午清而下午浊，或休息时清而劳累后浊，神疲乏力，面色萎黄，头昏头晕，食少便溏，舌质淡胖，苔薄白，脉缓。

治法：补中益气健脾。

代表方：补中益气汤加减。常用黄芪、党参、白术、茯苓、陈皮、升麻、苍术、荷叶等。

加减：如尿浊黏稠，加炙白鸡冠花；溲意频数，无热痛感者加益智仁、山药；日久形瘦，口干，舌质红，有伤阴者加女贞子、玉竹、黄精；伤营血而夹血尿者加墨旱莲、炒地榆；食少纳呆者加神曲、麦芽、槟榔片。

4. 肾阳虚微证

证候：小便混浊，白天或活动后减轻，休息或入夜则尿混浊加重，面色淡白无华，形寒肢冷，腰膝酸冷，神倦嗜卧，或五更肾泄，舌质胖淡，脉细沉。

治法：补肾温阳。

代表方：右归丸加减。常用附子、肉桂、菟丝子、鹿角胶、巴戟天、山药、肉豆蔻、益智仁、仙茅等。

5. 脾肾阳虚证

证候：小便色如米泔或似膏糊，反复发作，日久不愈，面黄形瘦，食少纳呆，精神倦怠，腰酸肢冷，舌淡胖，苔白滑，脉迟缓。

治法：健脾益肾。

代表方：金匮肾气丸合补中益气汤加减。常用黄芪、白术、淫羊藿、山药、菟丝子、金樱子、肉苁蓉、肉桂、升麻、益智仁等。

6. 脾虚湿困证

证候：尿白混浊或夹有麸片状物，头晕乏力，或见肢面轻度浮肿，舌质淡苔白，脉濡滑或濡细。

治法：健脾利湿。

代表方：平胃散合参苓白术散加减。常用党参、苍术、白术、赤茯苓、猪苓、泽泻、莲子肉、炒山药、炙鸡内金、萆薢、薏苡仁。

加减：若湿热重者加黄柏、车前子。

7. 阴虚火旺证

证候：小便白浑，或上午白浑，下午红浑，或有鲜红血块，或清晨尿浊加重，口咽干燥，五心烦热，潮热盗汗，失眠多梦，遗精，腰膝酸痛，女子闭经或量少，舌红少苔，脉细数。

治法：滋阴降火。

代表方：知柏地黄丸加减。常用生地黄、丹皮、泽泻、知母、黄柏、山茱萸、龟甲、白芍、麦冬等。

加减：若血块多尿道涩痛者加川牛膝、虎杖、刘寄奴；日久血尿不止者加阿胶、藕节炭、旱莲草等。

【其他疗法】

（一）中成药

1. 知柏地黄丸

具有滋阴降火的作用，用于阴虚火旺、性欲旺盛而尿浊者。每次 9g，每日 2 次。

2. 金匮肾气丸

具有补肾助阳的作用，用于肾气虚尿浊者。每次 9g，每日 2 次。

3. 龙胆泻肝丸

具有清泻肝胆实火、清利肝胆湿热作用，用于湿热下注者。每次 9g，每日 2 次。

（二）单方验方

飞廉三妙汤：飞廉草 20g（鲜品 50g），川萆薢 20g，土茯苓 30g，炒苍、白术各 15g，黄柏 10g，泽泻 10g，薏苡仁 30g，石菖蒲 15g，车前子 30g（包煎）。水煎服。

（三）针灸疗法

1. 体针

取穴：关元、中极、大赫、肾俞。心肾不交加神门、内关；阴虚火旺加三阴交、太溪、然谷；肾气不固加命门；湿热下注加太冲、足三里、阴陵泉；心脾两虚加足三里、三阴交、神门。

操作方法：隔日针 1 次，留针 20 分钟，虚证可加艾灸。

2. 耳针

取穴：肾、盆腔、尿道、神门等耳穴。

操作方法：中等刺激，留针 15 分钟，隔日 1 次，7 次为一疗程，或埋针 5~7 天。

【预防调护】

1. 平时的饮食调理对防止乳糜尿复发尤为重要，饮食宜清淡，禁食或少吃肥甘厚味、酒酪之品。

2. 禁劳累，少房劳。

3. 适当配合体育锻炼，劳逸结合，以调整体内的阴阳平衡。

第五节　血　尿

血尿指尿中出现血液或红细胞，并超出正常范围的病证。中医学中又有溲血、溺血、小便血、尿血等病名，可见于泌尿生殖系统的多种疾病。血尿可以分为疼痛性血尿和无痛性血尿。血尿无痛者，中医称为"尿血""溺血"；血尿伴有尿频、尿急、尿痛或肾绞痛者，中医称为"血淋"。即朱丹溪所谓"痛者谓之淋，不痛者谓之溺血"是也。

血尿按照出血量的多少可以分为肉眼血尿和镜下血尿。排出的尿液呈血红色或粉红色样，或有血块，为肉眼血尿；如仅在显微镜下发现较多的红细胞，为显微镜血尿，简称"镜下血尿"。由于古代技术水平受限，因此所记载的血尿均指肉眼血尿。现代医学中，新鲜尿液直接涂片于显微镜下，每高倍视野内红细胞多于 1 个，或新鲜尿液标本经离心沉淀，取尿沉渣做镜检，每高倍视野内红细胞多于等于 3 个，或 1 小时尿红细胞计数超过 10 万，或 12 小时尿沉渣计数超过 50 万，均可诊断为血尿。

感染、肿瘤、结石、外伤等直接损伤，或免疫损伤、代谢障碍、凝血障碍、中毒、心血管病变及尿路邻近器官病变间接影响泌尿系统，均可使患者会出现不同程度的血尿。可引起血尿的常见疾病有：①血液病、结缔组织病、感染性疾病、变态反应性疾病、心血管疾病、内分泌代谢病等全身性疾病；②泌尿系邻近器官如阑尾、前列腺、盆腔、子宫、输卵管、结肠的炎症改变，肿瘤的压迫及直接侵蚀泌尿系统；③泌尿系本身病变，如各型肾炎、胡桃夹现象、畸形、感染、药物、结石、肿瘤、梗死、重金属、创伤等；④功能性血尿。从临床资料分析发现，血尿有以下特点：①既可以是急性，也可以是慢性；②既可以是生理性，也可以是病理性；③既可以是全身性疾病，也可以是局部性病变；④对老年男性要警惕泌尿生殖系恶性肿瘤的发生，防止贻误病情。其中，病理性血尿是本节讨论的主要内容。

血尿是某些疾病过程中出现的症状，西医学常见于慢性肾炎、紫癜性肾炎、IgA 肾病、尿路感染、尿路结石、精囊炎、急慢性前列腺炎症、泌尿生殖系肿瘤及某些全身性慢性疾病等。以上疾病出现血尿可参考本证进行辨证论治。

【源流】

关于本病的记载较早见于《素问·气厥论》，曰："胞移热于膀胱，则癃，溺血。"《素问·四时刺逆从论》曰："少阴……涩则病积溲血。"《金匮要略》中有"热在下焦者，则尿血，亦令淋秘不通"的记载，对血尿的证候及病机做了简要叙述。

关于血尿的发生原因，《景岳全书·溺血论治》曰："溺孔之血，其来近者，出自膀胱……此多以酒色欲念致动下焦之火，而然常见相火妄动，逆而不通者，微则淋浊，甚则见血……溺孔之血，其来远者，出自小肠……盖小肠与心相表里，此内火气化之源清浊所由以分也，故无论焦心劳力或厚味酒浆而上下二焦，五志口腹之火，凡从清道以降者，必皆由小肠以达膀胱也。"《三因极一病证方论·尿血证候》曰："病者小便出血，多因心肾气结所致，或因忧劳、房事过度，此乃得之虚寒。"指出血尿的病因可能为饮酒过度、过食肥甘厚味、房事过度、思虑过度及情志过度。

关于血尿的病理特点，《素问·气厥论》曰："胞移热于膀胱，则癃溺血。"在此，《黄帝内经》将溺血的病因归于热，病位归于膀胱。膀胱热盛，灼伤血络而为尿血。然膀胱之热，可由胞热传变而来。《金匮要略》中记载："热在下焦者，则尿血，亦令淋秘不通。"《医学心悟》曰："肝火盛，亦令人尿血。"《诸病源候论·小便血候》曰："心主于血，与小肠合，若心象有热，结于小肠，故小便血也。"《太平圣惠方·治尿血诸方》曰："夫尿血者，是膀胱有热客，血渗于脬故也。血得热而妄行，故因热流散，渗于脬内而尿血也。"《血证论·尿血》曰："膀胱与血室并域而居，热入血室则蓄血，热结膀胱则尿血。"《医学衷中参西录·理血论》曰："中气虚弱，不能摄血,又兼命门相火虚弱,乏吸摄之力,以致肾脏不能封固,血随小便而脱出也。"综上,指出血尿的病理或为膀胱有热,迫血妄行,或下焦有热,或肝火移热于膀胱,或心火移热于小肠,或中气不足,兼有命门火衰,肾失封藏。

关于血尿的治疗方法,《伤寒论·辨阳明病脉证并治》中提到"阳明病……若脉浮,发热,渴欲饮水,小便不利者,猪苓汤主之",记载了猪苓汤为治疗热结膀胱导致尿血的常用方。张介宾《景岳全书》提道:"盖水道之血宜利。"程钟龄《医学心悟》指出:"凡治尿血,不可轻用止涩药,恐积瘀于阴茎,痛苦难当也。"指出血尿治疗当以清利为主,但又不可过用止血收敛类药,以免造成血瘀变证。

【病因病机】

(一)病因

1. 下焦蕴热

平时饮酒过度,喜食肥甘厚味、辣椒等辛辣刺激的食物,或外感热邪导致火热蕴结于尿路或膀胱;下焦湿热移行于尿路或膀胱;情志过极,心肝火旺,移行于尿路或膀胱。正如《素问·气厥论》曰:"胞移热于膀胱,则癃溺血。"《金匮要略》中记载:"热在下焦者,则尿血,亦令淋秘不通。"《医学心悟》曰:"肝火盛,亦令人尿血。"《诸病源候论·小便血候》曰:"心主于血,与小肠合,若心象有热,结于小肠,故小便血也。"

2. 阴虚火旺

慢性疾病病久失养,或者体质素弱,阴津不足,阴虚生内热,虚火上炎,迫血妄行,血从内溢,乃成尿血。程杏轩《医述》指出:"相火妄动,逆而不通者,微则淋浊,甚则见血。"

3. 中气虚弱

体弱多病,或有慢性病病久失养,损伤脾气,脾不统血,气不摄血,而见尿中带血。《医学衷中参西录·理血论》曰:"中气虚弱,不能摄血,又兼命门相火虚弱,乏吸摄之力,以致肾脏不能封固,血随小便而脱出也。"

4. 肾气不固

房劳过度,耗损肾气,肾元衰惫,或者其他慢性疾病,病久及肾,导致血随气下而尿血。《医学衷中参西录·理血论》曰:"命门相火虚弱,乏吸摄之力,以致肾脏不能封固,血随小便而脱出也。"

(二)病机

引起血尿的病因较多,病机也有多种,但基本病机可概括为两点。一是风热、火热或湿热之邪下扰尿路、膀胱,血液不循常道而妄行,引起血尿,病变与心、肝、下焦、膀胱关系最为密切；二是因脾肾精气不足，失于固摄，或肾阴不足，相火妄动，血热妄行，以致血液不循常道，溢出脉管之外，病变主要涉及脾、肾。

【临证思路】

（一）病机辨识

1. 实证

心与小肠相表里。外感热邪，内伤情志过极，导致心火亢盛，心火移热于小肠，小肠移热于尿路和膀胱，出现尿血。心火亢盛，可出现心悸、怔忡、心烦多梦、口疮舌糜等症状。心火下移于小肠、尿路、膀胱，可出现尿血、尿少、尿短涩刺痛等实热的症状。舌红、苔黄、脉数均为心火旺盛之象。

肝主疏泄，调畅气机。若肝气不疏，郁而化火，火邪移热于下焦，导致尿路和膀胱热盛，血热妄行，血液不循常道，溢出于脉管之外，故出现尿血。肝火旺盛，气机不畅，故烦躁易怒，胸胁不舒；肝火上逆，则口苦咽干，头晕目眩；火热伤津，肠道失润，故大便干燥。舌边红，苔（薄）黄，脉弦数，均为肝火偏旺之象。

中焦脾胃湿热或肝胆湿热下注下焦，扰及尿路和膀胱，以致血尿。湿热下注，膀胱气化不利，故小便短涩，灼热刺痛，阴囊瘙痒或伴有湿疹；湿性黏滞，湿热熏蒸肝胆，脾胃运化失常，故见胸胁苦满，口苦纳呆，大便黏滞不爽。舌红，苔黄腻，脉滑数，均为内有湿热之象。

2. 虚证

脾可统摄血液。脾气素虚，或过劳耗伤中气，气不摄血，出现尿血。脾气亏虚，故食少便溏，少气懒言。脾虚气血生化乏源，导致气血不足，心脉失养，故见气短气急、心悸、面色无华。舌淡苔薄白，脉虚无力均为脾气亏虚之象。

肾气亏虚，固摄乏力，血随气下而为尿血，或肾阴不足，相火妄动，血热妄行，以致血液不循常道，溢出于脉管之外。腰为肾之府，肾虚故见腰膝酸软。肾阳亏虚，失其温煦，故形寒肢冷，阳痿早泄；肾阴亏虚，可见腰膝酸软，头晕耳鸣，失眠盗汗，大便干，有时还可见阳强易举或阳痿、早泄、遗精等。肾虚，膀胱气化不利，故尿频或少尿。肾主骨，其华在发，齿为骨之余，肾虚故见发落齿摇。舌淡苔白，脉沉细无力均为肾气亏虚之象；舌红苔少，脉细数为肾阴虚之象。

（二）症状识辨

1. 血尿

所谓血尿，是指尿中出现血液或红细胞，并超出正常生理范围的病证。血尿病程短，不伴神疲乏力、腰膝酸软、气短懒言等症者属实，常因风热外袭、心肝火旺、肝经湿热下注等，热扰尿路和膀胱所致。血尿日久，病程迁延者属虚，因内伤饮食，脾胃虚弱，运化失常，气不摄血，或因久病及肾，致肾气亏虚，固摄乏力，血随气下引起，临床可见纳差便溏、神疲乏力、腰膝酸软，面色淡白或萎黄无华，脉虚或细弱。肾阴不足，相火妄动，血热妄行，以致血液不循常道，溢出于脉管之外，临床可见腰膝酸软，头晕耳鸣，失眠盗汗，大便干，男子还可见阳强易举或阳痿、早泄、遗精等。

2. 尿频

尿频，兼见尿血，伴有小便清长，腰酸膝软，舌淡苔薄白，脉细无力，当属肾气不足证。尿频，兼见尿血，伴有腰膝酸软，头晕耳鸣，失眠盗汗，大便干，或见阳强易举或阳痿、早泄、遗精，舌红苔少，脉细数，当属肾阴虚证。尿频，兼见尿血，伴有小便短赤，灼热疼痛，舌红苔黄腻，脉数，当属湿热内蕴证。尿频，兼见尿血，伴有肾区绞痛或者下腹部绞痛阵作，排尿不畅，甚至有时有中断，或者有时排出小块砂石，当属石淋，多为下焦积热，煎熬水液所致。

3. 舌象

舌质红，舌苔黄厚或腻，为湿热内蕴之象，其血尿多伴有小便黄赤，兼见排尿灼热感，口干苦，心烦口渴，脉数等；舌淡苔白，血尿反复难愈，伴劳累后加重，面色无华，纳差便溏，少气懒言，神倦乏力者，为脾气亏虚；舌淡苔白，血尿迁延不愈，伴形寒肢冷，夜尿频数或小便不利，腰膝酸软，阳痿早泄，脱发及牙齿松动者，为肾气亏虚；舌红苔少或无苔，舌体瘦小，血尿反复难愈，伴潮热盗汗、腰酸颧红、口干耳鸣、溲黄便结、性欲亢进、易举易泄者，为阴虚火旺。

（三）治法与处方原则

初起或体质壮实者，以实证为多，常见外感风热、心火亢盛、肝火偏旺或湿热下注，可分别采取疏风清热、清心泻火、清肝泻火、清利湿热之法，忌用温热之药，以防加重火象或加重湿热之势。久病或体弱者以正虚为主，多见于脾肾不足，气不摄血，治疗当以益气、健脾、补肾为主。需要注意的是，应用止血中药日久，须虑及留瘀之弊，用药时应中病即止。另外，由于血尿往往是某些疾病的一个临床表现，故在治疗时还应考虑到原发病，如尿道炎、膀胱炎等，治疗当以清热解毒利湿为主。对尿路结石的治疗，当以软坚散结、排石通淋为主。

（四）用药式

1. 实证

外感风热表现为血尿伴有发热，咽喉肿痛，腰背酸痛，或稍有咳嗽，舌红苔薄黄，脉象浮数。治宜疏风清热。用金银花、连翘、荆芥、牛蒡子、淡豆豉、薄荷、甘草、桔梗、芦根等。

心火亢盛表现为血尿伴心烦不寐、口苦面赤、心悸、怔忡、小便短赤等。治宜清心降火、滋阴凉血。用黄连、淡竹叶、茯苓、莲子、木通、甘草等清心降火，用生地黄、麦冬、玄参等滋阴凉血。

肝气不疏，郁而化火，火邪下扰尿路，血液不循常道，溢出脉管之外，表现为血尿、烦躁易怒、口苦咽干、胸胁不舒、大便干燥等。治宜清泻肝火。用龙胆草、栀子、黄芩、柴胡等，用泽泻、车前子、木通等清热利湿。

湿热下注，扰及尿路和膀胱，表现为血尿，兼见小便短赤、淋沥不尽、口苦纳呆、大便黏滞不爽、阴囊湿痒。治宜清热利湿。用木通、滑石、焦山栀、淡竹叶等清热利湿，用小蓟、生地黄、当归、藕节、蒲黄等凉血止血。

瘀血阻滞，遗精日久，表现为血尿，伴少腹及会阴胀痛不适。治宜行气活血，化瘀通络。行气疏肝用柴胡、枳壳、川芎、桔梗等，活血化瘀用生地黄、桃仁、红花、赤芍、牛膝等。

2. 虚证

脾虚不摄表现为血尿时作，劳则加重，兼见纳差便溏，神疲懒言，面色少华，气短乏力。治宜益气健脾。益气健脾用人参、黄芪、白术、茯苓等，养血安神用当归、龙眼肉等。

肾虚不固表现为血尿经久不愈，兼见腰膝酸软、形寒肢冷、阳痿早泄、夜尿频数等。治宜温肾益精。温肾补阳用肉苁蓉、杜仲、巴戟天等，补肾益精用熟地黄、山茱萸、山药、菟丝子、五味子、牛膝等，健脾利湿用茯苓、泽泻，收涩止血用赤石脂等。

肾阴不足表现为血尿日久不愈，伴有腰膝酸软、头晕耳鸣、失眠盗汗、大便干，或阳痿、早泄、遗精等。治宜滋阴降火。用知母、黄柏等清相火，山药、山茱萸、熟地黄等滋补肾阴，生地黄、丹皮等凉血止血，泽泻、茯苓健脾祛湿。

【辨证论治】

1. 风热外袭证

证候：血尿，血色鲜红，伴有发热、咽喉肿痛、腰背酸痛，或稍有咳嗽，舌红苔薄黄，脉象浮数。

治法：疏风清热。

代表方：银翘散加减，常用金银花、连翘、荆芥、牛蒡子、淡豆豉、薄荷、甘草、桔梗、芦根等。

加减：兼有风湿者，加麻黄、赤小豆、杏仁、桑白皮、生姜等以加强祛风湿之功。

2. 阴虚火旺证

证候：血尿日久不愈，多为先尿后血，血少鲜红，时作时止，伴有腰膝酸软，头晕耳鸣、失眠盗汗、大便干，或有阳痿、早泄、遗精等。舌红苔少，脉细数。

治法：滋阴降火，凉血止血。

代表方：知柏地黄汤加减，常用知母、黄柏、熟地黄、山药、山茱萸、丹皮、泽泻、茯苓。

加减：可加女贞子、墨旱莲等增强滋阴凉血之功。

3. 湿热下注证

证候：先血后尿，或全程血尿，尿多为血色鲜红，或夹有血块，常为病初起，病程短；兼见小便短赤，淋沥不尽；或有时尿痛，伴有腰腹绞痛，兼见排出砂石；口苦纳呆，大便黏滞不爽，阴囊湿痒，舌红苔黄腻，脉数。

治法：清热利湿。

代表方：小蓟饮子加减，用木通、滑石、焦山栀、淡竹叶、小蓟、生地黄、当归、藕节、蒲黄等。

加减：饮食不节，醇酒厚味损伤脾胃，兼有脾胃湿热之象，可合三仁汤加减；心火旺者加导赤散；肝胆湿热较重者可用龙胆泻肝汤，但使用本方须中病即止，以免过分苦寒损伤脾肾；尿痛伴有结石者可加用石韦散。

4. 脾虚不摄证

证候：血尿时作，劳则加重，病程较长，常体弱多病，或有慢性疾患。尿中带血，血色淡红，兼见纳差便溏、神疲懒言、面色少华、气短乏力，舌淡苔薄白，脉虚无力。

治法：益气健脾。

代表方：归脾汤加减，用人参、黄芪、白术、茯神、酸枣仁、龙眼肉、远志、当归等。

加减：如出血日久，出现贫血者可加用阿胶；如少腹坠胀明显，可加用补中益气丸；如神疲食减，可加用砂仁、谷芽、麦芽等；如大便偏溏，四肢清冷，血尿色淡，可加用艾叶炭、杜仲炭等。

5. 肾虚不固证

证候：肾虚不固，血尿经久不愈，血色淡红，兼见腰膝酸软、形寒肢冷、阳痿早泄、夜尿频数等。

治法：补肾固摄。

代表方：无比山药丸加减，用肉苁蓉、杜仲、巴戟天、熟地黄、山茱萸、山药、菟丝子、五味子、牛膝、茯苓、泽泻、赤石脂等。

加减：若尿血较重，可加牡蛎、补骨脂、金樱子固涩止血；若腰背酸痛，畏寒神怯，可加鹿角片、狗脊温补督脉。

6. 气滞血瘀证

证候：尿血日久不愈，血色紫暗，兼有血块，有时尿痛，甚至出现排尿困难，舌质暗红，或有瘀斑，脉沉细涩。

治法：行气活血，化瘀通络。

代表方：血府逐瘀汤加减，常用生地黄、桃仁、红花、赤芍、牛膝、枳壳、柴胡、川芎、桔梗等。

【其他疗法】

（一）中成药

1. 知柏地黄丸

具有滋阴降火作用，用于阴虚火旺、迫血妄行者。每次 9g，每日 2 次。

2. 金匮肾气丸

具有补肾助阳作用，用于肾虚固摄无权者。每次 9g，每日 2 次。

3. 龙胆泻肝丸

具有清泻肝胆实火、清利肝胆湿热作用，用于湿热下注者。每次 9g，每日 2 次。

4. 归脾丸

具有益气补血、健脾养心作用，用于心脾两虚者。每次 6g，每日 3 次。

5. 五淋丸

具有清热利湿、分清止淋作用，用于下焦湿热者。一次 6g，一日 2 次。

6. 癃清片

具有清热解毒、凉血通淋作用，用于下焦湿热者。一次 6 片，一日 2 次；重症一次 8 片，一日 3 次。

7. 二至丸

具有补肾滋阴、清热凉血作用。每次 9g，一日 2~3 次，温开水送服。

8. 金水宝胶囊

具有补益肺肾、秘精益气作用。每次 3 粒，一日 3 次，温开水送服。

9. 补中益气丸

具有补中益气、升阳举陷作用。每次 6g，一日 2~3 次，温开水送服。

（二）单方验方

1. 白茅根汤：白茅根 30~60g，水煎当茶饮。适用于各种类型的尿血。

2. 车前草、旱莲草、地骨皮各 10g，加水炖服。

3. 大石韦 100g，加水稍煎，入红糖少许，日服 2 次。

4. 鲜荠菜 125g，水煎服，适用于阴虚尿血。

5. 鲜车前草适量，洗净、捣烂绞取汁液约 1 小杯，服下。

6. 鲜凤尾草 120g，水煎服，用于湿热所致的尿血。

7. 止血方：白茅根 15g，小蓟 15g，大蓟 15g，炒栀子 10g，水煎服，用于实证的各种尿血。

（三）外治疗法

附子 10g，透骨草 50g，益母草 30g，肉桂 15g。各药研磨成末，醋调成膏状。将药物敷于双侧肾俞及命门，神灯照射相应穴位，每次 30 分钟，每日 1 次，15 天为一疗程。适用于肾阳虚型血尿。

（四）针灸疗法

1. 针灸并用

适用于急性膀胱炎造成的血尿。主穴：①照海、关冲、三阴交、阴陵泉、合谷；②关元、气门、水泉。配穴：尿闭者加水道；咳嗽者加尺泽、太渊；腹胀便溏者加天枢；恶心、呕吐者加内关、中脘；心悸失眠者加神门、内关。毫针，双侧取穴，针刺得气后随证施以泻法，留针 30 分钟，每日 1~2 次。方①中的关冲可用三棱针点刺放血，余穴均可直刺 1~2 寸，7 次为 1 个疗程。方②中用灸法，关元、气门灸 30 壮，水泉灸 7 壮。以上两组穴位交替使用，隔 1 日治疗 1 次，7 次为 1 个疗程。

2. 电针

取穴：常用穴选气海、关元、中极，备用穴选水道、三阴交。

操作方法：以常用穴为主，酌加备用穴。从气海进针平刺透关元，或从关元透中极，亦可从水道透中极。三阴交直刺 1.5 寸。各穴得气，接通电针仪。用中强刺激，频率为 120~240 次/分，采用连续波，通电 15~30 分钟。每日治疗 1~2 次。

3. 耳针

取穴：神门、皮质下、输尿管、肾为主穴。针刺后用王不留行籽贴压，加脑、尿道穴位。

操作方法：局部消毒后用 30 号 0.5 寸毫针刺入穴位，以酸胀为度，不可穿透耳软骨，再将电针治疗仪针夹在输尿管、神门上。输出频率用密波，强度根据患者耐受程度而定，留针 15 分钟，取针后加用王不留行籽贴压。

4. 穴位注射

取穴：取肾俞（双）、足三里（双）。

操作方法：取鱼腥草注射液、板蓝根注射液各 6mL，穴位注射，交替用药，每次注药与用磷酸川芎嗪 2mL 混合使用。

（五）药膳疗法

1. 菟丝子粥

将菟丝子 30g 研碎，加水 300mL，煎至 200mL，去渣留汁，再取粳米 100g 加水 800mL 煮成稀粥服用。每周 3 次，6 次为一疗程，共 6 个疗程。具有益气补肾、固摄止血之功。用于脾肾两虚、失于固摄型血尿。

2. 仙人粥

取制何首乌 30~60g，粳米 60g，红枣 3~4 枚，白糖适量。将制何首乌煎取浓汁，去渣，同粳米、红枣入砂锅内煮粥，粥将黏稠时，加入红糖或冰糖少许以调味，煮沸即成。每日 1~2 次，7~10 天一疗程。用于阴虚火旺型血尿。

3. 黄芪粥

黄芪 30g，粳米 50g，红枣 20g，先用水煮黄芪取汁去渣，再用汁煮粳米、红枣成粥。每日早晨空腹食之，半月为一疗程。主治中气不足型血尿。

4. 茅根车前饮

白茅根、车前子各 50g，白糖 25g。水煎服，10 天一疗程。适用于下焦蕴热型血尿。

【预防调护】

1. 尿血患者注意休息，避免剧烈运动；尿血量大者应该卧床休息。

2. 注意饮食，少进辛辣厚味。

3. 注意清洁卫生，保持尿道口清洁，避免引起感染。

4. 及时治疗感冒，以及体表的疮疖痈肿。

第六节　气　尿

排尿时尿中出现气体称为气尿。多表现为排尿过程中出现小气泡，或尿道中有气体排出，并伴有气体排出时发出的声音。

中医古籍中将气尿称为阴吹，《诊余集》记载："阴吹……男子亦有之，孟河有一男，前阴茎中溺孔有气出，如转矢气而有声。"另外有文献称为"交肠"，指大小便易位而出，大便时有尿液从肛门流出，小便时有粪质自尿道排出。现代医学中多见于尿道、膀胱、直肠损伤后形成的尿道直肠瘘管、直肠膀胱瘘等疾病。交肠病名的记载，最早见于《世医得效方》。

伴随气尿出现的疾病相对较复杂，临床中可见于气肿性膀胱炎、气肿性肾盂肾炎，除气尿这一表现外，还会出现发热、血尿、尿潴留、下腹部不适、下腹痛或腰痛等症状，基本体征主要为下腹或腰部压痛，累及浆膜时会出现反跳痛，气体量多时叩诊可呈鼓音。腹部平片和 CT 可以明确诊断。糖尿病、创伤、泌尿系梗阻是本病的主要易感因素。气尿的出现主要是由于尿路有产气菌的感染，如大肠杆菌、产气杆菌、奇异变形杆菌、肺炎杆菌、酵母菌等，产气菌感染泌尿系统后，可使尿中葡萄糖等物质发酵产生气体，感的部位主要在膀胱和肾脏。气尿还可见于膀胱瘘、膀胱肠瘘、尿道肠瘘等，临床中除有气尿症状外，还伴随粪尿、尿路刺激征、腹部包块、排水样大便等症状，主要是由于手术损伤、恶性肿瘤、外伤、肿瘤、炎症、分娩及先天畸形外伤等原因导致气体与尿路相通，即瘘管形成而引起。可以通过膀胱镜、膀胱造影和 CT 等检查来确诊。

气尿属于中医病名，主要是根据临床症状来命名的。西医学认为气尿仅是某些疾病的一个临床症状，可见于多种不同的疾病。西医学中气肿性膀胱炎、气肿性肾盂肾炎及膀胱瘘、膀胱肠瘘、尿道肠瘘等出现的气尿症状，可参考本病进行辨证论治。

【源流】

关于本病的记载，在中医古籍中较少见。明代戴思恭《证治要诀》曰："三消人而小便不臭，在溺桶中滚涌，其病为重。"描述了糖尿病患者"气尿"的特征。

由于气尿多见于膀胱、尿道直肠瘘，古代文献中将其称为"交肠"。元·危亦林《世医得效方·大方脉杂医科》中记载："妇人小便中出大粪，名交肠，服五苓散，效。如未尽愈，可用旧幞头烧灰，酒服之。"为最早提出"交肠"一词的文献。明·徐春甫在《古今医统大全》中指出："交肠为大小便易位而出，故曰交肠。或曰因气不循故道，所以清浊混淆，宜五苓散、调气散各一钱，阿胶五分汤下，或黄连、木香、阿胶末亦用前药送下。"并提到"丹溪治一人，嗜酒痛饮不醉，忽糟粕出前窍，尿溺出后窍，脉沉涩，与四物汤加海金沙、木香、槟榔、木通、桃仁八帖而安。"清代顾靖远在《顾松园医镜》中写道："仲淳云：交肠之病，大小便易位而出，或大怒，或因使醉饱，遂致脏气乖乱，不循常道，法宜宣吐，以开提其气，阑门清利，得司泌别之职则愈矣。"另外，清代冯兆张在《冯氏锦囊秘录》中云："肠交者，其病大小便易位而出，或因大怒，或因醉饱，遂至脏气乖乱，不循常道，法当宣吐，以开提其气。若脉虚者，尤宜升清降浊，补气淡渗为主，使阑门清利，得司泌别之职，则愈忌服破气燥热之剂。"上述文献指出造成"交肠"患者出现"气尿"的病因为"或大怒，或因醉饱"，病机为"气不循故道""脏气乖乱"，治疗方法为"法当宣吐，以开提其气"，并提出"脉虚者，尤宜升清降浊，补气淡渗为主"的治则，且用药当忌"破气燥热之剂"。

【病因病机】

（一）病因

从现代医学角度分析，气尿的形成主要与尿路产气细菌的感染有关，或由于手术、分娩、外伤损伤、恶性肿瘤侵袭、炎症腐蚀、先天性的尿道直肠瘘等，使得肠道与尿路之间相通，肠道内气体进入尿路，而出现气尿。

1. 肝气郁结

情志不畅，郁郁不舒，尿道常有气体排出，或随尿液排出，排气时伴有声音，兼见胸胁胀满、烦躁易怒，或伴有恶心呕吐、小腹胀满。

2. 气虚下陷

久病大病或外伤、手术、分娩后，元气大亏，局部损伤造成直肠尿道瘘、直肠膀胱瘘，尿中有气体排出，伴有小腹坠胀、大便溏薄、气短懒言、身倦乏力、食欲不振。

3. 热毒壅盛

湿热疫毒侵袭导致热毒壅盛，热盛肉腐，化气而出，伴有发热、血尿、尿潴留、下腹部不适、下腹痛或腰痛。

4. 毒恋瘀滞

感染、肿瘤导致毒邪侵袭，发生尿瘘，伴排尿欠畅，尿黄而有热感，口渴喜饮，脉细数或脉细涩。

5. 肠燥津枯

素体阴虚燥热，体内津液不足，大便干结难解，或数日一解，腹部胀满，尿道内有气体排出，伴燥热，口干渴。

6. 肾气亏虚

素体虚弱，先天不足，肾气失去固摄能力，出现尿频尿短，滴沥不尽，或者小便清长，伴有腰膝酸软、头晕目眩，或阳痿、早泄，排尿时有气体排出。

（二）病机

气尿的病机主要包括感染湿热疫毒，热毒壅盛，热盛肉腐，化气而出；湿热疫毒或者癌毒侵袭，毒恋瘀滞，腐蚀筋膜，气从瘘出；外伤、手术、分娩等损伤肌膜，造成气虚下陷，气从瘘出；肝气郁结，气不循常道，气从尿道而出；肠燥津枯，大便不畅，气机阻滞，气不走常道，从尿道而出；肾气亏虚，肾失固摄，气不循常道，从尿道而出。

【临证思路】

（一）病机辨识

1. 实证

（1）肝气郁结

平时情志不畅，郁郁不舒，伴胸胁胀满，烦躁易怒，或恶心呕吐，小腹胀满，尿道常有气体排出，或随尿液排出，排气有时伴有出声。舌红，脉弦。

（2）热毒壅盛

感染湿热疫毒导致热毒壅盛，热盛肉腐，化气而出，伴有发热、血尿、排尿不畅、下腹部不适、下腹痛或腰痛，舌红苔黄腻，脉弦数。

2. 虚证

（1）毒恋瘀滞

疫毒、肿瘤或癌毒，迁延不愈，毒邪侵袭，发生尿瘘，伴有排尿欠畅，局部有刺痛感，尿黄而有热感，口渴喜饮，舌红质紫，脉虚数或脉细涩。

（2）气虚下陷

久病大病或外伤、手术、分娩后，元气大亏，局部损伤造成直肠尿道瘘、直肠膀胱瘘，尿中有气体排出，伴有小腹坠胀，大便溏薄，气短懒言，身倦乏力，食欲不振，舌淡苔薄白，脉沉细。

（3）肠燥津枯

素体阴虚，津液不足，大便干结难解，或数日一解，腹部胀满，气机不畅，致使尿道内有气体排出，伴身燥热，口干渴，舌红苔少，脉细数。

（4）肾气亏虚

素体虚弱，肾失固摄，导致排尿时有气体排出，伴尿频尿短、滴沥不尽，或者小便清长，腰膝酸软，头晕目眩，或伴有阳痿、早泄。

（二）症状识辨

1. 气尿

排尿时尿中出现气体，表现为排尿过程中气体随尿液排出小气泡，或尿道中有气体排出，并伴有气体排出时发出的声音。

2. 大便

气尿伴有大便干结难解，或数日一解，腹部胀满，身燥热，口干渴，舌红苔少，脉细数者为肠燥津枯；气尿伴有大便困难，少气懒言，动辄气急，舌淡苔薄白，脉沉细者为气虚下陷。

3. 舌苔和脉象

气尿伴舌红，脉弦，兼见情志不畅，郁郁不舒，胸胁胀满者为肝气郁结；气尿伴舌红苔黄腻，脉数，兼见发热、腰腹痛为热毒壅盛；气尿伴舌红质紫，脉虚数或脉细涩，同时感染疫毒或伴有肿瘤者，当为毒恋瘀滞；气尿伴舌红苔少，脉细数，兼见大便干结难解，或数日一解，腹部胀满，身燥热，口干渴者为肠燥津枯；气尿伴有舌淡苔薄白，脉沉细，兼有小腹坠胀，大便溏薄，气短懒言，身倦乏力，食欲不振者为气虚下陷；气尿伴有舌淡苔薄白，脉沉细，兼有尿频尿短，滴沥不尽，或者小便清长，腰膝酸软者为肾气亏虚。

（三）治法与处方原则

病变初期，以实证居多，多见于热毒壅盛或肝气郁结，分别采取清热解毒、疏肝理气之法，忌用补益。久病或年老体弱者以虚证为主，多见于中气下陷、肾气亏虚、肠燥津枯、毒恋瘀滞，采用补中益气、补气益肾、滋阴润燥、补气解毒之法。

（四）用药式

1. 实证

（1）肝气郁结

平时情志不畅，郁郁不舒，伴有胸胁胀满，烦躁易怒，或伴恶心呕吐，小腹部胀满，尿道常有气体排出，或气体随尿液排出，排气时或伴声音。治宜疏肝理气，解郁散结。药用柴胡、川芎、香附、枳壳、芍药、陈皮、甘草。

（2）热毒壅盛

感染湿热疫毒，导致热毒壅盛，热盛肉腐，化气而出，伴有发热、血尿、排尿不畅、下腹部不适、下腹痛或腰痛。治宜清热解毒，和营消肿。药用白芷、贝母、防风、赤芍药、当归尾、甘草节、皂角刺、穿山甲、天花粉、乳香、没药、金银花、陈皮、黄连、黄芩、黄柏、栀子。

2. 虚证

（1）气虚下陷

气尿伴小腹坠胀、大便溏薄、气短懒言、身倦乏力、食欲不振。治疗宜补中益气，健脾养胃。药用党参、黄芪、炒白术、陈皮、升麻、炙甘草、当归、柴胡。

（2）肠燥津枯

气尿伴大便干结难解，或数日一解，腹部胀满，形体消瘦，身燥热，口干渴。治疗宜滋阴润燥，润肠通便。药用玄参、麦冬、生地黄、大黄、芒硝。

（3）肾气亏虚

气尿伴尿频尿短，滴沥不尽，或者小便清长，腰膝酸软，头晕目眩，或伴有阳痿、早泄。治疗宜补肾益气。药用熟地黄、山茱萸、牡丹皮、山药、茯苓、泽泻、肉桂、制附子、牛膝、车前子。

（4）毒恋瘀滞

气尿伴尿瘘，局部时有刺痛感，伴排尿欠畅、尿黄而有热感、口渴喜饮，舌红质紫，脉虚数或脉细涩。治疗宜扶正化毒。药用生黄芪、当归、金银花、生甘草、皂角刺、续断、穿山甲片、白芍、香附。

【辨证论治】

1. 肝气郁结证

证候：胸胁胀满，烦躁易怒，时伴有恶心呕吐，小腹胀满。尿道常有气体排出，或随尿液排出，排气时伴有声音。舌红，脉弦。

治法：疏肝理气，解郁散结。

代表方：柴胡疏肝散加减。常用柴胡、川芎、香附、枳壳、芍药、陈皮、甘草等。

2. 热毒壅盛证

证候：气尿，伴有血尿，或见脓尿，高热，下腹部不适或疼痛，或伴腰痛。舌红苔黄腻，脉数。常见于气肿性膀胱炎、气肿性肾盂肾炎。

治法：清热解毒，和营消肿。

代表方：仙方活命饮合黄连解毒汤加味。药用白芷、贝母、防风、赤芍药、当归尾、甘草节、皂角刺、穿山甲、天花粉、乳香、没药、金银花、陈皮、黄连、黄芩、黄柏、栀子。

3. 气虚下陷证

证候：气尿伴有小腹坠胀，大便溏薄，气短懒言，身倦乏力，食欲不振。舌淡苔薄白，脉沉细。

治法：补中益气，健脾养胃。

代表方：补中益气丸加味。药用党参、黄芪、炒白术、陈皮、升麻、炙甘草、当归、柴胡等。

4. 肠燥津枯证

证候：气尿伴有大便干结难解，或数日一解，腹部胀满，形体消瘦，身燥热，口干渴。舌红苔少，脉细数。

治法：滋阴润燥，润肠通便。

代表方：增液承气汤加味。药用玄参、麦冬、生地黄、大黄、芒硝等。

5. 肾气亏虚证

证候：气尿伴尿频尿短，滴沥不尽，或者小便清长，腰膝酸软，头晕目眩，或伴有阳痿、早泄。舌淡苔薄白，脉沉细。

治法：补肾益气。

代表方：济生肾气汤加减。药用熟地黄、山茱萸、牡丹皮、山药、茯苓、泽泻、肉桂、制附子、牛膝、车前子等。

6. 毒恋瘀滞证

证候：气尿伴有尿瘘，局部有时有刺痛感，伴有排尿欠畅，尿黄而有热感，口渴喜饮，舌红质紫，脉虚数或脉细涩。

治法：扶正化毒。

代表方：加味四妙汤。药用生黄芪、当归、金银花、生甘草、皂角刺、续断、穿山甲片、白芍、香附等。

需要注意的是，出现气肿性膀胱炎和气肿性肾盂肾炎，应及早地将脓肿切开，注意局部引流和冲洗；出现尿道直肠瘘、膀胱直肠瘘，一般需考虑做修补手术，但是，文献报道中也有通过保守治疗而恢复的病例。

【其他疗法】

（一）中成药

1. 补中益气丸

具有补中益气的作用，用于气尿伴有中气下陷者。每次 9g，每日 2 次。

2. 金匮肾气丸

具有补肾助阳的作用，用于气尿伴有肾气亏虚精者。每次 9g，每日 2 次。

3. 龙胆泻肝丸

具有清泻肝胆实火、清利肝胆湿热的作用，用于气尿伴有湿热下注者。每次 9g，每日 2 次。

4. 归脾丸

具有益气补血、健脾养心的作用，用于气尿伴有心脾两虚者。每次 6g，每日 3 次。

5. 加味逍遥丸

具有疏肝理气、清火安神的作用，用于气尿肝郁脾虚者。每次 6g，每日 2 次。

（二）外治疗法

黄柏、白芷和白及各 10g，共为细末，麻油调匀，涂于患处。用于治疗婴幼儿交肠。

（三）药膳疗法

1. 参苓粥

人参（或党参）、白茯苓、生姜、粳米。先将人参（或党参）、生姜切为薄片，把茯苓捣碎，浸泡半小时，煎取药汁，后再煎取汁，将一、二煎药汁合并，分早晚两次同粳米煮粥服食。具有益气补虚、健脾养胃之功。适用于气虚下陷型气尿。

2. 归蓉炖猪血

当归 10g，肉苁蓉 10g，猪肉 100g，猪血 200g，生姜适量。将当归、肉苁蓉洗净后，与猪肉、猪血、生姜一同放入炖盅同炖 1~1.5 小时，最后调味喝汤吃肉（血）。本药膳具有补血活血、润肠通便的功效。适用于肠燥津枯型气尿。

【预防调护】

1. 注意饮食清淡，忌辛辣油腻之品。
2. 注意休息，避免剧烈运动。
3. 因克罗恩病、恶性肿瘤等疾病引起的气尿患者，应积极治疗原发病。

第七节 尿潴留

尿潴留是指膀胱内充满尿液而不能自行排出的症状，常由排尿困难进一步发展而来。可见于多种泌尿系统疾病，如前列腺增生症、尿路结石、尿道损伤、各种腰部麻醉手术后或神经性疾患引起的排尿功能障碍。其发病原因复杂多样，临床上常分为急性和慢性两种：急性尿潴留多为突然发生，在短时间内膀胱迅速膨胀，下腹部胀痛难忍，尿意急迫，但不能自行排出尿液；慢性尿潴留起病较缓慢，多由膀胱颈以下梗阻性病变所引起，耻骨上虽可触及膨胀的膀胱，但多无膀胱胀痛感，尚能排出少量尿液，当慢性潴留引起大量剩余尿时可以出现尿失禁，即假性尿失禁。由于膀胱内压持续升高，输尿管膀胱连结的活瓣样作用丧失，引起膀胱输尿管逆流，造成双肾积水和肾功能损害，进而出现尿毒症。另外膀胱内尿液长期潴留，还容易继发尿路感染、形成结石或膀胱憩室，因此，在临床上，当出现尿潴留时，应积极进行治疗。中医将尿潴留称为"小便不通""小便闭"，属"癃闭""关格"等范畴。《医学心悟》云："小便不通，谓之癃闭……急满不通者为闭。"

现代医学中前列腺增生症、神经源性膀胱和尿道结石等以尿潴留为主要症状的疾病，均可参考本病进行辨证论治。

【源流】

尿潴留属中医"癃闭""关格"的疾病范畴。早在两千多年前的中医经典著作《黄帝内经》中，就有关于癃闭的记载。如《素问·宣明五气论》云："膀胱不利为癃，不约为遗溺。"《素问·标本病传论》云："膀胱病，小便闭。"《灵枢·本输》指出："三焦……实则癃闭，虚则遗溺。"《寿世保元·小便闭》说："一论小便不通，服凉药过多，胀满几死，以附子理中汤加琥珀末，一服立通。"针对小便不通的治疗，唐·孙思邈提出了世界最早的软导管导尿术——葱管导尿术。他在《千金药方·膀胱腑·胞囊论》中指出："凡尿不在胞中，为胞屈僻，津液不通。以葱叶除尖头，内阴茎孔中，深三寸，微用口吹之，胞胀，津液大通，便愈。"《治病法轨·小便不通》也提出："小便不通，人但知用通利药，除通利之外，则束手无策矣。不知肾与膀胱相为表里，经云：北方黑色，入通于肾，开窍于二阴，是大小便皆肾司其权也。"《证治准绳·小便不通》指出："瘀血且小便闭者，宜多用牛膝。大抵小腹痛胀如覆碗者为实，亦分在气在血，气壅塞于下者，木香流气饮；血瘀于下者，桃仁煎、代抵当丸、牛膝膏。"《类证治裁·闭癃遗溺》指出："渴而不利，或黄或涩，热在上焦气分也，宜清肺气而滋水源，黄芩清肺饮。"《明医指掌·癃闭遗溺证》指出："下焦实热，小便不通者，八正散，再用通小便法。茎中痛，热盛闷涩者，导赤散加山栀、大黄。"《类证治裁·闭癃遗溺》指出："元气下陷，宜升清降浊，补中益气汤加木通、车前草。"

【病因病机】

（一）病因

1. 湿热蕴结

过食辛辣厚味，酿生湿热，湿热下注膀胱或下焦；或外感六淫、疠气，直中膀胱；或素体湿热，肾热下移，膀胱湿热阻滞，气化不利。以上均可导致本病的发生，如《诸病源候论·小便病诸候》指出："小便不通，由膀胱与肾俱有热故也。"

2. 脾胃气虚，气虚下陷

脾为后天之本，老年体虚，脾胃虚弱，气虚不能推动血行，气血瘀阻，下蓄膀胱，阻塞窍道，导致尿潴留。

3. 肾元亏虚，气不化水

肾为先天之本，藏于元阴元阳，随着年龄的增长，肾气渐虚，无力推动血行而导致瘀血阻滞，同时肾阴亏虚，相火妄动，煎熬津液，血脉不利，致使痰瘀互阻，瘀滞日久，则结块成形，堵塞水道。

4. 肝郁气滞，水道欠通

老年人肾阴不足，相火妄动，煎熬津液，血脉不利，痰瘀互结，阻滞肝脉；或素食辛辣，长期卧床，经脉阻滞；或怒郁伤肝，肝失条达，因郁致瘀，均可造成水道堵塞。

5. 肺气郁闭，肺热气滞

肺主气，为水之上源，可通调水道，下输膀胱。上焦不宣，则水道不通，上焦闭则下焦塞。

6. 下焦湿热或瘀阻水道

老年人肾气亏虚，膀胱气化失司，湿热蕴结，肾气虚衰，推动无力，致瘀血渐起，阻塞膀胱或水道。

尿潴留有急性和慢性之分，多见于久病患者及老年人，引起尿潴留的原因较多，大致可分为机械性梗阻和非机械性梗阻两大类。①机械性梗阻包括尿道的狭窄、梗阻，如尿道炎症水肿、结石、外伤、肿瘤、脓肿、前列腺增生、急性尿道炎、急性前列腺炎等原因阻塞尿道。②非机械性梗阻主要见于中枢和周围神经系统损伤、炎症、肿瘤等，如腰部硬膜外阻滞麻醉及肛门会阴部位手术后的神经源性膀胱功能失调可导致尿潴留，另外，精神紧张及不习惯卧床排尿等原因也可导致尿潴留的发生。

（二）病机

小便通畅与否，与肾和膀胱的气化作用有关，但从脏腑之间的整体关系来看，水液的吸收、运行、排泄，还与三焦的气化和肺脾肾的通调、转输、蒸化等有关。因此，本病的病位主要在膀胱，但与三焦、肺脾肾密切相关。关于本病的病机，《诸病源候论·小便病诸候》指出："小便不通，由膀胱与肾俱有热故也。"《灵枢·口问》指出："中气不足，溲便为之变。"认为中焦之气不化，脾胃虚弱，脾不能升清降浊，因而小便不利。肾阳亏虚，气不化水，肾阴不足，水府枯竭，也可导致尿潴留。肝郁气滞，三焦气化不利，也会发生癃闭。此外，其他原因引起的尿路损伤或堵塞，亦可引起尿潴留。

【临证思路】

（一）病机辨识

尿潴留属中医的"癃闭""关格"范畴。劳累过度、七情失调、外感六淫、饮食不节是尿潴留常见的发病原因。年老体衰、肾气亏虚是本病的发病基础。瘀血、痰浊、湿热、败精是相关的病理因素。因本虚标实是本病的基本特点，不可一见小便不通就滥用清利之法，正如《寿世保元·小便闭》说："一论小便不通，服凉药过多，胀满几死，以附子理中汤加琥珀末，一服立通。若用寒凉清利，必致偾事。"《治病法轨·小便不通》也说："小便不通，人但知用通利药，除通利之外，则束手无策矣。不知肾与膀胱相为表里，经云：北方黑色，入通于肾，开窍于二阴，是大小便皆肾司其权也。"总之，临床治疗应根据不同病机进行论治。

（二）症状识辨

1. 尿潴留

尿潴留是指膀胱内充满尿液而不能自行排出的症状，常由排尿困难进一步发展而来。尿潴留有急性和慢性之分，急性尿潴留为短时间内突然发生膀胱充盈，膀胱扩张后成为无张力膀胱，下腹胀感伴膨隆，尿意急迫，且不能正常排尿，病程较短，多属实证，与湿热瘀毒、膀胱蓄血、结石梗阻等有关。

2. 腰腹疼痛

腰腹部疼痛兼见尿潴留，小便滴沥不爽，尿黄，小腹憋胀难忍，口苦咽干，大便不畅，为湿热蕴结下焦。结石梗阻或膀胱蓄血时腰腹部疼痛以刺痛为主，痛处固定，夜间疼痛明显，小便滴沥不畅，尿细如线，或突然中断，点滴不通，疼痛，或见血尿，舌质暗或有瘀点，脉沉涩。脾肾亏虚时腰腹部疼痛以隐痛为主，腰膝酸软无力，伴阳痿早泄，四肢乏力，舌质淡、苔薄白。

3. 舌象和脉象

舌质红，苔黄，属湿热壅盛。肺热壅盛见尿潴留伴呼吸急促、咳嗽痰黄，或兼发热、恶寒、咽干、便秘、脉数；下焦湿热见小便滴沥不爽、尿黄、小腹憋胀难忍、口苦咽干、大便不畅。以上两种情况均属于实证。舌质暗或有瘀点，脉沉涩，见于结石梗阻或膀胱蓄血，伴小便滴沥不畅，尿细如线，或突然中断，点滴不通，或见血尿，小腹胀痛。素体亏虚，起病缓慢，病程较长，体质较差见舌质淡胖，苔薄白，属于虚证。脾气亏虚则见精神疲乏，小便欲出不出，排尿无力，甚则尿闭不出，身倦乏力，神疲气短，少腹坠胀，脉沉细无力。肾阳衰微见小便不通，或点滴难出，畏寒肢冷，面色㿠白，或下肢水肿，腰膝酸软，阳痿早泄。

（三）治法与处方原则

本病的治疗以通利小便为主，但通利之法，又因证候的虚实而异。实证宜清湿热、散瘀结，利气机而通水道；虚证宜补脾肾、助气化，气化得行，小便自通。同时，还要根据病因及在肺、在脾、在肾的不同，进行辨证论治，不可滥用通利小便之品。值得注意的是，尿潴留见小便点滴不通，膀胱憋胀难忍，病情危急者，单纯内服汤药缓不济急，应结合针灸或导尿方法急治其标，病情缓解后再图治本。

（四）用药式

1. 实证

膀胱或下焦湿热，见尿潴留伴有小腹胀满、口苦口黏、大便不畅。治宜清热利湿，通利小便。清热利湿用萆薢、车前子、滑石、栀子、木通、大黄等，通利小便用猪苓、灯心草、薏苡仁等。

湿热不解，邪毒壅盛，见尿量极少或短赤灼热、高热烦渴、汗出不解、头痛胸闷、大便秘结或溏薄不畅，甚者神昏谵语。治宜清热解毒，通利小便。清热解毒用黄连、黄芩、栀子、犀角、石膏、知母等，通利小便用灯心草、车前子、竹叶、猪苓等。

外伤血瘀阻络，尿道堵塞，见小便点滴或不通，小腹胀满疼痛，尿道内刺痛。治宜化瘀散结，通利水道。化瘀散结用桃仁、红花、川芎、赤芍、牛膝等，通利水道用木通、滑石、金钱草、海金沙等。

肝郁气滞，郁而化火，见胸腹胀满，烦躁易怒，或情志抑郁。治宜疏肝理气，行气利尿。疏肝理气用柴胡、牛膝、川芎、沉香、当归等，行气利尿用泽泻、车前子、木通、金钱草、牛膝等。

2. 虚证

脾气虚弱，气血不足，见尿潴留伴身倦乏力、神疲气短、少腹坠胀。治宜补中益气，化气行水。补中益气健脾用人参、黄芪、白术、茯苓等，化气行水用乌药、益智仁等。

肾阳虚衰，见尿潴留伴小便排出无力、面色发白、畏寒肢冷、腰膝酸软而无力。治宜温补肾阳，化气行水。温补肾阳用鹿角胶、肉桂、附子、仙茅、淫羊藿等，化气行水用乌药、益智仁、枸杞等。

【辨证论治】

1. 肺热壅盛证

证候：小便点滴难出，或闭塞不通，呼吸急促，咳嗽，痰黄，或兼发热、恶寒、咽干、便秘。舌质红，苔黄，脉数。

证候：清热宣肺，通调水道。

代表方：清肺饮、麻杏石甘汤、泻白散等加减。常用麻黄、杏仁、桔梗、石膏、桑白皮、地骨皮、枇杷叶等。

加减：大便秘结者加大黄、杏仁、郁李仁等，咳嗽较剧者加百部、大青叶等。

2. 下焦湿热证

证候：小便滴沥不爽，尿黄，小腹憋胀难忍，口苦咽干，大便不畅。舌质红、苔黄腻，脉弦滑。

治法：清热利湿，通利小便。

代表方：八正散、大分清饮等加减。常用萆薢、车前子、滑石、栀子、木通、大黄等。

加减：大便不畅加薏苡仁、茯苓、炒白术、炒山楂等，小便热痛者加白茅根、瞿麦、金钱草等。

3. 气机郁滞证

证候：小便不利或闭塞不通，胸腹胀满，烦躁易怒，或情志抑郁。舌质淡红，苔薄白，脉弦。

治法：疏肝理气，行气利尿。

代表方：沉香散、六磨汤、逍遥散等加减。常用柴胡、牛膝、川芎、沉香、当归等。

加减：小便不利加车前子、木通、牛膝等，腹部胀满加木香、白蔻仁、厚朴等。

4. 尿路阻塞证

证候：小便滴沥不畅，尿细如线，或突然中断，点滴不通，疼痛，痛有定处，或既往外伤手术史，或见血尿，小腹胀痛。舌质暗或有瘀点，脉沉涩。

治法：祛瘀散结，通利小便。

代表方：抵当汤、血府逐瘀汤、八正散等加减。常用桃仁、红花、川芎、赤芍、牛膝、水蛭等。

加减：有结石者可加金钱草、海金沙等利尿排石之品，尿血者加茜草炭、藕节炭、大蓟、小蓟等。

5. 中气亏虚证

证候：小便欲出不出，排尿无力，甚则尿闭不出，身倦乏力，神疲气短，少腹坠胀。舌质淡，脉沉细无力。

治法：补中益气，化气行水。

代表方：补中益气汤、五苓散、保元汤、升陷汤等加减。常用人参、黄芪、白术、茯苓、泽泻、桂枝等。

加减：大便稀溏者加焦山楂、炒麦芽、炒谷芽等，少腹坠胀者加厚朴、枳实等。

6. 肾阳衰微证

证候：小便不通，或点滴难出，畏寒肢冷，面色㿠白，或下肢水肿，腰膝酸软，阳痿早泄。舌质淡，苔薄白，脉沉迟无力。

治法：温肾助阳，化气行水。

代表方：济生肾气丸、真武汤、金匮肾气丸等加减。常用鹿角胶、肉桂、附子、仙茅、淫羊藿等。

加减：腰痛者加狗脊、续断等，肾阴虚者加知母、黄柏等。

值得注意的是，尿潴留见小便点滴不通，膀胱憋胀难忍，病情危急者，单纯内服汤药缓不济急，应结合针灸或导尿方法急治其标，病情缓解后再图治本。

【其他疗法】

（一）中成药

1. 知柏地黄丸

具有滋阴降火的作用，用于阴虚火旺、肾阴不足而致尿潴留者。每次 9g，每日 2 次。

2. 金匮肾气丸

具有补肾助阳的作用，用于肾阳虚衰所致尿潴留者。每次 9g，每日 2 次。

3. 癃闭舒胶囊

具有益肾活血、清热通淋的作用，用于肾气不足、湿热瘀阻所致尿潴留者。每次 3 粒，每日 2 次。

（二）单方验方

倒换散：生大黄 12g，荆芥穗 12g，共研末，分两次服。每隔 4 小时用温开水调服 1 次，每日 2 次。

（三）外治疗法

1. 独头蒜 1 个，山栀子 3 个，食盐少许，共捣烂成糊状，外敷于肚脐处。每日 1 换，连续 5~7 次。适用于前列腺肥大所致尿潴留者。

2. 芒硝、明矾各等分，共研细末，拌匀。将墨水瓶盖的盖顶去掉，仅留外圈，放在肚脐正中，将二药填满瓶盖圈，再将冷水滴入药中，以药物湿润、水不外流为度，上用胶布固定，使其溶化完为止。每日 1 次，连用 5~7 次。适用于前列腺肥大所致尿潴留者。

（四）针灸疗法

针刺足三里、中极、三阴交、阴陵泉等穴，反复捻转提插，强刺激；体虚者可灸关元、气海，并可采用少腹、膀胱区按摩法。

【预防调护】

1. 饮食宜清淡，忌烟酒，忌食辛辣肥甘厚腻食物，避免久坐。

2. 适寒温，慎起居，适时增减衣物，避免受凉。

3. 保持阴部卫生，减少泌尿系感染。

4. 定时排便，保持大小便通畅，多饮水，减少便秘次数。

5. 患者一般应卧床休息。若病情较重，出现无尿、呕吐、昏迷、抽搐，变为关格重症时，要进行特殊护理，密切观察生命体征。

6. 本病患者情绪多紧张而郁闷，需加强心理疏导，解除患者紧张情绪，保持心情平静，可于卫生间打开自来水，听水声的同时自行徐徐用力、收缩腹肌，增大腹内压试行排尿。

7. 患者以膀胱内潴留尿液为主，可用按摩膀胱法，即用手掌平贴于患者少腹部，轻轻施加压力，从上向下挤压膀胱底部，以助尿液排出，但切忌暴力。也可用温敷会阴法，即用温水持续热敷或冲洗会阴部，以起到诱导排尿作用。使用上述方法十二小时仍无尿者，可考虑人工导尿术，必要时留置尿管。

8. 积极治疗淋证、水肿和尿路及尿路周边肿瘤等疾病，对防治尿潴留具有重要意义。

第八节　阴茎疼痛

　　阴茎疼痛是指以阴茎部位疼痛为主要表现的一种病证。阴茎疼痛较为少见，多见于阴茎局部的病变，也可由其他部位的疼痛放射至阴茎导致。单纯的阴茎疼痛见于阴茎外伤、急慢性尿道炎、阴茎皮肤病、阴茎癌、包皮嵌顿、阴茎异常勃起、尿道口结石梗阻等。除阴茎本身疾病外，输尿管下段结石、膀胱结石等均可导致阴茎部的放射痛。男性的阴茎是前尿道的一部分，由位于背面的两个阴茎海绵体、位于腹面的一个尿道海绵体及包绕这三个海绵体的筋膜和皮肤构成。阴茎既属于生殖系统，又属于泌尿系统，其生理功能主要有两个：一是通过它的勃起和性交功能，将精子送入女性生殖道；另外一个功能是排尿。因此阴茎疼痛多与排尿、性交有关，常在排尿、性交甚至活动时出现或加重。阴茎在中医学中称为"玉茎""宗筋"，与很多脏腑经络相关。中医称阴茎痛为"茎痛""茎中痛"，早在《灵枢·经筋》篇就有"阴器扭痛"的记载。《儒门事亲》指出："茎中痛者，先宜清剂夺之，后以淡剂甘剂分之。"

　　阴茎疼痛仅是某些疾病的临床症状。西医学中阴茎癌、包皮炎症或狭窄、阴茎损伤、阴茎异常勃起和阴茎感染等以阴茎疼痛为主要症状的疾病，均可参考本病进行辨证论治。

【源流】

　　关于本病的记载，最早见于《黄帝内经》，《灵枢·经筋》篇有"阴器扭痛"的记载。《素问·举痛论》云："脉寒则缩踡，缩踡则脉绌急，则外引小络，卒然而疼。"晋·葛洪《肘后备急方》提出"阴茎卒痛不可忍"，用"雄黄、矾石各二两，甘草一尺，水五升，取二升清"予以治疗，这是最早记载治疗阴茎疼痛的外治法。隋·巢元方《诸病源候论·虚劳阴痛候》认为本病为"肾气虚损，为风邪所侵，邪气流入肾经与阴气相击"所引起，提出了感受风寒之邪而致病的病因病机。金·张从正《儒门事亲》认为茎痛为湿热作怪，提出"茎中痛者，先宜清剂夺之，后以淡剂甘剂分之"的治法。《医心方·房内》云："当溺不溺以交接，则病淋，少腹气急小便难，茎中痛。"清·唐容川《血证论》指出："前阴属肝，肝火怒动，茎中不利，甚则割痛。"这些论述和治疗法则至今仍有积极的临床意义。

【病因病机】

（一）病因

1. 肾气虚损，寒凝痰阻

先天不足、久病及肾、房劳过度或年老体弱，均可导致肾气虚损，加之外感风寒湿邪，阻滞阴部，不通则痛导致本病。《素问·举痛论》云："脉寒则缩踡，缩踡则脉细急，则外引小络，卒然而疼。"隋·巢元方《诸病源候论·虚劳阴痛候》认为本病因为"肾气虚损，为风邪所侵，邪气流入肾经与阴气相击"，提出感受风寒之邪而致病的病因病机。

2. 肝气不疏，气滞血瘀

情志不遂，肝气郁结，疏泄失常，气机失调，气血运行失畅，瘀阻脉络，气血瘀阻阴茎则疼痛。气为血帅，肝郁气滞，日久不解，必致瘀血内停，或气郁日久化火，火热汇于阴部，热灼下焦或外伤阴部，瘀血阻滞，均可导致本病的发生。

3. 外感风湿，湿热蕴结

外感风湿热毒或嗜食辛辣肥甘厚味、酒类之品，湿浊内生，循肝经下注阴部或会阴不洁致秽浊之邪侵袭外阴，阻滞筋脉运行，气机闭阻，不通则痛导致阴茎疼痛。清·唐容川《血证论》指出："前阴属肝，肝火怒动，茎中不利，甚则割痛。"金·张从正《儒门事亲》认为茎痛为湿热作怪，提出"茎中痛者，先宜清剂夺之，后以淡剂甘剂分之"的治法。

4. 脾肾亏虚，外阴失养

长期饮食不节，脾胃运化失职，或思虑过度、劳倦内伤，致肾气虚弱，脾运化失健，湿浊内生，凝滞不畅，痰浊闭阻，导致阴茎疼痛；肾阳亏虚，寒从内生，寒性凝滞不畅，宗筋失于温煦，不荣则痛。

（二）病机

阴茎疼痛病因较多，病机复杂，但其基本病机可概括为两点。一是寒湿或热毒之邪外袭，致筋脉凝滞不通，不通则痛，主要与心、肝、脾有关；二是因素体脾肾亏虚，宗筋失养，不荣则痛，病变主要涉及肝、脾、肾。

【临证思路】

（一）病机辨识

1. 实证

外感风寒湿之邪，湿性凝滞，《素问·太阴阳明论》曰："伤于湿者，下先受之。"因此湿邪下注阴部，易阻滞气机，不通则痛，见阴茎硬结，局部冷痛，局部水肿，分泌物秽浊。舌淡，苔白滑，脉弦紧为寒湿侵袭之象。寒湿日久生火则见苔黄腻，脉数。

肝主疏泄，调畅气机，其经脉循阴器。若肝气不疏，郁而化火，火热邪毒循经下注阴部，则见阴茎热痛，局部分泌物秽浊恶臭，阴囊潮湿，小便热痛，色黄；肝火旺盛，肝阳上亢，见烦躁易怒，胁肋部不适；肝火上逆则口苦咽干，头晕目眩；火热伤津，肠道失润，故大便干燥。舌红，苔黄腻，脉滑数均为内有肝经湿热之象。

2. 虚证

张景岳在《景岳全书·质疑录·论诸痛不宜补气》中提出："凡属诸痛之虚者，不可以不补也。"通过"不荣则痛"的病机理论论治虚证疼痛。心主血脉，指心具有推动和调控血液运行以发挥营养和滋润作用的生理功能，因此，心气充足、血脉通畅是心之功能的正常体现。心气不足，推动无力，血行迟滞，脉络瘀阻则可致不通则痛；气血运行不畅，营血不能布达全身，脏腑肢节失养可致不荣则痛。长期饮食不节或思虑过度，脾气亏虚，脾胃运化失职，或劳倦内伤，肾气虚弱，导致湿浊内生，凝滞不畅，痰浊闭阻，则见阳痿不起，性欲下降或淡漠，精神萎靡，畏寒肢冷，腰膝酸软；或肾阳亏虚，宗筋失于温煦，不荣则痛，则见阴茎缩小，局部冷痛，大便溏薄，小便清长，夜尿频多，少腹外阴自觉有凉感，舌淡胖，苔白润。

（二）症状识辨

寒凝痰阻日久，见少腹、会阴、睾丸、腰骶坠胀隐痛，阴茎冷痛，局部可有痰核，触诊阴茎发冷有硬结，甚至缩小，得热痛减，舌淡，苔白，脉紧。

外感寒湿，寒凝肝脉；情志不遂，肝气郁结；湿热久蕴，血脉不畅；久坐久骑。以上原因均可导致气滞血瘀，经脉不通，不通则痛，产生以局部疼痛为主症的病证。

阴茎隐痛，多伴有房劳史，见性欲低下，勃起不坚，甚则阳痿早泄，舌淡胖大，脉沉细无力。多由脾肾虚弱，脾运失健，肾阳不足，宗筋得不到濡养所致，以虚证为主。

（三）舌脉象

舌淡，苔白，脉弦紧，为脾虚寒湿痰凝，其阴茎疼痛多为冷痛，伴有少腹、会阴、睾丸、腰骶坠胀隐痛，局部可有痰核，触诊阴茎发冷有硬结，甚至缩小，得热痛减。舌质红，苔黄腻，脉滑数为脾胃或肝经湿热之象，其阴茎疼痛多为热痛，会阴潮湿，甚则尿道口流出浊物，烦热口渴，小便黄赤，或小便不利。舌质暗红或有瘀斑，脉细涩，为气滞血瘀之征，其阴茎疼痛多为刺痛，痛处固定，局部有瘀斑或既往有局部外伤史。舌淡胖大，苔少，阴茎隐痛，多有房劳史，为脾肾虚弱。舌淡胖大，苔少津，有裂纹，阴茎疼痛伴性欲亢进、易举易泄、潮热颧红、盗汗、腰酸耳鸣、口干多饮、溲黄便结者，为肾阴虚。

（四）治法与处方原则

疾病初期及青壮年者，以实证为多，多见寒湿凝滞、气滞血瘀或湿热下注，可采取温经散寒、化痰散结、活血化瘀、清利湿热之法；疾病后期、年老及久病之人由于肾精亏虚，表现出一派虚弱之象时，常兼夹杂实邪，故不可一味投入补药，可在补虚的同时加以祛邪。由于阴茎疼痛往往是某些疾病的一种临床表现，所以在治疗时要考虑导致阴茎疼痛的其他脏器疾病，明确病因，对因治疗。

（五）用药式

1. 实证

寒湿之邪外伤，寒凝痰阻，阴茎疼痛伴阴部发冷，或见阴茎有痰核结聚，遇寒加重，得热减轻。治宜温经散寒，化痰散结。温经散寒常用陈皮、半夏、竹茹、枳实、茯苓、当归、枸杞、小茴香、肉桂、乌药、沉香、甘草等，化痰散结常用海藻、昆布、陈皮等。

寒凝日久，阻滞气机，气滞则血停，日久见阴茎疼痛、紫暗或有瘀斑，痛如针刺，勃起时加重。治宜行气活血，通络止痛。行气活血常用桃仁、红花、川芎、当归、生地黄、赤芍等，通络止痛常用水蛭、三棱、莪术等。

外感湿热之邪，湿热蕴结下焦，则阴茎热痛，会阴潮湿，甚则尿道口流出浊物，烦热口渴，小便黄赤，或小便不利。治宜清热泻火，解毒利湿。清热泻火常用龙胆草、栀子、黄芩、黄连、黄柏等，解毒利湿常用车前草、木通、当归、生地黄等。

2. 虚证

脾虚不能运化痰湿，阴茎疼痛，常缠绵难愈，兼见食少便溏、少气懒言、面色少华、神倦乏力；房劳伤肾，肾阴肾阳虚衰，症见阴茎隐痛、性欲低下、勃起不坚、甚则阳痿早泄。治疗以补肾健脾，益气止痛。常用熟地黄、山药、山茱萸、茯苓、泽泻、牡丹皮、枸杞、杜仲、肉桂、当归等。

【辨证论治】

中医认为"不通则痛"，故阴茎疼痛主要与尿道和阴茎血络瘀阻密切相关。常见的原因有寒凝痰阻、气滞血瘀、湿热蕴结、房劳损伤、肾虚精亏。临床治疗当以通为主，但肾虚者又当注意补肾益精。

1. 寒凝痰阻证

证候：阴茎疼痛，阴部发冷，或见阴茎有痰核结聚，遇寒加重，得热减轻。舌淡，苔白，脉弦紧。

治法：温经散寒，化痰散结。

代表方：温胆汤、暖肝煎等加减。常用陈皮、半夏、竹茹、枳实、茯苓、当归、枸杞、小茴香、肉桂、乌药、沉香、甘草等。

加减：局部见结节者可加海藻、昆布以软坚散结；腹部冷痛者可用附子、肉桂以温阳散结。

2. 气滞血瘀证

证候：阴茎疼痛、紫暗或有瘀斑，痛如针刺，勃起时加重。舌质暗红或有瘀斑，脉细涩。

治法：行气活血，通络止痛。

代表方：桃红四物汤、身痛逐瘀汤、桃核承气汤等加减。常用桃仁、红花、川芎、当归、生地黄、赤芍、水蛭、三棱、莪术等。

加减：腹部胀满不适、烦躁易怒者可用柴胡疏肝散加减；小便不利者加瞿麦、车前草。

3. 湿热蕴结证

证候：阴茎红肿疼痛，会阴潮湿，甚则尿道口流出浊物，烦热口渴，小便黄赤，或小便不利。舌质红，苔黄腻，脉滑数。

治法：清热泻火，解毒利湿。

代表方：龙胆泻肝汤、黄连解毒汤、八正散等加减。常用龙胆草、车前草、木通、栀子、当归、生地黄、黄芩、黄连、黄柏等。

加减：局部渗出伴有痒感者加茵陈、白鲜皮、苦参；烦躁易怒者加柴胡、栀子、黄芩等。

4. 肾虚茎痛证

证候：阴茎隐痛，多有房劳史。性欲低下，勃起不坚，甚则阳痿早泄。舌淡胖大，脉沉细无力。

治法：补肾益精。

代表方：金匮肾气丸、右归丸等加减。常用熟地黄、山药、山茱萸、茯苓、泽泻、牡丹皮、枸杞、杜仲、肉桂、当归等。

加减：畏寒肢冷者加附子、肉桂以温补肾阳；阴虚盗汗、腰痛者加知母、黄柏、丹皮等。

【其他疗法】

（一）中成药

1. 四妙丸

具有清热利湿、活血消肿的作用，用于肝经湿热者。每次 6g，每日 2~3 次。

2. 龙胆泻肝丸

具有清泻肝胆实火、清利肝胆湿热的作用，用于湿热下注者。每次 9g，每日 2 次。

3. 少腹逐瘀丸或少腹逐瘀颗粒

具有活血化瘀的作用，用于气滞血瘀者。少腹逐瘀丸每次 9g，每日 2~3 次；少腹逐瘀颗粒每次 1 袋 1.6g，每日 2~3 次。

4. 金匮肾气丸

具有补肾气、益肾精的作用，用于肾气亏虚者。开水送服，水蜜丸每次 6g，大蜜丸每次 9g，每日 2 次。

（二）单方验方

1. 虎杖为末，每服 3g，米饮调下，不拘时。用于肝郁气滞所致的阴茎疼痛。

2. 小茴香 15g，艾叶 30g，大葱 30g，煎水熏洗局部。用于寒凝肝脉所致的阴茎疼痛。

（三）外治疗法

如意金黄散用水或清茶调匀，局部冷敷，一日数次。

（四）针灸疗法

1. 体针

常用穴位：中脘、期门、内关、足三里、阳陵泉。操作方法：针刺用泻法。脾胃虚寒取穴：脾俞、胃俞、中脘、内关、足三里。操作方法：针刺用补法，体虚者可配合艾灸治疗。

2. 艾灸

选穴阳池、大敦，各艾灸 3 壮。用于寒凝肝脉及肾精亏损所致的阴茎疼痛。

（五）药膳疗法

1. 车前叶粥

鲜车前叶 50g，葱白 1 茎，粳米 100~120g，将车前叶洗净，切碎，与葱白煮汁去渣，入粳米煮粥服食。具有清热除湿的作用，用于湿热型阴茎疼痛。

2. 淡竹叶粥

淡竹叶 10~15g，粳米 60~90g，先煮淡竹叶，去渣取汁，入米煮粥服食。具有清泄火热的作用，用于心火旺盛型阴茎疼痛。

【预防调护】

1. 注意性器官卫生，防止感染，勤换洗内衣裤，洁身自好，如因包茎、包皮过长、尿道炎、前列腺炎等疾病引起者，应及时治疗，必要时行包皮环切手术。

2. 注意精神调摄，劳逸结合，节制房事，戒除手淫，避免过度性刺激及剧烈性活动。

3. 适当配合体育锻炼，劳逸结合，注意防护措施，避免人为因素损伤，避免剧烈运动，因外伤引起者应该及时就诊，迅速做出诊断，立即处理。

4. 急性期应禁止性生活，积极治疗。

5. 饮食清淡，少食烟酒，勿食辛辣之品。

第九节　尿道异物感

尿道异物感是指由于尿道周围病变以及感染、结石、异物等机械性刺激造成尿道不同程度的损伤，致尿道及其周围软组织发生炎性反应，从而出现尿道不适、患者自觉有异物感的疾病。

由于男性尿道较长，有三个生理狭窄和两个生理弯曲，故异物易停留在这些部位，特别是表面粗糙的结石及异物，常出现尿道灼痛、刺痛、排尿障碍、尿痛、血尿等。中医学认为尿道异物感属于"白淫""白浊""赤浊""淋证"等范畴。主要由饮食不节、房事无度、邪气内侵、湿热邪毒蕴结下焦及尿道所致。

【源流】

本病最早见于《黄帝内经》，《素问·痿论》曰："思想无穷，所愿不得，意淫于外，入房太甚，宗筋弛纵，发为筋痿，及为白淫。"首次提出了"白淫"这一病名。《素问·至真要大论》指出："少阳在泉，客胜，甚则下白溺白。"提出"溺白"病名。《素问·六元正纪大论》曰："初之气，地气迁，阴始凝，气始肃，水乃冰，寒雨化。其病中热胀……小便黄赤，甚则淋。"首次提出"淋证"病名。《灵枢·口问》曰："凡此十二邪者，皆奇邪之走空窍者也，故邪之所在，皆为不足，中气不足，溲便为之变。"提出了关于本病的病机。

关于尿道异物感病因的记载，《黄帝内经》曰："诸转反戾，水液浑浊，皆属于热。"夫便浊之证，因脾胃之湿热下流，渗入膀胱，故使便溲或白或赤或浑浊不清也。脾胃湿热下注膀胱是尿浊出现的原因。《诸病源候论》指出："虚劳尿精候，肾气虚弱故也，肾藏精，其气通于阴，劳伤肾虚，不能藏于精，故因小便而精液出也。"肾虚是尿精出现的基本病因。《素问玄机原病式》曰："如夏月天气热甚，则水液浑浊，林木流津是也。血热而热甚者，则为赤浊，此心与小肠主病属火故也。气虚而热微者，则为白浊，肺与大肠主病属金故也。"指出血热则尿赤，气虚则尿白。《景岳全书·淋证》曰："溺白证如泔如浆者，亦多属膀胱水道之热。"《南北经验医方大成·赤白浊》指出："若调摄失宜，思虑不节，嗜欲过度，水火不交，精元失守，由是而为赤白浊之患，赤浊者，心虚有热，多因思虑而得之，白浊者，肾虚有寒，过于嗜欲而得之。"《丹溪心法》曰："浊主湿热，有痰，有虚，赤属血，白属气，痢带同治，寒则坚凝，热则流通。"

关于尿道异物感的治疗，《医宗必读·淋证》曰："石淋者，如有砂石，膀胱蓄热而成，涤去砂石则水道自利。"结石停滞在尿道引起的尿道异物感，治疗应利水通淋法。《类证治裁·淋浊·论治》提出治疗结石引起的尿道异物感用神效琥珀散、如圣散清热利湿，排石通淋。《张氏医通》治疗脾虚气陷引起的尿道异物感用补中益气汤加车前子、泽泻补气健脾，利水通淋。《南北经验医方大成》指出："应究其病原，心虚者，当清心调气，肾寒者，温补下元，以求水火相济。"

【病因病机】

（一）病因

1. 饮食不节

过食肥甘油腻，中焦酿湿生热，下渗膀胱；病后湿热余邪未清，蕴结下焦，清浊不分，而成尿浊、淋证，刺激尿道，出现异物感。

2. 劳倦内伤

劳伤久病，或劳倦思虑太过，损伤脾气，脾虚中气下陷，则谷气精微下流，而成尿浊；病延日久，或劳欲过度，或年老体弱，肾元亏虚，固摄无权，则脂液下流而成尿浊，浊尿刺激尿道，引起尿道不适。

3. 禀赋不足

肾为先天之本，与膀胱互为表里，共主水液代谢。先天禀赋不足，肾脏精气虚弱，气化功能失常，进一步影响肺、脾、三焦等脏腑气化功能，导致脏腑津液调控紊乱，开阖失司，出现尿频、尿急、尿道不适感。若肾阴不足，可出现五心烦热、头晕耳鸣、尿道干涩、疼痛、瘙痒等。

4. 情志失调

郁怒伤肝，气郁不疏，疏泄失职，或气郁化火，气火郁于下焦，水道通调不利，膀胱气化失司，小便涩滞，淋沥不宣，尿道涩而不通畅。

（二）病机

尿道异物感病因较多，其基本病机为湿热蕴结下焦，肾与膀胱气化不利。病位在尿道，与肾、膀胱、心、肝有关。男性尿道相对较长且狭窄，容易集聚异物。肾主水，维持机体水液代谢；膀胱为州都之官，有贮尿与排尿功能。两者互为表里，经脉相络属，共主水道。当湿热蕴结下焦，膀胱气化不利时，可形成结石、浊尿等病理产物，引起尿道异物感。

【临证思路】

（一）病机辨识

1. 实证

因思想无穷，所愿不得，或因过嗜烟酒、肥甘厚味，致气郁生湿，湿蕴生热，湿热下注肾与膀胱，扰动精室，可致精溢尿道。湿热下注尿道，尿道湿热痰浊，集聚不通，产生异物感。

2. 虚证

肾主蛰，封藏之本，受五脏六腑之精而藏之。先天禀赋不足，或年高久病亏耗，或房劳太过，忍精不射，手淫频繁，皆可损伤肾精肾气，虚火内动，扰乱精室，导致精关不固，精随尿出，或肾元亏虚，脂液下流。

（二）症状识辨

1. 排尿障碍

排尿困难，尿线细，甚则突然尿流中断，尿潴留，局部疼痛，排尿时加重，可放射至阴茎头、会阴或小腹部，血尿，尿道异物感，多为尿道结石引起。小便点滴而短少，甚则小便闭塞不通，尿出不畅，多由癃闭引起。小便浑浊如米泔，或如膏脂，小便频数或不畅，且溲时尿道热涩疼痛，甚则牵引小腹作痛，为膏淋引起。

2. 舌象

舌质红，舌苔黄腻，尿道有异物感，伴小便不利，点滴而出，尿道灼热，为湿热蕴结下焦。舌体瘦小，舌红或绛，舌面干燥，苔少，尿道干涩，有异物，伴五心烦热、失眠盗汗、头晕、耳鸣、口燥咽干，为阴虚火旺。舌淡白，苔白腻，伴脓尿、乳糜尿，尿频，无涩痛，腰部酸痛，四肢冰凉，为肾气亏虚。

3. 脉象

脉尺部较沉，尿时有滑腻之物，有异物流出感，尿频，无涩痛，兼见房事无力，举而不坚，多由肾气虚弱引起。寸关尺三部皆沉，伴四肢冰凉，怕冷，为脏腑受寒所致。数脉，脉搏每分钟90~120次，脉数而无根，伴尿痛、尿涩不畅、颧红唇赤、五心烦热，为虚证；脉数而洪大，伴尿道灼热、有异物感、或点滴而出，则为实热。滑脉提示痰湿凝聚下焦，尺部脉滑，尿出不畅，闭而不通，为痰湿结于下焦及尿道。滑数脉表示湿热蕴结，伴尿出淋沥不畅，有异物感，尿频、尿急、尿痛，为湿热蕴结所致。

（三）治法与处方原则

尿路异物感的病因较多，不同病因所采取的治疗方法不同，但总的治疗原则是实则清利、虚则补益。实证以湿热下注为主者，治宜清热利湿；以热灼血络为主者，治宜凉血止血；砂石结聚者，治宜排石通淋；气滞不利者，治宜利气疏导。虚证以脾虚为主者，治宜健脾益气；肾虚为主者，治宜补虚益肾。对于虚实夹杂者，应攻补兼施。

（四）用药式

1. 实证

中焦脾胃湿热，下注膀胱及尿道，湿热蕴久不化，症见小便不利，或尿频、尿急、尿痛、尿血、尿不尽，身体困重，少腹拘急，舌苔黄腻，脉滑数。治以清热利湿，利尿通淋，用萆薢、茯苓、车前子、薏苡仁、川厚朴、黄柏等。

尿道结石引起尿道窘迫疼痛或刺痛，尿中夹砂石，排尿痛甚，或排尿时突然中断，少腹拘急，往往突发。治宜排石通淋，常用瞿麦、萹蓄、通草、滑石、金钱草、海金沙、鸡内金、石韦、穿山甲、虎杖、王不留行等。

2. 虚证

尿道疾病多与肝、肾、膀胱及心有关。肾经为病，多属本虚之证，又因湿热邪气久居下焦，肾水蒸腾，不制心火，则心火下炎；肝经绕阴器而行，又因为肝肾同源，肾精及肾气亏损，则肝经滋补不力，肝火内动，出现阴虚火旺，表现为尿道涩痛或灼痛。阴虚火旺证治宜疏肝养血，滋补肝肾，常用熟地黄、白芍、柴胡、川芎疏肝养血，龟甲育阴潜阳，黄柏、知母坚阴清火。

病程迁延日久，或年事已高，或房事过度，肾气耗损，则尿道疼痛不适，尿频，精神萎靡，消瘦无力，腰部酸痛，头晕耳鸣，阳痿不起，或起而不坚，舌红，脉细数。常用人参、黄芪、菟丝子、山药补益肾气，熟地黄、枸杞、龟胶滋阴潜阳，可加桂枝、山茱萸、干姜温阳化气。

【辨证论治】

1. 阴虚火旺证

证候：尿道干涩，瘙痒，伴有尿痛、尿涩不畅，可见颧红唇赤，五心烦热，潮热盗汗，舌红苔少，脉象细数。

治法：滋阴降火，固肾涩精。

代表方：知柏地黄汤。常用熟地黄、山药、山萸肉、茯苓、牡丹皮、泽泻、知母、黄柏。

加减：尿涩不畅加车前子、灯心草利水通淋；伴有血尿加大蓟、小蓟、白茅根凉血止血；小便黄赤、热痛明显加甘草梢、竹叶、通草清心导火。

2. 湿热下注证

证候：尿道灼热，有异物感，尿频、尿急、尿痛、小便不利，或点滴而出，或小便浑浊，或白或赤，甚则小便突然中断，尿闭不出，肢倦困重，烦热口渴或渴不欲饮，舌质红，苔黄腻，脉滑数或濡数。

治法：清热利湿，利尿通淋。

代表方：八正散。常用木通、车前子、萹蓄、大黄、滑石、灯心草、瞿麦、栀子等。

加减：尿血加茜草、小蓟、白茅根凉血止血，石淋涩痛加金钱草、海金沙、灯心草化石通淋，膏淋小便浑浊加萆薢、石菖蒲分清化浊，热毒炽盛加蒲公英、金银花清热解毒。

3. 正虚邪恋证

证候：尿道不适如有异物，或痛或痒，小便不畅，淋沥不尽，日久不愈，腰膝酸软，身倦乏力，舌淡红，脉沉细。

治法：补肾益气，利尿通淋。

代表方：济生肾气丸。常用熟地黄、山茱萸、牡丹皮、山药、茯苓、泽泻、肉桂、附子、牛膝、车前子等。

加减：气虚加白术、人参补气健脾；阴虚火旺加龟甲、知母滋阴潜阳。

4. 肾气不固证

证候：病程迁延日久，尿道不适，可见尿白如乳糜，或脓尿，兼有滑腻之物，尿频数，无涩痛，精神萎靡，消瘦无力，腰部酸痛，头晕耳鸣，舌红，脉细数。

治法：补肾固摄，利尿通淋。

代表方：六位地黄丸合菟丝子丸加减。常用熟地黄、山药、茯苓、丹皮、山茱萸、泽泻、牡蛎、五味子、鸡内金、桑螵蛸等。

加减：阴虚火旺加知母、玄参滋阴降火，小便夹血丝者加三七、茜草。

【其他疗法】

（一）中成药

1. 八正合剂

功能是清热渗湿，利尿通淋，主治湿热下注引起的尿道异物感。口服，一次 15~20mL，每日 3 次，3~7 天为一个疗程。

2. 三金片

功能是清热利湿通淋，主治膀胱湿热引起的尿道异物感。口服，一次 3 片，每日 3 次，7 天为一个疗程。

3. 热淋清颗粒

功能是清热解毒，利尿通淋，主治膀胱湿热引起的尿道异物感。一次 1~2 袋，每日 3 次，7 天为一个疗程。

4. 尿感灵颗粒

功能是清热解毒，利尿通淋，适于湿热下注引起的尿路异物感。每次 12g，一日 3

次，7 日为一个疗程。

5. 五淋化石丸

功能是利尿通淋化石，适用于尿结石引起的尿道异物感。每次 9g，每日 3 次，2 周为一个疗程。

（二）单方验方

1.《张氏医通》治阴中痒，亦是肝家湿热，小柴胡汤下滋肾丸。瘦人燥痒属阴虚，六味丸三钱，滋肾丸一钱和服，外用蛇床子煎汤洗之。

2.《奇方类编疮·毒门》治阴茎湿痒，白梁粉三钱，石菖蒲三钱，为末扑之。

3.《肘后备急方》治阴痒汁出，嚼生大黄涂之。

4.《摄生众妙方·湿》治玉茎有时受湿痒甚，以肥皂一个，烧灰存性，用香油涂调于上即愈。

5.《三因极一病证方论·淋》治膏淋引起的尿道异物感，用鹿角霜丸，药用鹿角霜、白茯苓、秋石各等分，药为末，糊丸梧子大，每服 50 丸，米汤下。

6.《金匮翼》治疗砂石留滞尿道引起的异物感用人参散方，人参、通草、青盐、海金沙别研，各一分，莎草根炒，去毛，半两上为散，合研匀，每服二钱，空心，米饮下。

7. 朱良春用通淋化石汤以排石通淋，方由鸡内金、金钱草、海金沙、石见穿、石韦、冬葵子、芒硝、六一散、桂枝、茯苓组成。主治尿结石引起的尿道疼痛及尿道异物感。

8. 猫须草 60g，每日 1 剂煎服，连续 2~3 个月。适合尿结石引起的尿道不适。

（三）外治疗法

1. 黄柏 20g，苍术 20g，蜂蜜适量，将黄柏、苍术研末，用蜂蜜调成黄豆大小丸子，放胶布中间，敷贴于小肠俞、膀胱俞、神阙、中极穴位，敷贴半小时，每天一次，7 天为一疗程，适合湿热下注引起的尿道异物感。

2. 生大黄 30g，大青叶、川椒、艾叶各 12g，煎汤洗浴阴部，每日 2~3 次，10 天为一个疗程。适合各种淋证引起的尿道不适。

3.《中医脐疗大成》通尿消石膏：滑石、硝石、生乳香、琥珀、小茴香各 30g，冰片 15g。共研磨，温水调成糊状，外敷脐部，麝香膏固定，上加艾灸 30 分，每日一次。治疗尿道结石引起的疼痛及异物感。

4.《腧穴敷药疗法》白矾散：白矾适量，研磨加小麦面粉或白葱，贴脐。治疗尿道炎引起的尿路不适感。

（四）针灸疗法

1. 体针

主穴：关元、三阴交、秩边、阴陵泉。

加减：湿热下注加中极、曲骨、膀胱俞以清热利湿；阴虚火动加照海、太溪以滋阴益肾；下元虚衰加肾俞、命门、太溪以补肾固摄；气血瘀滞加太冲、血海、次髎以活血化瘀；脾虚气陷加气海、脾俞、百会以益气升阳。

2. 耳针

主穴：肾、膀胱、输尿管、尿道、三焦。

加减：湿热下注加小肠、脾，阴虚火旺加心、内分泌。

操作方法：穴位局部放置王不留行籽，每穴一粒，用胶布固定，每日压迫 1 次。压迫时拇指和食指于籽上依次频频按压，直至穴位处有微痛感为适度，每次时间为 30 分钟。

（五）穴位注射

用药：鱼腥草注射液

穴位：①肾俞、膀胱俞、次髎、三阴交；②气海、中极、太溪。

操作方法：每穴注射鱼腥草注射液 1mL，两组穴位交替使用。每日 1 次，10 次为一疗程。

（六）药膳疗法

1. 韭菜糯米粥

韭菜子 15g，糯米适量，水适量，煮粥，分 3~6 次服。治疗虚劳尿精、精溢引起的尿道异物感。

2. 精肉香菇黄瓜汤

精猪肉 100g，黄瓜 75g，香菇 10g，色拉油 10g，精盐 2g，味精、酱油、葱各 3g，香油 2g。将精猪肉洗净，汆水，黄瓜洗净，切片，香菇去根，锅热后倒入色拉油，将葱炝香，烹入酱油，倒入水，调入精盐，味精，放入肉片、黄瓜、香菇烧开煲熟，淋入香油即可服用。

3. 黑木耳山药粥

黑木耳 20g，山药 30g，大米 100g，盐 2g，味精 1g，香油 5g，葱少许。大米洗净泡发，山药去皮洗净切块，黑木耳洗净切丝，葱洗净切花，锅置火上，注入水后，放入大米，用大火煮米粒绽开时，放入山药、黑木耳。改用小火煮至粥成，调入盐、味精，滴入香油，撒上葱花即可。

4. 玉米须荷叶粥

玉米须、鲜荷叶各 15g，大米 80g，盐 2g，葱 5g。大米置清水中浸泡半小时后捞出沥干水分备用，荷叶洗净，加水熬汁，再拣出荷叶待用，玉米须洗净沥干水分。锅置火上加入适量清水，放入大米煮至浓稠，再加入玉米须、荷叶同煮片刻，调入盐拌匀，撒上葱花即可。

5. 小白菜萝卜粥

小白菜 30g，胡萝卜少许，大米 100g，盐 2g，味精少许，香油适量。小白菜洗净切丝，胡萝卜洗净切块，大米泡发洗净。锅置火上，倒入水，放入大米，用大火煮至米粒绽开，放入胡萝卜、小白菜，用小火煮至粥成，放入盐，味精，滴入香油即可服用。

6. 茅根冰糖粥

鲜白茅根适量，粳米 100g，冰糖 10g。粳米泡发洗净，白茅根洗净，切段。锅置火上，倒入清水，放入大米，以大米煮至米粒绽开，加入白茅根煮至浓稠状，调入冰糖煮融即可。

7. 冬瓜竹笋粥

大米 100g，山药、冬瓜、竹笋各适量，盐 2g，葱少许。将大米洗净，山药、冬瓜去皮洗净切小块，竹笋洗净切片，葱洗净切花。锅倒入水后放大米，煮至米粒绽开后放入山药、冬瓜、竹笋。改用小火，煮至粥浓稠时，放入盐调味，撒上葱花即可。

【预防调护】

1. 畅情志，多休息，戒房事。
2. 勤洗澡，勤换衣，保持阴部清洁。
3. 饮食清淡，忌食辛辣、酒、油腻食物。
4. 适当体育锻炼，强身健体，增强抵抗力。

第十节　尿道疼痛

尿道疼痛是指前尿道和后尿道部位出现疼痛症状的病证。多由于尿路感染、梗阻，以及结石、异物等刺激尿道黏膜及深层组织，引起尿道痉挛及神经反射所致。表现为排尿时疼痛加重，常伴有尿频、尿急、血尿、脓尿等。

中医称为茎中痛，疝瘕、胞痹、痰核、悬痈、精浊、淋证、癃闭等均可引起尿道疼痛。本病相当于西医的尿结石、前列腺增生、前列腺炎、尿道感染、尿道瘘、尿道综合征、尿道结核等疾病。

【源流】

关于本病的记载，《黄帝内经》指出："脾传之肾，病名曰疝瘕，少腹冤热而痛，出白。"提出了疝瘕病名。《素问·痹论》指出："胞痹者，少腹膀胱按之内痛，若沃以汤，涩于小便，上为清涕。"《华佗神方》曰："石淋者，淋而出石也，其症小便则茎里痛，尿不能卒出，痛引小腹膀胱，里急，砂石从小便导出，甚者塞痛，令闷绝。""劳淋者，谓劳伤肾气而生热成淋也，其状尿留茎内，数起不出，引少腹痛，小便不利，劳倦即发，故云劳淋。"指出石淋、劳淋可引起尿道疼痛。《寿世保元》论悬痈："此疮生于谷道外肾之间，初发甚痒，状如松子，四十日赤肿如松，治迟则破，而大小便皆从此出，不可治亦。"首提悬痈病名。《景岳全书·淋浊》曰："如白浊甚，下淀如泥，或稠黏如胶，频逆而涩痛异常，此非是热淋，此是精浊窒塞窍道而结。"指出精浊亦可引起尿道疼痛。《张氏医通·淋》曰："膏淋，精溺俱出，小便阻塞，欲出不能而痛。"提出膏淋可致尿道疼痛。《儒门事亲·卷二》："筋疝，其状阴茎肿胀，或溃或脓，或痛而里急筋缩，或茎中痛，痛极则痒。"提出筋疝亦可引起尿道疼痛。

关于尿道疼痛发生的原因，《中藏经·论诸淋及小便不利》指出："五脏不通，六腑不和，三角痞涩，营卫不和……砂淋者，腹脐中隐痛，小便难，其痛不可忍，须臾，从小便中下如砂石之类，虚伤真气，邪热渐增，结聚成砂。"砂石聚于尿道不能排出致尿道疼痛。《诸病源候论》曰："诸淋者，由肾虚膀胱热故也，膀胱与肾为表里，俱主水，水入小肠下于胞，行于阴为溲便也。肾气通于阴，阴，津液下流之道也。若饮食不节，喜怒不时，虚实不调，脏腑不和，致肾虚而膀胱热，肾虚则小便数，膀胱热则水下涩，数而且涩，则淋沥不宣，故谓之淋，其状少腹弦急，痛引于脐。"指出饮食不节、情志抑郁、虚实不调、脏腑不和是致病的主要因素。《景岳全书·杂证谟·淋浊》曰："有浊在精者，必由相火妄动，淫欲逆精，以致精离其位，不能闭藏，则源流相继，淫溢而下，移热膀胱则溺孔涩痛，清浊并至，此皆白浊之因热证也。及其久也，则有脾气下陷，土不制湿，而水道不清者；有相火已杀，心肾不交，精滑不固，而遗浊不止者，此皆白浊之无热证也。"指出邪热移于膀胱可引起尿道疼痛。

关于尿道疼痛的病理特点，《诸病源候论》指出："肾主水，水行小肠，入胞为小便，肾虚则小便数，热结则小便涩，涩则茎内痛，故淋沥不快也。"肾虚生热，热结尿道，小便不利则尿道疼痛。《古今医统大全》曰："殊不知，溲下淋沥疼痛，忍之身必战慄而痛，遂以为冷，此不明夫运气之变化也之机，亢则害，承乃制，战慄似寒，《经》属于火，反兼水化之象，乃热甚郁结不开。"指出水热互结于下焦可引起尿道疼痛。

关于尿道疼痛的治疗，《诸病源候论》中《养生方·导引法》云："偃卧，以两手布膝头，取踵置尻下，以口纳气，腹胀自极，以鼻出气七息。除气癃、数小便、茎里痛、阴以下湿、小腹痛、膝不随也。"提出依靠自身锻炼方法治疗尿道疾病。《医宗金鉴》曰："寒淋者，皆因风寒乘入膀胱，致下焦受冷，遂成寒淋，其候小便闭塞，胀痛难禁，满不时淋沥，少腹隐痛，须以五苓散倍加肉桂，小茴香治之。热淋者，膀胱蓄热而成也，小便不通，淋沥涩痛，以十味导赤汤主之，若少腹胀满，引脐作痛，大便秘结者，以八正散主之。血淋者，盖因心热伤于血分，热气传入于胞，日久则尿血同出，遂成血淋，经中不时作痛，须以小蓟饮子治之，若经中通甚者，五淋散主之。"指出针对不同原因引起的尿道疼痛采用不同的治疗方法和方药。《医宗金鉴》指出："伤损而少腹引茎作痛者，乃瘀血不行，兼肝经郁火所致。宜用小柴胡汤加大黄、黄连、山栀服之，待痛势已定，再用养血之剂，自无不愈矣。"提出针对肝经火热引起的尿道疼痛宜用小柴胡汤加味疏肝解郁兼清热。《肘后备急方》曰："用牛膝根茎叶，亦用酒煮服，治小便不利，茎中痛欲死。"《太平圣惠方》治虚劳引起尿道疼痛，用王不留行散方益气养血，利尿通淋。《寿世保元·外科诸症》治疗尿道疮疡，悬痈肿痛，或溃烂作痛，小便涩滞用将军散清热利湿，消肿止痛。

【病因病机】

（一）病因

1. 饮食不节

长期嗜食膏粱厚味、肥甘滋腻、辛辣食物致脾胃损伤，脾失健运，湿邪内生，湿郁化热。《黄帝内经》指出："饮食自倍，肠胃乃伤。"肝气郁而不畅，久而生火；外感湿热火毒，湿热下注，蕴结膀胱，导致膀胱气化失司，水道不利而发此病。

2. 情志失调

情志不遂，肝气郁结，膀胱气滞，或气郁化火，形成淋证，引起尿道疼痛。《家藏蒙筌》指出："《黄帝内经》言淋，无非湿与热而已；然有因忿怒，气动生火者。"

3. 气滞血瘀

由于湿热邪气、痰浊久居不散，造成气血瘀滞，阻滞经络；或感受寒湿之邪，寒性收引，湿性凝滞，致使厥阴经络受阻，气血瘀滞，运行不畅，致使病情迁延难愈。

4. 痰浊凝聚

素体脾虚，津液运化无力，不得输布，凝聚成痰，痰浊滞留尿道，尿道疼痛，小便涩而不通。

5. 尿道异物

尿道内有结石，阻塞尿道，尿出不畅，可致尿道疼痛。《医学正传》曰："砂淋为病，阴茎中有砂石而痛，砂出痛止。"

（二）病机

尿道疼痛成因虽有内外因之分，但其基本病理变化为湿热蕴结下焦，气滞血瘀而致痛。病位在尿道，与肾、膀胱、心、肝关系密切。肾者主水，可维持机体水液代谢，膀胱为州都之官，有贮尿与排尿功能，两脏互为表里，经脉相互络属，共主水道，司决渎。湿热蕴结膀胱，或久病脏腑功能失调，均可引起肾与膀胱气化不利，湿热聚于尿道，气血运行不畅，不通则痛。由于导致尿道疼痛的病因不同，其病理性质有虚、有实，且多见虚实夹杂之证。膀胱湿热，肝郁气滞，尿路阻塞，以致膀胱气化不利者为实证。脾气不升，肾阳衰惫，导致膀胱气化无权者为虚证。但各种原因引起的尿道疼痛，常互相关联，或彼此兼夹。如肝郁气滞可化火伤阴；湿热久恋，又易灼伤肾阴；肺热壅盛，损津耗液严重，则水液无以下注膀胱；脾肾虚损日久，可致气虚无力运化而兼夹气滞血瘀，均可表现为虚实夹杂之证。

【临证思路】

（一）病机辨识

1. 实证

多食肥甘油腻，中焦脾胃酿湿生热，下注膀胱，湿热下注尿道，蕴久不化，故尿道熏蒸疼痛，小便不利，或尿频、尿急、尿痛。常见于湿热下注证和火毒蕴结证。久病入络，或砂石阻于尿道，血脉瘀阻，均可致尿道刺痛。舌质红，苔厚腻或黄，脉滑数。

2. 虚证

先天禀赋不足，或房事过度，或过服温燥劫阴之品，肾阴虚损必产生内热。《诸病源候论·虚劳病诸候》曰："虚劳而热者，是阴气不足，阳气有余，故内外生于热。"阴虚则内热，虚火充斥内外，涉及膀胱，则小便涩痛。湿热邪气久居下焦，肾水蒸腾过极，伤及阴津，肾水不能制约心火，出现阴虚火旺证，兼见舌质红，苔薄白或黄，脉细数。

（二）症状识辨

1. 尿液特点

热淋表现为小便频数短涩，灼热疼痛，色黄赤，少腹拘急引痛，或有寒热，口苦，呕恶，或有腰痛，或有大便秘结，苔黄腻，脉滑数。石淋表现为尿中夹砂石，排尿涩痛，或排尿时突然中断，尿道疼痛，少腹拘急，往往突发，尿中带血，一侧腰腹绞痛，舌红，苔薄黄，脉弦或数。血淋表现为小便热涩刺痛，尿色红，或夹有血块，疼痛满急加剧，或见心烦，舌尖红，苔黄，脉滑数。气淋表现为郁怒之后，小便淋沥不宣，少腹胀满疼痛，苔薄白，脉弦。膏淋表现为小便浑浊，乳白或如米泔水，上有浮油或混有血液、血块，尿道热涩疼痛，尿时阻塞不畅，口干，舌质红，苔黄腻，脉濡数。劳淋表现为小便不甚赤涩，溺痛不甚，淋沥不已，时作时止，遇劳即发，腰膝酸软，神疲乏力，舌质淡，脉细弱。

2. 脉象

脉涩，细而迟，往来艰涩不畅，尿道疼痛，呈针刺样疼痛，小便滴沥涩痛，舌质紫或有瘀斑，为瘀血内阻。脉滑数，往来流利而数，尿道灼热疼痛，或尿频、尿急、尿痛，或尿时阻塞不畅，为湿热内蕴。脉弦细，端直细长，尿道疼痛持久，尿时痛甚，为疼痛表现。代脉，脉来时止，止有定数，尿道疼痛，体弱无力、疲惫、消瘦等，为脏器虚弱。

3. 舌象

舌质红，舌苔黄腻，尿道灼热疼痛，见尿泔水样，或小便浑浊，或尿频、尿急、尿痛，或尿时阻塞不畅，为下焦湿热蕴结所成。舌体瘦小，舌红或绛，舌面干燥，苔少，尿道干涩，有异物，伴五心烦热，失眠盗汗，头晕，耳鸣，口燥咽干，为阴虚火旺的表现。舌淡白，苔白腻，伴脓尿、乳糜尿，尿频数，无涩痛，腰部酸痛，四肢冰凉，可辨为肾气亏虚。舌质紫或有瘀斑，脉涩，为瘀血内阻。

（三）治法与处方原则

因"通则不痛"，故治疗尿道疼痛以通气血、清利下焦为主。实则祛瘀、清下，虚则补益。气滞血瘀为主者，治以活血化瘀；膀胱湿热为主者，治以清热利湿；砂石结聚者，治以排石通淋；阴虚火旺者，治以滋阴养血。

（四）用药式

1. 实证

气滞血瘀，尿道疼痛，痛引少腹，或会阴部疼痛，小便涩痛，滴沥不畅，舌质紫或有瘀斑，脉涩。治以活血化瘀，通络止痛。用丹参、泽兰、赤芍、桃仁活血祛瘀；乳香、没药活血祛瘀，行气止痛；川楝子、青皮、小茴香行气导滞。

湿热蕴结，湿热下注膀胱及尿道，湿热蕴蒸，蕴久不化，尿道疼痛，兼见小便不利，或尿频、尿急、尿痛。治以清热利湿。用萆薢、茯苓、车前子、薏苡仁、川厚朴、白术化湿泄邪；黄柏、青黛清热解毒。

尿道结石，尿道窘迫疼痛或刺痛，尿中夹砂石，排尿痛甚，或排尿时突然中断，少腹拘急，往往突发。治宜排石通淋。用石韦散加减，主要包括瞿麦、萹蓄、通草、滑石、金钱草、海金沙、鸡内金、石韦、穿山甲、虎杖、王不留行等。

2. 虚证

《黄帝内经》云："足少阴经筋结于阴器。"阴茎疾病与肾经有密切关系，肾经为病，多属本虚之证，又因湿热邪气久居下焦，肾水蒸腾过极，伤及阴津，故出现阴虚火旺证。以尿道涩痛或灼痛为主，兼见尿频、尿急、尿痛等。治宜滋阴降火。用熟地黄、龟甲育阴潜阳，黄柏、知母坚阴清火。

【辨证论治】

1. 湿热下注证

证候：尿道灼热疼痛，见尿泔水样，或小便浑浊，或乳白尿，或尿频、尿急、尿痛，或尿时阻塞不畅，口干，舌质红，苔黄腻，脉滑数。

治法：清热利湿，利尿通淋。

代表方：萆薢分清饮加减。常用萆薢、石菖蒲、黄柏、车前子、水蜈蚣等。

加减：尿涩不畅加乌药、青皮疏利肝气；伴有血尿加藕节、小蓟、白茅根凉血止血；小便黄赤，热痛明显加甘草梢、竹叶、通草清心导火；病久湿热伤阴加生地黄、麦冬、知母滋养肾阴。

2. 尿道结石证

证候：尿道窘迫疼痛，或刺痛，尿中夹砂石，排尿痛甚，或排尿时突然中断，少腹拘急，往往突发，一侧腰腹绞痛难忍，尿中带血，舌红，苔薄黄，脉弦或带数。

治法：排石通淋。

代表方：石韦散加减。常用瞿麦、萹蓄、通草、滑石、金钱草、海金沙、鸡内金、石韦、穿山甲、虎杖、王不留行等。

加减：小腹胀痛加木香、乌药行气通淋；腰膝酸软，腰部隐痛加补骨脂、杜仲、续断补肾益气；舌红，口干，肾阴亏耗加熟地黄、麦冬、鳖甲滋养肾阴。

3. 气滞血瘀证

证候：尿道及会阴部疼痛，呈针刺样疼痛，病程较长，尿量少，小便滴沥涩痛，舌质紫或有瘀斑，脉涩。

治法：活血化瘀。

代表方：活血散瘀汤。常用当归尾、赤芍、桃仁、川芎、苏木、牡丹皮。

加减：小便不利加车前子、茯苓利水渗湿；尿中带血加小蓟、白茅根凉血止血。

4. 痰浊凝聚证

证候：常发生在前列腺部或尿道口，在前列腺则见尿道及会阴部疼痛，疼痛向腹股沟及下肢放射，小便不利，小腹胀满不适。在尿道口则见疳疮，龟头部有结节，单发或多发。舌质暗，有瘀斑、瘀点，脉涩。

治法：行气活血，化痰散结。

代表方：橘核丸。橘核行气散结为主药，木香、川楝子入气分，以行气止痛；桃仁、延胡索入血分，以活血散结，同为辅药；桂心温通经脉；枳实、厚朴破气消积滞；海藻、昆布咸润化痰，软坚散结；木通通利下焦湿热。

【其他疗法】

（一）中成药

1. 青麟丸

具有清热利湿的功效。口服，每次 3g，每日 2 次。

2. 大黄䗪虫丸

具有活血破瘀、通经消癥的功效。口服，一次 3g，每日 1~2 次。

3. 活络效灵丹

具有活血祛瘀、通络止痛的功效，治疗瘀血致尿道疼痛。口服，一次 3g，每日 2 次。

4. 三金片

具有清热解毒、利湿通淋的功效。口服，一次 3 片，一日 3 次。

5. 八正散

具有利水通淋、清热凉血的功效，治疗湿热下注，尿道熏蒸疼痛。

（二）单方验方

1.《本草汇言》治五淋涩痛不通，用桑螵蛸炒黄三十枚，研末，车前子煎汤服。治五淋闭涩作痛，或小便不通，用车前草、淡竹叶各三钱，煎汤下。

2.《滇南本草》中记载："石韦，味苦，性寒，入小肠经，利小便，通五淋，止玉茎痛。"

3.《小品方》记载："治石淋方，浮石取满一手，捣为末，以水三升，苦酒一升，煮取二升，澄清，温服一升，日三。"

4.《幼科铁镜·茎肿痛》中记载："茎即阳物，如肿，用黄连、木通各一钱，煎服即愈。"

5.《潜斋医话·二阴诸病》中记载："老年夜多漩溺，晚食糯米糍即效。若溺时，玉茎痛而频数，不赤者，生黄芪一两，甘草二钱，煎服，甚者日二服即愈。"

6.《肘后备急方》中记载："阴茎中卒痛不可忍，雄黄、矾石各二两，水五升，煮取二升，渍。"

7.《备急千金要方·解毒并杂治》中记载："治卒阴痛如刺，用汗出如雨方，小蒜、韭根、杨柳根各一斤，上三味，合烧，以酒灌之，及热以气蒸之，即愈。"

8.《普济方》中记载："治茎中痛，囊缩，津液不行，用远志散，远志（去心）、五倍子（焙）、蛇床子各等分。上为细末，每用药末五钱，水三升，入葱白三寸，同煎沸去渍，热淋效。"

9.《国医宗旨·梦遗赤白浊淋证药性主治》中记载："治茎中痛方，苎麻根、川楝子、延胡索、海金沙、青皮、没药。"

10.《种福堂公选良方》中记载："治男子茎中通，取牛膝一大握，酒煮饮之立愈。"

11.《普济应验良方》中记载："茎中作痛，用甘草梢，煎服即愈。"

12.《珍本医书集成》中记载："止茎中痛，生甘草梢、延胡索、苦楝子、水煎加酒小半盏服。"

13.《梅氏验方新编》中记载："尿管中疼痛方，萹蓄、车前子、木通、炒栀子、滑石、大黄、瞿麦、甘草梢各等分，灯心引，水煎服即愈。"

14. 白果根 120g，适量冰糖煎服，每日 1 剂，两周为一疗程。适合尿道结石引起的尿道疼痛。

（三）外治疗法

1. 独头蒜一个，栀子 3 枚，盐少许，捣烂摊纸贴脐部，以小便通利为度。

2. 食盐 250g，吴茱萸 250g，炒热，布包熨脐腹，冷后再炒热敷之。

3. 外用田螺肉炒食盐热敷少腹，田螺肉 10 只，盐 100g，在锅中炒至青烟，布包外敷脐部。

4.《穴位贴敷疗法》淋证膏，葱白 5 支，萹蓄 3g，大黄 2g，木通 2g，瞿麦 6g。上药共捣碎为膏，取如枣大，放于肚脐中，上盖纱布，用胶布固定，每日一换。主治尿路感染以及淋证引起的尿道疼痛。

5.《中华脐疗大成》硝石葱盐膏，硝石 30g，生葱白 5 茎，食盐 10g，共捣为膏，取蚕豆大放于肚脐，用纱布覆盖，胶带固定，每日换药一次。治疗由石淋引起的尿道疼痛。

（四）针灸疗法

1. 体针

主穴：肾俞、关元、膀胱俞、中极、三焦俞、秩边。

加减：热甚者加曲池、大椎、三焦俞清热利湿；排尿无力，淋沥不尽加气海、三焦俞益气利尿；尿血加血海、地机凉血止血；小便浑浊加足三里、太溪分清化浊。

操作方法：上述穴位，消毒后针刺，得气后行针使针感向病所传导，留针 20~30 分钟。每 10 分钟行针一次，中强刺激，每日 1 次，7 日为一疗程。

2. 耳针

主穴：膀胱、尿道、肾、交感、神门、外生殖器。

加减：湿热下注加小肠、三焦；尿路阻塞加三焦、输尿管；肾阴亏虚加肾、内分泌。

操作方法：每次选 2~3 穴，中强刺激，留针 15~20 分钟。

（五）穴位注射

用药：当归注射液或丹参注射液

穴位：肾俞、关元、膀胱俞、中极、三阴交。

操作方法：将穴位常规消毒，每穴注入 0.5~1mL 药液，每次取 2~3 穴，每日 1 次，10 日为一疗程。

（六）按摩疗法

常用穴位：中极、关元、气海、肾俞、膀胱俞。

加减：湿热下注加三阴交、阴陵泉；尿路阻塞加志室、水道。

常用手法：摩法、按法、揉法。

操作方法：顺时针摩小腹，约 10 分钟，按揉上述穴位，每穴约 1~2 分钟。手法应轻柔、缓和，用力沉稳。

（七）药膳疗法

1. 玉米须煎水

玉米须 50g，车前子 20g，生甘草 10g，加水 500mL，煎取 400mL，去渣温服，每日 3 次。治疗湿热下注引起的尿道疼痛。

2. 南瓜泥

南瓜子 20g，白糖适量，南瓜子去壳去仁，捣烂成泥，加白糖适量搅拌即可。具有利尿通淋的功效。

3. 化石核桃肉

核桃 1000g，黄芪 60g，石韦、鸡内金各 30g，金钱草、蜂蜜、白糖各 250g。核桃去壳去肉，将细盐或砂约 500g 炒热，倒入核桃肉，不断翻炒，至核桃仁皮呈嫩黄色，大约炒至 10 分钟离火，待稍凉后，用铁筛筛去细盐或砂。将黄芪、石韦、鸡内金、金钱草快速洗净，倒入大锅中，加冷水将药物浸没，中火煎 40~60 分钟，至药液浓煎成大半碗时，滤出头汁。再加水两大碗，至药液煎成大半碗时，滤出二汁，弃渣。先将药汁、蜂蜜、白糖倒入瓷盆内，然后倒入核桃肉，浸拌均匀，瓷盆加盖，用旺火隔水蒸 3 小时。每日 1 次，每次饮药汁约 1 匙，核桃肉 1 匙。具有补肾化石、扶正祛邪的功效。

4. 海金沙茶

海金沙 15g，绿茶 2g。将海金沙、绿茶放入杯中，用刚烧沸的开水冲泡大半杯，泡后立即加盖，稍凉后即饮。具有清热通淋、利水消肿的作用。

5. 大麦姜汁汤

大麦 100g，生姜 15g，蜂蜜 5g。大麦、生姜洗净，用清水煎汁，弃渣，加蜂蜜调味，饭前温服。具有清热利尿的作用，适用于小便淋沥涩痛者。

6. 神仙粥

粳米 100g，山药 60g，芡实仁 30g，韭菜子 15g，白糖适量。山药去皮，切片，芡实仁捣成渣，将芡实仁、韭菜子、粳米一同入锅煮粥，熬煮至六成熟时，加入山药片，继续熬至粥稠，加白糖调味。具有清热解毒、利尿通淋的功效，适用于脾肾阳虚淋浊引起的尿道疼痛。

7. 薏米粳米粥

薏米 30g，粳米 50g，白糖适量。将薏米、粳米分别淘洗干净，入锅用清水煮粥，粥成后加白糖调味。具有清热解毒、利尿通淋的功效，适用于小便淋沥涩痛者。

8. 狼毒枣

首先将狼毒放入锅内，上置蒸笼，放入大枣，火烧开后文火蒸 3 小时，取出即可服用。成人每日 3 次，每次 10g，无恶心、呕吐、头晕症状可连续服用，两天后增加一枚，若有上述症状则减 2 枚服用观察。饭前半小时服用。本方用于痰浊凝聚引起的尿道疼痛。

9. 蜗牛煲猪瘦肉

将蜗牛壳洗净后，用沸水烫熟，取出蜗牛肉，清水冲洗，每次可用鲜蜗牛肉 60g（干品 30g），猪瘦肉 100g，煎汤服食。本方适合湿热下注型尿道疼痛。

（八）手术疗法

尿道肿瘤、前列腺肥大、增生引起的尿道疼痛可行手术治疗。

（九）预防调护

1. 畅情志，多休息，戒房事。
2. 勤洗涤，勤换衣，保持阴部清洁。
3. 多饮水，饮食清淡，忌食辛辣、酒、油腻食物。
4. 适当体育锻炼，强身健体，增强抵抗力。

第十一节 会阴瘙痒

男性会阴瘙痒是指外生殖器（阴茎、阴囊）至肛门部位自觉瘙痒不适。中医学根据临床症状可以将其归属"阴痒""绣球风"等范畴。西医学中阴囊湿疹、皮炎、阴虱、真菌感染或维生素 B_2 缺乏等疾病，可参考本病进行辨证论治。

【源流】

隋·巢元方在《诸病源候论·虚劳阴下痒湿候》中曰："大虚劳损，肾气不足，故阴冷；汗液自泄，风邪乘之则瘙痒。"并指出本病的病机为"邪客腠理而正气不泄，邪正相干在皮肤故痒，搔之则生疮"。金·李东垣《东垣十书·论阴疮》曰："盖湿疮者，由肾经虚弱，风湿相搏，邪气乘之，瘙痒成疮，浸淫汁出，如疥癣是也。"认为本病病机以湿为主。明·陈实功《外科正宗》曰："肾囊风，乃肝经风湿而成，其患作痒，喜浴热汤，甚者疙瘩顽麻，破流脂水。"首先提出了"肾囊风"一名。清·

沈金鳌《杂病源流犀烛·前阴病》曰："阴囊湿痒者，由于精血不足，内为色欲所耗，外为风冷所乘，风湿毒气乘虚而入，囊下湿痒，甚则皮脱。"指出了肾虚是发病的内在因素，并记载了外治剂型，如"牡矾丹""沐浴长春散"等。

【病因病机】

（一）病因

1. 湿热蕴结

饮食不节，过食辛辣肥腻之品，或食用海鲜鱼虾等易过敏之物，湿热内生；或包皮过长，积垢刺激；或外染真菌、阴虱等虫毒，与湿热之邪相合，留滞会阴，蕴于肌肤，气血不和而为病。

2. 肝肾阴虚

年老体弱，肝肾亏虚，肾阴肝血不足，会阴为肝肾所主，肝经绕阴器，因此阴血不足、外阴失养而发为本病。

3. 血虚风燥

重病久病，阴血亏虚，血燥生风，风胜则痒，阴器皮肤失养而为病。

（二）病机

本病多由湿热蕴结、肝肾阴虚、血虚风燥或者外染虫毒所致，常相互兼杂为患。

【临证思路】

（一）病机辨识

本病初起多实，后期多虚，或虚中夹实。

1. 实证

饮食不节，过食辛辣肥腻之品，或食用海鲜鱼虾等易过敏之物，湿热内生；或包皮过长，积垢刺激；或外染真菌、阴虱等虫毒，与湿热之邪相合，留滞会阴，蕴于肌肤，气血不和而为会阴瘙痒。

2. 虚证

年老体弱，肝肾亏虚，肾阴肝血不足，会阴为肝肾所主，肝经绕阴器，阴血不足，外阴失养而为病。重病久病，阴血亏虚，血燥生风，风胜则痒，阴器皮肤失养而为病。

（二）治法与处方原则

本病首先进行病因辨证，分清致病之病理要素。因此，杀虫、祛风、清热、燥湿及补肾是治疗本病的基本原则。除了内服方剂外，尤需注重外治法的运用。

（三）用药式

在治疗会阴瘙痒时还要注意辨别阴囊 Paget 病、维生素 B_{12} 缺乏症等少见疾病，以免延误诊治。实证者治宜清热利湿，杀虫止痒；虚证者滋肾养肝，清热止痒。

【辨证论治】

1. 湿热蕴结证

证候：阴囊或阴茎、会阴部位瘙痒、局部潮红，或起丘疹，或渗流滋水，分泌物增多，遇热加重，尿黄赤，舌质红，苔黄或苔黄腻，脉数或细数。

治法：祛风止痒，清利湿热。

代表方：祛风燥湿汤加减。常用萆薢、独活、藁本、黄柏、白鲜皮、当归、石菖蒲、苦参、甘草等。

加减：若尿道热涩较重，微痛者，加山栀子、灯心草、通草清下焦湿热；小腹胀，排尿不畅者，加乌药、小茴香通阳化气；湿热伤络见尿血者，酌加白茅根、地榆、牡丹皮凉血止血。

2. 肝肾阴虚证

证候：会阴部瘙痒，灼热干涩，夜间尤甚，五心烦热，腰膝酸软，便干，舌红少苔，脉细数。

治法：滋补肝肾，兼以祛风。

代表方：滋阴除湿汤加减。常用生地黄、玄参、当归、丹参、茯苓、泽泻、白鲜皮、蛇床子等。

加减：阴虚火旺者，加知柏地黄汤合一贯煎；风甚者，加白鲜皮、地肤子。

3. 血虚风燥证

证候：会阴部丘疹，奇痒难忍，夜间尤甚，甚者皮肤呈苔藓样变，头晕目眩，多梦，舌淡，苔薄，脉细。

治法：滋阴养血，润燥祛风。

代表方：十二味地黄饮加减。常用当归、生地黄、白芍、制首乌、生黄芪、丹皮、地骨皮、白芷、白僵蚕、白蒺藜、麦冬等。

加减：夜寐不能甚者，加龙骨、牡蛎。

【其他疗法】

（一）中成药

1. 知柏地黄丸

具有滋阴降火的作用，用于阴虚火旺、肝肾阴虚者。每次 9g，每日 2 次。

2. 龙胆泻肝丸

具有清泻肝胆实火、清利肝胆湿热的作用，用于湿热蕴结者。每次 9g，每日 2 次。

（二）外治法

1. 苦楝洗剂

苦楝皮鲜品 100~200g，苦楝子 30~40g，水煎外洗，每日 3 次。

2. 二参散

茵陈 20g，苦参、玄参各 30g，白鲜皮 25g，猪苓、茯苓、薏苡仁、黄柏、当归、明矾各 10g，紫花地丁 36g，六一散 15g。粉碎成粗末，为 60 次量，每次取适量放入沸水中浸泡 10 分钟，熏洗患处，每次 20 分钟。

3. 五子洗剂

地肤子、蛇床子、苍耳子、五倍子、黄药子各 30g，煎水外洗。

（三）针灸疗法

肝肾阴虚者取背俞穴、足少阴、足太阴经穴，如肝俞、肾俞、太溪、三阴交等。操作多采用补法。

【预防调护】

1. 去除各种致病因素及诱发因素是本病防治的关键，饮食宜清淡，禁食或少吃肥甘厚味、酒酪之品，及鱼虾、海鲜等易过敏食物。

2. 避免搔抓，防治各种继发感染。

3. 畅情志，适当配合体育锻炼，劳逸结合，以调整体内的阴阳平衡。

第十二节　会阴疼痛

男性会阴疼痛是指外生殖器（阴茎、阴囊）至肛门部位自觉疼痛不适，可呈灼痛、隐痛、胀痛、跳痛等，包括睾丸疼痛、阴茎疼痛等。西医常见于前列腺疾病如前列腺炎、前列腺增生、前列腺癌、前列腺脓肿等；尿路结石如尿道结石、膀胱结石、输尿管下段结石等；泌尿生殖系统感染如尿道炎、膀胱炎、精囊炎等；会阴部外伤如骨盆骨折、骑跨伤等。其他疾病如直肠周围脓肿、肛周脓肿、直肠癌等引起的会阴疼痛，也可参考本病进行辨证论治。

【源流】

《灵枢·五色》曰："男子色在于面王为小腹痛，下为卵痛。"隋·巢元方《诸病源候论·虚劳阴痛候》认为其"肾气虚损，为风邪所侵，邪气流入肾经与阴器相击"

而为病。明·张锡之《医学准绳六要·前阴诸病》认为茎中痛是"足厥阴经气滞"。清·吴谦《医宗金鉴·杂病心法要诀》曰："浊在精窍溺自清，秽物如脓，阴内痛。"认为本病病机以湿为主。

【病因病机】

本病病因复杂，既应考虑局部病变，也应注意其他疾病所引起的放射痛。目前中医学者认为本病病因病机主要有以下几个方面：

1. 下焦湿热

素体脾肺不足，易感冒，引动下焦湿热；或包皮过长，藏污纳垢；或不洁性交，湿热内侵，留于精室，精浊混淆，精离其位而为病。

2. 忍精不泄

青壮年相火易动，所愿不遂，精未排出；或忍精不泄，败精流注，精关不固而为病。

3. 肾亏于下，封藏失职

败精瘀浊，湿热下注，精室被扰，精关不固而为病。

4. 骨断筋伤

外力所伤，骨断筋伤，脉络受损，血溢脉外，不通则痛而为病。

5. 尿路堵塞

素体湿热，炼津为石，堵于尿路，不通则痛而为病。

6. 病久伤及脾肾

脾气虚则湿越难化，肾气伤则精易下泄，此为本病由实转虚的大致病理过程。肾虚是本，湿热是标，久病入络，络脉瘀滞，是疾病进入慢性病程的病机关键。

【临证思路】

本病应详细鉴别引起会阴疼痛的病因及病变部位。会阴乃至阴之地，此处疼痛，多见于三阴亏损，或中虚气陷之人，复感寒湿、湿热，或久坐、久骑，气血瘀滞，不通则痛，总属本虚标实之象。根据不同情况予以治疗，感染者多以清热利湿、泻火解毒为法；尿路结石者，当根据结石大小以手术治疗或利尿通淋排石为法；外伤所致者，应以活血化瘀、散结止痛为法。若诸治少效，需注意结直肠等临近部位的病变，再予以相关处理。

【辨证论治】

1. 下焦湿热证

证候：会阴胀痛，尿频、尿急、尿痛，小便短赤或浑浊，会阴潮湿，心烦口苦，舌质红，苔黄腻，脉滑数。

治法：清热利湿，泻火解毒。

代表方：八正散、龙胆泻肝汤、萆薢分清饮加减。常用萆薢、瞿麦、木通、车前子、滑石、大黄、山栀等。

加减：若尿道热涩较重、微痛者，加山栀子、灯心草、通草清下焦湿热；小腹胀，排尿不畅者，加乌药、小茴香通阳化气；湿热伤络见尿血者，酌加白茅根、地榆、牡丹皮凉血止血。

2. 尿路堵塞证

证候：腰腹部疼痛放射至会阴，小便困难，尿线细，或小便滴沥，尿血或见砂石排出，舌红，脉沉细。

治法：清热利湿，通淋排石。

代表方：石韦散、八正散、三金排石汤加减。常用石韦、海金沙、鸡内金、萹蓄、萆薢、瞿麦、木通、车前子、滑石、大黄、山栀等。

加减：痛剧者可合芍药甘草汤、延胡索等。

3. 血脉瘀滞证

证候：会阴部刺痛，痛处固定不移，多有外伤史。会阴部可见肿块、瘀斑，或小便困难、血尿或血块，舌质暗红有瘀点，脉细涩。

治法：活血化瘀，散结止痛。

代表方：血府逐瘀汤、少腹逐瘀汤、桃核承气汤加减。常用桃仁、红花、丹参、王不留行、三棱、莪术、川芎、赤芍等。

【其他疗法】

（一）中成药

1. 宁泌泰胶囊

具有清热解毒、利尿通淋的作用，用于下焦湿热者。每次 3~4 粒，每日 3 次。

2. 肾石通颗粒

具有清热利湿、活血止痛、化石排石的作用，用于尿路堵塞者。每次 15g，每日 2 次。

3. 血府逐瘀口服液

具有活血化瘀、行气止痛的作用，用于血脉瘀滞者。一次 2 支，一天 3 次。

（二）外治法

对于尿路堵塞肾绞痛放射至会阴者，可采用邱氏手法按压邱氏穴。

（三）针灸疗法

会阴疼痛病因多、致病因素复杂，应根据不同的病因选择不同的穴位及手法。

【预防调护】

1. 避免久坐，注意保暖，防止受凉及坐卧寒湿之地。

2. 有过度自慰者，应尽量减少或戒除。

3. 忌食辛辣刺激之品，忌酗酒。

4. 畅情志，精神内守，适当配合体育锻炼，劳逸结合，以调整体内的阴阳平衡。

第十三节　睾丸疼痛

睾丸疼痛是指因感染、肿瘤、外伤等原因引起的睾丸部位的疼痛。中医名为"子痈""卵痛""肾子痛""子痛"等。睾丸疼痛属继发性疾病，多因睾丸、附睾及阴囊内的精索病变而导致。现代医学的睾丸炎、附睾炎、精索炎、睾丸及附睾结核等疾病均可归于本病范畴。

【源流】

睾丸疼痛最早记载于《素问·缪刺论》，"邪客于足厥阴之络，令人卒疝暴痛"，认为外邪侵袭肝经为睾丸疼痛的主要病因。《灵枢·五色》记载："男子色在面王，为小腹痛，下为卵痛。"描述了睾丸疼痛的望诊方法，认为若病色出现在"面王"下方，也就是人中部位，会出现"卵痛"。《华佗神医秘传》记载："子痈者谓肾子作痛，溃烂成脓，不急治愈，有妨生命。"强调睾丸疼痛应及时治疗，否则可危及生命。唐·孙思邈《备急千金要方·阴癥》中提出用针灸治疗子痛，"阴肿痛灸大敦三壮"，丰富了本病治疗方式。元·张子和《儒门事亲·疝本肝经且通勿塞状》中曰："两丸寒痛，足阳明脉气之所发也……邪气客于足厥阴之经，令人卒疝，故病阴丸痛也。"认为睾丸寒痛与阳明经、厥阴经有关。

明清医家综合了前人的认识，对于睾丸疼痛的诊治更加全面。明·张三锡《医学准绳六要·前阴诸病》记载："病后动淫，卵痛，大伤气血而然，八珍加肉桂、附子。"提出了睾丸疼痛的证候特点及治疗方法。明·陈实功《外科正宗·囊痈第三十三》描述："初起寒热交作，肾子肿痛，连小腹者，宜发散寒邪。"认为睾丸疼痛病因为寒邪侵袭，治宜散寒。明·皇甫中《明医指掌·病机赋》记载："玄胡苦楝医寒疝控引于二丸。"提出了使用疏肝理气法治疗睾丸疼痛。清·王洪绪《外科全生集》曰："子痈，肾子作痛而不升上，外观红色者是也。迟则成患，溃烂致命；其未成脓者，用枸橘汤一服即愈。"记载了睾丸疼痛的诊断、预后及治疗方法。清·张璐《张氏医通·前阴诸疾》提出："阴肿乃风热客于阴经……肾虚不能宣散而肿……但肿而不痛者，是湿热……但痛而不肿者，瘀积火滞。"认为风热、肾虚、湿热、瘀火均可导致睾丸疼痛。

以上可见，古人对于睾丸疼痛早有认识，认为其病因病机多与寒邪、湿热、气机不畅、气血不足等因素有关。对其预后则认为，睾丸疼痛应当及时治疗，否则会危及生命。治疗方法应当根据病因病机进行论治，可温经散寒、补益气血、清热利湿等，这些记载对于睾丸疼痛的治疗至今仍然具有较好的借鉴价值。

【病因病机】

（一）病因

1. 下焦湿热

饮食不节，嗜食肥甘厚味，而湿热内生，发生子痈；或久处湿热之地，而湿热内侵，湿热下注，发为子痈。明·虞抟在《医学正传·疝气》中指出："我丹溪先生独断为湿热，此发为古人之所未发也。夫热郁于中而寒束于外，宜其非常之痛，故治法宜祛逐本经之湿热，消导下焦之瘀血。"

2. 气滞血瘀

所欲不畅，肝气郁结，肝失条达，气滞血瘀，郁而化热，热结肝经，发为子痈；或因跌扑损伤，血溢脉外，瘀血阻络，血瘀气滞，血瘀发热，故发为子痈。

3. 感受寒湿

过食寒凉，或久处寒湿之地，内外寒湿侵袭，寒性收引，脉络拘紧，筋肉挛急，湿滞气机，气滞血瘀，故而睾丸疼痛。如清·陈士铎《辨证录·疝气门》："人有感浸寒湿，睾丸作痛者，冷即发痛不可忍，此湿气之入于肾经也。"

4. 脾肾不足

睾丸疼痛日久，正气虚弱，痰湿内生，流注肾子，故见肾子漫肿胀痛，伴有下坠感，不红不热。

（二）病机

明·方隅《医林绳墨》记载"睾丸寄肾所生，属于肝而不属于肾"，肝脉循会阴，络阴器，故睾丸为肾所主，又为肝经所络，因此肝肾二脏的病变是引起睾丸疼痛的主要原因，睾丸疼痛若迁延日久则会病及脾肾。睾丸疼痛在临床中实证多而虚证少，可分为急性期和慢性期，急性期以邪气盛而正气不衰为主，病因为湿热或寒湿之邪侵袭，或跌扑损伤，致气滞血瘀，主要涉及肝肾两脏。慢性期以本虚标实为主，多为急性期迁延不愈，久病伤及脾肾所致。

【临证思路】

（一）病机辨识

1. 急性期

嗜食肥甘而内生湿热，或起居不节而湿热侵袭，湿热聚于下焦，熏蒸肾子，湿热相搏，故见睾丸红肿，疼痛剧烈，小便短赤，大便不爽，口苦黏腻，心烦纳差。舌质红，苔黄腻，脉滑数均为湿热内蕴之象。

肾子为肝脉所络，所欲不遂，肝失条达，疏泄不利，气机不畅，郁于肾子；或跌扑损伤，脉络受损，瘀血内停，阻滞气机，气血郁滞于肾子，郁而化热，故肾子坠胀疼痛，痛有定处，阴囊青紫，脉络曲张，痛不可触。舌紫暗，伴有瘀点，脉弦细涩均为气滞血瘀之象。

寒湿内侵，寒湿之邪流注肾经，滞于肝脉，寒性凝滞，阻遏气机，故见肾子冷痛，甚则牵引少腹疼痛，遇寒加重，得温则减，同时少腹、睾丸、阴囊触之冰冷，畏寒肢冷，小便清。舌淡，苔白润，脉弦紧均为寒湿之象。

2. 慢性期

子痛日久，脾肾亏虚，水液运化无力，痰湿内生，流注肾子，痰湿结于肾子，故见肾子漫肿，伴有下坠感，触之即痛，阴囊色淡，兼有神倦乏力，大便溏薄，胃纳不佳。舌淡，苔白滑，脉沉细为脾肾亏虚之象。

（二）症状识辨

1. 睾丸疼痛

睾丸疼痛急性发病者，多为标实本不虚，因下焦湿热熏蒸肾子，湿热相搏，故见睾丸红肿，疼痛剧烈；跌扑损伤，或肝气郁结，均可见气滞血瘀，血瘀发热，故可见阴囊青紫瘀斑，脉络曲张，痛不可触；寒湿内侵，寒性收引，湿滞气机，故睾丸冷痛，厌寒喜温；子痛日久，正气虚损，痰湿内生，流注肾子，则见肾子漫肿，伴有下坠感，触之即痛，舌淡，苔白滑，脉弦滑。

2. 囊痈

囊痈，兼见肾子疼痛，阴囊红肿，灼热疼痛，身发寒热，阴囊肿大，紧张发亮，形如瓠状，口渴喜冷饮，小便黄赤，舌红苔黄腻，脉弦滑，乃湿热蕴结；囊痈，兼见肾子疼痛，阴囊化脓溃破，肿痛不减，身热不除，脓液淡薄，舌红少苔，脉细数，乃阴虚热毒。

3. 舌象

舌质红，舌苔黄厚或腻，睾丸疼痛多为热痛，兼见小便黄赤，口苦烦渴，脉滑数等，为湿热下注；舌暗，苔黄，伴肾子坠胀疼痛，痛有定处，阴囊青紫，脉络曲张，痛不可触，为气滞血瘀；舌淡，苔白，脉弦紧，伴肾子冷痛，喜温厌寒，得温则减，为寒湿内侵；舌淡，苔白滑，脉弦细滑，伴肾子漫肿，有下坠感，触之即痛，阴囊色淡，兼有神倦乏力，大便溏薄，胃纳不佳，为脾肾亏虚。

（三）治法与处方原则

急性睾丸疼痛者以实证为主，标实而本不虚，采用清利湿热、活血化瘀、温肝散寒等治法。但忌攻伐太过，伤及正气，使得疾病迁延不愈。久病迁延不愈者以本虚标实为主，治宜健脾益气，温补肾阳。治疗时宜分清寒热，注意是否夹杂瘀血、湿热、寒湿等，宜以固本培元为主，化痰利湿为辅。

（四）用药式

1. 急性期

湿热下注于肾子，肾子疼痛伴小便短赤，大便不爽，口苦黏腻，心烦纳差等。治宜清热利湿，化浊止痛。清利湿热用龙胆草、黄芩、栀子等；清热散结，消肿止痛用蒲公英、连翘、夏枯草等；疏肝理气止痛用柴胡、木香、川楝子等；活血止痛用生地黄、当归等。

气滞血瘀，肾子坠胀疼痛，痛有定处，兼有阴囊青紫，脉络曲张，痛不可触等。治宜活血化瘀，理气止痛。理气止痛用柴胡、枳实、香附、川楝子、橘核等；活血化瘀止痛用川芎、赤芍、桃仁、红花、当归等。

寒湿内侵，寒湿之邪流注肾经，滞于肝脉，寒性凝滞，阻遏气机，故见肾子冷痛，甚则牵引少腹疼痛，遇寒加重，得温则减。治宜温肝散寒，理气止痛。温肝散寒用沉香、乌药、吴茱萸、干姜、肉桂等；理气止痛用小茴香；健脾化湿用茯苓。

2. 慢性期

子痛日久，脾肾亏虚，痰湿内生，流注肾子，故见肾子漫肿，伴有下坠感，触之即痛，兼有神倦乏力，大便溏薄，胃纳不佳。治宜温补脾肾，化痰。温补脾肾用肉桂、附子、干姜；健脾益气用茯苓、白术、黄芪；益肾填精用熟地黄、山萸肉、枸杞子、菟丝子。

【辨证论治】

1. 湿热下注证

证候：肾子疼痛，小溲赤热浑浊，口苦或渴，心烦少寐，口舌生疮，便臭秘结或黏滞不爽，或见脘腹痞闷，恶心，舌红苔黄腻，脉滑数。

治法：清热利湿，化浊止痛。

代表方：龙胆泻肝汤加减。常用龙胆草、黄芩、蒲公英、连翘、夏枯草、柴胡、木香等。

加减：湿热较甚可合八正散，加萹蓄、木通、车前子、瞿麦、大黄等，或加益母草、牛膝等活血利湿药，以增强清利湿热的功效；若患者饮食不节，嗜食肥甘，湿热中阻者，可合平胃散或藿朴夏苓汤加减。处方较为苦寒，注意顾护胃气。

2. 气滞血瘀证

证候：肾子坠胀疼痛，痛有定处，兼有阴囊青紫，脉络曲张，痛不可触，舌紫暗，伴有瘀点，脉弦细涩。

治法：活血化瘀，理气止痛。

代表方：少腹逐瘀汤加减。用柴胡、枳实、橘核、香附、川芎、赤芍、桃仁等。

加减：血瘀较甚，可加三七、水蛭、地龙、王不留行、失笑散等，增强活血化瘀之功效。

3. 寒湿内侵证

证候：肾子冷痛，遇寒加重，得温则减，兼有阴囊、少腹冷痛，舌淡，苔白滑，脉弦紧。

治法：温肝散寒，理气止痛。

代表方：天台乌药散加减。用沉香、乌药、吴茱萸、干姜、肉桂等。

加减：寒甚者，可加附子、细辛；痛甚加延胡索散寒止痛，或用当归四逆汤加减。

4. 脾肾亏虚证

证候：肾子漫肿，伴有下坠感，触之即痛，兼有神倦乏力，大便溏薄，胃纳不佳，舌淡，苔白滑，脉沉细。

治法：温补脾肾，化痰。

代表方：济生肾气丸加减。用肉桂、附子、干姜、茯苓、车前子等。

加减：纳差者，合四君子加党参、白术、黄芪等健脾益气。

【其他疗法】

（一）中成药

1. 龙胆泻肝丸

具有清泻肝胆实火、清利肝胆湿热的作用，用于湿热下注之睾丸疼痛。每次 9g，每日 2 次。

2. 血府逐瘀胶囊

具有活血祛瘀、行气止痛之功效，用于气滞血瘀之睾丸疼痛。每次 6 粒，每日 2 次。

3. 茴香橘核丸

具有散寒行气、消肿止痛之功效，用于寒湿内侵之睾丸疼痛。每次 6~9g，每日 2 次。

4. 右归丸

具有补肾助阳的作用，用于脾肾亏虚者。每次 9g，每日 2 次。

（二）单方验方

1. 白芍 50g，木通、枳实、川牛膝、红花、桃仁、丹参各 15g，茯苓、车前子、青皮、生甘草各 10g，水煎服。适用于气滞血瘀者。

2. 新鲜马兰头、蒲公英各 500g，洗净后绞压取汁，早晚分饮。具有清热利湿的功效，适用于湿热下注之睾丸疼痛。

3. 橘核、荔枝核各 100g，五倍子 30g，肉桂 10g，研细末，米糊为丸，梧桐子大，每服 9g。适用于寒湿之睾丸疼痛。

4. 山药 10g，芡实 10g，莲子肉 10g，车前子 10g，鹿角胶 6g，干姜 10g，肉桂 10g，橘核 10g，荔枝核 10g。适用于脾肾不足之睾丸疼痛。

5. 夏枯草 30g，荔枝核 30g，当归 15g，水煎服，每日 1 次。适用于气滞血瘀肾子疼痛。

6. 贯众 60g，大黄 10g，白花蛇舌草 30g，橘核 15g。加水 700mL，煎煮至 500mL，早晚分服。具有清热解毒、软坚散结之功效。

7. 连翘、天花粉、生石膏各 15g，芦根、金钱草、郁金、龙胆草各 10g，水煎服。具有清热解毒、活血消肿的功效。

8. 橘核 30g，水煎服，每日 1 次，7 日为一疗程。适用于气滞血瘀者。

9. 贯众 90g，川牛膝 10g，每日 1 剂，分 4 次送服云南白药 1g。具有清热解毒、活血化瘀之功效，适用于湿热血瘀之睾丸疼痛。

10. 王不留行 30g，昆布 10g，海藻 10g，当归 10g，桃仁 10g，三棱 10g，莪术 10g，共碾细末，酒糊为丸，每次 9g，每日 2 次。具有行气散瘀之功效，适用于外伤性睾丸疼痛。

11. 麻黄、桂枝各 10g，附子 15g，细辛 3g，水煎服，每日 1 剂。具有温阳散寒之功效，适用于少阴寒湿睾丸疼痛。

12. 泽泻、陈皮、茯苓各 15g，山楂、苏梗、丹皮、小茴香、枳实、吴茱萸、苍术各 10g，姜水煎服。适用于寒湿之睾丸疼痛。

13. 酒炒小茴香、酒炒大茴香、赤石脂、广木香各等分，乌梅肉捣烂为丸，黄酒送服，立效。

（三）外治疗法

1. 生姜 1 块（肥大者佳），将生姜切成 0.2cm 厚的均匀薄片，每次 6~10 片外敷于患侧阴囊，外覆纱布包裹，隔日 1 次。适用于寒湿内侵之睾丸疼痛。

2. 大茴香、小茴香各 50g，当归、橘核、荔枝核各 30g，青盐 100g，炒热，置于布袋内，外敷阴囊。每日早晚各 1 次，适用于气滞血瘀之睾丸疼痛。

3. 取桉叶、千里光各 150g，松树叶 100g，加水 1000mL，煎煮取汁 200mL，外洗阴囊，早晚各 1 次。适用于下焦湿热者。

4. 苏木、红花各 30g，荔枝核 20g，乳香、没药各 15g，煎煮后，取药液熏洗、坐浴，每次 20~30 分钟，每日 2 次。适用于急性睾丸疼痛。

5. 如意金黄膏 6g，混合凡士林外敷，每日 1 次。适用于下焦湿热者。

6. 鱼腥草 60g，水煎后，趁热淋洗阴囊，每日 1~2 次。适用于急性期。

7. 丁香、肉桂各 10g，五倍子 5g，研细末，醋调外敷，每日 1 次。适用于寒湿内侵者。

（四）针灸疗法

1. 体针

常用穴位：气冲、曲骨、会阴、血海、蠡沟。

加减：湿热盛者加太冲、三焦俞、阴陵泉；寒湿者加关元、三阴交、大敦；脾肾虚者加关元、足三里、丰隆等。

操作方法：隔日针 1 次，留针 20 分钟，虚证可加艾灸。或以取三角穴为主，配归来、关元、三阴交，按顺序先后针刺，平补平泻，捻转得气，以气传向睾丸为准，留针 10 分钟，再捻一次。

2. 耳针

常用穴位：外生殖器、肾、肝、上屏间等。

操作方法：强刺激，留针 30~60 分钟，间歇运针，每日针 1~2 次，7 天一疗程。

3. 艾灸

子痈急性期可灸阳池穴 3 壮，日 1 次，7 天为一疗程。子痈慢性期可取三角灸（隔蒜灸）、大敦（灸对侧）。

4. 穴位注射

用 10mL 注射器 12 号针头抽取 1% 利多卡因 10mL 注射会阴穴，深度约 1.5cm，待患者有酸麻胀感、回抽无血时，即开始缓慢注入药液。每日治疗 1 次，7 次为一个疗程。

（五）药膳疗法

1. 夏枯草粥

夏枯草 30g，粳米 50g。将夏枯草洗净、切碎，加粳米及清水适量，煮粥调味。随意服食，适用于痰凝之睾丸疼痛。

2. 车前薏米茯苓粥

车前草 15g，生薏米 15g，茯苓 15g，粳米 50g，先下米煮粥，粥开后，下车前草及生薏米，再煮一二沸即成，早晚各一次。适用于湿热之睾丸疼痛。

3. 肉苁蓉枸杞酒

肉苁蓉、枸杞子、巴戟天、荔枝核各 30g，高度白酒 500mL，将药物浸泡入酒中，密封，7 天后开始服用，早晚各 20mL。适用于脾肾不足之睾丸疼痛。

4. 荔枝核炖肉

荔枝核 10g，当归 10g，山楂 10g，肉桂 10g，瘦肉 100g，将肉切细和药物同放炖 1 小时，吃肉喝汤。适用于气滞血瘀之睾丸疼痛。

5. 菊花茄子羹

菊花 40g，茄子 1 条，炖煮 30 分钟，吃茄子喝汤，每日 1 剂。

6. 鹿鞭汤

鲜鹿鞭一个，炖煮 3 小时，吃肉喝汤。适用于慢性睾丸疼痛。

7. 鱼腥草拌萝卜

鱼腥草、萝卜炖煮 30 分钟，吃萝卜喝汤，每日 2 剂。适用于湿热之睾丸疼痛。

8. 活血通络酒

当归 15g，全蝎 10g，蜈蚣 1 条，山楂 10g，小茴香 10g，高度白酒 500mL，将药物放入酒中，密封 10 天，早晚各 10mL。适用于气滞血瘀之睾丸疼痛。

9. 绿豆车前草粥

绿豆 50g，海带 20g，车前草 10g，白米 30g。先煮绿豆海带至熟，再加入车前草，最后入米煮成粥，加少量糖服食。有清肝泻火之功，适用于肝经湿热之睾丸疼痛。

10. 核桃芡实莲子山药粥

核桃、芡实、莲子、山药各 10g，大米 40g，先加水煮大米至沸腾，后入诸药至粥熟，早晚各 1 次，7 天为一疗程。适用于脾肾不足之睾丸疼痛。

【预防调护】

1. 注意防寒保暖，劳作运动时避免外伤。

2. 注意饮食起居，少进辛辣厚味，不宜饮酒，被褥不宜过厚，衬裤不宜过紧。

3. 适当配合体育锻炼，劳逸结合。急性子痈应禁止房事，慢性子痈宜节制房事，以调整体内的阴阳平衡。

4. 如因包茎、包皮过长，尿道炎，前列腺炎等疾病引起者，应及时治疗。

5. 急性子痈应当适当卧床休息，抬起阴囊。

第十四节　射精疼痛

射精疼痛是指在射精过程中，阴茎、尿道、阴囊上方、会阴及下腹等任何一处或多处地方出现疼痛的病证。疼痛多表现为酸痛、隐隐作痛，但也有少数患者疼痛较为剧烈，随着射精结束，疼痛多随之消失。射精疼痛容易使得性生活中断，难以达到性满足，并容易使男性产生不同程度的恐惧、焦虑等心理障碍，长时间得不到缓解容易引起性功能障碍。

射精是指男子在性高潮中，附睾、输精管、精囊、精阜、前列腺和尿道等内生殖器官节律性收缩将精液由生殖道经尿道口排出体外的过程。如果参与射精的上述器官、组织发生病变，可导致射精疼痛，故而射精疼痛是一种继发性的病证，其发生原因主要为疾病因素及损伤因素。各种泌尿生殖系统疾病是引射精疼痛的主要因素，其中感染居多，如睾丸炎、附睾炎、精囊炎、前列腺炎、膀胱炎、龟头炎等，此外结石、肿瘤、包茎等亦可导致射精疼痛。损伤因素包括外伤、医源性损伤等，如骑跨伤、膀胱镜检查术后等。除此之外，还存在过度紧张等心理因素，短期内性交次数过多、时间过长等行为因素及使用三环类抗抑郁药、鱼肉毒等药物因素导致的射精疼痛。

【源流】

古籍中并无"射精疼痛"的记载，多归于"阴痛""阴茎痛"的范畴。关于射精疼痛的发生原因，隋·巢元方《诸病源候论·虚劳病诸候》记载了："肾气虚损，为风邪所侵，气流入于肾经，与阴气相击，正邪交争，故令阴痛。但冷者唯痛，夹热则肿。"认为风邪趁虚入肾经是主要病因。唐·王焘《外台秘要》描述了阴痛的治疗方法："小蒜一斤，韭根一斤一方无，杨柳根一斤，上三味，合烧，以酒灌之，及热气熏之，即愈。"认为阴痛属于虚寒，治宜散寒。清·唐容川《血证论》曰："前阴属肝，肝火怒动，茎中不利，甚则割痛。"认为肝火内动是本病的主要病因。

【病因病机】

（一）病因

1. 下焦湿热

饮食不节，喜肥甘厚味，而致湿热积聚；或交接不洁，湿热内侵，滞于精道；或忍精不射，败精留滞，郁而化热，湿热内阻；或包皮过长，积垢于茎，湿热渐生，内侵于茎，湿热阻滞精道，故射精疼痛。

2. 气滞血瘀

情怀不悦，肝气郁结，气郁血滞，阻滞精道；或跌扑损伤，瘀血内阻，阻滞精道，故射精疼痛。

3. 寒凝肝脉

素体阳气不足，加之房事前后感受寒邪，寒邪直中肝脉。肝经"绕阴器"，肝经受寒，寒性收引，气血凝滞，阴器脉络失和，精道不畅，故而出现射精疼痛。正如《素问·举痛论》中曰："寒气客于厥阴之脉，厥阴之脉者，络阴器系于肝，寒气客于脉中，则血泣脉急，故胁肋与少腹相引痛矣。"

4. 肝肾阴虚

淫欲无度，房事不节，或久病体虚，耗伤精血，精血亏虚，肝肾阴亏，宗筋失于濡养，不荣则痛。

（二）病机

射精疼痛的病机为湿热下注、气滞血瘀、寒凝肝脉，导致气血不畅，精道不利。疾病初起及青壮年患者中多以实证为主；久病之后或年老体弱者，禀赋不足，房劳过度，致肝肾亏虚，宗筋失养，不荣则痛，则表现为本虚标实之证。病变主要涉及肝、肾二脏。

【临证思路】

（一）病机辨识

湿热蕴结于下焦，口苦而黏腻，不欲多饮；湿热阻遏气机，气血不通，精道不利，排精不畅，射精时疼痛；湿热蕴于下，则膀胱气化不利，见尿频、尿急、尿痛，淋沥不尽，尿道有烧灼感；舌质红，苔黄腻，脉弦滑数均为湿热下注肝经之象。

所欲不遂，木郁不达，疏泄失常，气机不利，气滞血瘀，见胸胁苦闷，烦躁易怒；性起之时，气血不利，而见少腹、会阴、腹股沟刺痛，射精疼痛，伴有精液排出不畅，甚则精中夹有血块；或有手术、外伤史，舌质紫暗，可见瘀斑，如迁延日久，可见积聚为痞块，痛而拒按。舌暗，脉细涩均为气滞血瘀之象。

肝经"绕阴器"，肝经感受寒邪，寒性收引故见脐下拘急，阴囊冷缩；寒伤阳气，故见畏寒肢冷，脐下喜暖喜按；寒气滞于肝经则"血泣脉急"，阴器脉络失和，排精不畅而出现疼痛；寒凝肝经可见舌苔白滑，脉沉弦或迟。

房事不节、久病体虚而致肝肾阴精亏虚，精血不足则见少腹隐痛；宗筋失于濡养，故射精疼痛；肾主腰膝，开窍于耳，肝主筋，开窍于目，肝肾阴精亏虚则可见腰膝酸软，耳若蝉鸣，双目干涩，视物昏花；肝肾亏虚则水不涵木，水火失济而见虚热上扰，可见遗精早泄，口干舌燥；舌质红，苔少而干，脉细数均为肝肾阴亏之象。

（二）症状识辨

1. 射精疼痛

指在性交过程中，男子达到性高潮欲射精时发生精道相关部位出现阵发性隐痛、酸痛、绞痛等，疼痛发生于性交欲射精期间，可因疼痛而导致男子无法达到正常的性满足、性高潮，影响性生活。

2. 舌象和脉象

舌红苔黄腻，脉弦滑数者为湿热下注，其射精疼痛，伴有排精不畅，尿少而黄，口苦黏腻，不欲多饮；舌暗，脉细涩，为气滞血瘀，见射精疼痛，伴有胸胁苦闷，烦躁易怒，精道刺痛，甚则精中夹有血块，或有手术、外伤史，舌质紫暗，可见瘀斑，迁延日久可见积聚；舌苔白滑，脉沉弦或沉迟为寒凝肝脉，见射精疼痛，伴有少腹拘急，喜温喜按，形寒肢冷，阴囊冷缩；舌质红，苔少而干，脉细数，射精疼痛伴有腰膝酸软，耳若蝉鸣，双目干涩，视物昏花，口干舌燥，为肝肾阴亏。

（三）治法与处方原则

本病以实证、热证为主，而寒证、虚证较少。湿热下注者宜清热利湿；气滞血瘀者宜活血化瘀；寒凝肝脉者宜暖经散寒；房劳过度，肝肾亏虚者宜滋补肝肾，养阴降火。同时不能忽视对病人的心理治疗，避免因射精疼痛影响性功能。

（四）用药式

湿热蕴结于下焦，射精疼痛伴口苦而黏腻，不欲多饮，尿频、尿急、尿痛，淋沥不尽等。治宜清利湿热，行气止痛。清利湿热用龙胆草、栀子、黄芩泻肝胆湿热；导湿热从水道而走用车前子、泽泻、木通等；行气止痛用柴胡、川楝子等。

气滞血瘀见胸胁苦闷，烦躁易怒，精道刺痛，精液排出不畅，甚则精中夹有血块。治宜行气活血，化瘀止痛。疏肝理气用柴胡、枳壳、白芍；化瘀止痛用桃仁、红花、当归、生地黄、赤芍、牛膝。

肝经感受寒邪，见射精疼痛伴脐下拘急，喜暖喜按，畏寒肢冷，阴囊冷缩。治宜温经散寒，行气止痛。温阳散寒用肉桂、干姜；行气止痛用小茴香、乌药、沉香、当归、赤芍。

肝肾阴亏见少腹射精后隐痛，腰膝酸软，耳若蝉鸣，双目干涩，视物昏花，遗精早泄，口干舌燥。治宜滋阴降火，理气止痛。滋阴降火用知母、黄柏；补肾固精用山药、山萸肉；潜阳用龟甲、龙骨；理气用柴胡、枳壳等。

【辨证论治】

1. 下焦湿热证

证候：射精疼痛，射精不畅，口苦而黏腻，不欲多饮，尿频、尿急、尿痛，淋沥不尽；舌质红，苔黄腻，脉弦滑数。

治法：清热利湿，行气止痛。

代表方：龙胆泻肝丸加减。用龙胆草、黄芩、木通、当归、泽泻、车前子、甘草等。

加减：湿热较甚者合八正散，加萹蓄、瞿麦、栀子、金钱草等清热利湿；疼痛较甚者合金铃子散；素有饮食不节，嗜食肥甘厚味者，多有中焦湿热，宜合三仁汤或藿朴夏苓汤加减。处方苦寒较甚，注意苦燥伤阴以及苦寒伤及脾胃阳气。

2. 气滞血瘀证

证候：精道刺痛，胸胁苦闷，烦躁易怒，精液排出不畅，甚则精中夹有血块，迁延日久，可见积聚为癥块，痛而拒按；舌暗，脉细涩。

治法：行气活血，化瘀止痛。

代表方：血府逐瘀汤加减。用柴胡、枳壳、当归、白芍、桃仁、红花、生地黄、川芎等。

加减：瘀血较甚可加失笑散、乳香、没药等；活血化瘀用三棱、莪术、青皮等破气化瘀。

3. 寒凝肝脉证

证候：射精疼痛，伴有畏寒肢冷，脐下喜暖喜按，舌白苔滑，脉沉弦或迟。

治法：温经散寒，行气止痛。

代表方：暖肝煎加减。用肉桂、当归、枸杞子、小茴香、沉香、乌药、茯苓等。

加减：寒甚者可加吴茱萸、干姜、附子；腹痛甚者可合金铃子散、香附、青皮等；气滞重而寒凝轻者可用天台乌药散加减。

4. 肝肾阴亏证

证候：少腹隐痛，腰膝酸软，耳若蝉鸣，双目干涩，视物昏花，遗精早泄，口干舌燥，舌质红，苔少而干，脉细数。

治法：滋阴降火，理气止痛。

代表方：知柏地黄丸加减。用知母、黄柏、山药、山萸肉、墨旱莲、女贞子等。

加减：心肾不交者合交泰丸、砂仁；纯虚无邪者，可用左归丸加减。

【其他疗法】

（一）中成药

1. 龙胆泻肝丸

具有清泄肝胆实火、清利肝胆湿热的作用，用于下焦湿热者。每次 9g，每日 2 次。

2. 血府逐瘀丸

具有活血化瘀、理气止痛的作用，用于气滞血瘀者。每次 9g，每日 2 次。

3. 知柏地黄丸

具有滋阴降火的作用，用于肝肾阴虚而射精疼痛者。每次 9g，每日 2 次。

4. 茴香橘核丸

具有散寒行气、消肿止痛之功效，用于寒凝肝脉所致的射精疼痛。每次 6~9g，每日 2 次。

（二）单方验方

1. 六一散 30g，金钱草 15g，海金沙 15g，水煎服。适用于下焦湿热者。

2. 麻黄、桂枝各 10g，附子 15g，细辛 3g，水煎服，日一剂。具有温阳散寒之功效，适用于寒凝肝脉之射精疼痛。

3. 延胡索 20g，当归 30g，鸡蛋 2 个，加水同煎，蛋熟后去壳，再煎煮，去渣，吃蛋喝汤。用于瘀血阻滞之射精疼痛。

4. 墨旱莲、女贞子各 15g，熟地黄、山药、山茱萸各 15g，泽泻、茯苓、丹皮各 10g，水煎服。适用于肝肾阴亏之射精疼痛。

5. 巴戟天、淫羊藿、肉桂、附片各 10g，每日 1 剂，水煎服。适用于寒凝肝脉之射精疼痛。

6. 穿心莲 30g，水煎服，每日 1 次。适用于湿热下注之射精疼痛。

7. 萆薢 30g，黄柏、石菖蒲、丹参、车前子各 15g，茯苓、白术各 10g，莲子心 6g，水煎服。适用于湿热下注之射精疼痛。

9. 熟地黄 30g，白术 20g，当归、茯苓、枸杞子各 15g，水煎服。适用于肝肾阴亏之射精疼痛。

10. 黄柏 15g，川牛膝 15g，薏苡仁 15g，苍术 15g，水煎服。用于湿热下注之射精疼痛。

11. 龟壳粉、鳖甲粉各 2.4g，朱砂 1.5g，共为细末，米酒送服，有奇效。

12. 虎杖研末，每次 3g，日 3 次，冲服。

13. 王不留行 10g，路路通 10g，淡竹叶 10g，木通 10g，水煎服。适用于湿热、结石所致射精疼痛。

（三）外治疗法

1. 丁桂散贴。以丁香、肉桂研细末，醋调敷脐，外贴胶布。每天换药 1 次，连用 7 天。适用于寒凝肝脉之射精疼痛。

2. 龙胆草 10g，苦参 10g，黄柏 10g，马齿苋 10g，苍术 10g，水煎外洗。适用于下焦湿热之射精疼痛。

3. 小茴香 15g，艾叶 30g，生姜 10g，大葱 30g，煎汤熏洗患处。适用于寒凝肝脉之射精疼痛。

4. 当归 15g，艾叶 30g，干姜 15g，桂枝 15g，红花 30g，煎汤外洗，早晚各 1 次。适用于气滞血瘀之射精疼痛。

（四）针灸疗法

1. 针法

取气海、关元、三阴交、肾俞、承山、归来等穴。留针 20 分钟，隔日 1 次，10 次为一疗程。适用于肝肾亏虚之射精疼痛。

取中极、肝俞、期门、阳陵泉、血海、太冲等穴。采用平补平泻法，留针 20 分钟，隔日 1 次，10 次为 1 疗程。适用于气滞血瘀之射精疼痛。

取阴陵泉、三阴交、太冲、隐白、中极等穴。用泻法或透天凉，留针 20 分钟，隔日 1 次，10 次为一疗程。适用于下焦湿热之射精疼痛。

2. 灸法

取阳池、大敦各灸 3 壮。适用于寒凝肝脉的射精疼痛。

3. 耳针

取穴：神门、外生殖器、肾、内生殖器。

操作：毫针强刺激，留针 30 分钟。每日 1 次，5~7 次为一疗程。

4. 穴位注射

用 20mL 注射器抽取 1% 普鲁卡因 15mL 待用。嘱患者取仰卧位，将针刺入会阴穴，深度约 1.5cm，待患者有酸麻胀感、回抽无血时，即开始缓慢注入药液，一般注入 10mL。每日治疗 1 次，7 次为一个疗程。

（五）药膳疗法

1. 车前猪肚汤

车前草 90g，猪肚 200g，猪肚洗净切块，煲汤，吃肉喝汤。适用于湿热下注证。

2. 生地黄山楂粥

生地黄、山楂、枸杞子、当归各 10g，粳米适量，熬粥食用。用于气滞血瘀之射精疼痛。

3. 鳖汤

鳖 1 只（约 300g），旱莲草 20g，女贞子 20g，生地黄 20g，将鳖去除内脏等杂物后，与诸药共煮，吃肉喝汤，隔日 1 次。具有滋补肝肾之功，适用于肝肾阴亏之证。

4. 鱼汤

生地黄、女贞子、枸杞、桑椹各 20g，鲫鱼一条，将鱼肉处理好后，加入诸药，武火煲沸，文火炖熟，食肉喝汤。早晚各 1 次，连续 5 天为一疗程。适用于肝肾阴亏之射精疼痛。

5. 荔枝核粥

荔枝核 20g，当归 15g，糯米 120g，将荔枝核捣碎，洗净，糯米一同加入锅中，加水煮烂即可食。具有理气止痛之功，适用于气滞血瘀之证。

6. 枸杞鹿鞭汤

鲜鹿鞭一个，收拾干净后，炖煮 2 小时，加入枸杞 50g，继续炖煮 30 分钟，吃肉喝汤。适用于肝肾不足之射精疼痛。

7. 活血通络酒

当归 15g，全蝎 10g，蜈蚣 1 条，山楂 10g，小茴香 10g，高度白酒 500mL，将药物放入酒中，密封 10 天，早晚各 10mL。适用于气滞血瘀之射精疼痛。

8. 温经散寒酒

肉桂 10g，当归 15g，小茴香 10g，枸杞子 15g，干姜 10g，高度白酒 500mL，将药物放入酒中，密封 7 天，早晚各 10mL。适用于寒凝肝脉之射精疼痛。

9. 覆盆子黄精茶

覆盆子 15g，黄精 15g，芡实 15g，代茶饮，随冲随服，不拘时候。适用于肝肾不足的射精疼痛。

10. 车前草薏米粥

海带 20g，车前草 10g，生薏米 30g，白米 30g。先煮生薏米、海带至熟，再加入车前草，最后入米煮成粥，加少量糖服食。有清利湿热之功，适用于肝经湿热之射精疼痛。

【预防调护】

1. 注意调摄情志，勿令心驰于外，暂停房事。

2. 注意饮食起居，少进辛辣厚味，禁用烟酒，被褥不宜过厚，衬裤不宜过紧，不宜冒雨涉水、久坐湿地以免寒湿内侵。

3. 适当配合体育锻炼，增强体质，避免外受风寒之邪。

4. 如确有感染，则宜及时治疗。如果由包茎、包皮过长、尿道炎、前列腺炎、结石等疾病引起者，也应及时治疗。

第十五节 会阴及外生殖器溃疡

会阴及外生殖器溃疡是指发生在会阴部位及外生殖器官的结块红肿，或溃烂成疮，黄水淋漓，严重者溃疡如虫蚀的疮蚀性疾病。现代常把各种导致前阴疮面的疾病归于中医学"阴疮"范畴，又称"湿阴疮""妒精疮""阴蚀疮""下疳疮"等。

会阴及外生殖器溃疡是由于局部感染、外伤、血液循环障碍、营养功能失调或神经系统反射性营养障碍等引起的皮肤或黏膜坏死脱落后形成的缺损，伴或不伴疼痛、瘙痒等症状。可由生殖器疱疹、包皮龟头炎、药疹、过敏性皮炎、阴囊恶性肿瘤、阴茎癌、阴茎或阴囊外伤后、梅毒、软下疳、下疳型脓皮病、会阴湿疹、白塞综合征等多种原因引起，其中生殖器疱疹和梅毒最常见。此外，尚有一些不明原因的溃疡。人类性器官部位的皮肤较薄，对外界刺激的反应很敏感，抵抗力较弱。会阴及外生殖器官位于两大腿之间，又有衣裤遮盖，透气性差。分泌的汗液不易及时散发，所以易于感染。如感染或外伤后治疗不及时，则易造成局部糜烂溃疡。恶性肿瘤组织坏死后形成的溃疡为恶性溃疡。

会阴及外生殖器溃疡或为西医病名，或仅作为某些疾病的临床症状。西医学中生殖器疱疹、梅毒硬下疳、包皮龟头炎、白塞病等可按照本病进行辨证施治。

【源流】

关于本病的记载，《素问·至真要大论》曰："太阳之胜，……阴中乃疡，隐曲不利，互引阴股。"《神农本草经》多次述及"阴蚀"。汉·张仲景在《金匮要略·妇人杂病脉证并治》论述了妇人"少阴脉滑而数者，阴中即生疮"。

唐·孙思邈时常称会阴及外生殖器疮蚀性疾病为"阴下生疮""囊生疮""阴蚀肿痛"等，明确涉及的相关疾病名称包括阴疮、阴蚀、阴蚀疮、甘疮、妒精疮等，并认识到男子亦可患阴疮之疾。《备急千金要方》首载"甘疮""妒精疮"两个病名，曰："甘即不痛也。"又曰："妒精疮者，男子在阴头节下，妇人在玉门内，并似甘疮。"提出甘疮指患者无疼痛感的前阴疮蚀病，妒精疮则相当于现代医学的软下疳，是痛性溃疡。《普济方》将阴疮又称为下疳疮，并将其分为三等，一为湿阴疮，二为妒精疮，三为阴蚀疮。

关于本病的病因病机，《诸病源候论》记载了巢元方对阴疮蚀诸症病机的见解，"虚劳阴疮候：肾荣于阴器，肾气虚，不能制津液，则汗湿，虚则为风邪所乘，邪客腠理，而正气不泄，邪正相干，在于皮肤，故痒。搔之则生疮。""肾劳者，背难以俯仰，小便不利，色赤黄而有余沥，茎内痛，阴湿，囊生疮，小腹满急。"阴疮可作为"肾劳"的症状之一出现，阐明病机为肾气虚而风邪客于腠理。《备急千金要方》与《诸病源候论》所阐病机一致。如《备急千金要方·胆腑方》中天门冬大煎条文有云："骨极则伤肾……甚者卵缩，阴下生疮，湿痒搔不欲住，汁出，此皆为肾病。"宋代陈无择在《三因极一病证方论》中论述阴疮的证候及病机："或痛或痒，如虫行状，淋露脓汁，阴蚀几尽，皆由心神烦郁，胃气虚弱，致气血留滞。"《景岳全书·妇人规》总结出妇人阴中生疮多为湿热下注，或五志郁火，或纵情敷药，蕴化热毒所致。《普济方》认为病因病机在内为嗜欲耗伤肾中精血，在外则为风毒湿气乘虚而入，还有因酒面炙爆所伤，肾虚而夹热者。综合其原因，不外房劳不洁、感染湿热毒邪、内蕴热毒、寒凝血瘀等。其病理特点不外乎湿热毒瘀，侵蚀会阴及外生殖器肌肤，阻滞经络，热盛肉腐而致阴疮，这一病理过程贯穿本病始末。

　　本病的治疗，早在两千多年前的《黄帝内经》中就已提出了用草药和针刺的方法。《中藏经·卷第八》记载了用蜡茶、五倍子等分，腻粉少许，局部外敷治阴疮。《金匮要略》明确提到用狼牙汤外洗治疗狐惑病之阴中蚀疮烂者。《备急千金要方》记载了该病治疗宜肝肾同补，并用栀子汤治疗肾劳实热之阴囊生疮。《普济方》认为治疗应先疏散风邪、利湿解毒，而后活血祛风，更记载了大量的外用方剂治疗该病。通过追溯本病的历史源流，奠定了现今阴疮辨证治疗的基础。

【病因病机】

（一）病因

1. 外感湿热毒邪

因不洁性交，感受湿热秽毒之邪，侵淫阴器，破络入经犯肝，下注阴部，热炽湿盛，湿热郁蒸，腐蚀肌肤而外发阴疮。

2. 饮食不节

嗜食肥甘厚味，损伤脾胃，运化失职，脾虚生湿，湿郁化热，湿性重浊，下聚阴器，发生溃疡。

3. 情志内伤

平素情志郁怒，久则伤及肝脏，肝失疏泄，气郁化火，消烁津液；或平素忧愁思虑，久则伤及脾脏，脾气郁结则升降失司，水谷不运，湿热搏结，化腐生虫，下注阴器，气血凝滞，经络阻滞，形成溃疡。若湿热久郁，下灼肾阴，阴虚火旺则阴部腐溃，缠绵难愈。

4. 肝肾阴虚

素体肝肾不足或房劳过度，耗伤肾阴，复感毒邪；或湿热、湿毒久恋，伤及肝肾之阴。湿热毒邪聚结阴器，壅滞气血，阻滞经络，而致会阴及外生殖器红肿溃烂，正气不足，湿热缠绵而病情反复发作，经久难愈。

5. 瘀血凝滞

会阴、外生殖器外伤或湿热久稽阴部，导致气血运行失常，凝滞局部，郁久化热，热盛肉腐，形成阴疮。

6. 外感寒湿

久居阴湿之地，冒雨涉水，加上素体正气不足，则寒湿凝滞，瘀血内停，气机不利，或痰浊内停，痰瘀交阻，肌肤失养，日久溃腐，而成阴疮。

（二）病机

会阴及外生殖器溃疡是由湿热邪毒侵入肝经，或肝郁化热，或脾虚失运，水湿不化，久而化热致湿热毒蕴，下注阴部，搏于气血，浸于肌肤而发，病情迁延进一步损及肝肾之阴，正虚邪恋，形成本虚标实、虚实夹杂之证。该病与肝脾肾关系密切。肝肾不足，湿热毒蕴是本病的基本病机。局部湿热毒蕴，气血凝滞，经络阻滞为主要的病理变化。

【临证思路】

（一）病机辨识

1. 阳证

湿热下注：湿热毒邪从下部侵入肝经，或肝郁化火，兼夹脾湿，湿热蕴蒸化毒，毒热之邪，随肝经循行下趋于阴器，湿热下注则循足厥阴经脉所络阴器而为瘙痒、肿痛、溃烂，创面色红而润，灼热痒痛；流于经脉，则生横痃；下注膀胱则小便黄赤；下注大肠则大便不爽；上扰则烦热、目赤、口苦；湿热困脾，运化不及则食少纳呆；舌质红，苔黄腻，脉滑数均为湿热内蕴之象。

热毒炽盛：热毒侵入阴户，气血相争，经脉阻塞，则外阴部皮肤局限性焮红肿痛，破溃糜烂，脓液稠黏，味腥臭，灼热疼痛；邪正相争则身热汗出，热扰心神则心烦失眠，热盛伤津则口干、便干溲赤；舌红，苔黄，脉数均为热毒炽盛之象。

2. 阴证

寒湿内盛：寒湿凝滞，痰瘀交阻，肌肤失养，以致阴部肌肤肿溃，触之坚硬，色晦暗不泽，脓水淋漓，日久不愈，疼痛绵绵；寒湿伤阳，则见面色㿠白，精神不振，疲乏无力，畏寒肢冷，食少纳呆等；舌淡，苔白腻，脉沉细缓为寒湿内盛的表现。

脾虚湿盛：脾胃虚弱，运化失职，脾虚生湿，气机不畅，湿郁化热，湿性重浊，下聚阴器，则外阴溃烂，创面淡润，皮色褐暗，流滋黄水；脾虚气血生化不足，肌肤不得荣养，则腐肉败脱，疮久不敛；神疲体倦，食少便溏，舌淡嫩，苔白或腻，脉濡均是脾虚湿盛的表现。

肝肾阴虚：肝肾阴津亏虚，不能荣养阴器，兼感毒邪，蕴结肌肤，气血壅滞，阻滞经络，则见阴部溃疡反复发作，脓液稀少；肝肾不足，则头面、腰膝失养，见头晕耳鸣，咽干口燥，腰膝酸软；阴不制阳，虚火上炎则心烦寐少，舌红少苔，脉细数。

瘀血凝滞：外伤或溃疡日久不愈，久病入络，局部气血运行受阻，会阴或外生殖器局部皮肤紫暗、溃烂，疼痛剧烈；舌质暗红，脉细涩均为内有瘀血之象。

（二）症状识辨

1. 溃疡

首先辨别阴阳：发病急骤，溃疡色泽红活鲜润，脓液稠厚黄白，腐肉易脱，新肉易生，创口易敛，创面知痛痒，伴身热者，为实为热，属阳；破溃处质硬，皮色淡白或灰暗，脓液清稀，久不收口，恶臭难闻，创面不痛不痒，形体虚羸者，多为虚为寒，属阴。其次辨善恶：溃疡症轻，毒浅，体健者，多属善候；疮疡溃腐，久不收敛，脓水淋漓，恶臭难闻者，多属热毒蕴结而气血衰败之恶候。

2. 疼痛

溃疡处疼痛剧烈，伴有灼热感，创面色泽鲜活，为热痛；若痛而酸胀，伴糜烂流滋者，为湿痛；若皮色不变，不热，呈酸痛者，为寒痛；若疼痛为隐痛、胀痛，皮色不变或暗褐，或皮色青紫瘀斑，则为瘀血痛；若为绵绵作痛，时痛时止，连绵不断者，为虚证疼痛。

3. 瘙痒

溃疡面黄水淋漓，越腐越痒，或伴有传染性者，为湿胜作痒；若溃疡灼热而痒，为热胜作痒；若溃疡面干燥、脱屑而痒，为外感风邪或血虚生风作痒。

4. 舌象

舌质红，苔黄腻，溃疡创面色红而润，灼热痒痛，流出脓脂浊水，腥臭，伴烦热，口苦纳呆，小便黄赤，大便不爽，脉滑数等，为湿热下注；舌红苔黄，阴部皮肤焮红肿痛，破溃糜烂，脓液稠黏，味腥臭，灼热疼痛，兼见身热汗出，心烦失眠，口干，便干溲赤，脉数等，为热毒炽盛；舌淡，苔白腻，阴部肌肤肿溃，触之坚硬，色晦暗不泽，脓水淋漓，日久不愈，疼痛绵绵，兼见面色㿠白，精神不振，疲乏无力，畏寒肢冷，食少纳呆，脉沉细缓者，为寒湿内盛；舌淡嫩，苔白或腻，外阴溃烂，创面淡润，皮色褐暗，流滋黄水，腐肉败脱，疮久不敛，伴神疲体倦，食少便溏，脉濡等，为脾虚湿盛，流注下部；舌红少苔，阴部溃疡反复发作，脓液稀少，伴头晕耳鸣，咽干口燥，腰膝酸软，心烦寐少，脉细数者，为肝肾阴虚，虚火内灼；舌质暗红，脉细涩，会阴或外生殖器局部皮肤紫暗、溃烂，疼痛剧烈者，为瘀血凝滞。

（三）治法与处方原则

阳证者，多为湿热下注或热毒炽盛，治疗采用清热利湿、泻火解毒之法，切忌过早使用补益之法，以免导致闭门留寇。阴证者，常见寒湿内盛、脾虚湿盛、肝肾阴虚、瘀血凝滞等，治疗上分别采用温经散寒、除湿消疮，健脾除湿、解毒祛浊，滋阴清热、泻火解毒，行气活血、化瘀祛浊等法。对于虚实夹杂之证，应当扶正祛邪、补泻兼施。临床常采用内外联合用药的方法，局部与整体兼顾，才能相得益彰。

（四）用药式

1. 阳证

湿热下注见会阴及外生殖器溃疡、糜烂，创面色红而润，灼热痒痛，流出脓脂浊水，腥臭，烦热，口苦纳呆，小便黄赤，大便不爽，舌质红，苔黄腻，脉滑数。治宜清热利湿，疏风解毒。清热利湿常用龙胆草、茵陈、黄连、黄柏、栀子、萆薢、泽泻、猪苓、茯苓、苍术、滑石、木通等；疏风解毒常用银花、连翘、蒲公英、地肤子等。

热毒炽盛，侵入阴户见外阴部皮肤局限性焮红肿痛，破溃糜烂，脓液稠黏，味腥臭，灼热疼痛，甚则全身发热，心烦口干，便干溲赤，舌红，苔黄，脉数。治宜清热解毒消疮。常用药物有金银花、野菊花、蒲公英、牛蒡子、连翘、重楼、紫花地丁、大青叶、板蓝根、马齿苋、败酱草、鱼腥草等。

2. 阴证

寒湿凝滞见阴部肌肤肿溃，触之坚硬，色晦暗不泽，脓水淋漓，日久不愈，疼痛绵绵，伴面色㿠白，精神不振，疲乏无力，畏寒肢冷，食少纳呆，舌淡，苔白腻，脉沉细缓。治疗宜温经散寒，除湿消疮。温经散寒常用肉桂、桂枝、干姜、制附子、细辛、羌活、独活、桑寄生等；除湿消疮常用白芷、皂角刺、法半夏、川贝母、陈皮等。

脾虚生化热见外阴溃烂，创面淡润，皮色褐暗，流滋黄水，或腐肉败脱，疮久不敛，伴神疲体倦，食少便溏，舌淡嫩，苔白或腻，脉濡。治疗宜补气健脾，除湿解毒。补气健脾常用黄芪、党参、白术、茯苓、陈皮、砂仁等；除湿解毒常用栀子、黄芩、黄连、黄柏、苦参、白鲜皮等。

肝肾阴津亏虚，虚火内灼，或兼感毒邪，见阴部溃疡反复发作，脓液稀少，头晕耳鸣，腰膝酸软，心烦寐少，咽干口燥，舌红少苔，脉细数。治疗宜滋阴清热，泻火解毒。滋阴清热常用知母、黄柏、龟甲、生地黄、玄参、麦冬等；泻火解毒常用黄芩、黄连、黄柏、石膏、蒲公英、连翘、野菊花等。

气滞血瘀见会阴或外生殖器局部皮肤紫暗、溃烂，疼痛剧烈，胸胁胀满，舌质暗红，脉细涩。治宜行气活血，化瘀去浊。疏肝行气常用柴胡、枳壳、木香、陈皮、青皮、香附、延胡索、白芍、丹参、川楝子等；活血常用桃仁、红花、当归、赤芍、红藤、三棱、莪术、水蛭等。

【辨证论治】

1. 湿热下注证

证候：会阴及外生殖器溃疡、糜烂，创面色红而润，灼热痒痛，流出脓脂浊水，味腥臭，烦热，口苦纳呆，小便黄赤，大便不爽。舌质红，苔黄腻，脉滑数。

治法：清热利湿，疏风解毒。

代表方：草薢渗湿汤、四妙散、龙胆泻肝汤等加减。常用草薢、石菖蒲、萹蓄、瞿麦、滑石、车前草、黄柏、苍术、薏苡仁、川牛膝、龙胆草、黄芩、栀子、当归、生地黄、生甘草等药物。

加减：对伴有瘙痒者，加地肤子、白鲜皮、土茯苓、百部、贯众等；尿黄烦热者，加木通、芦根、淡竹叶等。

2. 热毒炽盛证

证候：外阴部皮肤局限性焮红肿痛，破溃糜烂，脓液稠黏，味腥臭，灼热疼痛，伴全身发热，心烦口干，便干溲赤。舌红，苔黄，脉数。

治法：清热解毒消疮。

代表方：黄连解毒汤合五味消毒饮加减或仙方活命饮加减。常用黄芩、黄连、黄柏、蒲公英、野菊花、金银花、紫花地丁、白花蛇舌草、乳香、没药、天花粉、川贝母、白芷、穿山甲、皂角刺、土茯苓等药物。

加减：大便秘结者，加大黄、芒硝；口干伤阴者，加白茅根、生地黄等。

3. 寒湿内盛证

证候：阴部肌肤肿溃，触之坚硬，色晦暗不泽，脓水淋漓，日久不愈，疼痛绵绵，面色㿠白，精神不振，疲乏无力，畏寒肢冷，食少纳呆。舌淡，苔白腻，脉沉细缓。

治法：温经散寒，除湿消疮。

代表方：阳和汤或托里消毒散加减。常用熟地黄、麻黄、鹿角胶、白芥子、肉桂、生甘草、炮姜炭、防己、黄芪、党参、白术、茯苓、川芎、当归、白芍、白芷、桔梗、皂角刺等。

加减：畏寒肢冷、面色㿠白等阳虚症状明显者，加炮附子、干姜、细辛等。

4. 脾虚湿盛证

证候：外阴溃烂，创面淡润，皮色褐暗，流滋黄水，或腐肉败脱，疮久不敛，神疲体倦，食少便溏，心悸而烦。舌淡嫩，苔白或腻，脉濡。

治法：健脾除湿，解毒祛浊。

代表方：参苓白术散、除湿胃苓汤加减。常用人参、白术、茯苓、陈皮、半夏、厚朴、苍术、猪苓、桂枝、泽泻、甘草等药物。

加减：脾虚气陷者，宜用补中益气汤加减。

5. 气滞血瘀证

证候：会阴或外生殖器局部皮肤紫暗、溃烂，疼痛剧烈，胸胁胀满。舌质暗红，脉细涩。

治法：行气活血，化瘀祛浊。

代表方：桃红四物汤、血府逐瘀汤等加减。常用桃仁、红花、川芎、当归、赤芍、生地黄、柴胡、枳壳、香附、陈皮等药物。

加减：局部溃疡质硬、色紫暗者，加三棱、莪术、水蛭、土鳖虫等。

6. 肝肾阴虚证

证候：阴部溃疡反复发作，脓液稀少，可伴头晕耳鸣，腰膝酸软，心烦寐少，咽干口燥。舌红少苔，脉细数。

治法：滋阴清热，泻火解毒。

代表方：知柏地黄丸加减。偏于肾阳虚者，可用右归丸加减。常用知母、黄柏、龟甲、生地黄、山茱萸、山药、女贞子、旱莲草、茯苓、牡丹皮、泽泻等药物。

加减：溃疡黄水淋漓者酌加萆薢、薏苡仁、牛膝、泽泻、土茯苓、连翘、蒲公英等。

【其他疗法】

（一）中成药

1. 热淋清颗粒

具有清热利尿、泻火解毒的作用，用于火毒炽盛者。每次 1 袋，每日 3 次。

2. 黄连解毒丸

具有清热解毒、泻火疗疮的作用，用于热毒炽盛者。每次 6g，每日 3 次。

3. 龙胆泻肝丸

具有清泄肝胆实火、清利肝胆湿热的作用，用于湿热下注者。每次 9g，每日 2 次。

4. 知柏地黄丸

具有滋阴降火的作用，用于阴虚火旺、性欲旺盛而遗精者。每次 9g，每日 2 次。

（二）外治疗法

1. 金银花 20g，生地榆 20g，野菊花 30g，秦皮 15g。每日 1 剂，水煎，外洗患处。

2. 凤凰衣、轻粉、冰片、黄丹适量，共研细末，以鸭蛋清调敷或干搽患处。

3. 金银花 30g，野菊花 30g，大黄 30g，黄连 15g，蒲公英 30g，荆芥 20g，苦参

20g。水煎至 2000mL，浸洗会阴溃疡。

4. 青黛散或中成药喉风散外撒溃疡创面。

5. 三黄洗剂外搽，每日 3 次。适用于早期糜烂创面。

6. 10% 黄柏溶液浸洗或湿敷，每日 2 次。适用于早、中期糜烂、溃疡及脓液较多时。

7. 溃疡散、生肌散或消肿生肌散外敷。适用于治疗溃疡久不收口者。

8. 鹅黄散（煅石膏、炒黄柏、轻粉各等分），研为末，干涂患处。

9. 大豆甘草汤（黑豆 30g，甘草 30g，赤皮葱 30g，槐条 60g），水煎，洗患处，每日 2 次。

10. 参叶三花三百汤（人参叶 30g，七叶一枝花、野菊花、蜡梅花、白蔹、紫草各 20g，白及 9g，白芷 5g），水煎，冷湿敷及洗涤局部，每日 1 剂，早晚各一次。

11. 黄柏 30g，生大黄 20g，明矾 30g。黄柏、大黄先煎，煮沸后入明矾溶化即可，浸洗创面。适用于溃疡伴较多分泌物者。

12. 紫金锭，醋调，敷于肌肤破溃处。

【预防调护】

1. 树立正确的性观念、性道德，禁止不洁性交，感染静止期性交时使用避孕套，感染活动期禁欲，预防感染。

2. 患者需注意局部清洁卫生，避免穿紧身牛仔裤和内裤。

3. 保持情志舒畅，避免感冒、劳累等，忌饮酒及辛辣刺激性食物。

4. 平素适当锻炼，增强体质，提高机体免疫力。

5. 注意性伴侣是否同患该病，若有则需同时治疗，避免交叉感染。

第十六节 遗 精

遗精是指不因性活动而精液自行频繁泄出的病证。其中有梦而遗精者，名为"梦遗"；无梦而遗精，甚至清醒时精液流出者，名为"滑精"。此外，中医又有失精、精时自下、漏精、溢精、精漏、梦泄精、梦失精、梦泄、精滑等名称。

遗精有生理和病理之分。一般正常的未婚成年男性或婚后长期分居者，平均每月遗精 1~2 次且不伴有其他不适感的，均为正常的生理现象。据统计，80% 以上的青春期后未婚男性或婚后长期分居者，均有遗精现象，即所谓"精满自溢"。由于青春期后的男性生理、心理迅速发育成熟，特别是生殖系统显著变化，睾丸体积增大，体内雄激素水平明显提高，在睾丸、精囊腺、前列腺、尿道球腺等组织器官作用下，不断产生精液，当积聚到一定量，处于饱和状态时，就要通过遗精方式向体外排泄，这是正常的生理现象，对人体健康无害。若成年男子遗精次数在每周 2 次以上，或在清醒状态下有性意识活动即出现射精，并伴有头晕、耳鸣、神疲乏力、腰酸、失眠等症状，则为病理性遗精。若出现病理性遗精，则应找出病因，及时医治。病理性遗精是本节讨论的主要内容。

遗精为中医病名，西医学中虽也称遗精，但认为遗精仅是某些疾病的临床症状。西医学的性神经官能症、前列腺炎、包皮龟头炎、精囊炎、精阜炎及某些全身性慢性疾病等都可见遗精症状，均可参考本病进行辨证论治。

【源流】

关于本病的记载，最早见于《灵枢》，称为"精时自下"，并就其病证及病因病机，做了简要的叙述。《灵枢·本神》："怵惕思虑则伤神，神伤则恐惧，流淫而不止。恐惧不解则伤精，精伤则骨酸痿厥，精时自下。"《金匮要略·血痹虚劳病脉证并治》称之为"失精"，提出了阴阳两虚证的证候及治疗方药，即"夫失精家，少腹弦急，阴头寒……为清谷，亡血，失精……男子失精，桂枝龙骨牡蛎汤主之。""遗精"之病名见于《普济本事方》，其卷三就有"治遗精梦漏锁不固"的记载。

关于遗精的发生原因，《灵枢·本神》有"恐惧不解则伤精，精伤则骨酸痿厥，精时自下"之语，可见当时就已认识到，惊恐等情志因素可致精液滑泄。《金匮要略·血痹虚劳病脉证并治》指出遗精得之于阴阳失调。隋·巢元方《诸病源候论·虚劳病诸候》明确指出遗精是由于肾气亏虚所致，如《虚劳失精候》说："肾气虚损，不能藏精，故精漏失。"《虚劳梦泄精候》又说："肾虚为邪所乘，邪客于阴则梦交接。肾藏精，今肾虚不能制精，因梦感动而泄也。"巢氏之观点为后世遗精多属肾虚的理论奠定了基础。金元时期对遗精病因有了更进一步的认识，如朱丹溪认为遗精的病因，除承袭前人主虚之说外，更进一步认识到遗精也有实证，为湿热遗精提供了理论根据。他在《丹溪心法·遗精》中强调"精滑专主湿热，黄柏、知母降火，牡蛎粉、蛤粉燥湿。"明代张景岳对遗精的病因论述较为全面。《景岳全书·遗精》说："遗精之证有九，凡有所注恋而梦者，此精为神动也，其因在心；有欲事不遂而梦者，此精失其位也，其因在肾；有值劳倦即遗者，此筋力不胜，肝脾之气弱也；有因心思索过度辄遗者，此中气不足，心脾之虚陷也；有因湿热下流，或相火妄动而遗者，此脾肾之火不清也；有无故滑而不禁者，此下元亏虚，肺肾之不固也；有素禀不足而精易滑者，此先天元气之单薄也；有久服冷利等剂，以致元阳失守而滑泄者，此误药之所致也；有壮年气盛，久节房欲而遗者，此满而溢者也。凡此之类，是皆遗精之病。"清代医家在继承明代医家理论基础上又有了进一步发挥，提出"有梦为心病，无梦为肾病"的观点。《医学心悟·遗精》说："大抵有梦者，由于相火之强，不梦者由于心肾之虚。"《临证指南医案·遗精》："以有梦为心病，无梦为肾病，湿热为小肠膀胱病。"这种以有梦无梦定脏腑之法，虽有一定道理，但从临床来看，不能以此作为判定脏腑病位的唯一标准，否则将形成治疗上的僵化。

关于遗精的病理特点，隋·巢元方《诸病源候论·虚劳病诸候》云："肾气虚损，不能藏精，故精漏失。"又说："肾虚为邪所乘，邪客于阴则梦交接。肾藏精，今肾虚不能制精，因梦感动而泄也。"《丹溪心法·遗精》中强调"精滑专主湿热"。

关于遗精的治疗方法，汉·张仲景《金匮要略·血痹虚劳病脉证并治》记载了用桂枝龙骨牡蛎汤治疗阴阳失调之失精。隋·巢元方《诸病源候论》提出遗精是由于肾气亏虚所致，治疗以补肾固精为主。金元时期·朱丹溪《丹溪心法》为湿热遗精提供了理论基础，对湿热所致遗精提出了具体治疗方法。明·张景岳《景岳全书》言："凡心火盛者，当清心降火；相火盛者，当壮水滋阴；气陷者当升举；滑泄者当固涩；湿热相乘者，当分利；虚寒冷利者，当温补下元；阳气不足，精气两虚者，当专培根本。"这些论述和治疗法则至今仍有积极的临床意义。

【病因病机】

（一）病因

1. 心肾不交

心有所慕，情动于内，意淫于外，所愿不遂，心阴暗耗，心阳独亢，寐则神不守舍，淫梦所扰，精关失固而外泄；或心火亢盛，不能下交于肾，肾水不能上交于心，心肾失交，水亏火旺，下扰精室亦令梦遗。如《金匮翼·遗精滑精》篇说："动于心者，神摇于上，则精遗于下也。"《折肱漫录·遗精》篇说："梦遗之证，其因不同……大半起于心肾不交。凡人用心太过则火亢而上，火亢则水不升而心肾不交矣。"

2. 气郁不畅

情志不遂，肝气不疏，失于条达，气机郁结，郁久化火，火邪循经下扰精室，精关失固，而致精液外泄。如《类证治裁·遗精》篇说："有积思不随，宜安神固气，解郁疏肝。"

3. 湿热内扰

外感湿热或过食醇酒厚味，内酿湿热，或包皮过长，外阴不洁，积垢蕴湿，湿热之邪下扰精室，精关失固而致遗精。《明医杂著·梦遗滑精》说："梦遗滑精……饮酒厚味，痰火湿热之人多有之。"《医学入门·遗精》也说："饮酒厚味，乃湿热内郁，故遗而滑也。"

4. 禀赋不足

先天不足，肾气素亏或久病及肾，房劳过度或年老体虚，肾气虚损，肾不能藏精，闭藏失职，以致精液遗泄。故《景岳全书·遗精》篇说："有素禀不足而精易滑者，此先天元气之单薄也。"

5. 气不摄精

思虑过度，损伤心脾，或饮食不节，脾虚气陷，失于固摄，精关不固，精液遗泄。正如《景岳全书·遗精》篇说："有因用心思虑过度辄遗者，此中气不足，心脾之虚陷也。"

（二）病机

遗精病因较多，病机复杂，但其基本病机可概括为两点。一是火热或湿热之邪循经下扰精室，开阖失度，以致精液因邪扰而外泄，病变与心、肝、脾关系最为密切；二是因脾肾亏虚，失于封藏固摄之职，以致精关失守，精不能闭藏，因虚而精液滑脱不固，病变主要涉及脾、肾。

【临证思路】

（一）病机辨识

1. 实证

心为君火，君火亢盛不能下交于肾，肾水不能上济于心，同时君火引动下焦相火，君相火俱旺，扰及精室而致遗精。心火亢盛，神不守舍，故心悸、怔忡、心烦多梦、淫梦而遗精；心火下移于小肠、膀胱，故小便短赤；心火上炎则面赤口苦；相火妄动，阴不敛阳则阳事易举，头晕耳鸣。舌红、苔黄、脉数均为火炽之象，火盛伤阴可见苔薄、脉细数。

肝主疏泄，调畅气机，其经脉循阴器。若肝气不疏，郁而化火，火邪循经下扰，精关开合失度，则遗精频作；肝火旺盛，气机不疏，故烦躁易怒，胸胁不舒；肝火上逆则口苦咽干，头晕目眩；火热伤津，肠道失润，故大便干燥。舌边红，苔（薄）黄，脉弦数，均为肝火偏旺之象。

中焦脾胃湿热或肝胆湿热循经下注，扰及精室，以致遗精频作；湿热下注，膀胱气化不利，故小便短赤，淋沥不尽，阴囊湿痒；湿热扰及精室，精关开合失度，故可见精滑黏浊；湿性黏滞，湿热熏蒸肝胆，脾胃运化失常，故见胸胁苦满，口苦纳呆，大便黏滞不爽。舌红，苔黄腻，脉滑数，均为内有湿热之象。

2. 虚证

脾气亏虚，精失固摄，而见遗精频作；劳则更伤中气，气虚不摄，精关不固，则见滑精；频繁遗精，故精液清稀；脾气亏虚，不能化成气血，心脉失养，故见心悸、气短、面色无华；脾虚气陷，无力升举，故：食少便溏，少气懒言。舌淡苔薄白，脉虚无力均为脾气亏虚之象。

肾气亏虚，精关不固，故久遗不止，甚则滑精；腰为肾之府，肾虚故见腰膝酸软；肾阳亏虚，失其温煦，故形寒肢冷，阳痿早泄；肾虚膀胱气化不利，故尿频或少尿；肾主骨，其华在发，肾虚故见发落齿摇；舌淡苔白、脉沉细无力均为肾气亏虚之象。

（二）症状识辨

1. 遗精

所谓遗精，是指遗精次数频繁，并出现全身症状者。遗精频作，病程较短，不伴神疲乏力、腰膝酸软、气短懒言等症，属实。因君火旺盛、心肾不交、肝火偏旺、脾胃或肝经湿热循经下注等，热扰精室，精关开合失度，则见遗精频作。遗精日久，病程迁延，属虚。因内伤脾胃虚弱，运化失常，气不摄精，或因久病及肾，致肾气亏虚，精关不固，滑泄不禁，兼见食少便溏、神疲乏力、腰膝酸软、面色淡白或萎黄无华，脉虚或细弱。

2. 健忘

健忘，兼见遗精，面色少华，心悸怔忡，少寐多梦，气短神怯，倦怠食少，腹胀便溏，舌淡苔白，脉细弱，乃心脾两虚；健忘，兼见遗精，虚烦不眠，心悸怔忡，头晕耳鸣，腰酸腿软，多梦遗精，潮热盗汗，夜间尿多，舌红少苔，或无苔，脉细数，乃心肾不交；健忘，兼见遗精，精神呆滞，形体疲惫，早衰，毛发早白，且枯脆易脱，齿浮动摇，腰膝酸软，舌淡苔白，脉虚或细，乃遗精日久，肾精亏虚，不能上充脑窍。

3. 多梦

多梦，兼见遗精，面色少华，心悸怔忡，遇事善忘，食纳减少，腹胀便溏，少气懒言，倦怠无力，舌质淡，苔薄白，脉濡数，乃饮食失节，或劳倦耗损，或思虑劳神，或他脏病变的影响等，导致脾气亏虚，运化失常，心神失养；多梦，兼见遗精，烦躁不眠，心悸，头晕耳鸣，腰膝酸软，潮热盗汗，咽干，舌红少苔或无苔，脉细数，乃劳伤心肾，以致心火不能下交于肾水，肾水不能上济于心火，水亏火旺，神不得宁。

4. 舌象

舌质红，舌苔黄厚或腻，其遗精多为遗精频作或尿时少量精液流出，兼见小便黄赤，口苦烦渴，脉滑数等，为脾胃或肝胆湿热；舌淡苔白，遗精频频，伴劳则加重，甚则滑精，精液清稀，食少便溏，少气懒言，面色少华，神倦乏力者，为脾气亏虚，不能固摄；舌淡苔白，久遗不止，伴腰膝酸软，形寒肢冷，阳痿早泄，夜尿频数或小便不利，面色黄白，发落齿摇者，为肾气亏虚，精关失固；舌红苔黄，遗精频作，伴多梦，心中烦热，头晕耳鸣，面红，口干苦，为心肾不交；舌红苔少或无苔，舌体瘦，遗精频频，伴性欲亢进，易举易泄，潮热颧红，盗汗，腰酸耳鸣，口干多饮，溲黄便结者，为阴虚火旺。

（三）治法与处方原则

病变初期及青壮年者，以实证为多，多见心火亢盛或肝火偏旺，或湿热下注，可分别采取清心泻火、清肝泻火、清利湿热之法，忌用固涩，以防邪留体内。即使遗精频作，已有正虚之象，也须采取清泄与补涩兼顾之法。久病或年老体衰者，以正虚为主，多见于脾虚不摄、肾虚不藏，治疗又当以益气健脾、补肾固精为主。在应用补涩时还要注意有无虚火或湿热，用药时应予以兼顾。由于遗精往往是某些疾病的一种临床表现，所以在治疗时还要考虑到原发疾病，如前列腺炎、精囊炎等炎症病变，治疗以清热解毒为主。对神经衰弱者，又当以镇静安神、疏肝解郁为主。

（四）用药式

1. 实证

君相火旺，心肾不交，遗精伴心烦多梦、头晕耳鸣、心悸、怔忡、面赤口苦、小便短赤等。治宜清心安神，滋阴降火。清心安神用黄连、黄柏、远志、茯苓、酸枣仁、莲子、龙骨、牡蛎等；滋阴降火用天冬、生地黄、熟地黄等。

肝气不疏，郁而化火，火邪循经下扰，精关开合失度，症见遗精频作，阳物易举，烦躁易怒，伴胸胁不舒、口苦咽干、头晕目眩、大便干燥等。治宜清肝泻火。清肝泻火用龙胆草、栀子、黄芩等；疏肝解郁用柴胡；引火下行，泻肝经湿热用泽泻、车前子、木通等。

中焦脾胃湿热或肝经湿热循经下注，扰及精室，遗精频作，兼见阴囊湿痒，小便短赤，淋沥不尽，口苦纳呆，大便黏滞不爽。治宜清热化湿。清利下焦湿热用黄柏、萆薢、泽泻、龙胆草等；健脾燥湿用茯苓、白术等。

瘀血阻滞，遗精日久，伴少腹及会阴胀痛不适。治宜行气活血，化瘀通络。行气疏肝用柴胡、枳壳、川芎、桔梗等；活血化瘀用生地黄、桃仁、红花、赤芍、牛膝等。

2. 虚证

脾虚不摄，遗精频作，劳则加重，甚则滑精，兼见食少便溏、少气懒言、面色少华，神倦乏力。治宜益气健脾，摄精止遗。益气健脾用人参、黄芪、白术、茯苓等；摄精止遗用芡实、金樱子等。

肾虚不固，久遗不止，甚则滑精，兼见腰膝酸软、形寒肢冷、阳痿早泄、夜尿频数等。治宜温肾益精，固涩止遗。温肾补阳用鹿角胶、肉桂、附子等；补肾益精血用熟地黄、山药、山茱萸、枸杞子、当归等；补肾涩精用菟丝子、杜仲、蒺藜、芡实、莲须、龙骨、牡蛎等。

【辨证论治】

1. 心肾不交证

证候：夜寐不实，多梦遗精，阳兴易举。心中烦热，头晕耳鸣，面红升火，口干苦；舌质红，苔黄，脉细数。

治法：滋阴降火，交通心肾。

代表方：三才封髓丹合交泰丸加减。常用地黄、黄柏、天冬、黄连、肉桂、人参、甘草、砂仁等。

加减：心火较著者，加龙骨、牡蛎、莲子心以清心火，安心神。

2. 阴虚火旺证

证候：遗精频作，性欲亢进，易举易泄，潮热颧红，腰酸耳鸣，口干多饮，溲黄便结，舌红苔少或薄黄，脉细数。

治法：滋阴降火，潜阳秘精。

代表方：大补阴丸加减。常用知母、黄柏、熟地黄、龟甲、猪脊髓等。

加减：可加生龙骨、煅牡蛎、鸡内金等增强潜阳固精之功。

3. 湿热下注证

证候：遗精频作或尿时少量精液外流，小溲赤热浑浊，或尿涩不爽，口苦或渴，心烦少寐，口舌生疮，便臭秘结或黏滞不爽，或见脘腹痞闷，恶心，舌红苔黄腻，脉濡数或滑数。

治法：清热利湿。

代表方：程氏萆薢分清饮加减。常用萆薢、石菖蒲、黄柏、茯苓、车前子、莲子心、白术、丹参等。

加减：饮食不节，醇酒厚味损伤脾胃，酿痰化热，可合平胃散或三仁汤加减；肝胆湿热较重者可用龙胆泻肝汤，使用本方药须注意中病即止，以免过分苦寒损伤脾肾；尿时不爽，少腹及阴部作胀，可加败酱草、益母草、牛膝等。

4. 脾虚不摄证

证候：遗精频作，劳则加重，甚则滑精，精液清稀，伴食少便溏，少气懒言，面色少华，神倦乏力，舌淡苔薄白，脉虚无力。

治法：益气健脾，摄精止遗。

代表方：妙香散合水陆二仙丹或补中益气汤加减。常用人参、黄芪、山药、茯苓、木香、远志、辰砂、桔梗、芡实、金樱子等。

加减：以中气下陷为主者，可用补中益气汤加减。

5. 肾虚不固证

证候：久遗不止，甚则滑精，腰膝酸软，伴形寒肢冷，阳痿早泄，夜尿频数或小便不利，面色黄白，发落齿摇，舌淡苔白，脉沉细无力。

治法：温肾益精，固涩止遗。

代表方：右归丸合金锁固精丸加减。常用鹿角胶、肉桂、附子、熟地黄、山药、山茱萸、枸杞子、当归、菟丝子、杜仲、蒺藜、芡实、莲须、龙骨、牡蛎等。

加减：若虚寒症状不明显，可用斑龙丸或秘精丸；若以肾阴虚为主，可用六味地黄丸或左归饮。

6. 瘀血阻滞证

证候：遗精日久，少腹及会阴胀痛不适，舌质暗红，或有瘀斑，脉沉细涩。

治法：行气活血，化瘀通络。

代表方：血府逐瘀汤加减。常用生地黄、桃仁、红花、赤芍、牛膝、枳壳、柴胡、川芎、桔梗等。

加减：气滞血瘀较甚者，可酌加三棱、莪术等破气散瘀。

【其他疗法】

（一）中成药

1. 知柏地黄丸

具有滋阴降火的作用，用于阴虚火旺、性欲旺盛而遗精者。每次 9g，每日 2 次。

2. 金匮肾气丸

具有补肾助阳的作用，用于肾气虚精关不固者。每次 9g，每日 2 次。

3. 龙胆泻肝丸

具有清泄肝胆实火、清利肝胆湿热的作用，用于湿热下注者。每次 9g，每日 2 次。

4. 归脾丸

具有益气补血、健脾养心的作用，用于心脾两虚者。每次 6g，每日 3 次。

5. 交泰丸

具有交通心肾、清火安神的作用，用于心火偏亢，心肾不交之遗精、怔忡、失眠者。每次 6g，每日 2 次。

（二）单方验方

1. 清心丸。黄柏 200g，冰片 4g，研末面糊为丸，每次 6g，每日 3 次。适用于青壮年单纯火盛者。

2. 刺猬皮 1 具，炒炭存性，研末每服 1 匙（约 3g），睡前服用。适用于久遗不禁之遗精。

3. 金樱子 15g，芡实 15g，白莲花蕊 15g，煅龙骨 15g。研细末，米糊为丸，梧桐子大，每服 70 丸，盐酒汤送下。适用于肾虚之遗精。

4. 荷叶 60g 研细末，每服 9g，酒调服。适用于湿热下注者。

5. 补骨脂 30g，胡桃肉 120g。胡桃肉先煎候熟，取肉流汤，再入补骨脂煎服。熟胡桃肉可做食服。

6. 韭菜子 150g，酒浸，瓦上焙干为末，酒糊为丸如绿豆大，朱砂为衣。每早空腹服 9g。

7. 芡实、山茱萸、枸杞子各 15g，续断、龙骨、杜仲各 10g，食盐 3~5g。水煎服。

8. 炒韭菜子 10g，核桃仁 1 个。水煎加黄酒引，连服 3 日。

9. 龟甲、知母、黄柏、甘草各 10g，生地黄 20g，龙骨、牡蛎各 15g。水煎服。

10. 五倍子、茯苓各 10g。研末，开水冲服。

11. 凤眼草、刘寄奴各 25g。水煎服。

12. 胡桃衣 15g，用水一茶盅半，慢火煎至多半茶盅，临睡前一次服下。

13. 木耳 30g，焙干研末，白砂糖 30g，和匀，以温水送服。

14. 泽泻 15g，水煎服，每日 1 次。适用于实证之遗精。

（三）外治疗法

1. 五倍子穴位敷贴

以五倍子 15g 研细末，醋调敷脐或敷于四满穴（脐下 2 寸旁开 0.5 寸处），外贴胶布。一般 2~3 天换药 1 次，连用 10 天。适用于各种遗精。

2. 五白散敷脐

以五倍子 10g，白芷 5g 研细末，以醋和水各等分调成面团状。睡前敷脐，外用纱布盖上，胶布固定，每日换药 1 次，连用 5 天。适于各种遗精。

3. 独圣散加味敷脐

以生五倍子粉 3g，蜂蜜调匀，成稠粥状，敷脐，外盖纱布，胶布固定，早晚各换药 1 次。适于阴虚火旺者。湿热内蕴者，加用茯苓粉、生草薢粉各 2g，用法同上。

4. 金锁固阳膏穴位敷贴

以葱子、韭子、附子、肉桂、丝瓜子各 90g，入麻油中熬。用松香枝搅拌，再加煅龙骨 6g、麝香 0.3g 搅匀，将药膏摊于狗皮上，贴于气海穴，每日 1 次。主治阳虚遗精。

5. 甘遂散敷脐

甘遂、甘草各 3g 为末，睡前用 1g 放于脐内，外用膏药贴之，晨起去之，连用 5 次。治相火妄动之遗精。

（四）针灸疗法

1. 体针

常用穴位：关元、中极、大赫、肾俞。

加减：心肾不交加神门、内关；阴虚火旺加三阴交、太溪、然谷；肾气不固加命门；湿热下注加太冲、足三里、阴陵泉；心脾两虚加足三里、三阴交、神门。

操作：隔日针 1 次，留针 20 分钟，虚证可加艾灸。

2. 耳针

常用穴位：肾、精宫、盆腔、尿道、神门等耳穴。

操作：中刺激，留针 15 分钟，隔日 1 次，7 次为一个疗程，或埋针 5~7 天。

3. 穴位注射

用 20mL 注射器 12 号针头抽取 0.25% 普鲁卡因 15mL、654-2 注射液 10mg 待用。嘱患者取仰卧位，露出会阴部，常规消毒后，将针刺入会阴穴，深度约 1.5cm，待患者有酸麻胀感、回抽无血时，即开始缓慢注入药液，一般注入 10~15mL。每日治疗 1

次，7 次为一个疗程。

（五）药膳疗法

1. 锁阳粥

锁阳 30g，粳米 50g。将锁阳洗净、切碎，加粳米及清水适量，煮粥调味。随意服食，锁阳可不吃。具有兴阳固精之功，用于肾虚型遗精。

2. 狗肉粥

狗肉 100g，大米 150g。将狗肉洗净，切成碎末，洗净大米，放锅中加水煮，待米熟时加狗肉末搅匀，煮烂即可食用。用于脾肾亏虚型遗精。

3. 芡实粥

芡实 120g，糯米 120g。将芡实捣碎，洗净。将糯米一同加入锅中，加水煮烂即可食。具有健脾止泻、补肾固精之功，主治气虚自汗、脾虚泄泻、肾虚遗精等。

4. 煨甲鱼

甲鱼 1 只（约 500g）。先将甲鱼杀死，用刀剖去外部皮衣，再刮去一层黑皮，去内脏，入锅加水将甲鱼煮烂，去鱼骨切碎，用鸡汤、黄酒煨，汤 2 碗，收至 1 碗起锅，用葱末、胡椒末、姜末掺之即成。有滋肾填精之功，适用于肾精亏虚之遗精。

5. 莲子煲猪肚

莲子 90g，猪肚 200g。先将莲子劈开，去莲子心，把猪肚洗净切成小块，同加水适量煲汤，加少许盐、味精。有补脾涩精之功，适用于脾虚之遗精。

6. 决明子海带汤

海带 20g，决明子 10g。加水 2 碗煎至 1 碗，去渣喝汤。有清肝泻火之功，适用于肝火偏旺之遗精。

7. 荷叶粥

取白米适量，煮成粥时入荷叶 1 张，再略煮即可服食。有清热化湿之功，适用于肝胆湿热之遗精。

8. 苦瓜灯心煎

鲜苦瓜 250g，灯心球 5 扎，陈皮 3g。煎水代茶饮，有清热利湿之功，适用于湿热下注之遗精。

9. 海带绿豆粥

绿豆 50g，海带 20g，白米 30g。先煮绿豆海带，至熟再加入米煮成粥，加少量糖服食。有清肝泻火之功，适用于肝经湿热之遗精。

10. 核桃炖蚕蛹汤

核桃肉 150g，蚕蛹 60g。先将蚕蛹稍炒一下，然后与核桃一起放入碗内，并加水适量，隔水炖熟。随意服用。有温肾助阳之功，适用于肾虚久遗之证。

【预防调护】

1. 注意调摄心神，宁心少欲，勿令心驰于外，节制房事，禁戒手淫。

2. 注意饮食起居，晚饭不宜过饱，少进辛辣厚味，被褥不宜过厚，衬裤不宜过紧。

3. 适当配合体育锻炼，劳逸结合，以调整体内的阴阳平衡。

4. 如为包茎、包皮过长，尿道炎，前列腺炎等疾病引起者，应及时治疗。

第十七节 阴 汗

阴汗是指外生殖器及周围皮肤经常汗多，味多臊臭，伴或不伴皮肤瘙痒的病证，又称"囊湿"。多见于青壮年男性，病情反复，病程迁延。

阴汗是临床上较为常见的男性生殖系统病证，从现代医学角度来看，阴囊为了能够保证睾丸处于一个恒定的温度环境而需要定期排汗来散热，因此正常生理情况下，阴囊皮肤可稍有潮湿。若是各种原因导致阴囊汗腺、皮脂腺堆积大量的毒素及异物，造成汗出过多、时间过长，散发出一种难闻的味道，引起患者自觉不适，影响生活质量者，则为病理状态，不容忽视，应当及时就诊。

阴汗为中医病名，西医称为阴囊多汗症，属于局限性多汗症，仅作为某些疾病的临床症状。西医学的勃起功能障碍、射精过快、前列腺炎等疾病常常伴有阴囊潮湿症状，可参考本病进行辨证论治。

【源流】

中医学对本病的认识最早记载于《武威汉代医简》，将其列为男子七伤之第四伤。《名医别录》将本病命名为"囊湿"。李东垣在《兰室秘藏·阴痿阴汗门》中首次将该病命名为"阴汗"。明清之前多将本病列于"虚劳""七伤"，明清以后，多列于"汗门"或"杂病"。清代《医林绳墨·汗》曰："阴汗者，谓至阴之处，或两腿夹中，行走动劳，汗出腥秽。"对其病证做了简要描述。

阴汗的发生原因，隋·巢元方的《诸病源候论·虚劳病诸候上》云："肾劳者……阴囊湿生疮。"又云："七伤者：一曰阴寒……五曰精少，阴下湿。"再云："肾气虚，不削精液，则汗湿。"此将阴汗病归属虚劳、七伤之一，认为阴汗发病与肾密切相关，肾气亏虚、气不摄津则津液外泄而为汗。《医略六书·卷二十》："酒色过度，湿热下乘者则精血不藏，每多阴汗，宜滋肾凉肝。"揭示了此乃房劳过度或长期嗜酒，肝肾阴虚、肝胆湿热下注所致。古代医家论及阴汗的发病多归因于肝肾。

阴汗的病理特点，《张氏医通·汗》云："阴汗，阴间有汗，属下焦湿热。"提出湿邪为主要的病理因素。《医林改错》云："血瘀亦令人自汗盗汗。"说明瘀血也是阴汗的病理因素。

阴汗的治疗，《神农本草经》最早记载蛇床子治疗男子阴痿、湿痒。《名医别录》之五加皮治疗男子阴痿、囊下湿、小便余沥。《杂病源流犀烛》用安肾丸、小安肾丸之类治疗肾虚阳衰型阴汗。《兰室秘藏·阴痿阴汗门》采用清震汤、固真汤之类，配合针灸疗法治疗肝经湿热之阴汗。《张氏医通·汗》用龙胆泻肝汤加风药一二味或当归龙荟丸及二妙散内服，或以煅炉甘石、密陀僧外用治疗湿热下注导致的阴汗。《医略六书》用六味地黄汤加黄柏、白芍治疗肝肾亏虚、湿热下注型阴汗。古代医家对此病之病因病机及治疗宝贵经验和理论思想的阐述为现今临床治疗提供了重要的辨证思路和指导意义。

【病因病机】

（一）病因

1. 湿热下注

平素嗜酒或好食辛辣肥厚之品，导致脾胃受损，湿浊内生，蕴而化热，湿热互结，壅阻气机，肝胆疏泄失常，湿热循足厥阴肝经下注阴器；或情志不遂，肝郁化热夹脾湿下注；或外感湿热之邪，湿热久羁阴部，迫津外泄。

2. 房事失度

频繁手淫或恣情纵欲，房事过度以致精气亏虚，命门火衰；或先天禀赋不足，肾气亏虚；或久病及肾，肾气受损不能固摄津液而使其外泄为汗。频繁手淫性交，或恣情纵欲也可耗伤肾精，阴不制阳，相火妄动，或夹下注之湿热，迫津外溢发为阴汗、囊湿。

3. 气血瘀滞

久病入络，枢机不利，气血瘀滞下焦，阻碍津液运行，迫津外泄，故阴部多汗潮湿。

4. 感受外邪

久居湿地或常涉水淋雨，以致寒湿之邪侵袭肝脉，气血凝滞，阳气不通，或耗伤肾阳，表卫不固而致阴部潮湿汗出。

（二）病机

阴汗的病因与湿热之邪、饮食不节、频繁手淫、房事失度以及脏腑气血功能失调相关。本病总的病机为阴阳失调，腠理不固，汗液外泄失常。病位局限在阴部，与肝脾肾等脏腑功能气血失调密切相关，主要病理因素是湿邪。本病初发以实证为主，多表现为湿热下注之象，病久则由实转虚，或脾虚，或肾虚，或虚实夹杂。

【临证思路】

（一）病机辨识

湿热下注，迫津外泄，以致阴部汗出；湿性重浊黏滞，故见阴部潮湿黏腻；风邪乘虚外袭，则皮肤瘙痒；湿热蕴结，汗液出不得发散，阴部可闻及骚臭味；湿热阻滞于下，局部气机不利，或见骨盆底区域的坠胀不适；宗筋属肝所主，湿热浸淫肝脉，气血不得濡养而致宗筋弛缓，则见阳痿；湿热扰及精室可见遗精频作；湿热下注膀胱则见小便赤涩；舌红，苔黄腻，脉滑数均为湿热之象。

肾阳亏虚，气化失司，温煦失职，寒湿内生，固摄无权，津液外泄则阴部汗出不止、腥冷；肾阳不足，命门火衰，生殖功能减退出现性欲下降、阳痿、早泄、遗精等表现；阳虚温养失职则腰膝酸软，畏寒肢冷；肾阳不足，膀胱气化无权，则出现小便清长，夜尿频多；舌淡苔白，脉沉弱而迟均为阳虚之征。病久肾阳不能温煦脾阳，兼见腹胀、腹痛、大便稀溏等脾阳虚弱，运化失常之症。

肾阴亏虚，阴不制阳，虚火内生，迫津外泄而致阴部潮热汗出；虚火扰及精室则出现阳事易举、早泄、滑精等症状；肾阴不能上济心阴，心火独亢于上出现心悸、怔忡、心烦多梦、五心烦热；舌红少苔，脉细数均为阴虚火旺之征。

阴部疾病病久入络，枢机不利，气血瘀滞下焦，阻碍津液运行，迫津外泄，故阴部多汗潮湿；不通则痛，故阴囊胀痛；舌暗红或有瘀斑，脉弦涩等为气滞血瘀之象。

寒湿邪侵入机体，使阳气受损、表卫不固而致阴部潮湿汗出，入夜加重，阴天病甚；性欲减退，小便清长，舌淡，苔白腻，脉濡缓等均为阴湿伤阳之象。

（二）症状识辨

1. 阴汗

阴汗是指阴囊、会阴或大腿根部等部位汗出过多、时间过长，或伴有腥臭、瘙痒，引起患者自觉不适，影响生活质量者。阴汗早期，病程尚短，属实证居多。因脾胃、肝胆湿热下注，下焦气机不利，逼迫津液外泄，则见阴囊潮湿、黏腻、骚热臭等；汗出日久，湿热之邪胶着难解，病程迁延，由实转虚。素体禀赋不足、房事不节或手淫频繁，肾中精气亏虚，命门火衰，固涩无力则津液自泄，兼见畏寒肢冷，腰膝酸软，甚者阳痿、早泄等；或肾中阴精耗伤，阴不制阳，虚火亢盛，迫津外泄发为阴汗，兼见五心烦热，潮热盗汗，舌红少苔，脉细数等；或久病入络，气滞血瘀，津液运行不利，从而外泄为汗，兼见阴囊胀痛，舌暗红或有瘀斑，脉弦涩等。临证时注意与阴囊湿疹相鉴别，湿疹除了阴囊潮湿之外，还有阴囊皮肤糜烂、渗液、结痂和显著浸润、肥厚等皮损表现。

2. 舌象

舌质红，苔黄腻，为脾胃或肝胆湿热，其阴汗多为汗热黏滞、骚臭，兼见小便赤涩，口干口苦，脉滑数等；舌淡苔白，汗出日久，湿冷味腥，伴腰膝酸软，形寒肢冷，阳痿早泄，为肾阳亏虚，寒湿内生；舌红苔少，阴囊潮热汗出，伴阳事易举、早泄、遗精、潮热盗汗、腰酸耳鸣、口干多饮、溲黄便结者，为阴虚火旺；舌淡苔白腻，脉濡缓，阴囊汗出入夜加重、阴天病甚，伴性欲减退，小便清长等为阴湿伤阳；舌暗红或有瘀斑，阴囊多汗潮湿，伴坠胀刺痛，为气滞血瘀。

（三）治法与处方原则

实证多见于疾病早期及青壮年患者，如湿热下注证，可采取清肝泻火、清利湿热之法。虚证多见于久病或年老体衰者，如肾阳亏虚证，治疗应以温补肾阳、固摄津液为主。肾阴不足，阴虚火旺者，应当用滋阴降火之法。若为虚实夹杂之证，治疗应当补虚泻实，攻补兼施。阴汗常常是前列腺炎、阳痿、早泄等疾病的一种临床症状，在治疗时还要考虑到对原发病的治疗。

（四）用药式

1. 实证

湿热下注，症见阴囊湿痒，小便短赤。治宜清热化湿。清利湿热用龙胆草、栀子、黄芩、黄柏、萆薢、木通、萹蓄、瞿麦、泽泻等；健脾燥湿用党参、白术、茯苓、砂仁、白豆蔻等。

瘀血阻滞，症见阴汗日久，伴会阴胀痛不适。治宜行气活血，化瘀通络。行气疏肝用柴胡、枳壳、郁金、姜黄、青皮、木香等；活血化瘀用桃仁、红花、生地黄、赤芍、川芎、丹参、川牛膝等。

2. 虚证

肾阳亏虚，寒湿内阻，症见阴部湿冷，兼见腰膝酸软，形寒肢冷，夜尿频数，甚则阳痿、早泄。治宜温肾壮阳，固涩止汗。温肾补阳用附子、肉桂、仙茅、淫羊藿、巴戟天、肉苁蓉、鹿角胶等；补肾涩精用龙骨、牡蛎、菟丝子、蒺藜、芡实、莲须等。

肾阴不足，阴虚火旺，症见阴囊潮热多汗，兼见五心烦热，潮热盗汗，性欲亢进，易举易泄等。治宜滋阴降火。滋阴补肾用生地黄、熟地黄、山药、山茱萸等；清热降火用黄柏、知母、泽泻、牡丹皮等。

【辨证论治】

1. 湿热下注证

证候：阴囊汗出，潮湿，骚臭，或伴有瘙痒感，胁肋胀痛，尿频尿急，或伴口苦，小便黄赤，大便不爽，舌红，苔黄腻，脉滑数。

治法：清热利湿。

代表方：龙胆泻肝汤或柴胡胜湿汤加减。常用龙胆草、柴胡、黄芩、栀子、黄柏、车前子、木通、泽泻、当归、生地黄等。

加减：阴囊湿痒者，加败酱草、生薏苡仁、土茯苓、土荆皮等；热重者可加黄连、黄柏、大黄、连翘等；湿重者加萹蓄、瞿麦、滑石等；胁肋胀痛者加延胡索、川楝子等。

2. 肾阳亏虚证

证候：阴部多汗，阴囊湿冷，或伴畏寒肢冷，腰膝酸软，或伴小便清长，夜尿频多，或伴性欲低下、阳痿、早泄、滑精，舌淡，苔白，或有齿痕，脉沉迟。

治法：温补肾阳，固摄止汗。

代表方：金匮肾气丸或安肾丸加减。常用熟地黄、山药、山茱萸、制附子、炮姜、桂枝、茯苓、泽泻、牡丹皮等。

加减：汗出过多者，加浮小麦、麻黄根、糯米根、五味子等固涩敛汗；腰膝酸软无力者加川续断、桑寄生等；小便清长，夜尿频者加缩泉丸；性欲低下，阳痿者加淫羊藿、仙茅、肉苁蓉、巴戟天等；早泄、滑精者加龙骨、牡蛎、金樱子、沙苑子等；兼见纳呆腹胀、大便溏薄等脾阳虚弱症状者，方用还少丹加减。

3. 阴虚火旺证

证候：阴囊潮湿、热汗、汗少而黏，腰酸耳鸣，潮热盗汗，口干多饮，溲黄便结，或伴阳事易举、早泄、遗精，舌红苔少，脉细数。

治法：滋阴降火。

代表方：知柏地黄丸或大补阴丸加减。常用生地黄、熟地黄、山药、山茱萸、知母、黄柏、黄连等。

加减：兼有五心烦热，心悸多梦等虚火扰心之症状，可加入玄参、麦冬、丹皮、竹叶、连翘心、生甘草梢、女贞子、墨旱莲、酸枣仁、柏子仁等；阳事易举、早泄、遗精等加砂仁、芡实、五味子、金樱子。

4. 气滞血瘀证

证候：阴部多汗潮湿，阴囊胀痛，可向会阴、腹股沟及大腿根部放射，舌质暗红，舌边有瘀斑，苔薄白，脉弦涩。

治法：补气活血。

代表方：血府逐瘀汤加减。常用桃仁、红花、当归、赤芍、川芎、柴胡、枳壳、青皮、木香、川牛膝等。

加减：瘀血严重者加莪术、水蛭、刺猬皮、炮山甲等。

5. 阴湿伤阳证

证候：阴部汗出湿冷，入夜、阴天病甚，性欲减退，小便清长，舌淡苔白腻，脉濡缓。

治法：温阳化湿止汗。

代表方：苓桂术甘汤或五苓散加减。常用茯苓、桂枝、白术、吴茱萸、生姜、独活、紫苏、防风、威灵仙、石菖蒲等。

加减：若阳虚较重加制附子、肉桂、干姜等。

【其他疗法】

（一）中成药

1. 龙胆泻肝丸

具有清泄肝胆实火、清利肝胆湿热的作用，用于湿热下注型阴汗。口服，每次9g，每日3次。

2. 当归芦荟丸

具有清泄肝经实火、清利肝经湿热的作用，用于湿热下注型阴汗兼有大便秘结者。口服，每次9g，每日3次。

3. 知柏地黄丸

具有滋阴降火的作用，用于阴虚火旺、热迫津泄之阴汗。口服，每次9g，每日3次。

4. 龟龄集胶囊

具有补肾助阳的作用，用于肾阳亏虚之阴汗。口服，每次2粒，每日1次。

（二）单方验方

1. 固真汤加减方

柴胡15g，升麻15g，知母15g，黄柏20g，羌活15g，泽泻15g，龙胆草6g，炙甘草10g，麻黄根15g。水煎服，日1剂。适用于湿热下注证。若小腹胀者加枳实10g、青皮10g；情志不畅诱发者加香附15g、木香10g；寒滞肝脉者加吴茱萸15g、姜黄10g；寒邪较盛者加制附子5g、桂枝10g；湿邪较盛者加苍术10g、白豆蔻10g、佩兰10g；气虚甚者加黄芪30g、炒山药30g、浮小麦15g；阴虚者加北沙参10g、麦门冬10g、石斛10g、玉竹10g、熟地黄30g；偏阳虚者加蛇床子10g、吴茱萸10g、鹿角霜10g。

2. 完带汤加减

白术10g，苍术15g，陈皮15g，车前子10g，党参10g，柴胡10g，白芍10g，山药15g，荆芥穗10g，干姜6g，藿香10g，佩兰15g，炙甘草6g。水煎服，日1剂。适用于脾虚肝郁，湿浊下注者。肝气郁结者加佛手10g、香橼10g。

3. 补中益气汤加减

生黄芪30g，党参15g，茯苓15g，龙胆草15g，白术10g，炙甘草10g，升麻10g，当归10g，陈皮10g，柴胡10g，五味子10g，酸枣仁30g。水煎服，日1剂。适用于脾虚气陷，下焦水湿分利失度者。

4. 桂枝加龙骨牡蛎汤加减

桂枝 15g，白芍 15g，甘草 9g，生姜 12g，大枣 12 枚，生龙骨 15g，生牡蛎 15g，炒山药 15g，茯苓 15g，巴戟天 12g，怀牛膝 18g。水煎服，1 日 1 剂。适用于营卫不和者。

（三）外治疗法

1. 五倍子 30g，煎汤，熏洗阴部，每日 1 次，每次 20 分钟，10 日为一疗程。

2. 莲须 12g，葱白 60g，灶心土适量。上药共捣烂做饼敷于患处。

3. 炉甘石一分，真蚌粉半分。研粉扑之。

4. 滑石粉、五倍子、三七粉各 20g，共研细末，于每日早、晚 2 次涂于阴部。

5. 白芥子、五倍子等打粉加蜂蜜或姜汁捏丸如花生粒，每次外敷 7 天，休息 3 天，3 次为一个疗程。

6. 牡蛎、滑石粉、枯矾等打粉合用，频擦患处。瘙痒者，可加蛇床子、硫黄或雄黄，或加五倍子、白矾、苦参、土荆皮等煎液外洗。

（四）针灸疗法

肾阳虚常用穴为气海、关元、中极、肾俞、命门；湿热下注常用阴陵泉、太溪、三阴交、照海、公孙、肝俞、胆俞；阴虚火旺加三阴交、太溪、然谷；肾气不固加命门；湿热下注加太冲、足三里、阴陵泉。分组交替使用，每次针刺 1 组，每日 1 次。每周针刺 6 日，休息 1 日，1 周为一个疗程。

（五）物理疗法

睾丸理疗器：对阴囊进行理疗，每日 1 次，每次 15~20 分钟，1 个月为一个疗程。组成：①理疗包：含有竹炭、牦牛骨粉、阳起石等中药，能产生负离子，释放远红外线，可促进血液循环，促进新陈代谢，起到除味、抑杀菌作用。②理疗杯：与按摩振动器相隔避免热传导。③按摩振动器：使理疗包更好的作用于阴囊，促进血液循环。

（六）饮食疗法

1. 大蒜、淡豆豉各适量，大蒜煨熟与豆豉同捣为丸，如梧桐子大，每次 30 粒，空腹灯心草汤送下，每日 2 次。

2. 黑豆 50g，豆腐皮 50g，同煮汤，加适量油、盐调味食用。有滋养补虚、止汗的功效，可治自汗过多及阴虚盗汗等。

【预防调护】

1. 忌搔抓、揉搓、摩擦、烫洗等。热水、肥皂水、盐水、碱水均不宜使用。

2. 保持阴囊干爽，勤洗澡，勤换衣裤，必要时可外扑痱子粉。

3. 避免长期穿紧身内裤和牛仔裤。

4. 饮食上注意避免吃辛辣刺激食物，避免抽烟喝酒。

第十八节　缩　阳

缩阳是指患者自觉阴茎内缩，睾丸、阴囊上收，伴少腹拘急疼痛的病证。中医又有"囊缩""阴缩""阳缩""阴中拘挛"等名称。

缩阳是以生殖器缩入体内，并伴恐惧、焦虑发作为特征的一种与文化相关的综合征。起病急骤，多有惊慌、恐惧等诱因，病人有很大的精神压力，甚至有濒死的恐怖感。缩阳以文化水平较低的青壮年为主，大多数属于暗示、敏感、焦虑的患者。其发病机制尚不清楚，部分学者提出本病的发生与精神疾病、受寒、文化封闭、宗教迷信、性生活不和谐等有着密切的关系。西医学的恐缩症可参考本病进行辨证论治。

【源流】

关于本病的记载，《黄帝内经》最早对本病及病因病机做了简要的叙述。《素问·热论》曰："六日厥阴受之，厥阴脉循阴器而络于肝，故烦满而囊缩。"《灵枢·经筋》称之为"阴缩"。隋·巢元方《诸病源候论·虚劳阴伤肿缩候》提出了寒凝肝脉型的证候。

关于缩阳的发生原因，《素问·至真要大论》有"诸寒收引，皆属于肾"之语，提示肾脏感受寒邪可引起肾所司的前阴拘挛和疼痛。《灵枢·经筋》指出阴寒阻滞足厥阴肝经，肝脉拘挛，阴器内缩，导致缩阳。如《素问·举痛论》说："脉寒则缩蜷，缩蜷则脉绌急，绌急则外引小络，故卒然而痛。"《伤寒论》曰："尺寸脉微缓者，厥阴受病也，当六七日发，其证少腹烦满而囊缩。"

缩阳的病理特点，《灵枢·经筋》中曰："足厥阴之筋……结于阴器，伤于寒则阴缩入。"《诸病源候论·虚劳阴伤肿缩候》云："众筋会于阴器，邪客于厥阴少阴之经，与冷气相搏，则阴肿痛而挛缩。"历代医家已认识到肝主筋主痛，其脉绕阴器，入少腹，而寒主收引，可致缩阳、疼痛。

缩阳的治疗方法，《景岳全书》有类似记载："若肝肾寒滞小腹气逆而痛者，必暖肝煎以温之。"清·张璐《张氏医通》曰："阴缩谓阴受寒入腹内也，本虚，四逆汤加人参，肉桂。"这些论述至今对缩阳的临床治疗有着积极的指导意义。

【病因病机】

（一）病因

1. 寒客厥阴

起居失调，久处阴寒之地，感受寒邪，厥阴之脉为寒所伤，寒性收引凝滞，宗筋失养则阴器内缩。如《灵枢·经筋》篇说："足厥阴之筋……结于阴器，伤于寒则阴缩入。"

2. 阳虚感寒

先天禀赋不足，素体元阳虚弱；劳倦过度，或房事不节，肾精耗损，肾阳亏虚，复感外寒，命门火衰，寒从中生，阴寒内盛，阴器失于温煦，宗筋挛缩，遂致本病。如《素问·至真要大论》说："诸寒收引，皆属于肾。"

3. 肝郁化火

情志不遂，肝失条达，肝郁化火，下注而壅滞宗筋，则可见阴器上缩。《古今医鉴·伤寒》篇说："热深厥亦深，则舌卷囊缩。"

（二）病机

缩阳的基本病机可概括为三点。一是寒邪直中厥阴，肝脉受寒，以致宗筋失养则阴器内缩，病变与肝的关系最为密切；二是因肾阳亏虚，复感外寒以致阴寒内盛，阴器失于温煦，阴器内缩，病变主要涉及肾；三是因肝郁化火，循经下扰宗筋，以致阴器挛缩，病变主要涉及肝。

【临证思路】

（一）病机辨识

1. 实证

足厥阴肝经环绕外阴部入少腹，寒凝肝经，筋脉拘挛，故阴茎缩小、内缩，睾丸上提，阴囊挛缩；寒邪内盛，阻遏阳气，气机不利，则全身发抖，畏寒肢冷，少腹冷痛，胸闷气憋；舌淡苔薄白，脉弦细或弦紧，均为寒凝肝脉之征。

肝主疏泄，调畅气机，其经脉循阴器。若情志不遂，肝气不疏，郁而化火，火邪循经下扰宗筋，则阴器内缩；肝火旺盛，气机不疏，故急躁易怒，胸胁灼痛；肝火上逆则口干口苦，面红目赤；舌红绛苔薄黄，脉细数，均为肝郁化火之象。

2. 虚证

肾阳亏虚，复感外寒，命门火衰，寒从中生，阴寒内盛，宗筋失煦而拘挛，故阴茎内缩，阴囊挛缩；肾阳亏虚，阴寒内盛，故畏寒肢冷，神疲乏力；肾阳亏虚，筋骨失养，则腰膝酸软；肾虚膀胱气化不利，故尿频或少尿；肾阳虚衰，命门火衰，脾失温煦，不能腐熟水谷，则大便溏稀或五更泄泻；命门火衰，鼓动无力，则阳痿；舌淡苔白，脉沉迟无力均为肾阳亏虚之象。

（二）症状识辨

1. 阴茎内缩

所谓阴茎内缩一症，是指患者突然自感阴茎缩小、内缩，但并未真正缩回体内。阴茎内缩，不伴神疲乏力、腰膝酸软、大便溏稀或五更泄泻等症，属实，因寒凝肝脉，阻遏阳气，宗筋失煦或因肝郁化火，循经下扰宗筋所致。阴茎内缩、兼肢体畏寒、神疲乏力、便溏、腰膝酸软、尿频、阳痿、舌淡苔白、脉沉迟无力者，因肾阳亏虚，复感外寒，致阴寒内盛，脾失温煦，宗筋失煦所致。

2. 少腹拘急

少腹拘急，兼见阴器内缩，畏寒肢冷，全身发抖，胸闷气憋，小便清长，舌淡苔薄白，脉弦细或弦紧，乃寒客厥阴；少腹拘急，兼见阴茎内缩，睾丸上提，阴囊挛缩，肢体畏寒，神疲乏力，便溏，腰膝酸软，小便频数，阳痿滑精，舌淡苔白，脉沉迟无力，乃肾阳亏虚；少腹拘急，兼见阴器缩入，急躁易怒，胸胁灼痛，口干口苦，面红目赤，舌红绛苔薄黄，脉细数，乃肝郁化火，循经下扰宗筋。

3. 舌象

舌淡苔白，阴茎内缩，伴腰膝酸软，阳痿滑精，肢体畏寒，神疲乏力，夜尿频数，为肾阳亏虚，阴寒内盛；舌红绛苔薄黄，伴急躁易怒，胸胁灼痛，口干口苦，面红目赤者，为肝郁化火，循经下扰。

（三）治法与处方原则

缩阳主要责之肝肾，实证多见寒客厥阴或肝郁化火，可分别采取温经散寒、疏肝泻火、理气解痉之法。虚症多见于肾阳亏虚，阴寒内盛，治疗又当温补肾阳、散寒解痉。

（四）用药式

1. 实证

寒凝肝经，阻遏阳气，阴茎内缩伴全身发抖、畏寒肢冷、少腹冷痛、胸闷气憋等。治宜温经散寒，理气解痉。温经散寒，用肉桂、附子、吴茱萸等；理气解痉，用小茴香、乌药、沉香等。

肝气不疏，郁而化火，循经下扰宗筋，症见阴器内缩，伴急躁易怒、胸胁灼痛、口干口苦、面红目赤等。治宜清肝泻火。清肝泻火用龙胆草、栀子、黄芩等；疏肝解郁，用柴胡、郁金；引火下行，泻肝经湿热，用泽泻、车前子等。

2. 虚证

肾阳亏虚，复感外寒，阴器内缩，兼见腰膝酸软、阳痿滑精、肢体畏寒、神疲乏力、夜尿频数、大便溏稀等。治宜温补肾阳。温补肾阳，用鹿角胶、附子、肉桂等；散寒解痉，用小茴香、乌药、沉香等。

【辨证论治】

1. 寒客厥阴证

证候：阴茎内缩，睾丸上提，阴囊挛缩，少腹冷痛，全身发抖，畏寒肢冷，胸闷气憋，小便清长。舌淡苔薄白，脉弦细或弦紧。

治法：温经散寒，理气解痉。

代表方：暖肝煎加减。常用肉桂、枸杞、小茴香、乌药、沉香、当归、生姜等。

加减：寒重者加桂枝、吴茱萸、干姜，以增强温经散寒之功。

2. 肝郁化火证

证候：阴器内缩，急躁易怒，胸胁灼痛，口干口苦，面红目赤。舌红绛苔薄黄，脉细数。

治法：疏肝泻火。

代表方：龙胆泻肝汤加减。常用龙胆草、栀子、黄芩、柴胡、郁金、泽泻、车前子等。

加减：肝火旺盛，烦躁易怒，脉弦数者，可酌加青黛、夏枯草等清肝泻火。

3. 肾阳亏虚证

证候：阴器拘急缩入，伴腰膝酸软，阳痿滑精，畏寒肢冷，神疲乏力，夜尿频数，大便溏稀或五更泄泻。舌淡苔白，脉沉迟无力。

治法：温补肾阳，散寒解痉。

代表方：右归丸加减。常用鹿角胶、附子、肉桂、山药、山茱萸、熟地黄、枸杞子、当归、菟丝子、杜仲、小茴香、乌药等。

加减：阳虚甚者，加淫羊藿、巴戟天；拘急重者，加地龙、芍药、甘草。

【其他疗法】

（一）中成药

1. 附子理中丸

具有温中祛寒、补气健脾的作用，用于脾肾虚寒而缩阳者。每次 9g，每日 2 次。

2. 四逆汤口服液

具有回阳救逆的作用，用于肾阳亏虚、阳虚欲脱所致缩阳者。每次 10mL，每日 3 次。

3. 安神补脑液

具有健脾疏肝、化痰熄风的作用，用于肝郁化火、风痰内扰所致缩阳者。每次 10mL，每日 2 次。

（二）单方验方

1. 薏苡仁 15g，茯苓 12g，白术、枳壳各 10g，牛膝 10g，怀山药、黄芪各 15g，白芍 12g，郁金 10g，甘草 6g。水煎服。

2. 熟附子 6g，干姜 10g，甘草 6g，当归 10g，吴茱萸 5g，党参 6g，生姜 10g，大枣 6 枚。水煎服。适用于厥阴中寒者。

（三）外治疗法

1. 五子散敷下腹

中药五子散（补骨脂、五味子、紫苏子、白芥子、莱菔子）各 20g 封包，热敷下腹部及腰骶部，胶布固定，早晚各换药 1 次。适于肾阳亏虚所致缩阳。

2. 吴茱萸散穴位敷贴

吴茱萸 5g，肉桂 2g，研末炒热敷关元穴。适于寒客厥阴所致缩阳。

3. 葱姜敷脐

鲜葱一大把（或姜、椒适量亦可），捣烂用酒炒热，敷脐部与小腹，复以热水袋于上熨之，以救其急。

（四）针灸疗法

常用穴位：气海、关元、太冲、内关。

加减：气阴两虚加三阴交、足三里；寒凝肝脉加大敦、肾俞；阴阳两虚加三阴交、肾俞。

操作：隔日针 1 次，留针 20 分钟。艾灸三阴交、关元、气海各 3 壮。

（五）药膳疗法

1. 山椒粥

山药 50g，川椒粉 5g，生姜 10g，葱白 10g，调料适量。将葱、姜洗净，切细，放入川椒、山药，调入清水中煮粥。具有暖肝散寒、温中止痛之功。适用于肾虚肝寒之缩阳症。

2. 香姜粥

小茴香、川椒、干姜各 5g，食盐适量。先取大米煮粥，待沸后调入药末，煮至粥熟，调入食盐即成。具有温肾暖肝、散寒止痛之功。适用于肾虚肝寒，筋脉失养之缩阳症。

3. 参杞羊肉汤

党参、枸杞各 15g，川椒、胡椒、干姜各 3g，羊肉 100g。将羊肉洗净，切成碎末，洗净中药，放锅中加水煮，待中药开后加羊肉末搅匀，煮烂即可食用。具有益肾补虚之功。适用于脾肾亏虚之缩阳症。

4. 姜杞狗肉汤

枸杞、山药各 15g，狗肉 100g，生姜 10g，调料适量。将狗肉洗净、切块、飞水，而后放入经葱、姜烹过的油锅中翻炒，炒透后，烹入料酒，倒入砂锅中，纳入诸药及食盐，文火煮烂后，调入胡椒、味精等服食。具有助阳温肾之功。适用于肾虚之缩阳症。

5. 苁蓉酒虾

苁蓉 10g，黄酒 30g，鲜虾 100g，调料适量。拌上食盐、葱花、姜丝、胡椒粉及黄酒，并加水适量，隔水炖熟。具有补肾壮阳、强筋健骨之功。适用于肾阳亏虚之缩阳症。

【预防调护】

1. 注意从心因性的发病机理着手，消除恐惧心理。
2. 注意饮食起居，适当配合体育锻炼，夫妻性生活和谐。
3. 破除迷信，加强科学卫生知识的宣传。
4. 避风寒，忌生冷。

第十九节 阴 冷

阴冷是指患者自觉阴茎、阴囊等外阴部位寒冷不温，甚至腹内寒冷、性欲低下的一种病证。此外，中医又有"阴寒""阴头寒"等名称。

阴冷为中医病名，西医学中大病久病之后、神经官能症、神经衰弱及某些慢性疾病等出现的阴冷症状，可参考本节进行辨证论治。

【源流】

关于本病的记载，最早见于《金匮要略·血痹虚劳病脉证并治》，称为"阴头寒"，并就其病证及病因病机，做了简要的叙述："夫失精家，少腹弦急，阴头寒……为清谷，亡血，失精。"

关于阴冷的发生原因，《张氏医通》有"阴痿弱而两丸冷，阴汗如水，小便后有余滴臊气，尻臀并前阴冷，恶寒而喜热，膝亦冷，此肝经湿热也"之描述，可见当时就已认识到肝经湿热等因素可致阴冷。

阴冷的病理特点，《诸病源候论》云："阴阳俱虚故也。肾主精髓，开窍于阴。今阴虚阳弱，血气不能相荣，故使阴冷也。"

阴冷的治疗方法，汉·张仲景《金匮要略·血痹虚劳病脉证并治》记载用桂枝龙骨牡蛎汤治疗阴阳失调之阴冷。唐·孙思邈《备急千金要方》提出生椒用布帛裹丸囊的外治法。这些论述和治疗法则至今仍有积极的临床意义。

【病因病机】

（一）病因

1. 肾阳亏虚

先天禀赋不足，或房事不节，或早婚、手淫，所伤太过，耗伤肾精，使肾阳不足或阴阳俱虚。肾阳亏虚，温煦不能，寒自内生，气血不荣，故觉前阴寒冷。如《金匮要略·血痹虚劳病脉证并治》篇说："夫失精家，少腹弦急，阴头寒……为清谷，亡血，失精。"

2. 寒滞肝脉

若素体阳虚寒盛，或起居不慎，外感寒邪，或久处冰冷之地，寒滞肝脉，宗筋失温，而致阴冷。

3. 肝经湿热

外感湿热，或饮食不节，过食醇酒厚味，内酿湿热，蕴结肝经，肝脉为湿热所阻，前阴失于充养，遂出现前阴湿冷之症状。如《张氏医通》说"阴痿弱而两丸冷，阴汗如水，小便后有余滴臊气，尻臀并前阴冷，恶寒而喜热，膝亦冷，此肝经湿热也"。

（二）病机

阴冷基本病机可概括为三点。一是肾阳亏虚，温煦失职，以致前阴虚寒内生，气血不和，病变与肾最为密切；二是寒邪凝滞肝脉，以致宗筋失于温养，病变主要涉及肝；三是肝胆湿热循经下注，经络被阻，前阴失养，病变主要涉及肝。

【临证思路】

（一）病机辨识

1. 实证

寒邪凝滞肝脉，宗筋失于温煦，则阴器寒凉；寒主收引，则肝脉拘急不通，以致阴器内缩，少腹及阴器疼痛；阴寒偏胜，阳气不能伸展，故形寒肢冷，蜷卧；舌淡苔白滑，脉沉弦，为寒滞肝脉之象。

肝胆湿热循经下注，经络被阻，故阴茎湿冷；湿热下迫阴器，故阴囊湿痒，阴部汗出；湿热流注下焦，故阴部臊臭；湿热熏蒸肝胆，脾胃运化失常，故胁肋苦满，腹胀而厌食、便溏；湿热内蒸则口渴；舌质红，苔黄腻，脉滑数，皆肝经湿热之象。

2. 虚证

肾阳虚弱，寒自内生，温煦和生化功能衰减，故见阴囊、阴茎自觉寒凉，腰膝酸软；肾阳不足，阳气不能布达周身，故见畏寒肢冷，精神倦怠；脾阳失温，运化失职，则五更泄泻；肾虚膀胱气化不利，则小便清长；肾藏精，主生殖，肾阳不足，故见阳痿；精关不固，则遗精；舌淡苔白，脉沉细均为肾阳亏虚之象。

（二）症状识辨

1. 阴冷

所谓阴冷一症，是指患者自觉阴茎、阴囊等外阴部位寒冷不温的一种病证。

阴茎、阴囊自觉寒冷，不伴精神倦怠、腰膝无力、肢冷畏寒等，属实。因寒邪凝滞肝脉，宗筋失于温煦，或因肝胆湿热循经下注，经络被阻，则见阴器寒凉。阴冷日久，起病较缓，属虚。因肾阳亏虚，温煦失职，致前阴虚寒内生，气血不和。

2. 肢冷畏寒

肢冷畏寒，兼见阴冷，腰膝酸软，精神倦怠，五更泄泻，小便清长，阳痿，遗精，舌淡苔白，脉沉细，乃肾阳亏虚；肢冷畏寒，兼见阴冷，蜷卧，伴少腹冷痛，疼痛甚至内缩，舌淡苔白而滑润，脉沉弦或迟，乃寒滞肝脉。

3. 舌象

舌淡苔白，为肾阳亏虚，其阴冷多为阴囊、阴茎自觉寒凉，兼见腰膝酸软，阳痿，遗精，脉沉迟等；舌淡苔白滑，阴茎及睾丸寒凉，疼痛，甚至内缩，伴形寒肢冷，蜷卧者，为寒滞肝脉，宗筋失温；舌质红，苔黄腻，阴茎湿冷，阴囊湿痒，阴部汗出，或有臊臭，伴胁肋苦满，腹胀而厌食者，为肝经湿热，前阴失养。

（三）治法与处方原则

本病的治疗，应分清虚实进行辨证论治。实证多见寒凝肝脉或肝经湿热，可分别采取暖肝散寒、清热利湿之法；虚证多见于肾阳亏虚，治疗又当以温补肾阳为主。

（四）用药式

1. 实证

寒邪凝滞肝脉，宗筋失于温煦，阴茎及睾丸寒凉、疼痛，甚至内缩，伴少腹冷痛，形寒肢冷、蜷卧等。治宜暖肝散寒。暖肝散寒用肉桂、吴茱萸、小茴香等；行气止痛用川楝子、乌药、青皮等。

肝胆湿热循经下注，经络被阻，前阴失养，症见阴茎湿冷，阴囊湿痒，阴部汗出，或有臊臭，伴胁肋苦满，腹胀而厌食等。治宜清肝泄热。用龙胆草、栀子、黄芩等；疏肝解郁用柴胡；引火下行，泻下焦湿热，用泽泻、车前子等。

2. 虚证

肾阳亏虚，温煦失职，阴囊、阴茎自觉寒凉，兼见腰膝酸软，阳痿，遗精，五更泄泻，小便清长等。治宜温肾益精，固涩止遗。温肾补阳用鹿角胶、巴戟天、肉桂、附子等；补肾精以养阴血，用熟地黄、山药、山茱萸、枸杞子等。

【辨证论治】

1. 肾阳亏虚证

证候：阴囊、阴茎自觉寒凉，腰膝酸软，畏寒肢冷，精神倦怠，五更泄泻，小便清长，阳痿，遗精。舌淡苔白，脉沉细。

治法：温补肾阳。

代表方：右归丸加减。常用鹿角胶、肉桂、附子、熟地黄、山药、山茱萸、枸杞子、当归、菟丝子、杜仲、莲须、龙骨、牡蛎等。

加减：阳痿者，加淫羊藿、巴戟天增强温肾壮阳之功；大便溏稀者，加补骨脂、芡实以温脾止泻。

2. 寒凝肝脉证

证候：阴茎及睾丸寒凉、疼痛，甚至内缩，伴少腹冷痛，形寒肢冷、蜷卧。舌淡苔白滑，脉沉弦。

治法：暖肝散寒，行气止痛。

代表方：暖肝煎加减。常用肉桂、枸杞、吴茱萸、小茴香、川楝子、乌药、青皮、当归等。

加减：睾丸冷痛明显者，加川椒、荔枝核以祛寒行气止痛。

3. 肝经湿热证

证候：阴茎湿冷，阴囊湿痒，阴部汗出，或有臊臭，伴胁肋苦满，腹胀而厌食，便溏，口渴。舌质红，苔黄腻，脉滑数。

治法：清肝泄热。

代表方：龙胆泻肝汤加减。常用龙胆草、栀子、黄芩、柴胡、泽泻、车前子、当归、生地黄等。

加减：阴囊湿痒明显者，加苍术、白鲜皮等燥湿止痒。

【其他疗法】

（一）中成药

1. 金匮肾气丸

具有补肾助阳的作用，用于肾阳亏虚者。每次 9g，每日 2 次。

2. 龙胆泻肝丸

具有清泄肝胆实火、清利肝胆湿热的作用，用于湿热下注者。每次 6g，每日 2 次。

（二）单方验方

1. 黄柏 15g，苍术 15g，牛膝 15g，薏苡仁 15g，白术 10g，茯苓 20g，泽泻 10g，金银花 10g，肉桂 3g，甘草 6g。水煎服。

2. 熟地黄 30g，山药、当归、鹿角胶（烊）各 15g，山茱萸、枸杞子、菟丝子各 12g，肉桂 6g，川楝子 9g。水煎服。

（三）外治疗法

用温阳散外敷。以小茴香、吴茱萸、川椒研细末，将前 3 味药研末，大葱切碎炒热，醋调敷前阴或小腹部，外贴胶布。一般 2~3 天外敷 1 次，连用 10 天。适用于各种阴冷。

（四）针灸疗法

1. 体针

常用穴位：关元、气海、肾俞。

加减：湿热下注加肝俞、三阴交、复溜；肾阳亏虚加中极、命门；寒凝肝脉加足三里、三阴交。

操作：隔日针 1 次，留针 20 分钟。湿热下注者手法以泻法为主；肾阳亏虚者手法以补法为主，寒凝肝脉时部分穴位可加灸。

2. 耳针

常用穴位：肾、膀胱、内分泌、外生殖器、神门等穴。

操作：中刺激，留针 15 分钟，隔日 1 次，10 次为一疗程。

（五）药膳疗法

1. 菟丝子炖仔鸡

菟丝子 20g，生姜 3 片，500g 左右公鸡 1 只，白酒 30g，同加水适量煲汤，加少许盐、味精。有温补肾阳之功。适用于肾阳虚之阴冷。

2. 韭菜拌虾肉

先将虾肉用油炸熟，再炒韭菜 150g，加盐、调味料适量拌匀。有温补肾阳之功。适用于肾阳亏虚之阴冷。

3. 苁蓉羊肉粥

肉苁蓉 20g，糯米 120g，羊肉 50 g。将肉苁蓉洗净切薄片，羊肉洗净，切成碎末，和糯米一同加入锅中，加水煮烂即可食。具有补肾阳、益精血之功。主治肾阳亏虚之阴冷。

【预防调护】

1. 注意局部保暖防寒，避免受寒冒雨，以免寒湿之邪侵袭。

2. 适当配合体育锻炼，适度房事，以调整体内的阴阳平衡。

3. 如若发病，及早治疗，防生他变。

第九章　性功能障碍论治

第一节　阳　痿

阳痿是指男性除未发育成熟或已到性欲衰退期间，性交时阴茎不能勃起、勃起不坚或勃起不能维持，以致不能完成性交全过程的一种病证。其临床特点是成年男性虽有性的要求，但临房阴茎痿软或举而不坚，或虽坚举而不能保持足够的勃起时间，阴茎不能进入阴道完成性交。阳痿属于临床上最常见的男性性功能障碍，西医称之为"勃起功能障碍"，是临床男科中的常见病和多发病。阴茎勃起是一个由神经、内分泌、血管、阴茎海绵体等多器官多组织共同参与、精密协调而完成的一项复杂的生理活动，一般分为心理性勃起和刺激性勃起，并与年龄有较高的相关性。现代医学一般将阳痿分为心理性、器质性与混合性。现代医学研究阳痿不仅影响心身健康、破坏家庭的稳定和伴侣的关系，严重情况下可导致男性生殖功能障碍，而且与多种疾病的发生有共同的危险因素，是心血管疾病的早期症状和危险信号。

【源流】

古代医学对阳痿的记载已有数千年的历史，早在《马王堆医书·养生方》中就有关于阳痿的记载。《神农本草经》记载治疗阳痿药物有 15 种，即白石英、巴戟天、石斛、肉苁蓉、五味子、蛇床子、桑螵蛸、阳起石、淫羊藿、白马茎、牡狗阴茎、羚羊角、樗鸡、虎掌、陆英和萆薢。《黄帝内经》中亦有"阴痿""筋痿""阴器不用"等名称，并指出了阳痿病在肝与肾。《灵枢》中有"足厥阴之筋……阴股痛转筋，阴器不用，伤于内则不起"的记载，指出了厥阴肝经循行阴器，并阐述宗筋为肝，与阳痿密切相关。至唐代，补肾法成为治疗阳痿的主流。孙思邈特别注重男子的阳气，认为阳气在男子性功能活动中起着至关重要的作用，指出"男子者，众阳所归，常居于燥，阳气游动，强力施泄，便成劳损"。明代是补肾法治疗阳痿的鼎盛时期，张景岳集前人补肾法治疗阳痿之大成，提出"凡男子阳痿不起，多由命门火衰，精气清冷……但火衰者十居七八，而火盛者仅有之耳"的著名论断。近年来，国医大师王琦根据《黄帝内经》理论，提出了从肝论治阳痿的理论，得到了医学界的广泛认可，现在则多主张辨证论治。

【病因病机】

（一）病因

1. 情志刺激

郁郁寡欢，情志不遂，悲伤过度，以致肝失条达，疏泄不利，气机不畅，宗筋弛缓，阳痿不举。

2. 色欲过度

房事不节，恣情纵欲，手淫过度，导致伤津耗血，损及肾阳，命门火衰，宗筋失于濡养，故痿软不兴。

3. 六淫侵袭

气候乍寒，寒邪侵袭，久滞肝脉，久居湿地，酷暑蒸腾，皆可致阳痿。

4. 饮食不当

过食肥甘，嗜酒过度，酿湿生热，内阻中焦，郁蒸肝胆，伤及脾胃，酿湿生痰，下注宗筋，导致阳痿。

5. 药病损伤

久用、过用苦寒攻伐之剂，大量使用镇静剂、抗高血压药和雌激素等药物，会损伤肝肾，导致阳痿。

6. 跌扑损伤

跌扑损伤，伤及外阴，导致经络受损，气血无以荣养宗筋，血瘀阻滞，引发阳痿。

7. 心脾两虚

用脑过度，思虑过多，幻想连连，所愿不遂，劳伤心脾，心脾虚弱，气血不旺，导致阳痿。

8. 脾胃不足

大病久病，损伤脾胃，运化无力，气血生化不足，不能输布精微，营养宗筋，则宗筋不举致阳痿。

9. 禀赋不足

父母体衰，重病在身，所生之子，往往禀赋不足，先天畸形，少年失于调养，影响发育，均可导致阳痿。

10. 年高体衰

老年天癸渐竭，气血不充足，多虚多瘀，阻遏阳道，宗筋失养，引发阳痿。

（二）病机

肾主藏精，司二阴；肝主藏血，主筋；脾为气血生化之源，为后天之本。肝郁气滞，实邪内阻，脏腑虚损，精血不足，导致发病。病及肝经、肾经、胃经，基本病理变化为肝气郁滞，肾气虚弱，瘀血阻滞。

【临证思路】

（一）病机辨识

1. 实证

足厥阴经脉绕阴器而过，湿热循肝经下注，肝经疏泄失利，宗筋失于濡养而发为阳痿。《素问·痿论》曰："湿热不攘，大筋软短，小筋弛长，软短为拘，弛长为痿。"故见阳痿，阴囊潮湿，腥臊痒臭，坠胀不适；外感湿热或脾胃内生湿热郁滞肝胆，沿肝经流注下焦，灼伤宗筋。《景岳全书》记载"亦有湿热炽盛，以致宗筋弛纵，而痿弱者。"故见阳痿，小便色黄，尿道灼热疼痛。

悲伤、忧郁、恐惧、紧张等情志过度可引发肝气郁滞，久而不疏，抑郁伤肝，肝木不得疏达，亦致阳痿不起。《素问·痿论》曰："思想无穷，所愿不得，意淫于外，入房太甚，宗筋弛缓。"《景岳全书》曰："凡思虑焦劳，忧郁太过者，多致阳痿。"肝气不疏，阳事不兴，故见阴茎举而不坚，烦躁易怒，胁肋不舒。

瘀血阻络，气血运行不畅，致宗筋失养则发为阳痿，以久病体虚者或老年男性多见。阴茎临举不坚，会阴胀闷感，少腹抽掣疼痛，阴茎色暗，龟头冷凉，舌质暗，舌下静脉曲张，色深紫，脉沉细涩；气血运行不畅，经络不通，瘀血阻于阴器，则阳痿睾丸刺痛，夜晚疼痛尤甚；瘀血阻碍肝气运行，肝气不疏则性情急躁，胁下痞块；瘀血郁积日久化热，阻于阴部，可见阴茎、龟头、阴囊、睾丸刺痛，或见阳痿发热，口渴而不欲饮，少腹急结，脉弦涩。

惊恐伤肾，心虚善虑，胆怯多疑，或房事中突受惊恐，恐则气下，阳气不可充盛于阴器而痿；胆气不足，则胆怯多疑，悸动易惊，大惊卒恐，惊恐伤肾则夜多噩梦。故见阳痿不举，或举而不坚，胆怯多疑，心悸易惊，夜寐不安，易醒，舌苔薄白，脉弦细。

2. 虚证

心脾虚弱，脾胃功能失健，水谷化源不足则发痿。阴器之用，以气血为本，气血充盛，阴茎得以充养而持坚。阴器气血之盛衰受阳明脾胃功能强弱之影响，脾胃功能强健，水谷化源充足，气血旺盛，则阴茎得以充养而健；脾胃功能障碍则宗筋弛纵，痿软不举。心虚则肢体倦怠，少气懒言；脾虚精微无以敷布，精微不化，则肌肉失养，面色萎黄或㿠白；脾不能运化水湿，水湿溢于皮下则浮肿。故见阴茎不举，心神不宁，精神不振，夜寐多梦，不思饮食，倦怠乏力，面色不华，苔薄白，脉细弱无力。

肾阴亏虚，宗筋失于濡养则发痿。腰为肾之府，肾阴亏虚，肾府无以濡养，髓海空虚，则见眩晕耳鸣；肾阴亏于下，君火动于上，心肾不交，则失眠多梦、遗精频作；阴虚火旺，消谷善饥，形体消瘦，虚火蒸液，则潮热盗汗；虚火内扰，耗伤阴津，津液无以上承则咽干。故见腰膝酸软，眩晕耳鸣，潮热盗汗，五心烦热，失眠多梦，形体消瘦，遗精，舌红少津，脉细数。

肾阳不足，宗筋失于温煦则发痿。肾阳不能上承精气于脑，则头晕耳鸣、精神萎靡；腰为肾之外府，命火衰微，失于温养，则腰膝酸软，甚则因虚而痛；四肢失于温煦，则肢冷，以下肢为甚；肾阳亏虚，失于温养，则面色㿠白或黧黑；中焦失于温煦，则大便久泄不止，或完谷不化，或五更泄。故见阴茎不举，阴冷痿软不起，形寒肢冷，腰膝酸软，面色㿠白，头晕目眩，精神萎靡，舌淡润，苔薄白，脉沉细。

（二）症状识辨

1. 阳痿

阳痿兼见面色㿠白，畏寒肢冷，阴囊阴茎冷缩，或局部冷湿，小便清长，精液量少清稀色淡，病程长，舌淡，苔薄白，脉沉细，多发于年老体弱多病者，属虚；阳痿而兼见烦躁易怒，口苦咽干，小便黄赤，精液量少稠厚色黄，病程短，舌质红，苔黄腻，脉濡数或弦数，多发于青壮年者，属实。

2. 阴囊潮湿

阴囊潮湿瘙痒，臊臭坠胀，胸胁胀痛，口苦泛恶，舌苔黄腻，脉象弦数，乃肝经湿热；阴囊湿冷，少腹牵引睾丸坠胀疼痛，或阴囊收缩隐痛，受寒则甚，得热则缓，少腹拘急，精液清稀，小便清长，乃寒凝肝脉；阴囊潮湿，阳痿，腰膝酸软，眩晕耳鸣，五心烦热，咽干颧红，失眠多梦，遗精，形体消瘦，潮热盗汗，溲黄便干，乃阴虚火旺。

3. 焦虑烦躁

焦虑烦躁，阳痿兼见胸胁胀满疼痛，口臭，舌淡苔薄，脉弦而有力，乃气机上逆，气机逆乱于血脉，宗筋不用则痿，气机阻于胸胁，则胀满疼痛。焦虑烦躁，阳痿兼见悸动不安，胆怯多疑，失眠健忘乏力，乃惊恐伤肾。惊恐伤肾，心虚胆怯，恐则气下，见阳痿，小便清长，尿后余沥，遗精早泄。焦虑烦躁，阳痿兼见精神不振，夜寐不安，胃纳不佳，面色不华，失眠健忘，心悸自汗，舌质淡，苔薄腻，脉细弱，乃心脾虚弱。心主血脉，脾主肌肉四肢，心脾虚弱则阳痿，焦虑烦躁，肢体倦怠，少气懒言。

4. 舌象和脉象

舌苔黄，脉滑数或沉为湿热下注，其阳痿多阴囊潮湿，下肢酸困，小便黄赤或涩滞不利，或小便后尿道口流白色分泌物；舌淡红，苔薄，脉弦为肝郁气滞，其阳痿多情志不畅，胸胁胀痛，善太息；舌质暗，舌下静脉曲张，色深紫，脉沉细涩为瘀血阻络，其阳痿伴有睾丸疼痛，阴茎色暗，龟头冷凉，面色无华；舌淡，苔薄白，脉弦细或细弱无力为惊恐伤肾，其阳痿伴心悸怔忡，精神不佳，胆怯，失眠多梦；苔薄白，脉细弱无力为心脾虚弱，其阳痿伴精神不振，夜寐不安，胃纳不佳，失眠健忘，心悸自汗；舌红少津，脉细数为肾阴亏虚，其阳痿伴腰膝酸软，眩晕耳鸣，失眠多梦，遗精，形体消瘦，潮热盗汗，五心烦热，咽干颧红；舌淡润，苔薄白，脉沉细为肾阳不足，其阳痿伴面色㿠白或黧黑，头晕耳鸣，精神萎靡，腰膝酸软或疼痛，畏寒怕冷。

（三）治法与处方原则

由于恣情纵欲，房劳过度，脾肾亏虚，命门火衰所致者，属虚证；由于思虑忧郁，肝郁化火，湿热下注，惊恐所伤，而致宗筋弛纵者，属实证。阳痿的治疗应从病因病机入手，属虚者宜补，属实者宜泻，有火者宜清，无火者宜温。命门火衰者，真阳既虚，真阴多损，应温肾壮阳、滋肾填精，忌纯用刚热燥涩之剂，宜选用血肉有情温润之品；心脾受损者，补益心脾；恐惧伤肾者，益肾宁神；肝郁不疏者，疏肝解郁；湿热下注者，苦寒坚阴，清热利湿，即《素问·脏气法时论》所谓"肾欲坚，急食苦以坚之"的原则。

（四）用药式

1. 实证

下焦湿热，阳痿伴见阴囊潮热，或臊臭坠胀，阴囊瘙痒，胸胁胀痛灼热，厌食，口苦泛恶，大便不调，小便短赤。治宜清热利湿，宣通下焦。用萹蓄、瞿麦、石韦、王不留行、路路通、知母、黄柏、龙胆草、车前子、白茅根、薏苡仁、泽泻、益母草等。

肝气郁结，阴茎痿软，情志不畅，胸胁胀痛，善太息。治宜疏达肝气。用柴胡、白蒺藜、香附、玫瑰花、茉莉花、郁金、枳实、延胡索、川楝子、乌药、丁香。

瘀血阻络，阴茎临举不坚，会阴胀闷感，少腹睾丸疼痛，阴茎色暗，龟头冷凉。治宜活血化瘀，通络起痿。用蜈蚣、水蛭、地龙、全蝎、路路通、丹参、川芎。

惊恐伤肾，阳痿举而不坚，精神紧张，闻声易惊，心悸怔忡，失眠多梦，腰膝酸软无力。治宜怡悦情志，安神定惊。用石菖蒲、白术、酸枣仁、远志、柴胡、当归、人参、山药、茯神、橘红、砂仁、白芍、川芎、香附、桑白皮、白蒺藜。

2. 虚证

心脾两虚，阳痿，心悸气短，神疲懒言，健忘失眠，夜寐梦多，纳谷不馨，脘闷腹胀。治宜补益心脾。用人参、当归、熟地黄、白术、炙甘草、远志、酸枣仁、党参、木香、茯苓、黄芪、龙眼肉。

肾阴亏虚，阳痿，腰膝酸软，眩晕耳鸣，失眠多梦，遗精，形体消瘦，潮热盗汗，五心烦热。治宜滋阴补肾。用山茱萸、怀牛膝、菟丝子、熟地黄、鹿角胶、龟甲、山药、枸杞子。

肾阳亏虚，阳痿，遗精早泄，精液清稀，腰酸膝软，肢倦神疲，腹胀便溏，四肢不温，面色㿠白。治宜温阳益肾。用熟地黄、山药、枸杞子、炙甘草、杜仲、肉桂、附子、人参、巴戟天、白术、山茱萸、肉苁蓉、煅龙骨、煅牡蛎。

【辨证论治】

1. 湿热下注证

证候：阴茎举而不坚或不举，烦躁易怒，阴囊潮湿，腥臊痒臭，坠胀不适，肢体疲困，下肢尤甚，体困乏力，渴不欲饮，口干口苦，尿短赤，舌苔黄，脉滑数或沉。

治法：清热利湿。

代表方：柴胡胜湿汤加减。常用柴胡、防己、龙胆草、茯苓、红花、黄柏、升麻、泽泻、当归、羌活、麻黄根、五味子、生甘草。

加减：阴部瘙痒者，加地肤子、苦参；阴部潮湿者，加土茯苓、薏苡仁。

2. 肝郁气滞证

证候：阴茎痿软，伴见胸胁胀满疼痛，情志不畅，急躁易怒，胸胁胀痛，善太息，舌淡红，苔薄，脉弦。

治法：疏肝解郁。

代表方：逍遥散加减。常用白芍、当归、柴胡、茯苓、白术、薄荷、生姜、炙甘草。

加减：肝郁化火，胸胁胀痛，口干口苦者，加牡丹皮、生栀子；化火伤阴，眼目干涩者，加枸杞子、黄精。

3. 瘀血阻络证

证候：阴茎临举不坚，会阴胀闷感，少腹疼痛，阴茎色暗，龟头冷凉，面色无华，肌肤粗糙失润。舌质暗，舌下静脉曲张，色深紫，脉沉细涩。

治法：活血化瘀。

代表方：血府逐瘀汤加减。常用桃仁、红花、枳壳、赤芍、柴胡、甘草、桔梗、牛膝、川芎、生地黄、当归。

加减：郁久化热，烦躁易怒者，加知母、黄柏；少腹疼痛者，加延胡索、乌药；会阴胀痛者，加水蛭、全蝎、僵蚕。

4. 惊恐伤肾证

证候：阴茎不举，心悸怔忡，精神不佳，胆怯，失眠多梦，腰膝酸软无力，舌淡，苔薄白，脉弦细或细弱无力。

治法：补益心肾。

代表方：天王补心丹加减。常用天冬、麦冬、人参、五味子、柏子仁、玄参、巴戟天、枸杞子、蜈蚣、丹参、当归、远志、茯神、石菖蒲、酸枣仁。

加减：腰膝酸软无力者，加怀牛膝、桑寄生。情绪不安者，可加重镇安神药，煅龙骨、煅牡蛎、珍珠母；若夹有痰浊，可加黄连温胆汤。

5. 心脾虚弱证

证候：阴茎不举，心神不宁，心悸气短，精神不振，健忘失眠，夜寐多梦，不思饮食，脘闷腹胀，倦怠乏力，面色不华。苔薄白，脉细弱无力。

治法：补益心脾。

代表方：归脾汤加减。常用酸枣仁、党参、木香、白术、当归、茯苓、黄芪、远志、龙眼肉。

加减：纳差者，加焦神曲、炒麦芽；夜寐多梦者，加煅龙骨、煅牡蛎、珍珠母。

6. 肾阴亏虚证

证候：阳痿腰膝酸软，眩晕耳鸣，潮热盗汗，五心烦热，失眠多梦，形体消瘦，遗精，舌红少津，脉细数。

治法：滋阴补肾。

代表方：左归丸加减。常用山茱萸、川牛膝、菟丝子、熟地黄、鹿角胶、龟甲、山药、枸杞子。

加减：阴虚火旺，梦遗，心烦不寐，小便短黄者，加生地黄、牡丹皮、旱莲草、女贞子。

7. 肾阳不足证

证候：阴茎不举，阴冷痿软不起，形寒肢冷，腰膝酸软，头晕目眩，精神萎靡，面色发白，舌淡润，苔薄白，脉沉细。

治法：温肾壮阳。

代表方：右归丸加减。常用附子、肉桂、熟地黄、白术、当归、枸杞子、杜仲、巴戟天、山茱萸、肉苁蓉、韭菜籽。

加减：病甚者，加淫羊藿、阳起石、蜂房、蛇床子、仙茅；气虚者加黄芪、太子参；尿后淋沥不尽，失精者加金樱子、芡实、锁阳。

【其他疗法】

（一）中成药

1. 逍遥丸

具有疏肝健脾、养血调经的作用，用于肝气不疏，胸胁胀痛，烦躁易怒，肝气郁滞阳痿者。每次8丸，每日3次。

2. 金匮肾气丸

具有温补肾阳、化气行水的作用，用于腰膝酸软，小便不利，畏寒肢冷，肾阳不足阳痿者。每次5g，每日2次。

3. 六味地黄丸

具有滋阴补肾的作用，用于头晕耳鸣，腰膝酸软，骨蒸潮热，盗汗遗精，肾阴亏虚阳痿者。每次 1 丸，一日 2 次。

4. 归脾丸

具有益气补血、健脾养心的作用，用于气短心悸，失眠多梦，头昏乏力，心脾两虚阳痿者。每次 6g，每日 3 次。

5. 血府逐瘀胶囊

具有活血祛瘀、行气止痛的作用，用于会阴胀闷感，阴茎色暗，龟头冷凉，面色无华，瘀血阻络阳痿者。每次 1.2g，每日 3 次。

6. 龙胆泻肝丸

具有清肝胆、利湿热的作用，用于阳痿阴囊潮湿，坠胀瘙痒，胸胁胀痛灼热者。每次 3g，每日 2 次。

（二）单方验方

1. 淫羊藿 30g，党参 30g，黄芪 30g，当归 10g，远志 10g，白术 10g，炙甘草 10g，龙眼肉 15g，仙茅 15g。适用于失眠多梦、乏力健忘之心脾两虚阳痿证。

2. 枸杞子 15g，仙茅 15g，益母草 15g，女贞子 15g、蒺藜 15g，山萸肉 15g、阳起石 30g，人参 10g，菟丝子 15g，牛膝 15g。适用于遗精、滑精之腰膝酸软，肾精不固阳痿证。

3. 蛇床子 30g，金樱子 30g，菟丝子 30g，五味子 15g。研末，每次 5g，开水冲服。用于阳痿命门衰微证。

4. 金蝉花 50g，白酒 500 毫升。白酒浸泡金蝉花 30 天后酌量饮用。适用于阳痿肾阳亏虚证。

5. 杏仁 15g，半夏 15g，淡竹叶 15g，白蔻 10g，厚朴 10g，石菖蒲 10g，薏苡仁 10g，通草 10g，滑石 10g。水煎服，适用于阳痿伴有尿道灼热、尿道口滴白者。

6. 猪脊髓 20g，五味子 30g，蜂房 20g，莲子 30g，鱼鳔 10g。焙干细末，米糊为丸，梧桐子大，每服 10 丸。适用于伴有遗精、潮热盗汗之肾精亏虚阳痿者。

7. 水蛭 30g（焙干），茯神 30g。等分研末，开水冲服。适用于伴有会阴胀感，少腹抽掣疼痛，阴茎色暗，龟头冷凉，老年男性阳痿者。

（三）外治疗法

1. 蛇床子、韭菜籽、淫羊藿、蜂房各等分，煎水待温浸泡阴茎，每晚 1 次，每次 20 分钟。

2. 露蜂房烧灰，香油调糊，涂于阴茎上，每晚 1 次。

3. 蛇床子 10g，土茯苓 10g，苦参 10g，马鞭草 10g，水煎待温浸泡阴茎，每晚 1 次，每次 15 分钟。

4. 小茴香、丁香、炮姜各等分，共研细末，加食盐少许，用蜂蜜调和，敷脐。

5. 五倍子 6g，炙黄芪 6g，硫黄 3g，附子 1 个，白酒 250 毫升。研为细末白酒调匀，放入敷贴内，贴敷八髎穴。用于肾阳亏虚之阳痿。

（四）针灸疗法

1. 体针

常用穴位：湿热下注取膀胱俞、次髎、肾俞、曲骨、三阴交、太冲；肾阳不足取肾俞、命门、关元、中极、三阴交。

加减：头晕耳鸣目花加风府；精稀精冷加天宗、膈俞、腰阳关；心脾两虚加心俞、中脘、足三里、脾俞、关元、三阴交、肾俞；夜寐不宁加神门；心悸怔忡加内关；惊恐伤肾取心俞、肾俞、照海、神门、三阴交、太溪；胆怯易惊加间使；失眠梦惊加风池。

2. 耳针

常用穴位：精宫、外生殖器、睾丸、内分泌、心、肝、肾。

操作：中刺激，留针 15 分钟，隔日 1 次，7 次为一个疗程，或埋针 5~7 天。

3. 电针

常用穴位：八髎、然谷、关元、三阴交、气海、中极。

操作：两组腧穴交替使用，以低频脉冲电，治疗 10 分钟，每日或隔日 1 次，10 次为一疗程。

（五）药膳疗法

1. 枸杞牛鞭汤

枸杞子 20g，牛鞭 1 个，生姜 6g。水炖烂熟，食肉喝汤。适用于肾阳虚衰型阳痿者。

2. 枸杞羊肉粥

枸杞子 10g，羊肾 1 只，羊肉 50g，葱白 2 茎，粳米 150g，细盐少许。煮粥，每日 2 次。具有滋肾阳、补肾气、壮元阳的功效。用于肾虚劳损阳痿。

3. 杞子苁蓉海参汤

肉苁蓉 30g，枸杞子 30g，海参 100g。海参先放入锅内，文火炖半小时后加肉苁蓉、枸杞子炖 30 分钟，调味料适量。有滋肾填精、补肾助阳之功。适用于肾精亏虚之阳痿。

4. 菟丝子粥

菟丝子 50g，粳米 100g，白糖适量。先将菟丝子洗净后捣碎，水煎，取汁，去渣后，入米煮粥，粥将成时，加入白糖稍煮即可。具有补肾益精、养肝明目的作用。用于肾气不足所致的阳痿、早泄，兼见小便频数，尿有余沥，头晕眼花，视物不清，耳鸣耳聋。

5. 核桃蚕蛹粳米粥

杜仲 30g，核桃肉 50g，蚕蛹焙干碾磨 50g，粳米 100g。杜仲水煎取汁，去渣后入米粥，将成时加蚕蛹粉稍煮即可。具有补脾益肾之功。用于阳痿伴有滑精者。

6. 五子泥鳅汤

活泥鳅 200g，菟丝子 10g，蛇床子 10g，车前子 10g，覆盆子 10g，韭菜籽 10g。先将泥鳅沸水烫杀，剖腹取内脏，菟丝子、蛇床子、车前子、覆盆子、韭菜籽布袋包煎，武火 30 分钟放入泥鳅，文火炖 30 分钟，加调味料适量。有暖中益气，补肾壮阳之功。用于阳痿伴有精子质量低下者。

7. 韭菜炒羊肝

韭菜 100g，羊肝 120g。将韭菜去杂质洗净切段，羊肝切片，一起用铁锅旺火炒熟，炒熟加调味料适量。具有温肾固精之功。适用于男子阳痿、盗汗、遗尿。

8. 菟丝枸杞鹌鹑蛋

菟丝子 15g，枸杞子 15g，鹌鹑蛋 10 个。先将鹌鹑蛋煮熟，去壳，然后将两味中药加水煎煮约半小时，煮蛋 15 分钟。具有补肝肾、填肾精的作用。用于肝肾两虚之阳痿，腰膝酸软者。

【预防调护】

1. 注意饮食，少食用甜品，戒烟，注重饮食的均衡，调畅心情，适当进行体育锻炼，提高自身的抵抗能力。

2. 积极治疗本病，合理用药，发现问题及时就诊，及时与医务人员沟通，以免延误病情。

3. 重视夫妻沟通，重视夫妻性生活，正确对待房事，学习必要的性知识，双方多体谅，女方应帮助男方恢复信心，以利于康复，多多鼓励男方。

第二节 阴茎异常勃起

阴茎异常勃起是指在无性欲或无性刺激下阴茎持续勃起超过 4 小时。古代中医将该症状称为"阳强""阳强不倒""纵挺不收""强中"。该病隐匿性较强，其特点是发病突然，阴茎海绵体持续肿胀，或伴疼痛。由于患者羞于就医，延误治疗，易引起阳痿、阴茎硬结、阴茎坏死等不良后果，需紧急处理，属于临床上的急重症，故应及时就医。

现代医学认为，本病可发于任何年龄，但多发于青壮年，一般有两个发病高峰，分别在 5~10 岁和 20~30 岁，也可发生于阳痿患者，发生时间多在夜间，过长时间的性活动、药物滥用等也可导致本病。阴茎异常勃起分为缺血型（静脉阻塞）和非缺血型（动脉性）。非缺血型可保持较高的血流，海绵体供氧充足，故勃起可维持数小时甚至数周，勃起硬度相对较软，疼痛少见。缺血型则是一种危急重症，多在勃起 4~6 小时后开始疼痛，易引起阴茎局部组织坏死。

【源流】

该疾病在中医古籍文献的记载不甚相同，疾病的含义略有差异。最早见《灵枢·经筋》谓："足厥阴之筋……伤于热则纵挺不收。"《诸病源候论》中"强中病者，茎长兴盛不衰，精液自出"，指出了"强中"的病名。《傅青主男科·卷下肾病门》有着"阳强不倒"的病名。《世医得效方》云"强中，多因耽嗜色欲"。《石室密藏》也指出"阳强不倒，此虚火上炎"。《类证治裁》认为其病机为"肝之筋伤热""肝火太强"，治宜"泻火解毒"，用知母、石膏、生地黄、黑豆等治之。《杂病源流犀烛》则详细阐述了本病的症状、病机、预后，并认为本病可因持续性勃起引发阳痿，最终影响全身，若疼痛性勃起持续，则预后不佳。

【病因病机】

（一）病因

1. 饮食不节

恣食辛辣肥甘厚味，或嗜酒成癖，以致酿生湿热，蕴结肝经，循经下注，炽于宗筋，热毒妄动，难抑湿热，蕴于下焦或肝胆湿热下注，肝之经脉"伤于热则纵挺不收"。

2. 情志不遂

抑郁伤肝，或大急暴怒，致肝气郁结，郁久化火，循经下扰，肝之经脉伤于热，宗筋热盛而致阴茎异常勃起。

3. 色欲过度

房事不节，致肾水亏乏，相火妄动，或过服温补升阳之药致阳旺而阴衰，火胜水涸，相火无制而致阳强不得收；酿生痰热，痰火互结，复随厥阴之脉下注阴器，痰火充斥，以致阳强不倒。

4. 跌扑损伤

跌扑损伤或阳强经久不愈，久病入络，皆可致瘀阻茎络，亦可引发或加重阴茎异常勃起。

5. 药石所伤

如抗高血压药、抗抑郁药、血管扩张药、麻醉药、阴茎龟头外用利多卡因、延时喷剂以及降低冠状沟神经敏感度药物等均可引起阴茎异常勃起。

（二）病机

《素问·厥论》曰："前阴者，宗筋之所聚，太阴阳明之所合也。"《灵枢·刺节真邪》谓："茎垂者，身中之机，阴精之候，津液之道也。"肾主藏精，司前后二阴；

肝主疏泄，主筋，足厥阴经绕阴器；任督二脉会阴相接为此病的生理基础。本病发生病位在阴器，与心、肝、肾相关。情志失调、房劳过度、药食所伤、跌扑损伤、湿热下注等为主要病因。本病多实少虚，但不可一概认为本病皆为实证，应审证求因，辨证论治。其本在心、肾，肾阴亏虚，相火偏亢，相火妄动为其标，病位在肝、阴器，虚火内扰、湿热下注、痰热瘀结为主要病因。

【临证思路】

（一）病机辨识

1. 实证

阴茎异常勃起实证者，多为新婚青年或青壮年，病位多在肝。表现为性欲亢进，平时阳事易举，甚则挺长不收，同房时间过长，脉弦大有力，属实。此证型为久服辛热壮阳之品，火热内盛，或嗜食辛辣酒酪，蕴湿生热，邪火湿热灼伤宗筋，致阴茎长盛不衰，舌红苔黄厚而干或黄腻，脉弦滑数。因湿热下注，阴茎坚硬勃起，排尿涩痛，烦躁易怒，面红目赤。阴茎气血瘀阻，败精阻窍，少腹拘急，阴茎胀痛，坚硬刺痒，甚者阴茎肿胀疼痛，腰骶酸痛或刺痛，舌紫暗或有瘀斑，脉弦涩。

2. 虚证

阴茎异常勃起属虚证者，多见于老年人或体弱多病者，病位多在肾。表现为阴茎易举，精泄之后，随又兴举，坠胀疼痛，头晕目眩，腰膝酸软，五心烦热，咽干口燥，舌红苔少，脉弦细数。此证型多为房事不节，淫欲过度，或久犯手淫，致肾精亏损，阴不制阳，相火亢盛；或昼劳于心，夜劳于肾，精血暗耗，心肾不交，相火妄动，宗筋失润，阴茎挺胀不收；或贪恋房事而忍精延欢，或交合非法而忍精不泄，久而久之，败精难泄，阻滞宗筋脉络发为此病。

（二）症状识辨

1. 阴茎异常勃起

实证多见于青壮年，相火偏旺，所愿不遂，性欲亢奋。阴茎勃起坚硬，日间尤甚，阴茎胀闷疼痛，可有阴茎发热疼痛，伴急躁易怒，面红目赤，心烦口苦，夜不能眠，抑郁焦虑，胸胁不舒，或心烦，手足心热，或遗精，甚者阴茎异常勃起，口干，口渴，口舌生疮，头痛，或失眠多梦，或小便赤浊。

虚证多见老年或体弱多病者，或青壮年房事不节，淫欲过度，久犯手淫者，精血暗耗，心肾不交，相火妄动，宗筋失润，阴茎挺胀不收。阴茎勃起坚硬，夜间尤甚，精液常自流出，伴健忘多梦，心烦急躁，头晕目涩，寐差耳鸣，腰膝酸痛，四肢倦怠。

2. 阴茎疼痛

阴茎异常勃起，坚硬红肿疼痛，久久不衰，时有精液流出，面目红赤，口干舌燥，五心烦热，腰背酸软无力，头昏目眩，尿短涩，大便干结，乃肝火实盛所致。肝气郁滞，郁而化火，肝之实热沿肝脉波及宗筋，足厥阴肝经伤于热则放纵不收。阴茎疼痛，阴茎异常勃起，茎中疼痛作痒，阴囊潮湿，排尿不畅，心烦口苦，尿黄短赤，大便干结、艰涩难下，乃肝经湿热下注所致。湿性黏腻重浊，趋于下焦，湿热下注，纠缠胶着，阻滞肝脉，困阻宗筋而致病。阴茎疼痛，异常勃起，皮色紫暗，小便时睾丸牵引胀痛，排尿不畅，头昏目眩，心烦不安，乃茎络瘀阻所致。久病气血运行缓滞，肝脉受阻，精道不畅，瘀血阻窍，宗筋不收。

3. 性欲亢进

性欲亢进，阴茎异常勃起，阴囊松弛，睾丸热痛，烦躁易怒，口苦咽干，口渴喜冷饮，口臭明显，夜晚手足心热，潮热盗汗，目眩耳鸣，小便黄赤，大便秘结，乃肝郁化火。足厥阴肝经伤于热则放纵不收，肝之实热沿肝脉波及宗筋，致阳强不收。性欲亢进，兼见阴茎异常勃起，时有精液流出，龟头睾丸胀闷疼痛，阴囊松弛潮湿，异常勃起夜晚明显，劳累后加重，乃肾精亏损。心肾不交，相火妄动，阴不制阳，宗筋失润，致阴茎挺胀不收。

4. 舌象和脉象

舌红少苔，脉弦细数，为阴虚阳亢，伴阴茎异常勃起，举而难倒，交媾即泄精，精泄之后，随又兴举，多伴性欲亢进，心烦少寐，头晕目眩，腰膝酸软，五心烦热，咽干口燥等；舌红苔黄厚而干或黄腻，脉弦滑数，为肝经湿热，伴阴茎坚硬勃起，久久不衰，排尿涩痛，烦躁易怒，面红目赤；舌质紫暗或有瘀斑，苔薄白，脉弦细或沉涩，为茎络瘀阻，伴阴茎肿胀疼痛，皮肤色紫暗，勃起时血络明显，少腹拘急会阴刺痛，阴囊挛缩，排尿灼热涩痛；舌质红绛，舌苔干黄，脉弦而有力，为肝经火盛，伴烦躁易怒，口苦咽干，口渴喜冷饮，口臭明显，目眩耳鸣；舌红少苔，脉细数，为阴虚阳亢，伴勃起症状夜晚明显，劳累后加重，心中烦热，可伴有遗精，潮热盗汗，心烦少寐，两颧红赤，口燥咽干，小便困难；舌苔黄而腻，脉弦滑，为痰热互结，伴阴茎肿胀疼痛，皮下豆状硬结，按压无疼痛，痰多口苦，恶心呕吐，可见耳鸣，腰痛胀满拒按。

（三）治法与处方原则

本症不外虚实两端，虚以肾阴亏虚，相火偏亢为主；实以肝经湿热下注为主。基本病机为肝肾阴亏，相火炽盛，瘀热互结，邪扰阴络，宗筋失养。在疾病的发展过程中，郁热阻于宗筋是病机关键，茎络瘀阻是疾病发展后的病理转归。本病的基本治疗原则为疏肝清热，活血通络。同时应根据不同证型辨证论治，即虚证予滋阴降火，实证则疏肝解郁、清利湿热，并加以化瘀豁痰、软坚散结。肝郁化火者，宜清肝疏肝；肝经湿热者，宜清利湿热；阴虚火旺者，宜滋阴降火；茎伤血瘀者，宜活血化瘀通络。

(四) 用药式

1. 实证

肝经火盛，肝之实热沿肝脉波及宗筋，热则放纵不收，故阳强不收，阴茎坚硬疼痛，久久不衰，面目红赤，口干烦渴。治宜清肝泻火，滋阴通络。用当归、芦荟、黄连、黄芩、黄柏、生栀子、大黄、木香、赤芍、虎杖、延胡索、川楝子、地骨皮、天冬、麦冬。

肝经湿热，阻滞肝脉，困阻宗筋，兼见茎中痒痛，阴囊潮湿，排尿涩痛。治宜疏肝养阴，清热利湿。用龙胆草、柴胡、生栀子、车前子、泽泻、木通、黄芩、当归、生地黄、赤芍、草薢、丹参。

2. 虚证

阴虚阳亢，肾阴亏耗，无以济阳，命火浮动，导致阴茎异常勃起，兼见阴茎热痛，口干舌燥，五心烦热，腰膝酸软，头昏目眩，尿短涩。治宜滋阴清热，泻火软坚。用吴茱萸、龟甲、猪脊髓、牡丹皮、泽泻、茯苓、知母、黄柏、龙胆草、柴胡。

茎络瘀阻，败精阻窍，肝经气血运行缓滞，肝脉受阻，宗筋不收，见阴茎疼痛，皮色紫暗，小便时睾丸牵引胀痛，排尿不畅。治宜化瘀散结，通经止痛。用水蛭、虻虫、归尾、甲片、桃仁、大黄、芒硝。

久服辛热壮阳之品，火热内盛，蕴湿生痰，痰热互结，阴茎持续勃起，少腹拘急胀闷，阴茎肿胀疼痛，皮下豆状硬结，按压无疼痛，痰多口苦。治宜清热化痰，通络散结。用生栀子、地龙、僵蚕、川牛膝、黄连、竹茹、枳实、半夏、橘红、甘草、生姜、茯苓。

【辨证论治】

1. 肝经火盛证

证候：阴茎持续勃起，阴茎热痛，阴囊松弛，可伴有性欲亢奋，烦躁易怒，口苦咽干，口渴喜冷饮，口臭明显，夜晚手足心热，目眩耳鸣，小便黄赤，大便秘结。舌质红绛，舌苔干黄，脉弦而有力。

治法：清肝泻火，滋阴通络。

代表方：当归龙荟丸加味。常用当归、龙胆草、芦荟、黄连、生栀子、酒大黄、木香、赤芍、虎杖、延胡索、川楝子、地骨皮、天冬、麦冬。

加减：肝火偏旺者可加郁金、夏枯草；肝火盛伤阴者可加石斛、黄精、龟甲、阿胶；肝火上炎出现头痛、失眠、目眩者可加煅龙骨、煅牡蛎、木通、石决明。

2. 肝经湿热证

证候：阴茎肿胀疼痛，颜色晦暗，伴阴囊湿热，心烦少寐，口舌生疮，肢体困倦，汗出黏腻，脘腹痞闷，排尿困难，小便热赤浑浊，便溏而臭，黏腻不爽。舌红绛，舌体胖大，舌苔黄腻，脉滑数或弦数。

治法：疏肝养阴，清热利湿。

代表方：龙胆泻肝汤合萆薢分清饮加减。常用龙胆草、柴胡、生栀子、车前子、泽泻、木通、黄芩、当归、生地黄、萆薢。

加减：相火蕴结者可加苍术、黄柏；胸闷胁胀，阴茎胀痛者加郁金、香附、川牛膝、赤芍、玄参、僵蚕。

3. 阴虚阳亢证

证候：阴茎持续勃起，龟头睾丸胀闷疼痛，阴囊松弛不温，勃起症状夜晚明显，劳累后加重，心中烦热，可伴有遗精，潮热盗汗，心烦少寐，腰膝酸软，两颧红赤，口燥咽干，小便困难，短少灼热疼痛，舌红苔少，脉细数。

治法：滋阴清热，泻火软坚。

代表方：知柏地黄汤合大补阴丸加减。常用熟地黄、山药、吴茱萸、龟甲、猪脊髓、牡丹皮、泽泻、茯苓、知母、黄柏、柴胡。

加减：腰酸，遗精，乏力者可加杜仲、桑寄生、五味子、覆盆子；虚热内扰，心悸，少寐，烦躁者可加生栀子、珍珠母、磁石、生铁落；肝肾阴虚，君相火动，心肾不交，火灼心阴者可加枸杞子、莲子、当归、酸枣仁、远志。

4. 茎络瘀阻证

证候：阴茎持续勃起，肿胀疼痛，皮肤色紫暗，勃起时血络明显，可有会阴部刺痛，阴囊挛缩，少腹拘急，排尿涩痛，甚者可见血尿，大便秘结，烦躁不安，舌质紫暗或有瘀斑或瘀点，脉沉涩。

治法：行瘀散结，通经止痛。

代表方：抵当丸加减。常用水蛭、虻虫、归尾、龟甲、桃仁、大黄、芒硝。

加减：瘀结较重者加乳香、没药、红花、茜草、川牛膝；阴茎胀闷疼痛，伴有排尿淋沥涩痛者加冬葵子、萹蓄、侧柏叶；血脉瘀阻，阴茎失于濡养者加当归、丹参、益母草；阴茎红肿疼痛明显者加金银花、连翘、虎杖、车前子、木通。

5. 痰热互结证

证候：阴茎持续勃起，少腹拘急，阴茎肿胀疼痛，皮下豆状硬结，按压无疼痛，痰多口苦，恶心呕吐，耳鸣，腰痛胀满拒按，可见排尿困难，灼热疼痛，溺色黄赤，舌苔黄而腻，脉弦滑。

治法：清热化痰，通络散结。

代表方：温胆汤加减。方中常用栀子、牛膝、黄连、竹茹、枳实、半夏、橘红、甘草、生姜、茯苓。

加减：若痰热互结较重者可加大黄、僵蚕；湿热伤阴者加生地黄、知母、白茅根；腰腹胀闷疼痛，阴茎肿胀，伴有发热者加白芍、甘草、公英、地丁、乳香、没药、茜草；耳鸣，头晕呕逆，胁肋胸口满闷，阴茎闷痛者加柴胡、青皮、郁金、连翘。

【其他疗法】

（一）中成药

1. 龙胆泻肝丸

具有泻肝胆实火的作用，用于肝经火盛阴茎异常勃起者。每次 10g，每日 2 次。

2. 四妙丸

具有清利下焦湿热的作用，用于肝经湿热阴茎异常勃起者。每次 6g，每日 2 次。

3. 知柏地黄丸

具有滋阴清热的作用，用于阴虚阳亢阴茎异常勃起者。每次 6g，每日 2 次。

4. 大黄䗪虫丸

具有清心泻火、涤痰通络的作用，用于痰热互结、阴茎异常勃起者。每次 3g，每日 2 次。

（二）单方验方

1. 生地黄 6g，黄柏 9g，锻龙骨 9g，煅牡蛎 9g，知母 9g，大黄 9g，枳壳 9g，水煎服。用于阴虚火旺之阴茎异常勃起者。

2. 丝瓜络 60g，佛手 30g，木瓜 30g，水煎服。可用于治疗各种类型的阴茎异常勃起。

3. 鱼腥草 30g，马齿苋 30g，蒲公英 30g，野菊花 10g，共研细末，每次冲服 9g，用于阴茎肿痛异常勃起者。

4. 生铁落 10g，大黄 3g，芒硝 3g，厚朴 3g，枳实 3g，炙甘草 6g，生姜 3 片，水煎服。用于阴茎异常勃起之胀闷疼痛者。

5. 萆薢 30g，生地黄 30g，熟地黄 30g，黄柏 10g，知母 10g，木香 5g，车前子 5g，川牛膝 5g，龟甲 60g，麦冬 15g，水煎服。用于阴茎异常勃起，强硬疼痛，小便短涩频数，少腹胀痛，遗精滑精者。

6. 赤小豆 3g，茯神 3g，萆薢 3g，天花粉 3g，沉香 3g，鹿茸粉 3g，水煎服。用于阴茎异常勃起，不交而精液自溢者。

（三）针灸疗法

1. 体针

肝经火盛证取百会、太冲、风池、肾俞、行间、侠溪，用泻法；肝经湿热证取关元、行间、太冲、大敦、中封、委阳、上巨虚、下巨虚，用泻法；阴虚阳亢证取内关、曲池、照海、关元、三阴交，用补法；茎络瘀阻证取太冲、中都、膈俞、阳陵泉、关元、气海、中脘、膻中，用泻法；痰热互结证取昆仑、廉泉、三阴交、照海、心俞、脾俞、廉泉、丰隆，用泻法。

2. 三棱针

血海、大椎、膈俞、天宗、肩颈穴点刺放血，适合于治疗各种类型的阴茎异常勃起。

（四）药膳疗法

1. 秋葵百合粥

鲜秋葵 30g，鲜百合 50g，粳米 50g，冰糖适量。鲜秋葵煮水，常法作粥，待粥将熟时下百合及冰糖，每日 2 次。具有滋阴清热之功，用于阴茎异常勃起伴遗精、潮热盗汗者。

2. 桃仁粥

桃仁 15g，粳米 100g。将桃仁捣碎，与粳米按常法煮粥食用，每日 1 次。具有行瘀散结、通经止痛之功，用于会阴部刺痛，阴囊挛缩，少腹拘急，排尿灼热涩痛，阴茎异常勃起者。

3. 鲜藕白梨汁

鲜藕 500g，鲜梨 1kg，白萝卜 100g，鲜地黄 20g，同榨汁，每次服 30 毫升，每日 3 次。具有清热解烦、解渴止呕之功，用于阴茎异常勃起伴有性欲亢奋，烦躁易怒，口苦咽干，口渴喜冷饮，口臭明显者。

4. 苦瓜绿豆汤

苦瓜半条，鲜凤梨 50g，绿豆 100g，黄酒和盐少许。切块炖煮 30 分钟左右，加入盐调味。具有清热解毒、消烦止渴之功，用于阴茎异常勃起伴有心烦少寐，口舌生疮，肢体困倦，汗出黏腻，脘腹痞闷，排尿困难，小便热赤浑浊者。

5. 三豆汤

绿豆 60g，红豆 60g，黑豆 60g，青皮 10g。将绿豆、红豆、黑豆洗净放入清水中浸泡 3 个小时，绿豆、红豆、黑豆常法作粥。具有清热解毒、健脾利湿的之功，用于阴茎肿胀疼痛，皮下硬结者。

（五）外治疗法

1. 阴茎色紫暗，肿胀疼痛，大黄 30g，芒硝 30g，每天 1 剂，水煎外洗。

2. 阴茎肿胀明显，蒲公英 60g，炒神曲 60g，炒麦芽 60g，每天 1 剂，水煎外洗。

3. 阴茎勃起红肿热痛明显，可使用如意金黄膏外敷治疗。

4. 阴茎异常勃起者，水蛭、麝香、苏叶三味等分，研细末，蜜糊为饼，外敷涌泉穴。

5. 阴茎异常勃起者，蜈蚣 2 条，路路通 10g，穿山甲 5g，石菖蒲 10g，大黄 5g。黄酒调糊敷于肚脐。

6. 阴茎异常勃起者，鲜丝瓜汁调五倍子粉 30g。涂敷阴茎会阴部，每日 2 次。

【预防调护】

1. 注意精神调节，不可郁怒伤肝，劳逸结合。

2. 治疗期间，节制房事，戒除手淫，以免损伤肾精，避免各种强烈的性刺激。

3. 不宜过服补肾温热药，以免肾中积热发生阳强。

4. 少食肥甘厚味，不宜嗜酒成癖，免生湿热。

5. 行房不能排精时，应及时检查治疗，以排除其他疾病引起阳强的可能。

第三节 早 泄

射精是男子在性行为后将精液射出的生理反应，正常男子从插入阴道至射精的时间段称为射精潜伏期，正常男子射精潜伏期大多数在 2~30 分钟之间，约 55% 的男性性生活时间小于 5 分钟。早泄是临床中最常见的射精功能障碍疾病，一般是指同房时性交时间极短，阴茎刚进入阴道，或刚接触甚至尚未接触女性外阴便发生射精，且不能自我控制的一种性功能障碍。现代医学中，多数对早泄的病因学研究并无循证医学证据，也缺乏大样本的研究。目前主流观点认为，早泄主要是由精神心理因素和器质性因素所导致的，可能与焦虑、夫妻间关系及性生活次数等有关，中枢神经中 5-羟色胺浓度过低、阴茎神经过度敏感、前列腺炎和甲状腺功能疾病等也是早泄的发病因素。以往的观点认为，早泄与手淫时担心被发现，而养成快速射精的习惯有关，然而这种观点并未得到证实，亦有较多的争议，因此手淫很难被认为是早泄的主要病因。

【源流】

早泄，古代中医称为"鸡精"，西医学称为射精过早症。相对于阳痿，中医对早泄的认识比较晚。在唐代以前，中国就曾流传过《玉房秘诀》等房中性学专著，后被日本医家于《医心方》中引用，有"溢精者，心意贪爱，阴阳未合而用之，精中道溢""夺脉者，阴不坚而强用之，中道强泻，精气竭"的记载。《辨证录·种嗣门》曰："男子有精滑之极，一到妇女之门，即便泄精，欲勉强图欢不得，且泄精甚薄。"是我国医书中关于早泄最早的记载。清·沈金鳌《沈氏尊生书》指出早泄的表现为"未交即泄，或乍交即泄"。《秘本种子金丹》中说："男子玉茎包皮柔嫩，少一挨，痒不可当，故每次交合，阳精已泄，阴精未流，名曰鸡精。"提出了"鸡精"的病名，同时指出了早泄与男子包皮有关。《大众万病医药顾问》对早泄有系统的阐述，并且认为早泄是引起不育的原因。《石室秘录》认为过早射精、阴茎软缩，是肾的开阖功能失常所引起的。

【病因病机】

（一）病因

1. 肾失封藏

年轻男性房事无节，恣情纵欲，肾精亏耗，以致肾气虚衰，封藏失固而成早泄；或房劳过度竭其阴精，阴虚火旺，相火妄动，精室受扰，精关失于疏泄，发为早泄；青少年在泌尿生殖系统没有发育健全的情况下，便有性接触或频繁的手淫，会戕害肾气，肾精不固失于封藏，精关开阖失司发为早泄。

2. 肝经湿热

情绪急躁，肝郁化火，或嗜好烟酒，久食辛辣，湿热内生；肝主筋，主疏泄，肝经湿热下流阴器，疏泄失常，封藏不固，形成早泄；内有湿浊，外阴不洁，感受湿邪，流于肝脉，酿生湿热，湿热交阻，下注精室，扰动精关，致精液闭藏无权而发生早泄。

3. 劳伤心脾

思虑过度，损伤心脾，心脾气虚导致脾气下陷；肾藏精，宰于心，统摄于脾，思虑过度，劳伤心脾，脾气不固，脱不摄精，摄敛无权而致早泄；思虑过度耗伤心之阴血，不能达到君火以明、相火以位的作用形成心肾不交，精室内扰而导致精泄外溢。

4. 阴虚火旺

房事不节，色欲过度，或频繁手淫，竭其阴精，肾精亏耗，肾阴不足，阴亏火旺，相火妄动，精室受扰，固摄无权，而致早泄。

5. 先天禀赋不足

先天之精禀父母，后天之精水谷生。先天禀赋不足，后天体弱多病，久劳伤气，累及肾脏；或过早婚育，房事太过，以致肾气虚衰，封藏失固，精液失守，每临房事，则过早泄精。

6. 情志所伤

七情所伤，怒、忧、思、悲、恐、惊均可引起早泄。怒、忧、思、悲可导致肝气郁结，郁而化火在体内成为湿热，湿热之邪循肝经下注阴器，扰及精关，以致精关约束无权，精液失控，故初交则精泄。在生活中惊吓过度，或行房过程中受到惊吓，伤及心肾，惊恐不宁，精关失守而致精液自泄。

（二）病机

早泄的病位在于肾，与心、肝、脾息息相关。早泄之精应纳于五脏之精，而不应局限于现代医学中的精液。精藏于五脏，所谓五脏者，藏精气而不泻也，故满而不能实。肾藏精，主生殖，情欲动而交媾所出，因为疾病原因而滑脱之精，便形成了早泄。《难经·三十六难》指出肾有二，"非皆肾也"，其以在左者为肾，在右者为命门，"命门者，诸神精之所舍，原气之所系"。早泄发生于肾，肾者主蛰，封藏之本，藏精之脏也。无论是人体的生殖之精，还是先天之精，都与肾息息相关，即肾不闭藏，精关疏泄失常则精易泄。总之，本病的发生多责之于肾，若其他脏腑发生病变，功能异常或虚损，最终均累及肾脏，导致肾脏功能失常，封藏失职，精液外泄而出现早泄。色欲、情志、饮食损伤，导致五脏功能受损，均可引起早泄。

【临证思路】

（一）病机辨识

1. 实证

早泄实证发于肝。肝司情志，罢极之本。实证早泄多发于青年男性。青壮年男性精力旺盛，性需求强烈，过度房劳，或酒后纵欲，或情志不畅，气机郁滞，导致肝气郁结，日久郁而化火。内伤七情、房事不节、外感六淫，使疏泄太过，导致肝郁化火、肝经湿热、肝阳上亢，发为肝气郁结、肝经湿热之实证早泄。肾主闭藏，肝司疏泄，心主神明，心为君火，肝肾皆为相火，若"君火以明，相火以位"失常，肾气不足，命门火衰，则形成疏泄太过，封藏无权，精关不固的状态，亦可发为实证早泄。

2. 虚证

肾主封藏，为藏精之脏。由于先天禀赋不足、房事不节、疾病或药物致伤等原因，导致肾气不足，命门火衰，则封藏无权，精关不固；或肾阴亏虚，龙火失潜，火迫精溢。肾之气阴两虚在早泄的发病过程中是一个极为重要的因素，肾不固摄为主要病机。若其他脏腑发生病变，亦最终累及于肾，故临床上早泄多以肾气不固证最为常见。心主血，藏神之脏也，脾者主思，气血生化之源。思虑过度，或饮食不节，或大病久病之后等，可导致心脾两虚，心失号令之威，脾失统摄之权，必然导致精失闭藏，关门不固的状态，精气下泄，精液失守，发生本病，心脾两虚，引起虚证早泄。

（二）症状识辨

1. 早泄

病程短，突然出现早泄症状，伴有性交后小腹部坠胀不适，阴茎勃起硬度差或勃起不坚、坚而不挺，乏力盗汗，排尿无力、等待，甚者出现夜尿频数。因心火亢盛，可出现性欲亢奋，口干口苦，夜晚自觉手脚心发热，小便黄或短赤，阴囊紧凑，舌红或舌尖红，苔腻，脉滑数，或舌质红苔厚腻，脉弦数，属实。

病程长，早泄症状逐渐加重，由起始偶尔出现早泄至每次性交时均伴有明显早泄症状，射精无力，无快感，腰膝酸软，精液清稀，量少色白，性交后乏力，兼有性欲低下，失眠多梦，健忘，排尿障碍，尿滴沥、尿等待，小便清长，阴囊松弛不温，舌淡，苔白，脉细弱或沉细，属虚。

2. 腰膝酸软

腰膝酸软，兼见早泄，射精无力，性欲淡漠，面色无华，小便清长，或阳举不坚，舌质淡，苔薄白，脉沉细为肾气亏虚；腰膝酸软，兼见早泄，夜寐不安，心悸怔忡，面色无华，头晕健忘，腹胀便溏，舌质淡，舌体胖大为心脾两虚；腰膝酸软，兼见早泄，性欲亢进，遗精滑精，五心烦热，烦躁易怒，潮热盗汗，头晕耳鸣，舌质红，苔少，脉细数为阴虚火旺。肾藏精，脾为生化之源，房劳过度、饮食不节、情志所伤均可致精关不固，发为本病。

3. 射精无力

射精无力，兼见早泄，性欲低下，精液清稀，量少色白，性交后乏力，小腹部坠胀不适，或性交后气短懒言，小便清长，或阴囊松弛不温，小腹痛喜按，脉沉细弱为脾肾两虚；射精无力、无快感，精液量少，兼见早泄，性欲低下，失眠多梦，健忘，面色少华，腹胀便溏或形体肥胖，脉细弱为心脾两虚。

4. 舌象

舌淡，苔薄白，为肾气不固或脾肾两虚，其早泄表现为交即早泄，性欲减退，或伴勃起无力，或伴遗精，面色㿠白，畏寒肢冷，腰膝酸软，精神萎靡，小便清长或不利；舌红，苔黄，为肝经湿热，其早泄表现性情急躁，心烦易怒，性欲亢进，交则早泄，常伴头晕目眩，口苦黏腻，阴囊潮湿、瘙痒，尿道灼痛，小便黄赤等症；舌红，苔少，多阴虚火旺，早泄表现为阳事易举，虚烦多梦，多伴五心烦热，潮热，盗汗，耳鸣；舌淡，苔薄白或苔厚腻，为肝气郁结，表现为精液易泄，情志抑郁，胸闷，善太息，胁肋胀痛，食少纳差，失眠多梦，阴囊收缩不温。

（三）治法与处方原则

青壮年男性早泄患者初期发病，辨证以实证为主，多见于肝郁化火或湿热下注，可分别采取清利下焦、清肝泻火之法。对于有排尿症状，伴有排尿淋沥涩痛，下焦湿热有伤阴之象，可采取清泄滋阴之法，同时利尿通淋使下焦湿热从小便而出。具有基础疾病或老年男性患者，辨证以虚证为主，多见于脾虚不摄、肾气不固、心脾两虚，甚者可出现阴虚火旺，治疗以补益心脾、固涩填精为主。对于下焦湿热者，不应过度施以补益之剂，以免助湿生热，用药时补益兼顾滋阴。总之，早泄的治疗应采取"虚则补之""实则泻之"的原则，以调理精关，使精关开阖有度，早泄得以缓解。

（四）用药式

1. 实证

肝经湿热证，热扰精室，精关不固之早泄，兼见性情急躁，心烦易怒，性欲亢进，头晕目眩，口苦黏腻，阴囊潮湿、瘙痒，尿道灼痛。治以清肝泻火，利湿化浊。

用栀子、黄芩、柴胡、生地黄、车前子、泽泻、木通、甘草、当归；尿浊者加薏苡仁、萆薢；尿道灼热加淡竹叶、地骨皮、茜草、金钱草通经泄热。

肝气郁结证，气机郁久化热，肾水不能上济于心，"君火以明，相火以位"失调，则发为早泄。临床表现为精液易泄，情志抑郁，胸闷，善太息，或嗳气，胁肋胀痛，食少纳差，失眠多梦。治以疏肝解郁。用柴胡、白芍、当归、白术、茯苓、合欢皮、薄荷、甘草；肝郁化火，口苦咽干，胸胁灼痛者加牡丹皮、栀子；肾气虚者加芡实、熟地黄、山药、五味子。

2. 虚证

肾阳亏虚，气化无力，无力推动肾精排出，兼见勃起不坚，无力排精，腰膝酸软，性欲降低，形寒肢冷，倦怠乏力。治宜温补肾阳，益肾通关。用肉桂、附子、杜仲、鹿角胶。

肾阴亏虚，阴虚火旺，精关失阖，则发为早泄，兼见五心烦热，颧红盗汗，头晕耳鸣，神疲乏力。治宜滋阴降火，填精通关。用知母、黄柏、牡丹皮、熟地黄、山萸肉、枸杞子。

肾气不固证，临床表现为交即早泄，性欲减退，或伴勃起无力，或伴遗精，面色㿠白，畏寒肢冷，腰膝酸软，精神萎靡，小便清长，舌淡，苔薄白，脉沉弱。治以补肾固精。用熟地黄、山药、山茱萸、泽泻、茯苓、牡丹皮、附子、肉桂；滑精者，可加五味子、金樱子、芡实、桑螵蛸。

阴虚火旺证，临床表现为阳事易举，早泄，虚烦多梦，多伴五心烦热，潮热，盗汗，耳鸣，腰酸，舌红，苔少，脉细数。治以滋阴降火，补肾填精。用生地黄、山萸肉、山药、泽泻、牡丹皮、茯苓、知母、黄柏；梦遗，心烦不寐，小便短黄者加煅龙骨、煅牡蛎、女贞子、旱莲草。

【辨证论治】

1. 肾气不固证

证候：交即早泄，性欲减退，或伴勃起无力，或伴遗精，面色㿠白，畏寒肢冷，腰膝酸软，精神萎靡，小便清长或不利。舌淡，苔薄白，脉沉弱。

治法：补肾固精。

代表方：金匮肾气丸加减。用熟地黄、山药、山茱萸、泽泻、茯苓、牡丹皮、附子、肉桂。

加减：滑精者，可加五味子、金樱子、芡实、桑螵蛸。

2. 肝经湿热证

证候：平素嗜酒、辛辣等，性情急躁，心烦易怒，性欲亢进，交则早泄，常伴头晕目眩，口苦黏腻，阴囊潮湿瘙痒，尿道灼痛，小便赤黄等症。舌红，苔黄，脉弦滑或弦数。

治法：清肝泻火，利湿化浊。

代表方：龙胆泻肝汤加减。用栀子、黄芩、柴胡、生地黄、车前子、泽泻、木通、甘草、当归等。

加减：尿浊者，加薏苡仁、萆薢。

3. 阴虚火旺证

证候：阳事易举，早泄，虚烦多梦，多伴五心烦热，潮热，盗汗，耳鸣，腰酸。舌红，苔少，脉细数。

治法：滋阴降火，补肾填精。

代表方：知柏地黄丸加减。用生地黄、山萸肉、山药、泽泻、牡丹皮、茯苓、知母、黄柏。

加减：梦遗、心烦不寐、小便短黄者，加煅龙骨、煅牡蛎、牡丹皮、女贞子、旱莲草。

4. 肝气郁结证

证候：精液易泄，情志抑郁，胸闷善太息，或嗳气，胁肋胀痛，食少纳差，失眠多梦。舌淡，苔薄白，脉弦或弦滑。

治法：疏肝解郁。

代表方：逍遥散加减。用柴胡、白芍、当归、白术、茯苓、合欢皮、薄荷、甘草。

加减：肝郁化火、口苦咽干、胸胁灼痛者，加牡丹皮、山栀子；肾气虚者，加芡实、熟地黄、山药、五味子。

【其他疗法】

（一）中成药

1. 龙胆泻肝丸
具有疏肝利胆的作用，适用于肝经湿热者。每次 4g，每日 2 次。

2. 金匮肾气丸
具有温补肾阳、化气行水的作用，适用于肾阳亏虚者。每次 4g，每日 2 次。

3. 知柏地黄丸
具有滋阴降火的作用，适用于阴虚火旺者。每次 4g，每日 2 次。

4. 逍遥丸
具有疏肝健脾、养血调经的作用，适用于肝气郁结者。每次 4g，每日 2 次。

5. 金锁固精丸
具有固精止遗的作用，适用于肾气不固者。每次 4g，每日 2 次。

（二）单方验方

1. 菟丝子 10g，五味子 10g，巴戟天 10g，酸枣仁 10g，水煎服，每日 1 剂。用于治疗肾气亏虚型的早泄。

2. 益智仁 30g，薤白 30g，杜仲 30g，胎盘 30g，沉香 5g，半夏 5g，南星 5g，水煎服，每日 1 剂。用于早泄、滑精，精子成活率低下，腰膝无力，尿白，尿淋者。

3. 刺猬皮 1 具，炒脆研末，每次服 1.5 g，每天 2 次。用于早泄，胁肋胀痛，五心烦热者。

4. 石菖蒲 50g，白果 10g，肉苁蓉 50g，上药加酒 1000mL，浸泡 3 个月，每晚饮用 10mL。用于早泄，失眠多梦，腰膝酸软，精神萎靡，小便清长者。

5. 覆盆子 10g，桑螵蛸 10g，牛膝 10g，白术 10g，黄连 10g，石斛 15g，车前子 10g，蛇床子 15g，水煎服，每日 1 剂。用于早泄，遗精，滑精者。

（三）针灸疗法

1. 体针

常用腧穴：关元、气海、肾俞、大赫、八髎、三阴交。

操作：多用平补平泻的方法。

加减：肾气不固者可以补法针命门、中极；肝经湿热者可泻法针太冲、丘墟、太溪；阴虚火旺者宜平补平泻法针刺内关、太冲、太溪；肝气郁结者可泻法针太冲、期门、肝俞、阳陵泉。

2. 灸法

取命门、肾俞、关元、腰阳关、中极，用艾条燃着的一端对准上述穴位，使局部发热发红。每次每穴灸 10~15 分钟，每日灸 1 次。10 次为一疗程。

（四）外治方法

1. 五倍子 20g，煎水熏洗阴部，性交前外洗阴部，或每晚 1 次。

2. 蛇床子、地骨皮各等分，煎汤熏洗前阴，每晚擦洗 1 次。

3. 锁阳 100g，肉苁蓉 50g，煅龙骨 30g，桑螵蛸 10g，茯苓 20g，山药 30g，炙甘草 5g。装入布袋置于酒瓶中，白酒 5kg 浸泡 30 天后外用搓擦小腹部。

4. 细辛 15g，丁香 15g，浸入 100mL 95% 酒精内，15 天后取出，将浸出液于性交 3 分钟前涂擦阴茎龟头部位。

5. 五倍子 10g，石榴皮 15g，细辛 10g，水煎，性交前温洗前阴并揉擦阴茎和龟头。

（五）药膳疗法

1. 莲子芡实瘦肉汤

莲子 20g，芡实 20g，猪瘦肉 200g。芡实、莲子稍浸泡，与猪瘦肉一起放进锅内，加入清水 1000mL，武火 1 个小时，加盐适量。有补脾固肾之功，适用于肾气不固型早泄。

2. 枣仁龙眼粥

龙眼肉 20g，酸枣仁 20g，芡实 40g，粳米适量。三物合煮成汁再加入米熬成粥即可，每天一次。适用于阴虚火旺型早泄。

3. 莲子枸杞鸽肉汤

雌鸽一只，莲子 50g，枸杞子 30g，加入清水 1000mL，加入调味料，武火煲沸，文火约煲 2 个小时取汤食肉。适用于早泄肾气衰弱、房事无能者，具有固涩起痿、扶阳广嗣之功效。

4. 江虾核桃仁炒韭菜

江虾 20g，核桃仁 50g，韭菜 150g。核桃仁先以香油炸黄，江虾过水焯熟，韭菜切段，与核桃仁一起翻炒，调以少量食盐，熟后佐餐。适用于肾阳不固型早泄。

5. 木瓜炖泥鳅

木瓜 100g（榨汁），泥鳅 250g，加入花椒、胡椒、蒜调味。泥鳅洗净，去内脏，切成小段，加入油、盐、姜、葱，常法煮菜，熟后倒入木瓜汁再炒匀即可。适用于肾气不固、脾肾两虚型早泄。

【预防调护】

1. 养成良好的生活饮食习惯，避免过劳、酗酒，积极治疗可以引起早泄的基础疾病。

2. 解除精神紧张情绪，清心寡欲，节制房事。

3. 加强体育锻炼，增强体质。

4. 加强性知识的了解，养成健康的心理素质。

第四节　不射精

不射精症是指阴茎能正常勃起和性交，但是达不到性高潮和获得性快感，不能射出精液；或在其他情况下可射出精液，而在阴道内不射精。又称射精不能、射精障碍。不射精症常导致男子不育症，约占性功能障碍所致不育的 72%。本病在中医文献中无专门论述，多将其归为不育、阳强等病中。根据其症状，现代中医将其归为"精闭""精不泄""精瘀""强中"等范畴。

不射精有功能性和器质性之分。功能性不射精症约占本病的 90%，分为原发性和继发性两种，前者是指在清醒状态下从未有过射精；后者是指曾有过射精，后因各种原因导致不射精。功能性不射精症是本节讨论的主要内容。

继发性不射精的主要原因有：

（1）精神因素：为常见原因，如对配偶不满意、思想压力大、夫妻关系不协调、性欲减退及性生活环境不佳等，导致对性生活采取克制态度，长期抑制形成不射精条件反射。

（2）性无知：夫妻双方完全缺乏性知识，甚至对性有恐惧心理，导致男方不能达到射精阈值。

（3）性疲劳：性交过频容易造成脊髓射精中枢功能紊乱，引发不射精。此外，长期手淫者也对射精起抑制作用。

器质性不射精约占本病的10%，主要原因有：

（1）大脑侧叶病变；

（2）脊髓损伤（胸11至腰1椎段及骶髓段损伤）；

（3）传导神经障碍；

（4）局部病变，如膀胱颈松弛、精阜肥大、阴茎外伤、严重尿道下裂等；

（5）垂体功能低下、甲亢、肢端肥大症、黏液水肿等；

（6）药物影响，长期应用某些降压药、降糖药，或服用过量镇静类药物或α-肾上腺素阻滞剂等都会诱发不射精。

【源流】

关于本病，隋代《诸病源候论》中有"精不射出，但聚于阴头，亦无子"，唐代《千金要方》有"能交接，而不施泄"，清代《医贯》有"久战而尚不泄"的记载。清代《秘本种子金丹》称之为"流而不射"，指的是仅有尿道分泌物而不射精。

关于本病的发生原因和病理特点，《黄帝内经》云："肾者主蛰，封藏之本，精之处也。"朱丹溪《格致余论·阳有余阴不足论》云："主闭藏者肾也，司疏泄者肝也。"《景岳全书》云："凡男子之不足，则有精滑……或流而不能射者。"《临证指南医案》记载"精之藏制虽在肾，而精之主宰则在心"。肾主藏精，肝主疏泄，心为君主，表述了心、肝、肾在射精调节中的重要作用。《景岳全书》云："夫男子之病……有精冷精清，或临事而不坚，坚即流而不射，是皆精气不足者也。"《辨证录·阳痿门》曰："凡入房久战不衰，乃相火充其力也。"指明相火旺盛引起精不射。《医碥》曰："房事时，精已离位，或强忍不泄，或被阻中止，离位之精化成败浊。"指出不射精的病机是精瘀、败浊。

关于本病的治疗方法，《黄帝内经》及《诸病源候论》指出精之藏泄责之肝肾，提出精闭治疗应以补肾、疏肝为主。明·张景岳《景岳全书》曰："凡心火盛者，当清心降火；相火盛者，当壮水滋阴；气陷者当升举；滑泄者当固涩；湿热相乘者，当分利；虚寒冷利者，当温补下元；阳气不足，精气两虚者，当专培根本。"《医碥》指出精闭治疗当重视活血化瘀。这些认识对该病的治疗至今仍有借鉴意义。

【病因病机】

（一）病因

1. 肾阳不足

肾为先天之本，藏真阴而寓元阳。素体阳虚，或禀赋不足，或婚前手淫频繁，或婚后性生活过度，戕伐太过，致肾阳受损，命门火衰，气化无力，无以推动肾精排出。

2. 肾阴不足

肾藏精，精血同源。若房事不节，精失过多，精亏阴伤，阴虚火旺，相火偏亢，下元所伤，精关不开，则致不射精。

3. 气滞血瘀

肝主疏泄，调畅情志。情志内伤，郁怒伤肝致肝气不疏，气机阻滞，精关开阖不利，不能射精；或气滞日久，气不运血，使得气滞血瘀，瘀血阻滞，闭阻精道而不射精。

4. 湿热蕴结

外感湿邪，或饮食所伤，导致脾不健运，生湿化痰，蕴久化热，湿热内生，阻遏三焦，气机郁闭，精窍不开致不射精。

（二）病机

精闭病因较多，病机复杂，但可概括为两点。一是肝肾亏虚，精关开阖失调，而致不能射精；二是湿热、瘀血、败精等闭阻精窍，以致精道瘀阻，不能射精。病变主要涉及肝、肾、心、脾。

【临证思路】

（一）病机辨识

1. 实证

肝主疏泄，调畅气机，其经脉循阴器。肝疏泄失常，肝气不疏，气机不畅循经下扰，影响精关开合。气为血帅，气行则血行，气滞则血瘀，瘀血闭阻精道而精闭。肝气不疏，故胸胁胀满，烦躁易怒；瘀血停滞则见阴茎、胸胁刺痛，少腹坠胀疼痛。舌质暗红，苔薄白，脉弦细涩为气滞血瘀之象。

湿热循经下注，阻滞肝脉则会阴坠胀，阻滞精道则不能射精；湿热蕴于下焦则阴囊潮湿，小便短赤或黄；湿热上扰则口苦，心烦，头晕；湿热交蒸肌肤则身热不扬。舌红，苔黄腻，脉滑数，均为内有湿热之象。

2. 虚证

肾为先天之本，肾藏精。肾气亏虚，气化无力，无以推动肾精排出，甚至不能射精；腰为肾之府，肾虚故见腰膝酸软；肾阳亏虚，失其温煦，故性欲降低，形寒肢冷，勃起不坚；肾阴亏虚，精血不足，则五心烦热，颧红盗汗，头晕耳鸣；肾虚膀胱气化不利，故尿频。舌淡，苔白，脉沉细无力均为肾阳气亏虚之象；舌红少苔，脉细数乃肾阴亏虚之象。

（二）症状识辨

1. 不射精

发病较急，病程较短，性交时阴茎勃起坚硬，久而不泄，同时伴见胸胁胀满，烦躁易怒，阴茎或胸胁刺痛，少腹坠胀疼痛，口苦，心烦，头晕，小便短赤或黄，阴囊潮湿，舌红，苔黄腻，脉滑数或舌质暗红，苔薄白，脉弦细涩等，属实。

病程迁延，阴茎勃起不坚，无力排出精液，伴见腰膝酸软，性欲降低，形寒肢冷，五心烦热，颧红盗汗，头晕耳鸣，尿频，舌淡，苔白，脉沉细无力等，属虚。

2. 性欲亢进

性欲亢进，兼见不射精，心烦急躁，两颧潮红，容易梦遗，口干，舌红苔薄，脉弦细数。素体阴虚，恣情纵欲，过度手淫，暗耗肾阴，阴虚阳亢，欲火内炽而性欲亢进；或思慕色欲，所愿不遂，木郁化火，欲火内炽而性欲亢进；兼见面红目赤，五心烦热，颧红盗汗，头晕耳鸣，烦躁易怒等症状。

3. 性欲低下

性欲低下，兼见阴茎勃起不坚，能勉强性交而无性欲高潮出现，射精不能，伴腰膝酸软，头晕目眩，耳鸣乏力，手足不温，小便清长，大便较稀，舌淡红而胖，苔白润，脉细无力。

4. 舌象和脉象

舌质暗红，苔薄白，脉弦细涩为气滞血瘀，交而不射，兼见胸胁胀满，烦躁易怒，阴茎或胸胁刺痛，睾丸坠胀疼痛，甚至牵及少腹等；舌红，苔黄腻，脉滑数为内有湿热，交而不射，兼见阴囊潮湿，小便短赤或黄，口苦，心烦，头晕，身热不扬；舌淡红而胖，苔白润，脉细无力，阴茎勃起不坚，无力排出精液，伴见腰膝酸软，性欲降低，形寒肢冷，尿频，为肾阳受损，命门火衰，气化无力，无以推动肾精排出；舌红少苔，脉细数，兼见五心烦热，颧红盗汗，头晕耳鸣，为精亏阴伤，阴虚火旺，相火偏亢，精关不开。

（三）治法与处方原则

病变初期以实证为多，多见气滞血瘀或湿热下注，分别采取活血行气、通络开窍、清利湿热之法。久病或年老体衰者以正虚为主，多见于肾虚而精关不开，治疗又当以温补肾阳、滋阴降火、益精通关为主。

在整体辨证的基础上，可加入开精窍的药物，如麻黄、蜈蚣等，可提高疗效。

《日华子本草》称麻黄能"通九窍，调血脉"，《神农本草经百种录》说因麻黄"能深入积痰凝血中，凡药力不到之处，此能无微不利也"。《医学衷中参西录》中说："蜈蚣，走窜之力最速，内而脏腑，外而经络，凡气血凝聚之处皆能开之。"因此，精闭治疗时加入麻黄、蜈蚣可开畅精窍，调和精关。

（四）用药式

1. 实证

湿热循经下注，阻滞精道则不能射精，兼见阴囊潮湿、小便短赤或黄，会阴坠胀，口苦，心烦，头晕，身热不扬。治宜清热化湿。用黄柏、泽泻、龙胆草、生地黄、当归、栀子、薏苡仁、竹叶、车前子、石菖蒲等。

肝气不疏，气机不畅，气滞则血瘀，瘀血闭阻精道而精闭，兼见胸胁胀满、烦躁易怒、阴茎、胸胁刺痛，少腹坠胀疼痛。治宜行气导滞，活血化瘀。行气疏肝用柴胡、枳壳、川芎、桔梗、合欢皮等；活血化瘀用桃仁、红花、赤芍、川芎、牛膝、延胡索、路路通、蜈蚣、穿山甲等。

2. 虚证

肾阳亏虚，气化无力，无以推动肾精排出，兼见勃起不坚，无力排精，腰膝酸软，性欲降低，形寒肢冷，倦怠乏力。治宜温补肾阳，益肾通关。用肉桂、附子、杜仲、鹿角胶等。

肾阴亏虚，阴虚火旺，伤及下元，精关不开，则不能射精，兼见五心烦热，颧红盗汗，头晕耳鸣，神疲乏力。治宜滋阴降火，填精通关。用知母、黄柏、丹皮、熟地黄、山萸肉、枸杞子等。

【辨证论治】

1. 气滞血瘀证

证候：交而不射，胸胁胀满，烦躁易怒，阴茎或胸胁刺痛，睾丸坠胀疼痛，甚至牵及少腹，舌质暗红，苔薄白，脉弦细涩。

治法：行气导滞，活血化瘀。

代表方：血府逐瘀汤加减。常用桃仁、红花、当归、赤芍、川芎、柴胡、牛膝、延胡索、石菖蒲、路路通、蜈蚣、穿山甲、麻黄等。

2. 湿热下注证

证候：交而不射，会阴坠胀，阴囊潮湿，小便短赤或黄，口苦，心烦，头晕，身热不扬，舌红，苔黄腻，脉滑数。

治法：清热利湿，通关开窍。

加减：龙胆泻肝汤加减。常用龙胆草、泽泻、生地黄、当归、柴胡、甘草、栀子、薏苡仁、竹叶、车前子、石菖蒲、麻黄等。

3. 肾阳亏虚证

证候：勃起不坚，无力排精，腰膝酸软，性欲降低，形寒肢冷，倦怠乏力，小便频频而清，舌淡，苔白，脉沉细无力。

治法：温补肾阳，益肾通关。

代表方：右归丸加减。常用熟地黄、山药、山萸肉、枸杞子、肉桂、附子、杜仲、牛膝、甘草、蜈蚣、麻黄等。

4. 肾阴亏虚证

证候：阴茎容易勃起，交而不射，五心烦热，颧红盗汗，头晕耳鸣，神疲乏力，舌红，少苔，脉细数。

治法：滋阴降火，填精通关。

代表方：知柏地黄汤加减。常用知母、黄柏、丹皮、山药、熟地黄、山萸肉、茯苓、泽泻、枸杞子、菟丝子、蜈蚣、麻黄等。

【其他疗法】

（一）中成药

1. 金匮肾气丸

具有补肾助阳的作用，用于肾阳亏虚，射精不能者。每次 9g，每日 2 次。

2. 知柏地黄丸

具有滋阴降火的作用，用于阴虚火旺、性欲旺盛而不射精者。每次 9g，每日 2 次。

3. 桂枝茯苓丸

具有活血化瘀的作用，用于气滞血瘀者。每次 4g，每日 2 次。

4. 四妙丸

具有清热利湿的作用，用于湿热下注者。每次 6g，每日 2 次。

（二）单方验方

1. 麝香 0.3g，敷于脐心，以通精窍。用于治疗各种类型的不射精症。

2. 知母、车前子、覆盆子、沙苑子、菟丝子、枸杞子、丹皮、泽泻各 10g，五味子 5g，龟甲、干地黄各 15g，煎服。用于肾阳亏虚之不射精者。

3. 蜂房、阳起石、淫羊藿、仙茅、补骨脂各 10g，急性子、熟地黄、鹿角霜、韭菜子、党参、制首乌、红枣各 15g。水煎服，每日 1 剂。用于肾阳亏虚之不射精者。

4. 取菖蒲、远志各 10g，水煎服，每日早晚 1 剂。适用于气滞血瘀型不射精者。

5. 麻黄适量，研为细末，米醋调为稀糊状外敷脐孔处，包扎固定，每日 1 次，连续 7~10 天。适用于各种类型不射精者。

6. 吴茱萸 50g，青盐 450g，白酒适量，炒热，趁热熨脐部至阴囊部位，每次 20~30 分钟，每日 2 次，连续 1 周。适用于肾阳亏虚型不射精者。

7. 马钱子 0.3g，蜈蚣 0.5g，冰片 0.1g，共研细末，每晚睡前 1 小时，用麻黄、菖蒲、虎杖、甘草各 6g，煎汤送服，30 天为一疗程。用于治疗各种类型不射精症。

（三）针灸疗法

1. 体针

常用穴位：肾俞、八髎、关元、中极。

加减：阴虚火旺加三阴交、阴陵泉、太溪；湿热下注加太冲、足三里、阴陵泉；气滞血瘀加大椎、膈俞。

操作：隔日针 1 次，留针 30 分钟。实证用泻法或平补平泻，虚证用补法。

2. 灸法治疗

取穴：三阴交、肾俞、大肠俞、合谷、中极、关元。

操作：用艾条燃着的一端对准上述穴位，使局部发热发红。适合于肾阳亏虚型不射精。

3. 耳针

常用穴位：内分泌、皮质下、肾、肝、神门等耳穴。

操作：中刺激，留针 15 分钟，隔日 1 次，7 次为一个疗程。

（四）药膳疗法

1. 桑椹粥

桑椹 30g（鲜桑椹用 60g），糯米 60g，冰糖适量。将桑椹洗干净，与糯米同煮，待煮熟后加入冰糖。适用于肾阴亏虚之不射精症。

2. 桃仁粥

桃仁 10g，粳米 50g。桃仁研碎，和米，如常法煮粥。作早餐食用，食时加入红糖少许。有活血化瘀之功，适用于瘀血阻络而致的不射精症。

3. 赤小豆粥

赤小豆 30g，粳米 50g，白糖适量。先将赤小豆浸泡一天，洗净后与粳米一同入锅内煮粥，粥成后加入白糖适量。作早餐食用，可常食之。有清热利湿、散血消肿之功，适用于湿热下注所致不射精症。

4. 麦冬炖猪蹄

麦冬 20g，猪蹄 4 个，葱 50g。将猪蹄洗净，用刀划开以易于煮熟，和麦冬一起置锅内，加入葱、食盐，适量加水，先用旺火煮沸，然后用小火炖烂即成，分顿吃蹄喝汤，佐餐食用。有填精补益之功，适用于肾阴亏虚而致的不射精、精液少者。

5. 麻雀汤

麻雀 3 只，茴香、姜、葱、盐等适量。将麻雀宰杀后烫去羽毛、除去肚肠，置锅内炖煮，同时入作料。喝汤吃肉。适用于肾阳亏虚所致不射精症。

6. 淫羊藿酒

淫羊藿 60g，白酒 500g。将淫羊藿装入纱布袋中，浸泡在酒内，封口 3 周后即可饮用。于每晚睡前饮 1 小盅。有益肝肾、助元阳之功，适用于肾阳亏虚引起的不射精症。

7. 海马酒

海马 1 对，白酒 500g。将海马浸入白酒中，封固，两周后即可饮用。每日睡前饮用 50mL。适用于肾阳亏虚引起的不射精症。

【预防调护】

1. 生活起居规律，饮食宜清淡，勿食辛辣厚味。
2. 注意调摄心神，保持身心愉快，避免过频性生活，改掉手淫习惯。
3. 加强体育锻炼，如气功、太极拳等，以增强体质，利于身心健康。
4. 避免服用对性机能有害的药物，如胍乙定等。

第五节　性欲低下

性欲低下又称性欲减退，是指在体内外各种因素作用下，不能引起性兴奋，性生活欲望、能力和水平皆降低的病证。性欲低下是性功能障碍的一种，发病率约占成年男子的 15%~33%。

本病在中医文献中无"性欲低下""性欲淡漠"等病名，多将其归为"阳痿""阴冷"等病中。根据其症状，现代中医将其归为"阳痿""阴冷""阳气痿弱"等范畴。

【源流】

关于本病的记载，最早见于《黄帝内经》。《素问·痿论》曰："思虑无穷，所愿不得，意淫于外，入房太甚，宗筋弛纵，发为筋痿……筋痿者，生于肝使内也。"《灵枢·邪气脏腑病形》称之为"阴痿"。

关于本病的发生原因和病理特点，《灵枢·经筋》记载"热则筋弛纵不收，阴痿不用"，指出因热致痿。隋·巢元方《诸病源候论·虚劳阴痿候》云："肾开窍于阴，若劳伤于肾，肾虚不能荣于阴器，故萎弱也。"《诸病源候论·虚劳阴冷候》中云："肾主精髓，开窍于阴。今阴虚阳弱，血气不能相荣，故使阴冷也。"唐·王焘《外台秘要·卷十七》："五劳七伤阴痿，十年阳不起，皆由少小房多损阳。"宋·严用和《济生方·虚损》说："五劳七伤真阳衰惫……阳事不举。"把阳痿的形成归责于命门火衰。由此可见，以上医家认为"痿"是由虚劳、肾亏、命门火衰所致。宋·王怀隐《太平圣惠方·

卷第七·治肾脏虚损阳气萎弱诸方》曰："若人动作劳伤，情欲过度，气血衰损，阴阳不和，脏腑既虚，精气空竭，不能荣华，故令阳气萎弱也。"指出劳累和纵欲均可致气血虚损和脏腑不和，出现"性欲低下"。明·张景岳《景岳全书》做了较为全面的论述，认为："男子阳不起，多由命门火衰、精气虚冷；或以七情劳倦、损伤生阳之气……以致宗筋弛纵为痿弱者。"另外，还指出"凡思虑焦劳忧郁太过者，多致阳痿""凡惊恐不释者，亦致阳痿……阳旺之时，忽有惊忍恐，则阳道主痿"。阳痿的成因主要有命门火衰、忧郁太过、大卒惊恐等。《东医宝鉴》提出"阴痿，耗散过度，伤于肝筋所致"。清·沈金鳌《杂病源流犀烛·前阴后阴源流》指出："有失志之人，抑郁肝火，肝木不能疏达，亦致阴痿不起。"明确提出了情志致痿。

关于本病的治疗方法，明·张景岳《景岳全书》在治疗上主张命门火衰者当温补命门，治以右归丸、赞育丹；思虑惊恐、脾肾亏损者，当培养心脾，治以归脾汤、七福饮；肝肾湿热者，当清火坚肾。清·华岫云在《临证指南医案·阳痿》按语中指出："有郁损生阳者，必从胆治，盖经之凡十一脏皆取决于胆，又云少阳为枢，若得胆气舒展，何郁之有。"充实和完善了该病的治疗方法。

【病因病机】

（一）病因

1. 命门火衰

肾为先天之本，藏真阴而寓元阳。先天禀赋不足，天癸不充，肾气虚弱，命门火衰。肾主生殖，性事之兴奋赖于元阳，元阳不足，则性欲低下。

2. 心脾两虚

心主血脉，脾为水谷之海、气血生化之源。思虑过度，损伤心脾，病及阳明冲脉，水谷之海亏虚，气血亏则阳道不振，致性欲低下。

3. 肝气郁结

肝主疏泄，调畅情志，性喜条达，而恶抑郁。情志内伤，郁怒伤肝致肝气不疏，气机不畅，肝木不能疏达，致性欲低下。

（二）病机

本病病因较多，但其基本病机不离虚实两端。

1. 虚证

（1）先天不足，命门火衰，元阳不振，性欲低下。

（2）思虑过度，损伤心脾，气血亏虚，阳道不振。

2. 实证

郁怒伤肝，肝气不疏，肝木不能疏达，致性欲低下。

【临证思路】

（一）病机辨识

1. 实证

肝主疏泄，肝藏血，主调畅情志。肝疏泄失常，肝气不疏，情志不畅，肝木不能疏达，致性欲低下；肝气不疏，则精神抑郁；足厥阴肝经布胁肋，肝气郁滞则胸胁胀满；肝失疏泄，胃失和降，肝胃不和，故腹胀纳差；舌淡红，苔少，脉弦细为肝气郁结之舌脉。

2. 虚证

五脏为人身之本，肾为五脏之本，命门为肾之本，命门者，元气之所系也。命门火衰致心之欲火不足，故见性欲低下；"腰为肾之府"，肾虚故见腰膝酸软；肾阳虚不能温煦机体以及宗筋，故见畏寒肢冷、勃起障碍；舌质淡胖，苔白，脉沉迟弱皆为命门火衰之象。

心主血脉，脾为气血生化之源。思虑过度，损伤心脾，气血亏则阳道不振，致性欲低下。心主血，血充则气足，血虚则气弱。心血不足，心失所养，则心悸；心神不宁，故失眠多梦；头目失养，则眩晕、健忘；肌肤失荣，故面色无华；脾气不足，运化失健，故食欲不振，腹胀便溏；气虚，机能活动减退，故神倦乏力；舌质淡嫩，苔薄白，脉细弱，皆为心脾两虚之象。

（二）症状识辨

1. 性欲低下

性欲低下，精神抑郁，胸胁胀满，故腹胀，纳差，舌淡红，苔少，脉弦细为实。性欲低下，伴见腰膝酸软，畏寒肢冷，勃起障碍，心悸，失眠多梦，眩晕，健忘，面色无华，食欲不振，腹胀，便溏，神倦乏力，舌质淡胖，苔白，脉沉迟弱或舌质淡嫩，苔薄白，脉细弱为虚。

2. 勃起不坚

勃起不坚，兼见性欲低下，腰膝酸冷，畏寒肢冷，小便清长，眩晕，耳鸣。先天禀赋不足，或劳倦内伤，年事已高，恣情纵欲，命门火衰，肾阳衰微，故阴茎勃起不坚；劳力、思虑过度，损伤心脾，精血不足，宗筋失养，引起阳痿不举，多伴见心悸，失眠多梦，眩晕，健忘，面色无华，食欲不振，腹胀，便溏，神倦乏力等。肝失疏泄，气机不畅，情志郁结，血不运宗筋，宗筋失用，致勃起不坚；情志不遂，肝气郁结，郁久化热，湿热循经下扰，阴器失用而致勃起不坚，多见情绪抑郁，胸胁胀满，急躁易怒，口苦咽干，舌淡红，苔少，脉弦细或弦数。

3. 舌脉象

舌淡红，苔少，脉弦细为肝气郁结，性欲减低，兼见精神抑郁，胸胁胀满，腹胀纳差等；舌质淡胖，苔白，脉沉迟弱为命门火衰，性欲低下，兼见腰膝酸软，畏寒肢冷，勃起障碍等；舌质淡嫩，苔薄白，脉细弱，为心脾两虚，兼见心悸，失眠多梦，眩晕，健忘，面色无华，食欲不振，腹胀，便溏，神倦乏力等。

（三）治法与处方原则

病变初期以实证为多，多见肝气郁结，采取疏肝解郁之法。久病以正虚为主，多见命门火衰、心脾两虚，治疗当以温补命门、健脾养心为主。

（四）用药式

1. 实证

肝疏泄失常，肝气不疏，情志不畅，肝木不能疏达，致性欲低下，兼见精神抑郁，胸胁胀满，腹胀纳差，舌淡红，苔少，脉弦细。治宜疏肝解郁。常用柴胡、当归、白芍、茯苓、薄荷、枳壳、川芎、香附、合欢皮等。

2. 虚证

命门火衰致心之欲火不足，故性欲低下，兼见腰膝酸软，畏寒肢冷，勃起障碍，舌质淡胖，苔白，脉沉迟弱。治宜温补命门。常用仙茅、淫羊藿、菟丝子、韭菜籽、五味子、蛇床子、怀牛膝、杜仲、鹿角胶等。

思虑过度，损伤心脾，气血亏则阳道不振，致性欲低下，兼见心悸，失眠多梦，眩晕，健忘，面色无华，食欲不振，腹胀，便溏，神倦乏力，舌质淡嫩，苔薄白，脉细弱。治宜补益心脾。常用党参、黄芪、炒白术、茯苓、当归、酸枣仁、龙眼肉、远志等。

【辨证论治】

1. 肝气郁结证

证候：性欲低下，精神抑郁，胸胁胀满，腹胀，纳差，舌淡红，苔少，脉弦细。

治法：疏肝解郁。

代表方：逍遥散加减。常用当归、白芍、柴胡、茯苓、炒白术、甘草、薄荷、淫羊藿等。

2. 命门火衰证

证候：性欲低下，腰膝酸软，畏寒肢冷，勃起障碍，舌质淡胖，苔白，脉沉迟弱。

治法：温补命门。

代表方：右归丸加减。常用熟地黄、炮附片、肉桂、山药、山茱萸、菟丝子、鹿角胶、枸杞子、当归、盐杜仲、淫羊藿、阳起石、仙茅、韭菜籽等。

3. 心脾两虚证

证候：性欲低下，心悸，失眠多梦，眩晕，健忘，面色无华，食欲不振，腹胀，便溏，神倦乏力，舌质淡嫩，苔薄白，脉细弱。

治法：补益心脾。

代表方：归脾汤加减。常用党参、炒白术、炙黄芪、茯苓、远志、酸枣仁、龙眼肉、当归、木香、大枣、炙甘草、淫羊藿、肉苁蓉、鹿角胶等。

【其他疗法】

（一）中成药

1. 金匮肾气丸

具有补肾助阳的作用，用于命门火衰而性欲低下者。每次 9g，每日 2 次。

2. 归脾丸

具有健脾养心的作用，用于心脾两虚而性欲低下者。每次 8 粒，每日 2 次。

3. 逍遥丸

具有疏肝解郁的作用，用于肝气郁结所致性欲低下者。每次 6g，每日 2 次。

（二）单方验方

1. 蛇床子 12g，熟地黄 15g，每日 1 剂，水煎服。用于命门火衰所致性欲低下者。

2. 菖蒲 6g，合欢花 10g，每日 1 剂，水煎服。用于肝气郁结所致性欲低下者。

3. 蜂房 100g，研末冲服，每次 3g，每日两次。用于命门火衰所致性欲低下者。

（三）针灸疗法

1. 体针

常用穴位：肾俞、关元、气海、中极。

加减：心脾两虚加神门、内关、足三里、脾俞；肝郁气滞加神门、内关、肝俞。

操作：隔日针 1 次，留针 30 分钟。实证用泻法或平补平泻，虚证用补法。

2. 耳针

常用穴位：肾、肝、内分泌、皮质下、精宫等耳穴。

操作：中刺激，留针 15 分钟，隔日 1 次，7 次为一个疗程。

（四）药膳疗法

1. 桑椹粥

桑椹 50g（鲜用 100g），水泡洗净，加粳米 250g，同煮为粥，分次服用。适用于命门不足或心脾两虚之性欲低下。

2. 山药莲子粥

山药 30g，莲子肉 15g，粳米 120g。水适量，煮为粥，分次服用。适用于心脾两虚之性欲低下。

3. 当归生姜羊肉汤

当归 20g，生姜 12g，羊肉 300g，胡椒粉 2g，花椒粉 2g，食盐适量。羊肉去骨，剔去筋膜，入沸水锅内焯去血水，捞出晾凉，切成 5cm 长、2cm 宽、1cm 厚的条；砂锅内加适量清水，下入羊肉，放当归、生姜，武火烧沸，去浮沫，文火炖 1 个半小时，至羊肉熟烂，加胡椒粉、花椒粉、食盐调味即成，分次食用。适用于命门火衰之性欲低下。

【预防调护】

1. 饮食生活规律，戒烟酒，慎辛辣厚味。多食富含锌、精氨酸和维生素 E 的食物，如牡蛎、牛肉、鸡肝、蛋类、瘦肉、海产品、植物油、花生、核桃、芝麻、紫菜等。

2. 创造温馨和睦的居住和生活环境。

3. 夫妻双方相互体贴，相互鼓励，进行规律和谐的性生活。

4. 避免服用影响性欲的药物，如西咪替丁、利血平、抗组胺药等。

5. 积极治疗可明显降低性欲的原发病，如男性更年期、肝硬化、库欣综合征、甲状腺功能减退等。

第六节　性欲亢进

性欲亢进是以对性行为要求过于强烈为主要特征，性兴奋过频、过快、过剧，表现为对性的不满足感，一天数次性交仍然不能满足的病证。一天四五次自慰也属于性欲亢进的表现。

中医文献中无"性欲亢进"这一病名，多将其归为"阳强""强中"等病。根据其症状，现代中医将其归为"阳强""强中""相火妄动"等范畴。

【源流】

关于本病的记载，《灵枢·经筋》称"纵挺不收"，《诸病源候论》称"强中"，《石室秘录》有"阳强不倒"的记载。

关于本病的发生原因、病理特点，《灵枢·经筋》云："足厥阴之筋……结于阴器……伤于热则纵挺不收。"认为本病为肝胆湿热所致。隋代《诸病源候论·消渴病候》指出"强中病者，茎长兴盛不衰，精液自出"，观察到本病可与遗精并见，病因乃服用金石丹药、热毒结于下焦所致。唐代《备急千金要方》指出本病病因为"房事不节"。《景岳全书·传忠录》曰："凡火之贼伤人者，非君相之真火，无论在内在外，皆邪火耳，邪火可言贼。"又曰："人之情欲，多有妄动，动则俱能起，火盛致伤元气，即谓元气之贼。"指出该病病起相火亢盛。清代《石室秘录》说"阳强不倒，此虚火炎上而肺金之气不能下行故尔。"认为本病病因为肾水亏虚，虚火上炎。

关于本病的治疗方法，明代《本草经疏·续序例上》指出"阳强不倒，属于命门火实、孤阳无阴所致"，治疗时应"忌补气、温热，宜苦寒、甘寒、咸寒"。《石室秘录》记载本病治疗为："方用元参九钱，肉桂三分，麦冬七钱，水煎服，即倒。"《医心方》记录了抑制性欲亢进的宝贵文献，如："《葛氏方》云，欲令阴痿弱方：取水银、鹿茸、巴豆杂捣末，和调以真麋脂，和傅茎及囊，苞之。"《苏敏本草》曰："廉脂不可近丈夫阴。"《陶景本草》亦曰："枳实被霜之后，食之，令阴不强。"《中医临证备要》曰："平时阳事易举，多因相火偏旺，用龙胆泻肝汤，阴虚患者在病中亦易举阳，则属水不济火，虚火妄动，不宜苦寒直折，用大补阴丸。"这些认识对该病的治疗至今仍有借鉴意义。

【病因病机】

（一）病因

1. 相火亢进

肾为水火之脏，内藏真阴真阳。若房事不节，过耗阴精，阴精亏损不能制阳，相火妄动而致性欲亢进。

2. 肝郁化火

肝属木，肾属水，肝肾同居下焦，内寄相火，相火源于命门。青少年相火偏旺，若所愿不遂，肝气不疏，郁而化火，相火妄动而致性欲亢进。

（二）病机

性欲亢进病因较多，病机复杂，但其基本病机可概括为"火"，火又分为虚火和实火。虚火为相火亢进，阴虚火旺；实火为肝郁化火，相火妄动。二者皆可致性欲亢进。病变主要涉及肝、肾。

【临证思路】

（一）病机辨识

1. 实证

肝主疏泄，调畅情志。肝疏泄失常，肝气不疏，郁而化火，相火妄动而致性欲亢进；相火上扰上焦，则急躁易怒，面红目赤，心烦口苦，口舌生疮；火扰心神，则夜不能眠；舌红，少苔，脉弦数为肝郁化火之象。

2. 虚证

肾为水火之脏，内藏真阴真阳。若房事不节，过耗阴精，阴不制阳，相火妄动而致性欲亢进；阴虚不能制阳，虚阳浮越，火扰心神，致五心烦热，急躁易怒，夜不能寐；阴虚生热，热扰精室，而致梦遗；阴津亏虚，则口干，小便黄赤，大便秘结；舌红少苔、脉细数乃相火亢进之象。

（二）症状识辨

1. 性欲亢进

实证多见于青壮年，相火偏旺，所愿不遂，性欲要求强烈，同时伴见急躁易怒，面红目赤，心烦口苦，口舌生疮，夜不能眠，舌红，少苔，脉弦数。

虚证多见素体阴虚或房事不节，过耗阴精，阴不制阳，相火妄动而致性欲亢进，伴见五心烦热，急躁易怒，夜不能寐，梦遗，口干，小便黄赤，大便秘结，舌红少苔，脉细数。

2. 夜不能寐

夜不能寐，兼见性欲亢进，急躁易怒，面红目赤，心烦口苦，口舌生疮，夜不能眠，舌红，少苔，脉弦数。情志所伤或情志不遂，肝气郁结，肝郁化火，邪火扰动心神，心神不安而不寐。房事不节，肾阴耗伤，不能上奉于心，水火不济，心火独亢，心肾失交而夜不能寐。多见五心烦热，急躁易怒，梦遗，口干，小便黄赤，大便秘结，舌红少苔，脉细数等。

3. 舌象

舌红，少苔，脉弦数为肝郁化火而性欲亢进，兼见急躁易怒，面红目赤，心烦口苦，口舌生疮，夜不能眠。舌红少苔，脉细数为相火妄动而性欲亢进，兼见五心烦热，急躁易怒，夜不能寐，梦遗，口干，小便黄赤，大便秘结。

（三）治法与处方原则

本病虚证多见相火亢进，治予滋阴降火；实证多见肝郁化火，治予清肝泻火。二者皆以泻火为基本治疗原则。

（四）用药式

1. 实证

肝主疏泄，调畅情志。肝疏泄失常，肝气不疏，郁而化火，相火妄动而致性欲亢进，兼见急躁易怒，面红目赤，心烦口苦，口舌生疮，夜不能眠，舌红，少苔，脉弦数。治宜清肝泻火。用牡丹皮、栀子、当归、白芍、柴胡、茯苓、薄荷等。

2. 虚证

肾为水火之脏，内藏真阴真阳。若房事不节，过耗阴精，阴不制阳，相火妄动而致性欲亢进，兼见五心烦热，急躁易怒，夜不能寐，梦遗，口干，小便黄赤，大便秘结，舌红，少苔，脉细数。治宜滋阴降火。用知母、黄柏、丹皮、生地黄、黄连等。

【辨证论治】

1. 肝郁化火证

证候：性欲亢进，急躁易怒，面红目赤，心烦口苦，口舌生疮，夜不能眠，舌红，少苔，脉弦数。

治法：清肝泻火。

代表方：丹栀逍遥散加减。常用丹皮、栀子、当归、白芍、柴胡、茯苓、炒白术、薄荷、龙胆草等。

2. 相火亢进证

证候：性欲亢进，五心烦热，急躁易怒，夜不能寐，梦遗，口干，小便黄赤，大便秘结，舌红少苔，脉细数。

治法：滋阴降火。

代表方：大补阴丸加减。常用知母、黄柏、龟甲、生地黄、丹皮、生龙骨、生牡蛎、炒枣仁等。

【其他疗法】

（一）中成药

1. 知柏地黄丸

具有滋阴降火的作用，用于相火妄动而性欲亢进者。每次 9g，每日 2 次。

2. 天王补心丹

具有滋阴清热、养血安神的作用，用于相火妄动而性欲亢进者。每次 1 丸，每日 3 次。

3. 丹栀逍遥丸

具有清肝泻火的作用，用于肝郁化火者。每次 9g，每日 2 次。

（二）单方验方

1. 柴胡 6g，龙胆草 6g，木通 6g，泽泻 9g，生地黄 9g，车前子 9g，黄芩 9g，栀子 9g，当归 9g，黑豆 60g，生甘草梢 30g。水煎 2 次，分 2 次服，每日 1 剂。用于肝郁化火之性欲亢进者。

2. 生地黄 12g，龟甲 12g，黄柏 9g，知母 9g，牛膝 9g，木通 5g，龙胆草 5g，山茱萸 9g，玄参 9g。水煎 2 次，分 2 次服，每日 1 剂。用于相火旺盛之性欲亢进者。

3. 玄参 18g，麦冬 12g，牡丹皮 9g，沙参 15g，黄连 9g，肉桂 3g。水煎 2 次，分 2 次服，每日 1 剂。用于相火旺盛之性欲亢进者。

4. 炒酸枣仁 10g，熟地黄 24g，玄参 20g，麦冬 10g，丹皮 9g，莲子心 6g，茯苓 12g。水煎 2 次，分 2 次服，每日 1 剂。用于相火旺盛之性欲亢进者。

（三）针灸疗法

1. 体针

常用穴位：肾俞、肝俞、行间。

加减：相火亢盛加三阴交、关元、命门、太溪；肝郁化火加期门、阳陵泉、照海、蠡沟。

操作：隔日针1次，留针30分钟。实证用泻法或平补平泻，虚证用补法。

2. 按摩疗法

肝郁化火型主要应用指压点穴法按压双侧大敦、行间、中封、蠡沟、涌泉，每穴1分钟，配合在下腹部进行推法，沿任脉从神阙至曲骨，每日30次；对于相火亢盛型主要应用指压点穴法按压双侧太溪、水泉、涌泉，每穴1分钟，配合揉法，按揉关元、气海、双侧肾俞，顺时针每次15分钟，每日1次。

（四）药膳疗法

1. 芹菜粥

芹菜连根120g，食盐、味精适量。将芹菜连根洗净，切成长约2cm的段，粳米淘净，放入锅内，加水适量。先用武火烧开，改文火煎熬至粥成，停火。加入味精、食盐即成，当饭适量服用。适用于相火妄动之性欲亢进。

2. 虫草玉竹粳米粥

粳米100g，瘦猪肉50g，冬虫夏草10根，玉竹20g。将冬虫夏草、玉竹用纱布包好；猪肉切成细片，将药包与粳米、猪肉一同加水煮粥，粥熟，取出药包，喝粥吃肉。有养阴润燥之功，适用于相火妄动之性欲亢进。

3. 虫草炖雄鸭

冬虫夏草10根，雄鸭1只，姜、葱白、胡椒粉、精盐、陈皮末、味精各适量。先将冬虫夏草清除灰屑后用温水洗净；雄鸭宰杀去毛，剖腹去肠杂后洗净；姜、葱白洗净后分别切成小片及葱末。然后将冬虫夏草放入鸭腹，缝合后放入锅中加适量水，文火炖软后加入姜片、葱末、陈皮末、胡椒粉、精盐、味精调味后即成。细嚼冬虫夏草，饮汤。每日分数次食用。有滋阴清热之功，适用于相火妄动之性欲亢进。

4. 梅花扁豆薏苡仁竹叶粳米粥

梅花3~5g，扁豆（白扁豆尤佳）60g，粳米60g，薏苡仁60g，竹叶5~10g。将扁豆、竹叶洗净后备用，先将薏苡仁、粳米一同下锅加清水，煮开后将扁豆加入同煮，待扁豆煮至烂熟后，把梅花及竹叶一同放入锅内同煮片刻即可。有清肝泻火之功，适用于肝郁化火之性欲亢进。

【预防调护】

1. 生活起居规律，饮食宜清淡，勿食辛辣厚味。

2. 清心寡欲，普及性教育，远离不健康色情读物、视频，改掉手淫习惯。

3. 积极参加体育锻炼，如气功、太极拳等。

4. 积极治疗原发病，药物治疗应中病即止。

第十章　不育论治

第一节　诊治概说

夫妇有正常性生活 1 年以上，未采用任何避孕措施，由于男方因素造成女方无法自然受孕的，称为男性不育症。据统计，有 15% 的夫妇在 1 年内不能受孕而寻求药物治疗，不能受孕的夫妇中至少有 50% 存在男性精子异常的因素。随着人们生活方式的改变和环境污染的加重，不孕不育的发生率仍呈增高趋势。男性不育症的病因复杂，通常由多种病因共同引起，但仍有 30%~40% 的男性不育症患者找不到明确的病因。本病属中医学中"无子""艰嗣"等范畴。中医药以辨证论治为治疗疾病的基本原则，具有充分的开放性和兼容性，经过几千年的发展，在男性生殖领域，包括辅助生殖技术（ART）的干预中，均发挥着重要的作用。

一、源流

中医对男性不育症的认识有两千多年的历史。"不育"一词，最早见于《周易》，渐卦中即有"妇孕不育"的记载，并认识到"男女媾精万物化生"。《山海经·中山经》有诸如"青要之山……其中有鸟焉，名曰鹞鸟，其状如凫，青身而朱目赤尾，食之宜子""园叶而白附，赤华而黑理，其实如枳，食之宜子孙""食之宜孙""鹿蜀佩之宜子孙"等有关男性不育症的治疗方法和药物的记载。当时，在婚姻制度上也提出了一些合理的主张，《礼记》曰："三十曰壮有室。"《周礼》曰："男三十娶女二十嫁……礼不娶同姓。"《左传》载："男女同姓，其生不蕃。"这些早期的观察和经验总结具有一定的科学性，是认识男性不育症的萌芽阶段。

《黄帝内经》对男性生殖生理已有了较为系统的认识和论述，如《素问·上古天真论》有云："丈夫八岁，肾气实，发长齿更；二八，肾气盛，天癸至，精气溢泻，阴阳和，故能有子……七八，肝气衰，筋不能动，天癸绝，精少，肾藏衰，形体皆极；八八则齿发去。肾者主水，受五藏六府之精而藏之，故五藏盛，乃能泻。今五藏皆衰，筋骨解堕，天癸尽矣。故发鬓白，身体重，行步不正，而无子耳。"确立了肾在男性生殖功能中的核心地位，肾中精气及天癸的盈亏决定着男子的生育能力。汉代张仲景对于男性不育症也有较多论述，将该病归属于"虚劳"范畴，《金匮要略·血痹虚劳病脉证并治》云："男子脉浮弱而涩，为无子，精气清冷。"认为男子精气亏虚、精冷不温是不育主要的病因病机。《神农本草经》称不育为"无子""绝育"，并记载了许多增强男性生育能力的药物，如五味子"强阴，益男子精"。对男性不育症的理论基础和临床经验有了基本的认识。

两晋南北朝时期，《褚氏遗书》专论孕育之道，认识到早婚伤精为男性不育的原因之一。《褚氏遗书·精血》有云："男子精未通而遇女以通其精，则五体有不满之处，翌日有难状之疾。阴已萎而思色以降其精，则精不出。"并提出晚婚保精则易育，即"合男女必当其年，男虽十六而精通，必三十而娶"。隋代巢元方在《诸病源候论》中从病因学、症状学的角度，论述了男性不育的病因和临床表现，认为凡失精、不射精均可致无子。将不育列入"虚劳病类"，认为"丈夫无子者其精如水，冷如冰铁……泄精、精不射出，聚于阴头亦无子"。唐代孙思邈认为男子无子之病因为"五劳七伤虚劳百病所至"，创制专治男性不育症的方剂"七子散"和"庆云散"，是继《神农本草经》之后，最早提出以种子类药物治疗男性不育症的医者。王冰在《玄珠密语》中提出"五不男"之说，即天、漏、犍、怯、变。天即"天宦"，泛指男子先天性外生殖器或睾丸缺陷及第二性征发育不全；"犍"为生殖器切除；"变"为两性人，俗称阴阳人，此类病证系男子绝对不育症；"漏"指遗精；"怯"指阳痿。南宋医家陈自明在《妇人良方》中强调男子肾阴阳充实方能生育，他说："阴阳充实然后交而孕，孕而育，育而坚壮强寿。"可贵的是，他明确指出无子并非都是女子之过，而首先要从男女双方的体质中寻找原因。至金元时期，由于过服金石药品和纵欲行房，致使精稀精少而不育者屡见不鲜。金元四大家之一朱丹溪一针见血地指出"世俗以房中为补，实为杀人"，色欲过度导致不育者，当以此为戒。这一时期对男性不育症的病因病机已有较为透彻的了解，并为预防和治疗本病提供了晚婚晚育、避免近亲婚育等较为科学的方案，为男性不育症的诊治发展打下良好的基础。

明代万全的《广嗣纪要》详细论述了房事养生与求嗣种子之论，其中，寡欲、择配、调元、协期等篇较大范畴地讨论了性事与生育问题，对明代以前的研究成就进行了全面总结，具有非常重要的实用性和文献价值。著名中医临床实践家、理论家岳甫嘉所撰《男科全编》一书虽已失传，但《妙一斋医学正印·种子》一书上篇著有男科，下篇著有女科。治疗男子不育时首列"先天灵气""交合至理""交合有时""养精有道""炼精有诀""胎始从乾""父精母血""脉息和平""服药节宜""服药要领""成效举例"，丰富了男科学的理论。王肯堂《证治准绳·求子论》曰："医之上工，因人无子，语男则主于精男从补肾为要。"强调治疗不育从肾论治的观点。清代陈士铎《石室秘录·子嗣论》中曰："凡男子不生育有六病。六病何谓？一精寒、二气衰、三痰多、四相火盛、五精稀少、六气郁。"在治疗方面主张或温肾阳或益肾气或滋肾水，或疏肝郁，皆以调补脏腑功能为主。陈氏还在《辨证录·种嗣门》中对男性不育症的理法方药进行了系统的补充、分析、归纳和全面总结，又增加精热、气亏血少、阳物细小及因纵欲耗精极度衰弱者。至此，男性不育症的中医药诊疗形成了集理法方药为一体的、极其完整的理论体系，对现代中医临床男性不育症的诊疗具有重要的指导意义。

二、病因病机

1. 中医认识

中医学认为男性的生殖功能是脏腑、气血、经络功能有机协调的综合表现，其中任何一个环节出现问题，都会导致不育。脏腑中，主要与肾、肝、脾、心相关，尤与肾脏关系最为密切。常见的病因有先天因素（禀赋不足、生殖系统先天畸形）、后天因素（房劳过度、情志失调、久病劳倦、饮食不节、毒邪侵袭、阴器外伤）和不明原因。病机主要有肾阳虚衰，生精动力缺乏；肾阴不足，阴精亏虚，生化乏源；气血两虚，精失化源；肝郁气滞，血脉瘀阻，疏泄失司；肝经湿热，精室受扰；外伤损络，瘀血阻窍。

2. 西医认识

男性不育往往是多种疾病或因素相互作用的结果，主要包括先天性生殖器发育异常、遗传性疾病、内分泌疾病、生殖系感染、精索静脉曲张、性功能障碍、理化因素、精神心理因素等。

三、诊断

1. 病史采集

要全面了解家族史、婚育史、性生活史和其他可能对生育造成影响的因素（如腮腺炎、泌尿生殖器官感染、药物应用、环境与职业因素、生活习性、手术外伤及内分泌疾病），同时简要了解女方病史（年龄、月经史、生育史、避孕史、妇科疾病和其他可能影响生育的疾病史和生活工作因素）。

2. 体格检查

一般检查内容包括体温、脉搏、呼吸、血压等生命体征，以及发育与体型、营养状况等。专科检查应重点检查患者泌尿生殖器官的发育情况，如阴毛的发育和分布情况，阴茎有无异常，睾丸附睾的大小、质地、位置等有无异常，精索静脉有无曲张，输精管有无缺如或形态改变等。

3. 实验室检查

（1）精液分析：精液采集与分析和质量控制参照第 5 版《WHO 人类精液检查与处理实验室手册》。

（2）性激素检查：男性不育症患者比正常人更容易出现性激素异常，一般需要检测促卵泡激素（FSH）、黄体生成素（LH）、泌乳素（PRL）、雌二醇（E_2）和睾酮

（T）。特别是对于非梗阻性无精子症和重度少精子症（浓度小于 $5 \times 10^6/\text{mL}$），性激素检查对于判断其生精能力及预后，具有较大的临床意义。

（3）特殊检查

遗传学检查：许多非梗阻性无精子症和重度少精子症患者的病因尚不明确，约有30%的患者是由于染色体畸变或基因突变等遗传学因素引起的。遗传学检查包括染色体检查、基因检查和其他未知原因的遗传疾病检查。对于严重少精或无精症的患者，以及有家族遗传疾病的患者，建议进行染色体和无精症因子（AZF）检查。对于有反复自发性流产、胎儿畸形及智力障碍家族史的不育男性，无论精子密度如何，都推荐行染色体核型分析。

有创诊断检查：有创的诊断方法，仅在保守诊断方法应用后仍不能确诊或同时尝试重建手术及应用辅助生殖技术的患者中使用，包括输精管造影、睾丸活检、探查手术等。对于非梗阻性无精子症的患者，评估患者的生精功能，需要进行睾丸活检。但睾丸活检属于有创检查，应慎重进行。

影像学检查：超声检查可确定睾丸、附睾的大小和形态，以及精索静脉有无曲张、输精管有无异常等。经直肠超声对前列腺、精囊腺、射精管和输精管病变的诊断有独特价值，可以辅助诊断梗阻性病变。CT 和 MRI 能够帮助诊断有无垂体瘤等器质性疾病。

四、治疗

不育症一般不会危及患者生命，应先尝试简单、方便、无创或微创的方法进行治疗。尽可能采用生活习惯的调整、药物或手术等方法治疗来等待自然怀孕。对于那些久经多种治疗失败，或经过检查认为目前确实没有有效的方法治疗的患者，才应考虑选择进一步的治疗措施，如人工授精、试管婴儿等。

1. 中医治疗

中医药治疗男性不育症以辨证论治为纲，将人体作为一个整体考虑。正如《医述》所述："种子之方，本无定轨，因人而施，各有所宜。故凡寒者宜温，热者宜凉，滑者宜涩，虚者宜补，去其所偏，则阴阳和而生化着矣。"充分体现了中医个性化的辨治精神。即肾阳虚衰者，温补肾阳；肾阴不足者，滋补肾阴；气血两虚者，补益气血；肝郁气滞者，疏肝解郁；湿热下注者，清利湿热。同时应注意肾在男性不育症治疗中的地位。大量的流行病学研究表明，本病肾虚证型出现频率最高，同时多合并其他证型。对望、闻、问、切无明确证候，而精液检查异常者也大多从肾论治。因此，补肾法虽不是不育症的唯一治则，但却是最重要的治法。

2. 西医治疗

（1）特异性治疗：应用于已知病因的情况，以此改善生育能力。针对病因的特异性治疗，多数有良好疗效，主要包括促性腺激素低下的性腺功能低下症应用促性腺素释放激素（GnRH）、人绒毛膜促性腺激素（HCG）和人绝经期促性腺激素（HMG）；泌尿道感染所致脓性精液症使用抗生素治疗；抗精子抗体所致免疫性不育症使用皮质激素抑制剂等。

（2）非特异性治疗：大约有30%的不育症男性患者没有明确病因，这种情况称为特发性不育，另外一种情况是已有明确病因但没有特别的治疗方法。以上两种情况适宜使用非特异性治疗方法，也称经验疗法。

内科治疗：主要包括激素治疗和非激素治疗。激素治疗主要是基于调节改变下丘脑-垂体-睾丸性腺轴，增强精子的生成，主要包括 GnRH、促性腺激素（HCG、HMG）、小剂量雄激素、抗雌激素治疗（枸橼酸氯米酚、枸橼酸他莫昔芬、芳香化酶抑制剂睾内酯）等。非激素治疗主要包括左卡尼汀、血管舒缓素（胰激肽原酶）、非类固醇类抗炎药、α受体阻滞剂等。

外科治疗：主要包括精索静脉曲张手术、隐睾牵引固定术、垂体瘤手术；输精道梗阻的外科治疗；勃起功能障碍手术、包茎手术、逆行射精手术。近年来，显微外科和腔镜等微创手术广泛运用于男科，并取得很好的临床疗效。

综合治疗：随着生活环境和生活方式的变化，特发性不育症患者的比例不断增高，单因素治疗效果欠佳，可以综合治疗，多靶点促进生精功能。

辅助生殖技术：包括宫腔内人工授精（IUI）、体外受精-胚胎移植（IVF-ET）、卵泡内单精子注射技术（ICSI）等。

五、注意事项

1. 夫妻同治

在对不育症男性患者检查时，也应对其配偶进行全面的生育能力评估，诊疗方案应该建立在对夫妇双方生育能力综合评估的基础上。多数情况下，男性不育症患者为相对性不育，一方出现问题不能排除另外一方的问题，且对于一方的有效治疗，可以不同程度弥补另一方生育能力的低下。

2. 男性不育的预防不可忽视

男性不育的表现形式多种多样，许多因素或疾病均可损害男性的生育能力。这些因素如果进行早期处理或有效解决，可以预防成年后生育能力的损害。男性应经常进行检查，如发现青少年时期隐睾、腮腺炎与睾丸炎、阴茎与尿道发育异常、精索静脉曲张等，应及时进行早期干预。在进行放化疗及某些对生精系统有害的治疗之前，应保护生育能力，如精液冷冻保存，是很有必要的。

第二节　弱精子症（精子活力低下症）

弱精子症，又称精子活力低下症。根据《世界卫生组织人类精液分析实验室技术手册》（第 5 版）的描述，精子活力低下症是指男性精液参数分析中前向运动（PR）精子百分率低于参考值下限，即低于 32%。

据不完全统计，精子活力低下所致的不育占整个男性不育症的 60~80%，其中，有原发的，也有继发的；有单纯精子活力低下者，也不乏伴有其他精液异常症等疾病者。因此本症是造成男性不育的主要原因之一。

【源流】

中医学中无"精子活力低下"之病名的记载，但本症与中医"精寒""精冷"等有关。

【病因病机】

本病多因先天禀赋不足，或久病体虚，或房劳过度，致肾阳亏虚，肾精不足，气血亏虚，或嗜肥甘茶酒，湿热内蕴，下注肝经而成。分证病机如下：

1. 先天禀赋不足或房劳太过

禀赋不足或房劳太过导致肾阳亏虚，气化失司，作强不利而致精子活力低下。

2. 久病体虚

久病后气血不足，精失所养，则精子活力低下。

3. 饮食不节

嗜食肥甘，酗酒恋茶，酿湿积热，下注精室，阻遏阳气，气机不利而致精子活力低下。

【临证思路】

（一）病机辨识

1. 实证

湿热之邪扰精室，精液异常，导致婚后不育；肝开窍于目，肝热上扰，故目红赤；肝经湿热蕴结，经气不利，疏泄失司，故胸胁胀痛，睾丸肿胀热痛；湿热下注，蕴结伤阴，故可见小便短赤，大便干结。舌红苔黄腻，脉弦数均为肝经湿热蕴结之象。

2. 虚证

命门火衰，肾中生殖之精失于温煦，故精子活力低下，婚后多年不育；肾阳虚衰，不能作强，精关不固，故阳痿早泄；命门火衰，形体失于温煦，故形寒肢冷；肾阳亏虚，气化无权，故小便清长，夜尿频多；腰为肾之府，膝为肾之络，肾阳不足，下元虚惫，故腰膝酸软。舌质淡胖，苔白，脉沉弱或细微均为肾阳虚、命门火衰之象。

肾精不足，生殖之精失于濡养，故精少而活力低下，婚后不育；肾藏精，精生髓，肾精亏损，髓海空虚，脑失所养，故头昏耳鸣，神疲乏力，健忘多梦。舌淡，苔薄白，脉沉细均为肾精不足之象。

后天之精乏源，气血两虚，肾精失于充养，故精子活力低下，久婚不育；气血不足，清窍、肌肤失于充养，故神疲乏力，面色萎黄；气虚血行无力，血虚心失所养，故心悸气短；脾气虚弱，脾失健运，故食少便溏。舌质淡胖，边有齿痕，脉弱均为气血两虚之候。

（二）症状识辨

舌红苔黄腻，为肝经湿热蕴结，其精子活力低下常伴精液黏稠色黄，或不液化，两目红赤，胸胁胀痛，睾丸肿胀热痛，小便短赤，大便干结。舌质淡胖，苔白，伴见阳痿早泄，形寒肢冷，腰膝酸软，小便清长，夜尿频多，为肾阳虚、命门火衰。舌淡，苔薄白，伴见腰膝酸软，头昏耳鸣，神疲乏力，健忘多梦，为肾精不足。舌质淡胖，边有齿痕，伴见神疲乏力，面色萎黄，心悸气短，食少便溏，形体瘦弱者为气血两虚。

（三）治法与处方原则

精子活力低下症有虚、实之分，虚者以肾精亏虚、命门火衰、气血不足较为常见，实者多责之于瘀血内阻、肝经湿热。治疗上虚者当益肾为主，兼顾脾和肺；实者重在泻实，以解毒化瘀、清利湿热为主。由于导致精子活力低下的原因较多，故在明确诊断的前提下，要通过一系列的相关检查，尽可能查出引起精子活力低下的原因，这对提高临床疗效以及预后判断具有重要意义。生殖道感染所致者，要针对不同病原体采取相应的抗生素治疗；因精索静脉曲张引起者，要尽早手术；因免疫因素、内分泌障碍所致者，要积极调节免疫和改善内分泌；因某些先天性疾病如纤毛不动综合征所引起者，药物治愈的可能性较小，应采取辅助生育技术。

（四）用药式

1. 实证

肝经湿热蕴结，湿热之邪扰及精室，精液异常，兼见两目红赤，胸胁胀痛，睾丸肿胀热痛，小便短赤，大便干结等。治宜清肝胆，泻湿热，益精助育。清肝泻火用龙胆草、黄芩、栀子等；疏肝解郁用柴胡；清利湿热用泽泻、车前子等。

2. 虚证

命门火衰，婚久不育，阳痿早泄，形寒肢冷，伴见腰膝酸软，小便清长，夜尿频多。治宜温肾助火，强精助育。温补肾阳，补命门之火用附子、肉桂；滋肾填精用熟地黄、鹿角胶、枸杞子、山萸肉、山药等。

肾精亏虚，精子活力低下而少，不育，伴见腰膝酸软，头昏耳鸣，神疲乏力，健忘多梦。治宜补肾益精，强精助育。补肾填精用枸杞子、覆盆子、菟丝子、五味子、紫河车、鹿角胶等。

气血亏虚，精子活力在正常标准以下，不育，常伴神疲乏力，面色萎黄，心悸气短，食少便溏，形体瘦弱。治宜气血双补，益精助育。益气养血用人参、黄芪、当归、熟地黄；健脾利湿用白术、茯苓；养血活血用白芍、川芎等。

【辨证论治】

1. 命门火衰证

证候：精子活力低于正常标准参考值，婚久不育，阳痿早泄，形寒肢冷，伴见腰膝酸软，小便清长，夜尿频多。舌质淡胖，苔白润，脉沉弱，两尺尤甚，或脉微细。

治法：温肾助火，强精助育。

代表方：右归丸加减。常用附子、肉桂、熟地黄、鹿角胶、枸杞子、山茱肉、山药、当归、杜仲。

加减：可加巴戟天、肉苁蓉、鹿茸以增强温肾壮阳之功。

2. 肾精亏虚证

证候：精子活力低下，不育，伴见腰膝酸软，头昏耳鸣，神疲乏力，健忘多梦。舌淡苔薄白，脉沉细。

治法：补肾益精，强精助育。

代表方：五子衍宗丸加减。常用枸杞子、覆盆子、菟丝子、五味子。

加减：可加紫河车、鹿角胶，加强补肾益精之力；车前子通利精窍，补中有泻，使补而不腻。

3. 气血两虚证

证候：精子活力在正常标准以下，不育，伴见神疲乏力，面色萎黄，心悸气短，食少便溏，形体瘦弱。舌质淡胖，边有齿痕，脉弱。

治法：气血双补，益精助育。

代表方：十全大补汤加减。常用人参、黄芪、当归、熟地黄、白术、茯苓、肉桂、白芍、川芎、甘草。

加减：若兼遗精者，加金樱子、龙骨以固肾涩精；偏寒者，加淫羊藿以兴阳益精。

4. 湿热下注证

证候：精子活力低于正常标准，精液黏稠色黄，或不液化，婚后不育，伴两目红赤，胸胁胀痛，睾丸肿胀热痛，小便短赤，大便干结。舌红，苔黄腻，脉弦数。

治法：清肝胆，泻湿热，益精助育。

代表方：龙胆泻肝汤加减。常用龙胆草、黄芩、栀子、泽泻、车前子、柴胡疏肝理气化滞。使用本方药须注意中病即止，以免过分苦寒损伤脾肾。

【其他疗法】

（一）中成药

1. 五子衍宗丸

具有补肾益精之功效。适用于肾虚精亏所致的精子活力低下症。

2. 黄精赞育胶囊

具有补肾填精、清热利湿的作用。用于肾虚精亏夹湿热型弱精子症引起的男性不育，症见腰膝酸软、阴囊潮湿等。

3. 龙胆泻肝丸

具有清泄肝胆实火、清利肝胆湿热的作用。用于精子活力低下症见肝经湿热下注者。

4. 归脾丸

具有益气补血、健脾养心的作用，用于精子活力低下症见气血两虚者。

（二）单方验方

1. 温肾益精汤

药用炮天雄 6~9g，熟地黄、菟丝子、怀牛膝、枸杞子各 20g，炙甘草 6g，淫羊藿 10g，水煎服，1 日 1 剂。适用于肾阳虚，命门火衰之精子活力低下症。

2. 加味五子衍宗丸

药用鱼鳔胶、车前子、五味子各 10g，菟丝子、枸杞子各 20g，沙苑子、覆盆子各 15g，改丸为汤，每日 1 剂，水煎分 2 次服用。适用于肾精亏损型精子活力低下症。

3. 生精汤

生地黄、赤芍药、萆薢、菟丝子各 15g，黄柏、牡丹皮各 10g，车前子（包煎）、淫羊藿各 20g，枸杞 12g。阴虚较甚者，加重生地黄用量；阳虚显著者，倍用淫羊藿；湿胜者，重用萆薢；热胜者，重用黄柏。每日 1 剂，水煎分 2 次服。

4. 添精种子汤

鱼鳔胶、沙苑子、菟丝子、枸杞子、淫羊藿、急性子、杜仲。若兼见腰膝酸软，四肢不温，动则汗出，睾丸湿冷，射精量少，脉沉无力，两尺尤甚之肾阳虚衰者，当补肾壮阳，用补肾生精汤加减，药用鱼鳔胶、沙苑子、熟地黄、菟丝子、淫羊藿、附子、巴戟天、车前子等。若无明显症状者，则配服去浊生精汤加减，药用鱼鳔胶、阳起石、急性子、韭菜子、萆薢、荔枝核、橘核、路路通等。前方共为细末，炼蜜为丸，每丸 9g，每日早晚各服 1 丸。

5. 祛瘀生精汤

丹参、赤芍药、牛膝、桂枝、桃仁、红花、鹿角片、橘核、乌药、甘草。若气虚者，加生黄芪；睾丸冷痛者，加茴香、荔枝核；湿热瘀阻者，加蒲公英、败酱草、木通、穿山甲；气郁不疏，小腹胀满者，加三棱、莪术；睾丸痛甚者，加川楝子。适用于气滞血瘀之精子存活率低者。

（三）外治疗法

1. 推拿疗法

对男性不育的治疗有一定效果，常用手法有推、拿、按、捏、揉、擦等。具体使用何种手法，当据辨证结果而定。如肾精亏虚者，用下腹按摩法、横摩骶法、束腹法、腰横摩法、小腿内侧揉捏法、按神门法；命门火衰者，选用下腹横摩法、腹肌提拿法、背部挤推法、揉命门法、点肋补气法、揉臂法、揉足三里法、按涌泉法。

2. 灌肠疗法

苦参、黄柏、地龙、蛇床子、蒲公英、败酱草各 30g。水煎取汁 100~150mL，温度控制在 40℃左右，行保留灌肠。用于慢性前列腺炎所致精子活力下降者。

（四）针灸疗法

1. 取穴关元、大赫、三阴交、肾俞。针关元、大赫，要求针感直达茎中，以平补平泻为主，针灸并用，使局部发红，针下有热感，留针 30 分钟。隔日 1 次，15 次为一疗程。

2. 取穴命门、中极、肾俞、脾俞、关元、气海等。针刺用补法。每日 1 次，10 次为一疗程。

3. 针刺三阴交、曲骨、大赫，灸关元、中极或针刺八髎、肾俞，灸肾俞、命门。先针刺，用补法，捻转得气后，隔姜艾灸 3 壮为度。隔日交替针灸 1 次，15 次为一疗程。

（五）药膳疗法

1. 青虾炒韭菜

青虾 250g 洗净，韭菜 100g 洗净，切段，先以素油炒青虾，加入调料再加入韭菜煸炒，嫩熟即可食用。可常食，对肾阳亏虚、命门火衰而致精弱者有辅助治疗作用。

2. 羊脊粥

羊脊骨 1 具，洗净，剁碎。肉苁蓉、菟丝子各 30g，以纱布包扎。加水适量，共煮炖 4 小时，取汤加大米适量煮粥，粥熟后加入调料，即可食用。适用于肾精不足伴弱精者。

3. 薏苡仁粥

每次取薏苡仁 30~60g，同大米 100g 共煮粥，早晚各食 1 次，具有清利湿热之功。适用于因湿热所致的精子活力低下症。

4. 桂圆大枣汤

桂圆、大枣各 30g，精瘦肉 30g。加水适量煮汤，调味服食。适用于气血两虚所致的精子活力低下症。

5. 泥鳅汤

泥鳅 200g，虾 50g，将泥鳅放入清水中，滴几滴植物油，每天换清，让泥鳅吃油及清水后，排出肠内粪物。煮汤，加调味品，随意服食。泥鳅性味甘平，含蛋白质、脂肪、碳水化合物、钙、磷、铁、维生素等。适用于肾阳虚衰所致的精子活力低下症者。

【预防调护】

1. 戒烟酒、浓茶及其他刺激性饮料和食物。

2. 治疗期间应避免不良因素的影响，如穿紧身裤和牛仔裤、行桑拿浴和蒸汽浴等。

3. 节制房事，禁恣情纵欲。

4. 增强信心，按医嘱坚持服药，不可时断时续。

第三节　少精子症

少精子症是指在生育期男性具备正常的性功能和射精功能，在禁欲2~7天后，3次以上化验精子浓度小于$15×10^6$/mL或每次射精精子总数小于$39×10^6$/mL，而其他精液参数基本正常的病证。中医学没有少精子症这一病名，但多属于"精少""精薄""精冷""无精"等范畴。

在导致男性不育的病证中，由于精子减少而致男性不育的发病率较高，是男性不育的主要原因之一，占男性不育患者的20%~30%。根据精子浓度可将少精症又分为：轻度少精子症，精子浓度为$10~15×10^6$/mL；中度少精子症，精子浓度为$5~10×10^6$/mL；重度少精子症，精子浓度为$1~5×10^6$/mL；极重度少精子症，精子浓度<$1×10^6$/mL。本病患者大多无明显的临床症状，因不育就医，检查精液常规提示精子数量低于正常值而被诊断。

现代医学对于少精症的诊断标准与中医诊断标准一致，西医学的少精子症可按本病进行辨证论治。

【源流】

有关本病的记载最早可见于《伤寒杂病论》。《金匮要略·血痹虚劳病脉证并治第六》云："男子脉浮弱而涩，为无子，精气清冷。"明确提出精冷的脉象为浮弱而涩。《诸病源候论·虚劳无子候》云："丈夫无子者，其精清如水，冷如冰铁，皆为无子之候。"均指出精液清冷可导致不育症的发生。

关于少精子症的发生原因，陈士铎在《辨证录·种嗣门》中云："男不能生子者有六病，一精寒，二气衰，三精少，四痰多，五相火盛，六气郁。"明确指出男性不育的病因分六种。诸多医家认为房事过度可致"精薄"，造成不育，如《女科经纶》云："房劳过度，施泄过多，精清如水，或冷如冰，及思虑无穷，皆难有子。"《济生集·保胎论》云："多欲之人常难子，且易夭，气泄而精薄也。倘若淫纵过度，精气妄泄，安能成胎？即或侥幸生子，又安能必其有成？所以年少生子者，每多赢弱，欲勤而精薄也。"还有医家认为肾精是否充裕与气血盛衰密切相关,只有气血充足才能生成精液。如《评注产科心法》云:"血虚则精必薄,薄而不凝结,何能成孕?"

对于少精子症的治疗,古人多注重生活调摄。袁了凡曰:"聚精之道,一曰寡欲,二曰节劳,三曰息怒,四曰戒酒,五曰慎味。"点明了少精子症的生活禁忌。《医学心悟·求嗣》云:"男子以葆精为主,女子以调经为主。葆精之道,莫如寡欲。远房帏,勿纵饮,少劳神,则精气足矣。如或先天不足,则用药培之。"指出后天少精子症治疗以清心寡欲、切忌房劳太过为主,而先天少精子症则以药物调养为主。在治疗方面,医家提出应该治病求因,只有在辨证论治的基础上进行治疗才能药到病除。《医述·女科原旨·求嗣》云:"故精寒者温其火,气衰者补其气,痰多者消其痰,火盛者补其水,精少者益其精,气郁者舒其气,则男子无子者可以有子,不可徒补其相火也。"

【病因病机】

(一)病因

1. 肾精亏损

先天禀赋不足,或房事不节,不知持满,耗伤肾精或五劳七伤,病久及肾;或温病后期热极伤阴,下元不固,可见精子稀少、精液稀薄;肾精亏损,导致生殖功能减退,男子精少而不育。《女科经纶》云:"房劳过度,施泄过多,精清如水,或冷如冰,及思虑无穷,皆难有子。"

2. 脾肾阳虚

肾阳不足,命火式微,先天无以补益后天,脾阳得不到温煦;脾阳不足,不能运化水谷精微,后天之本无以充养先天,脾肾两虚,全身功能明显下降,生殖功能也随之减退。《傅青主女科》云:"脾为后天,肾为先天,脾非先天之气不能生。"

3. 气血两虚

久病体弱,血证日久,气血两虚,精亏水乏,精亏则血少,血少则精少,气不摄血,血不化精,皆可导致精子减少。《血证论》云:"男子以气为主,故血入丹田,亦从水化,而变为水,以其内为血所化。故非清水,而极浓极稠,是谓之肾精。则知男子之精属气属水,而其中未尝无血无火。是以男子精薄,则为血虚。"

4. 湿热下注

饮食不节,嗜食辛辣厚味,酿湿生热;或外感湿毒,湿热下注精室,灼伤肾精;或湿阻精窍,涩精难出,生精减少。《女科精要》云:"酒能动血,饮酒则面赤,手足俱红,是扰其血也;血气既衰之人,数月无房事,精始厚而可用,一夜大醉,精遂薄矣,故宜戒酒。"

5. 气滞血瘀

或因跌扑损伤,血离于经,或因邪气日久,阻损于络,阻滞精道,精道不畅,亦可致精子量少。

（二）病机

少精子症病因较多，病机复杂，总体可概括为虚实两端。虚证多因先天禀赋不足、久病体虚、房事不节等耗伤肾精，先天生精乏源，无以充养后天，后天脾胃运化失职，气血生化失职，造成脾肾亏虚，气血不足；实证多由于湿热、血瘀等，因火热或湿热之邪循经下扰精室，或因跌扑损伤、病久入络，成为瘀血，阻碍精窍，精窍无以开阖，涩精难出，生精减少。

【临证思路】

（一）病机辨识

1. 实证

由于饮食不节，恣食生冷肥甘之品，中焦运化失职，湿热内生，循经下注，扰及精室，阻塞精窍，以致精液量少；热扰精室，耗灼精液，故可见精滑黏浊；湿性黏滞，阻滞经络，可见阴囊潮湿，睾丸肿胀热痛；湿热熏蒸肝胆，脾胃运化失常，故见胸胁苦满，口苦纳呆，大便黏滞不爽。舌红，苔黄腻，脉滑数，均为内有湿热之象。

或因跌扑，睾丸外伤，离经之血未及时排出或消散；或久病气滞血行不畅，或因寒而血脉凝滞；或因热而血液浓缩壅聚；或气虚推动无力，血行缓慢等，均可导致瘀血内阻，精窍不畅，精子量少；瘀血阻络，下流阴囊，可见阴囊部位络脉迂曲，血脉紫青；瘀血阻滞，气机不畅，可见阴囊部位刺痛。舌质暗，有瘀斑，苔黄腻，脉细涩，均为内有瘀血之象。

2. 虚证

肾精不足，生殖无源，不能兴动阳事，故性欲减退，生育机能低下，表现为精少不育；成人肾精亏损，无以充髓实脑，则健忘恍惚，神情呆钝；肾之华在发，齿为骨之余，精亏不足，则发枯易脱，齿松早脱；肾开窍于耳，脑为髓海，精少髓亏，则耳鸣耳聋；肾精不养腰府，则腰膝酸软；精亏骨失充养，则两足痿软，行动迟缓。舌淡，脉弱，为虚弱之象。

肾阳亏虚，肾阳虚损，脏腑失温，可见男子精液清冷稀薄，重者可见阳痿遗精；肾阳不足，脏腑经络失于温养，气血运行无力，不能上荣于面，故面色㿠白；若肾阳极度虚衰，浊阴不化而弥漫肌肤，则面色黧黑无泽；肾阳虚衰，不能温煦肌肤，故畏寒怕冷；肾阳虚弱，无力振奋神气，故精神不振；肾主骨，腰为肾之府，肾阳虚衰，不能温养腰府及骨骼，故腰膝酸软。舌淡胖苔白，脉沉弱无力，均为肾阳虚衰、气血运行无力的表现。

脾气亏虚，后天无以充养先天，而见精液量少，精子数目下降；脾阳虚衰，运化失职，故腹胀纳少；阳虚则寒从中生，寒凝气滞，故腹痛喜温喜按；阳虚水湿不化，流注肠中，故大便溏薄清稀；脾阳虚不温四末，故形寒肢冷；中阳不振，水湿内停，膀胱气化失司，故小便不利；流溢肌肤则肢体困重，甚至肢体浮肿。舌淡胖苔白滑，脉沉迟无力皆为阳气亏虚、寒湿内停之象。

（二）症状识辨

1. 少精子症

少精子症指的是男性精液中精子数目或者浓度过低，在未避孕情况下一年以上女方未能怀孕的症状。

若伴精液清冷，精子稀少，活力低，射精无力，阳痿早泄，腰膝冷痛，阴部湿冷，夜尿多，舌胖苔白，为肾阳虚衰之证；若表现为精子数量少，死精比例高，精子不液化，为肾阴不足之证；伴小便短，心烦口干，便秘，舌红苔黄，为湿热下注之证；若表现为阴囊内有蚯蚓状的精索静脉曲张、无精或少精，伴有睾丸坠痛或小腹作痛，唇色发暗，舌紫暗，或有瘀点，为瘀血阻滞之证。

2. 弱精子症

弱精子症是指至少连续3次精液检查所得到的结果中精子总活力小于40%，或向前运动的精子小于32%的病证。

若精子活力弱，同见精子数量少，伴见神疲乏力，腰膝酸软，或畏寒怕冷，或阳痿不举，或早泄，精少清冷或精清稀薄，舌淡红，苔白，脉沉弱或沉细或微弱，为肾阴阳俱虚之证；若精子活力弱，同时精子数量少，伴见腰膝酸软或疼痛外，还可见睾丸坠胀或痛，胸胁不舒等为肝气郁结或郁滞之证；若精子活力弱，同时精子数量少，伴见阴囊潮湿、瘙痒，小便淋沥涩痛，或少腹坠胀不适，或肛门坠胀，甚则化验可见脓精，舌红苔黄厚或腻，脉滑数或沉数，为湿热下注之证。

3. 腰痛

腰痛，伴有精子量少，如见腰部冷痛重着，转侧不利，逐渐加重，每遇阴雨天或腰部感寒后加剧，痛处喜温，得热则减，苔白腻而润，脉沉紧或沉迟者，可辨为寒湿腰痛；腰痛，伴有精子量少，若见腰髋弛痛，牵掣拘急，痛处伴有热感，每于夏季或腰部着热后痛剧，遇冷痛减，口渴不欲饮，尿色黄赤，或午后身热，微汗出，舌红苔黄腻，脉濡数或弦数，可辨为湿热腰痛；腰痛，伴有精子量少，若见腰痛伴痛处固定，或胀痛不适，或痛如锥刺，日轻夜重，或持续不解，活动不利，甚则不能转侧，痛处拒按，面晦唇暗，舌质隐青或有瘀斑，脉多弦涩或细数，多为瘀血腰痛；腰痛，伴有精子量少，如腰痛以酸软为主，喜按喜揉，腿膝无力，遇劳则甚，卧则减轻，常反复发作，则为肾虚腰痛。偏阳虚者，则少腹拘急，面色㿠白，手足不温，少气乏力，舌淡脉沉细；偏阴虚者，则心烦失眠，口燥咽干，面色潮红，手足心热，舌红少苔，脉弦细数。

（三）治法与处方原则

接诊患者若为青壮年，则多考虑以实证为主，多因嗜食肥甘，或房事不节，导致湿热内生，下注精窍，可采用清热利湿、活血通淋之法，可少佐健脾补肾，以扶助正气，切不可一味乱投苦寒重剂，以免伤正，造成患者精子生成困难。若患者长年未育，年纪较大，以正虚为主，多见于脾虚不摄、肾虚不藏，治疗又当以益气健脾、补肾固精为主。在运用补益之剂时，又不可一味填补肾精、补益命门之火，只怕壮火食气，可在温补脾肾的同时辅以凉药反佐，或选用性味平和之品，以期平调阴阳，使得阴阳互根互用，相互化生。

（四）用药式

1. 实证

由于饮食不节，恣食生冷肥甘之品，中焦运化失职，湿热内生，循经下注，扰及精室，阻塞精窍，以致精液量少，兼见阴囊湿痒，小便短赤，淋沥不尽，口苦纳呆，大便黏滞不爽。治宜清热化湿。清利下焦湿热，用黄柏、萆薢、泽泻、龙胆草等；健脾燥湿，用茯苓、白术等。

或因跌扑，睾丸外伤，离经之血未及时排出或消散，导致瘀血内阻，精窍不畅，精子量少，兼见阴囊部位络脉迂曲，血脉紫青，阴囊部位刺痛，舌质暗，有瘀斑，苔黄腻，脉细涩，均为内有瘀血之象。治宜活血化瘀。药用桃仁、红花、赤芍、紫草等；少精子重症者，可加虫类药物如水蛭、蜈蚣、土元等活血通络；活血行血，可加当归、川芎、郁金等。

2. 虚证

若伴精液清冷，精子稀少，活力低，射精无力，阳痿早泄，伴腰膝冷痛，阴部湿冷，夜尿多，舌胖苔白，为肾阳虚衰之证。治以温补肾阳。药用淫羊藿、巴戟天、杜仲、桑寄生、续断等；补肾益精血，用熟地黄、山药、山茱萸、枸杞子、当归等；重者可用血肉有情之品，如龟甲、鹿角胶、鹿茸、鳖甲等。

精液量少，精子数目下降，伴见腹胀纳少，腹痛喜温喜按，大便溏薄清稀，形寒肢冷，舌淡胖苔白滑，脉沉迟无力皆为脾阳虚衰之证。温运脾土用高良姜、香附、乌药、百合、佛手、香橼等；健运脾气，用党参、太子参、茯苓、炒白术、陈皮、炒枳壳、大腹皮等；调和肝脾，用川楝子、郁金、延胡索等。

【辨证论治】

1. 肾精亏损证

证候：婚后不育，精液稀少，精子数量少，多伴有精子成活率降低、活动力不良，全身乏力，腰膝酸软，头晕耳鸣，四肢欠温，性欲减退或阳衰滑精，舌质淡，苔白，脉沉细或沉迟。

治法：补肾填精，补气养血。

代表方：五子衍宗丸合六味地黄丸。常用药物有枸杞子、菟丝子、车前子、覆盆子、五味子、生地黄、熟地黄、山萸肉、茯苓等。

加减：可加紫河车、露蜂房等加强补肾生精之功；午后潮热，五心烦热，或精液检查见精液不液化、死精子多时，可加地骨皮、丹皮、白芍等滋阴清热凉血；盗汗明显者可加浮小麦、麻黄根；大便秘结者，可加瓜蒌仁、肉苁蓉。

2. 脾肾阳虚证

证候：精子稀少，性欲减退，精冷不育，肢体畏寒，面色苍白，自汗便溏，小便清长，舌淡苔白，脉沉细。

治法：补脾益肾，温壮阳气。

代表方：打老儿丸合右归丸加减。常用药物有熟地黄、枸杞子、山茱萸、当归、杜仲、菟丝子、淡附片、肉桂、鹿角胶、巴戟天、小茴香等。

加减：滑精者，加莲须、芡实涩精气；腰痛者，加续断、桑寄生壮筋骨；腹痛喜温、大便溏薄者，加干姜、炒白术。

3. 气血两虚证

证候：精液稀少，精子数量少或成活率低、活动力差，头晕目眩，心悸失眠，面色无华或萎黄，气短无力，精神倦怠，舌淡苔白或舌质胖嫩，脉虚细无力。

治法：补气养血，佐以补肾填精。

代表方：八珍汤合五子衍宗丸。常用药物有党参、黄芪、白术、茯苓、山药、甘草、当归、白芍、熟地黄、枸杞子、菟丝子、巴戟天等。

加减：加紫河车、鹿茸等血肉有情之品以加强补肾填精、益气养血之功；失眠多梦者加远志、炙甘草、炒枣仁等安神定志；心悸不宁者，加柏子仁、丹参、茯苓等。

4. 下焦湿热证

证候：婚后不育，精子计数减少，精液内有脓细胞、白细胞、红细胞等，或精液不液化，少腹及睾丸胀痛不适，周身困倦，口干热，渴不欲饮，小便热赤，舌质红，苔黄腻或白腻，脉弦滑或濡数。

治法：清热利湿，解毒增精。

代表方：龙胆泻肝汤合六味地黄汤加减。常用药物有龙胆草、黄柏、栀子、金银花、连翘、车前子、泽泻、熟地黄、山萸肉等。

加减：尿频、尿急、尿痛明显者，加瞿麦、萹蓄；尿道灼热刺痛者，可加败酱草、红藤、白花蛇舌草等；精液不液化者，加蒲公英、紫花地丁等；胸胁胀满明显者，可加柴胡、郁金、枳壳等；少腹部或会阴部严重不适者，加三棱、莪术、川楝子、延胡索。

5. 气滞血瘀证

证候：婚后不育，精子数量少，畸形率高，成活率低，活动力不良，可见红细胞、白细胞，或精液不液化。素性急躁，情志不舒，时感两胁刺痛，胃脘胀满，会阴部坠胀感，外生殖器检查多有不同程度的精索静脉曲张，舌质紫暗，脉弦。

治法：活血化瘀，益阴生精。

代表方：血府逐瘀汤加减。常用药物有桃仁、红花、赤芍、川芎、当归、柴胡、路路通、穿山甲。

加减：少腹胀痛明显者，加川楝子、延胡索、乌药；会阴或茎中刺痛者，加制乳没、失笑散。

【其他疗法】

（一）中成药

1. 金匮肾气丸

适用于肾阳虚衰证。症见性欲减退，阳痿早泄，精子数少、成活率低、活动力弱，或射精无力，伴腰膝酸软，畏寒肢冷，小便清长，舌质淡，苔薄白，脉象沉细。

2. 左归丸

适用于肾阴不足证。症见遗精滑泄，精液量少，精子数少，精子活动力弱或精液黏稠不化，畸形精子较多，头晕耳鸣，手足心热，舌质红，少苔，脉象沉细。

3. 五子衍宗丸

适用于肝肾亏虚证。症见不育，精液清淡，精子数量少，活动率低下，伴腰膝酸软，或阳痿早泄，舌质淡，苔白，脉象弦细。

4. 柴胡疏肝散

适用于肝郁气滞证。症见性欲低下，阳痿不举，或性交时不能射精，精子稀少、活力下降，精神抑郁，善太息，两胁胀痛，嗳气泛酸，舌质暗，苔薄白，脉象弦。

5. 十全大补汤

适用于气血两虚证。症见性欲减退，阳事不兴，或精子数少、成活率低、活动力弱，神疲力倦，面色无华，舌质淡，苔薄白，脉象沉细无力。

6. 复方玄驹胶囊

具有补肾助阳的作用，用于肾气虚精关不固者。每次 3 粒，每日 3 次。

（二）单方验方

1. 生黄芪 30g，炙黄芪 30g，生地黄 15g，熟地黄 12g，炙首乌 15g，炙黄精 10g，枸杞子 30g，沙苑子 30g，菟丝子 30g，太子参 30g，川续断 15g，益母草 15g，丹参 30g，鸡血藤 30g。适用于肝肾亏虚证。

2. 生黄芪 30g，炙黄芪 30g，枸杞子 30g，菟丝子 15g，沙苑子 30g，覆盆子 15g，车前子 15g（包煎），紫河车 15g，鹿角胶 10g（烊化），首乌 15g，续断 30g。适用于肝肾亏虚证。

3. 狗肾 1 具，韭菜籽 15g，蛇床子、五味子各 10g，桑螵蛸 30g，覆盆子 15g，生山药 15g，盐炒黄柏 9g，全当归 12g。适用于肾虚精亏证。

4. 益智仁 15g，萆薢 15g，石菖蒲 20g，车前子 15g，桂枝 15g，乌药 10g，猪苓 15g，茯苓 15g，泽泻 10g，黄柏 10g，知母 10g。适用于阳虚水湿内停证。

5. 鹿角胶、龟甲胶、肉苁蓉、五味子各 600g，淫羊藿、韭菜子、菟丝子、怀山药各 240g，人参、茯神、补骨脂、柏子仁各 200g，黑豆 2400g，蛤蚧 1 对，紫河车 2 具，牛睾丸 2 对。上药为末，和蜜为丸，丸重 10g，每日 3 次，每次 1 丸，米汤送下。功能为补肾生精，适用于少精症。

（三）针灸疗法

1. 温针灸

选肾俞、关元、气海、膀胱俞、足三里、秩边、三阴交等，毫针平补平泻，每次 15~30 分钟，取艾条 2cm 插在上述穴位针柄处点燃施灸疗，每穴灸 2 壮，每日 1 次，1 个月为一个疗程。适用肾阳不足，中气下陷，寒滞肝脉证。

2. 毫针针刺加电针

选用中极、关元、气海行针刺治疗，毫针平补平泻，每次 15~30 分钟，每周 2~3 次，1 个月为一个疗程。或在上述治疗过程中加用电针。参数：频率为 1~100Hz 的连续波，输出电流 1~50mA，输出脉冲宽度<0.175ms，输出功率<3.5W。适用于湿热血瘀证。

3. 艾灸疗法

必选会阴、秩边穴，再按辨证取穴，每次 20 分钟，选 4 个穴位治疗，每日 1 次或按热敏灸操作。适用于脾肾气虚、肾阳不足证。

4. 穴位注射

按照辨证分型选用相应穴位和药物。①湿热下注：清开灵注射液、双黄连注射液、喜炎平注射液等。②气滞血瘀：延胡索乙素注射液、丹参注射液、丹红注射液、血塞通注射液、安痛定注射液等。③肝气郁结：柴胡注射液、延胡索乙素注射液等。④肾阴不足：生脉注射液、参麦注射液等。⑤脾肾阳虚：黄芪注射液、胎盘组织液、高丽参注射液等。操作：每日或隔日注射一次，每次一种药物，按正常肌注用量的 1/4~1/2，15 次为一个疗程，休息 5~7 天可进行下一疗程的治疗。

5. 耳针

常用穴位有肝、脾、肾、前列腺、精宫、尿道、外生殖器、膀胱、三焦、神门、交感等，常用压王不留行子、莱菔子、磁珠、揿针法或毫针刺法，每次 2~4 穴，每 3

天 1 次。适用于各证型少精症。

（四）药膳疗法

1. 橘皮牛肉汤

橘皮 30g，牛肉 150g，生姜 12g，大蒜、葱、食盐等调味品适量。将牛肉洗净、切片，生姜切片，加入适量水与橘皮一并炖煮，至牛肉熟烂后，调味服食。适用于肾虚型少精症患者。

2. 虫草炖鸭汤

雄鸭 1 只，冬虫夏草 10g。雄鸭去毛及内脏洗净，放砂锅内加冬虫夏草、食盐、葱、姜调料少许，加水以小火炖，熟烂即可。适用于肾虚型少精症患者。

3. 杞苁羊肉汤

枸杞子 15g，菟丝子 15g，肉苁蓉 10g，羊肉 100g，生姜 5 片，料酒、食盐少量。将羊肉洗净切块，把枸杞子、菟丝子、肉苁蓉、生姜用纱布包扎好，和羊肉一起放入锅内，加入料酒、食盐，文火炖至肉熟透，去药袋，每日 1 剂，分 2 次服食。适用于肾精亏虚少精症患者。

4. 狗肉汤

狗肉 250g，菟丝子 10g，制附子 10g，淫羊藿 10g。将狗肉洗净，切成寸长方块，将狗肉放入铁锅内煸炒，加入调料，再改换砂锅放水煨炖，同时将中药用纱布包扎紧下锅，炖时先武火后文火，待肉熟烂即成。适用于肾阳亏虚少精症患者。

5. 赤小豆山药汤

山药 20g，赤小豆 200g，粳米 50g，精盐适量。赤小豆用水浸泡 1 小时，上述食材放入砂锅加水，武火煮沸后改文火煮至豆熟米烂，加盐调味即可。适用于肾虚湿热少精症患者。

【预防调护】

1. 及时发现并积极治疗可能导致男性不育的泌尿生殖系统疾病，诸如急慢性前列腺炎、精囊炎、急慢性睾丸附睾炎、睾丸鞘膜积液、精索静脉曲张等疾病。

2. 保持积极健康的生活方式，如不饮酒、少食肥甘厚腻、不久坐、少蒸桑拿、不穿太紧内裤以及多饮水等。

3. 遵循正确的性生活指导，保证良好的家庭环境，做到夫妻同治同调。

第四节　畸形精子症

畸形精子症指精子的形态异常。在正常生育男性的精液中，一般精子异常的百分率不会超过 30%（染色后不超过 70%）。如果精液常规检查时，精子畸形率连续两次超过30%（染色后超过70%），就属于异常。世界卫生组织认为，经特殊染色后精子的畸形数量大于70%时，可定义为精子畸形症。以前的观点认为畸形精子症是指精液中异常形态精子数超过20%的一种病证，是引起男性不育症的重要原因之一。本症亦称畸形精子过多症，是属于精子质量差的一种病证。关于精子形态的正常标准，WHO《男性不育标准化检查与诊疗手册》第四版要求≥30%头形态正常。也就是说，只有少于30%头形态正常则属病态，或者说，70%精子的头出现异常的时候，才称为畸形精子症。当精子的畸形率大于80%，可以造成不育症。虽然精子形态异常的种类繁多，但临床常见的畸形类型大约只有十几种。而复合畸形又称精子畸形综合征，即一个精子同时存在几种类型畸形，多由有丝分裂紊乱引起，而后者的百分率对生育的影响最大。

【源流】

中医学中无"畸形精子症"之病名及记载，但本病与中医"精寒""精冷"等病有关。

【病因病机】

本症虚证多见，凡畸形精子增多而伴腰膝酸软、头昏耳鸣、阳痿、遗精滑精等肾虚证候者属虚证。而畸形精子增多伴精液不液化、脓精和少腹会阴疼痛者多属实证。此外还有虚实夹杂之证。分证病机如下：

1. 房劳过度、久病，或大病刚愈，致肾阴或肾阳虚弱，精失所养而致畸形精子增多。

2. 因饮食不节，湿热内生，或湿热毒邪内侵，蕴结精室，精子被邪毒所伤而致畸形精子增多，从而导致男性不育。

【临证思路】

（一）病机辨识

1. 实证

湿热之邪蕴结精室，影响精子生长发育，故畸精增多，精液黏稠或不液化，精中有脓球和白细胞；湿邪阻遏气机，经络不畅，故腰酸，下肢沉重，小腹会阴胀痛不适，身倦乏力；湿热之邪阻滞肝经，胆失疏泄，故口苦心烦。舌红苔黄腻，脉沉弦或数均为湿热内蕴之象。

2. 虚证

肾阳虚衰，温煦失职，精失温养，故精液清冷，畸形精子增多，婚后不育，畏寒肢冷；肾为作强之官，肾藏精，命门火衰，肾不作强，精关不固，故阳痿早泄；肾阳虚，气化无权，故小便清长，夜尿多。舌淡胖，苔薄而滑，脉沉细或沉微均为肾阳虚衰，命门火衰之象。

肾阴不足，精失滋养，故精液量少而畸形精子多，婚久不育；肾阴虚，筋骨失养，髓海不充，故形体消瘦，腰膝酸软，头昏耳鸣；阴虚则内热，故五心烦热。舌红少苔，脉细而数均为阴虚内热之象。

（二）症状识辨

多无明显的临床表现。

舌象

舌红苔黄腻，为湿热内蕴之象，其畸形精子增多常伴有精液黏稠或不液化，或白细胞增多，有脓细胞，并见腰酸，下肢沉重，小腹会阴胀痛不适，身倦乏力，口苦心烦。舌淡胖，苔薄而滑，并见阳痿早泄，畏寒肢冷，腰膝酸软，小便清长，夜尿频多是肾阳虚衰，命门火衰之象。舌红少苔，脉细而数为阴虚内热，常伴见形体消瘦，腰膝酸软，五心烦热，头昏耳鸣。

（三）治法与处方原则

针对本病，首辨虚实。本病虚证者多见，凡畸形精子增多而伴腰膝酸软、头昏耳鸣、阳痿、遗精滑精等肾虚证候者属虚证。而畸形精子增多而伴精液不液化、脓精和少腹会阴疼痛者多属实证。此外还有虚实夹杂之证。次辨阴阳。肾虚有阴阳之分，凡肾阳虚者精液多清冷，并见形寒肢冷、小便清长；而肾阴虚者，精液多稠而量少，伴五心烦热、小便短赤。因此，针对该病的主要病机，宜以补肾益精、清热利湿解毒为治疗原则，以使肾主生殖、生精及精子运动功能恢复正常。

（四）用药式

1. 实证

湿热下注，湿热之邪蕴结精室，精液黏稠或不液化，镜检提示畸形精子数多，或白细胞增多，有脓细胞，婚后不育，并见腰酸，下肢沉重，小腹会阴胀痛不适，身倦乏力，口苦心烦。治宜清热利湿，解毒生精。清热利湿解毒用萆薢、薏苡仁、土茯苓、车前子等；健脾运湿用山药、白术；补肝肾，益肾精用肉苁蓉、牛膝。

2. 虚证

肾阳虚衰，命门火衰，精失温养，精液清冷，精子畸形率增高，婚后不育，并见阳痿早泄，畏寒肢冷，腰膝酸软，小便清长，夜尿频多等。治宜温肾壮阳，生精助育。温补肾阳用熟附子、肉桂、巴戟天、仙茅、淫羊藿、蛇床子、韭子、肉苁蓉等；滋肾阴，益精血用熟地黄、当归、枸杞子、山萸肉等。

肾阴不足，精失滋养，精液量少而畸形精子增多，婚后多年不育，伴形体消瘦，腰膝酸软，五心烦热，头昏耳鸣等。治宜滋阴补肾，降火益精。滋补肾阴用熟地黄、山药、山萸肉；补肾固精用菟丝子、五味子、枸杞子、覆盆子、车前子等。

【辨证论治】

1. 肾阳虚证

证候：精液清冷，精子畸形率增高，婚后不育，并见阳痿早泄，畏寒肢冷，腰膝酸软，小便清长，夜尿频多。舌淡胖，苔薄而滑，脉沉细或沉微。

治法：温肾壮阳，生精助育。

代表方：赞育丹加减。常用熟附子、肉桂、巴戟天、仙茅、淫羊藿、蛇床子、韭子、肉苁蓉、熟地黄、当归、枸杞子、山萸、白术等。

加减：精液冰冷如铁、小腹冷痛者，加台乌药、炮姜炭；形寒肢冷、阳痿早泄者，加露蜂房、干蜈蚣；腰酸膝软，阴雨天加重者，加独活、桑寄生、续断；小便清长，夜尿频多明显者，加乌药、益智仁、怀山药。

2. 肾阴不足证

证候：精液量少而畸形精子增多，婚后多年不育，伴形体消瘦，腰膝酸软，五心烦热，头昏耳鸣，舌红少苔，脉细而数。

治法：滋阴补肾，降火益精。

代表方：六味地黄丸合五子衍宗丸加减。常用熟地黄、山药、山萸肉、牡丹皮、泽泻、菟丝子、五味子、枸杞子、覆盆子、车前子。

加减：若虚热盛，精液中有脓细胞者，可加知母、黄柏以清降虚火解毒；若遗精滑精者，可加金樱子、龙骨以涩精止遗。

3. 湿热下注证

证候：精液黏稠或不液化，镜检畸形精子数多，或白细胞增多，有脓细胞，婚后不育，并见腰酸，下肢沉重，小腹会阴胀痛不适，身倦乏力，口苦心烦。舌红苔黄腻，脉沉弦或数。

治法：清热利湿，解毒生精。

代表方：利湿益肾汤加减。常用草薢、薏苡仁、土茯苓、车前子、山药、白术、肉苁蓉、牛膝等。

加减：若湿热甚者，可加黄柏、栀子清利下焦湿热；有瘀滞而见少腹会阴疼痛者，加桃仁、红花、穿山甲以行气活血，化瘀通经。

【其他疗法】

（一）中成药

1. 男宝胶囊

具有壮阳补肾的作用。用于肾阳不足引起者，伴见性欲淡漠，阳痿滑泄，腰腿酸痛，肾囊湿冷，精神萎靡，食欲不振等症。

2. 知柏地黄丸

具有滋阴清热的作用。用于阴虚火旺者，伴见潮热盗汗，口干咽痛，耳鸣遗精，小便短赤。

3. 八正散

具有清热泻火、利水通淋的作用。用于湿热下注者，伴见腰酸，下肢沉重，小腹会阴胀痛不适，身倦乏力，口苦心烦。

（二）单方验方

1. 益精灵

淫羊藿 500g，锁阳、巴戟天、熟地黄各 250g，山萸肉、附子各 90g，肉苁蓉 200g，枸杞子 150g，黄芪 250g，当归 90g，韭菜子 60g，车前子 60g。菟丝子、芜蔚子、桑椹子各 150g，龟甲胶、鹿角胶、甘草各 100g。上药用 60 度白酒 15kg 左右浸泡，7~15 天后即可饮用。每日 3 次，每次 25mL~50mL，饭前饮，亦可以菜送下。适用于肾阳虚证。

2. 补肾益精汤

药用淫羊藿 40g，山萸肉 30g，枸杞子 15g，菟丝子 12g，女贞子 12g，鹿角胶（烊化）12g，党参 15g，当归 12g，甘草 6g，何首乌 10g。水煎服。适用于肝肾不足所致的畸形精子症。

3. 生精冲剂

枸杞子、菟丝子、丹参、当归、黄芪、熟地黄、桃仁、红花、覆盆子、人参、五味子、牛膝、陈皮等，每日 1 剂，水煎服。

4. 滋阴降火汤

生地黄、熟地黄、白芍、麦冬、知母、黄柏、当归、白术、陈皮、大枣等，每日 1 剂，水煎服。

5. 通精煎

丹参、莪术、川牛膝各 15g，当归尾、桃仁、柴胡各 10g，生牡蛎 30g，生黄芪 30g。肝郁者加橘叶、橘核、荔枝核、小茴香各 10g；湿热者加车前子、知母、黄柏各 10g；气虚者加党参、白术各 10g；阳虚者加附子、桂枝各 10g；阴虚者加生地黄、白芍药、炙鳖甲各 15g。每日 1 剂，水煎，分 2 次服。适用于气滞血瘀所致之畸形精子过多症。

6. 回春汤

生地黄 12g，山茱萸、山药、枸杞子、桑椹子、菟丝子、远志各 10g。若火旺者加知母、黄柏各 10g，天冬、麦冬各 10g。每日 1 剂，水煎，分 2 次服。适用于阴虚火旺所致之畸形精子过多症。

（三）外治疗法

1. 按摩疗法

选用关元、肾俞、命门、足三里、次髎、志室等穴位进行按摩，适用于肾阳虚衰证。

2. 气功疗法

行强壮功，本功乃儒、道、佛三家的练功方法综合而成。具体练法是：取站立或坐式（自然坐或盘膝坐），行自然呼吸或深呼吸法。可意守外景，也可意守丹田。每日做 2~3 次，每次半小时至 1 小时。

（四）针灸疗法

1. 取气海、命门、三阴交、地机。肾阳虚配关元、肾俞；肾阴虚配太溪、曲泉；气血亏虚配足三里、照海；湿热配中都、阴陵泉。据虚实采用补泻手法。肾阳虚者可针灸并用。间日 1 次，7 次为一个疗程。

2. 第一组穴位以背部俞穴、足少阴经穴为主，兼取足厥阴经、手少阴经穴，如太冲、侠溪、风池、肝俞、胆俞、鱼际等穴。第二组选肾俞及任脉、督脉穴，如肾俞、命门、三阴交、关元等。第一组穴针刺用补法或平补平泻法，不施灸。第二组穴针刺时用补法，加灸，并以灸为主。

3. 第一组穴有太溪、三阴交、关元、肾俞、复溜；第二组穴有照海、阴陵泉、气海、志室、地机。如失眠加百会、内关；脾胃虚弱加足三里；阳痿加次髎、命门（灸）。采用提插和捻转手法，得气后留针 15~20 分钟，加艾灸。刺气海、关元时一定要使针感反射至前阴部，有胀、热、搏动感为佳。以上两组穴位隔日交替使用，10 日为一个疗程，两个疗程之间休息 1 周。

（五）药膳疗法

1. 清炒虾仁

取河虾肉 500g，鸡蛋清 2 个及干淀粉等调料。先将虾肉洗净，用食盐拌合，再加入蛋白，搅拌，加干淀粉，和匀。另用油滑锅后，加入熟猪油，烧至四成熟加入拌好的虾肉，熟之前加入调料，即可食用。具有温肾壮阳之功。

2. 枸杞粥

枸杞子 60g，粳米 120g。将枸杞子洗净后与粳米同煮成粥即可食用。具有滋补肝肾阴血之功。

3. 核桃仁炒韭菜

核桃仁 50g，韭菜适量。先以香油将核桃仁炸黄，后入洗净切成段的韭菜，翻炒，调以食盐。佐餐随量食用。

4. 冬虫夏草鸭

雄鸭 1 只，冬虫夏草 5 枚，食盐、姜、葱等调料少许。雄鸭去毛及肠杂，洗净，放砂锅或铝锅内，入冬虫夏草、调料，加水，以小火煨炖。

【预防调护】

1. 饮食有节，戒烟酒。

2. 注意个人卫生，特别是外生殖器的卫生。

3. 节制房事，不恣情纵欲。

第五节　精液不液化症

精液不液化症是以精液黏稠、浑浊，良久不化，影响生育能力为主要表现的病证。中医学将其归于"无子""精浊""精稠""精热""精塞""精滞"的范畴。

正常男性在精液刚射出时呈稠厚的胶冻状，有利于精液在女性阴道内停留，随后开始液化，精子进行正常运动。一般认为，正常情况下，男性的精液在射出体外后10~30分钟的时间内即可液化，如果精液排出体外超过60分钟仍呈果冻状，则称为精液不液化；在60分钟内部分液化，则称为液化不全，或者不完全液化。精液不液化是导致男性不育的常见原因。

现代医学对于精液不液化的诊断标准与中医一致，西医学的精液不液化症可按本病进行辨证论治。

【源流】

有关精液不液化的文献记载较少，在《证治要诀·白浊》描述不液化的精液，"如白浊甚，下淀如泥，或黏稠如胶，频逆而涩痛异常，此非是热淋，此是精浊窒塞窍道而结。"《石室秘录·子嗣论》云："男子不生子有六病……一精寒也，一气衰也，一痰也，一相火盛也，一精少也，一气郁也。"大致概括了精液不液化的病因病机。

【病因病机】

（一）病因

1. 肾阳不足

先天肾阳不足，命门火衰，精室寒凉，则精冷凝不化。另一方面，大病久病及肾，或误服久服苦寒之品，伤及肾阳，或者房劳过度，肾阳损耗，阳虚则阴寒内生，也致精液寒凝而不液化。《黄帝内经》云："阳化气，阴成形。"阴阳不足或者旺盛，均不能维持正常的气化功能。阳不化气，阴不成形，则导致精液不液化。

2. 肾阴不足

精液为肾阴精，阴精不足则蕴生内热，热灼精室则精少而浊，致精液黏稠不化。另一方面，久病伤阴，失血耗液，或过服温燥壮阳之品，或房劳过度而致相火妄动，耗损肾阴，以致阴虚火旺，下扰精室，热灼精液，也致精液黏稠不化。《素问·金匮真言论》云："夫精者，身之本也。"肾精不足则生精异常而不育。

3. 痰浊凝聚

若平素嗜食辛辣、肥甘厚味制品，湿热内蕴，或外感湿毒，郁而化热，或滥用辛燥壮阳之品，阴精亏损，皆可煎灼津液，清浊不分，使精液黏稠不化。

4. 脾肾阳虚

若过食生冷寒凉，损伤脾阳，或他病伤及脾阳，脾虚及肾；或肾阳虚导致脾阳虚，脾肾阳虚，则水湿不得运化，阻而成痰，痰湿结于精室，气化不利，则精液不得液化。

5. 气滞血瘀

若患者形体肥胖，素有痰湿，痰湿内阻，则影响气机运行，导致气滞血瘀。中医学认为，"精血同源""精血互生"，血瘀日久则阻滞精室，致精瘀互结而难化。

（二）病机

精液不液化症常虚实并行。虚证多责之肝肾，如肝肾阴虚，精血不足，阴盛阳亢，则生内热，煎灼阴精，损伤精液；或元气衰微，命门火衰，精室寒凉，则精冷凝不化；又因肝气不疏，肝郁化火，扰动精室，皆可影响精液的正常液化。实证常由痰阻、血瘀等所致，由于脾失健运，水湿停聚，久之聚湿生热，湿热内生，湿热下注蕴结于精室，久之灼伤精液，导致精滞血瘀，精液不液化。气机运行不畅，气滞则血瘀，阻塞精道，精液黏滞难出。

【临证思路】

（一）病机辨识

1. 实证

若外伤跌扑，离经之血不得消散，成为瘀血；气机运行不畅，气滞则血瘀，瘀血阻滞精窍，精窍失于滋养，精液不能液化；瘀血内阻，血行受阻故见丝状红缕，可见阴囊表面络脉迂曲；气血运行受阻，不通则痛，故阴部、睾丸、少腹憋闷刺痛；夜间血行缓慢，瘀阻加重故夜间疼痛加重；瘀血阻塞脉络，使血液不能循经运行，溢出脉外故出血紫暗，或夹有血块；瘀久不消，营血不能濡养故肌肤甲错；脉细涩，或结、代，为气滞血瘀之象。

由于患者饮食不节，嗜食辛辣酒酪、肥甘厚味之品，阻碍气机升降运化，内生湿热，循经下注，热扰精室，煎灼精液，则可见精液黏稠，不能液化；湿为阴邪，其性黏滞，阻于经络，不通则痛，可出现阴囊、小腹等胀痛；湿邪下注，大肠清浊难分，可见大便黏腻，小便色黄，灼热；湿邪阻滞气机，气机升降失常，浊邪上犯，阻滞清阳，可见头晕头胀；舌红，苔黄腻，脉滑数，均为内有湿热之象。

2. 虚证

肾为水，主生精，肾水不足，肾精阴虚，精血不足，阴盛阳亢，则生内热，煎灼阴精，损伤精液，出现精液不液化；肾主骨生髓，腰为肾之府，肾阴不足，髓减骨弱，骨骼失于濡养，故腰膝酸软，无力而痛；脑为髓海，肾阴不足，则髓海失充，故头晕耳鸣；阴虚则生内热，肾阴亏损，虚热内蒸，则潮热盗汗，五心烦热，咽干颧红；舌红少津，脉细弱，为阴虚内热之象。

肾内藏元阳，患者因素体阳虚，或年高肾亏，或久病伤肾，以及房劳过度等因素，肾阳损耗，阳虚则阴寒内生，致精液寒凝而不液化；腰为肾之府，肾主骨，肾阳虚衰，不能温养腰府及骨骼，则腰膝酸软疼痛；不能温煦肌肤，故畏寒肢冷。阳气不足，阴寒盛于下，故下肢尤甚；阳虚不能温煦形体，振奋精神，故精神萎靡，面色㿠白；命门火衰，火不生土，脾失健运，故久泻不止，完谷不化或五更泄泻；肾阳不足，膀胱气化功能障碍，水液内停，溢于肌肤而为水肿；水湿下趋，肾处下焦，故腰以下肿甚，按之没指；水势泛滥，阻滞气机，则腹部胀满，水气上逆凌心射肺，故见心悸咳喘。

（二）症状识辨

1. 精液不液化症

精液不液化症是指精液排出体外黏稠、浑浊，超过 30 分钟仍呈胶冻状不能液化的病证，由精液常规可检测出。

若见精液黏稠不液化，精子活动力、成活率低下，伴全身乏力，腰腿酸软，全身发冷，四肢欠温，下腹及腰髓部冷凉，阴囊及睾丸发凉，舌质淡，苔薄白，脉细弱，为肾阳虚之证；若见精液黏稠不液化，精子计数、精子成活率、精子活动正常或异常，素体烦热，手足心热，头晕耳鸣，失眠健忘，为肾阴虚之证；若见精液不液化，精液中有脓细胞，伴有周身困倦，嗜睡纳差，小便热赤，舌苔黄腻或白腻，脉濡数，为湿热下注之证；若精液黏稠不液化，平素有胀满疼痛，小腹或少腹胀痛不适，或有肌肤干燥，瘙痒欠温，或心悸失眠，形体瘦怯，或肢体麻木、疼痛，肌肤甲错，舌色淡红或紫暗或有瘀斑，苔薄白，脉沉缓有力等症，为气滞血瘀之证。

2. 精浊

精浊是尿道口常有精液溢出的生殖系炎症性疾病。其特点是尿频、尿急、尿痛，尿道口常有精液溢出，并伴有会阴、腰骶、耻骨上区等部位隐痛不适等。相当于西医学慢性前列腺炎。

若精浊，伴有精液不液化，出现尿频、尿急、尿痛，有灼热感，排尿或大便时尿道有白浊溢出，会阴、腰骶、睾丸、少腹坠胀疼痛，苔黄腻，脉滑数，为湿热蕴结之证；若精浊，伴有精液不液化，出现少腹、会阴、睾丸坠胀不适、疼痛，或有血尿、血精，舌紫或有瘀点，苔白或黄，脉沉涩，为气滞血瘀之证；若精浊伴有精液不液化，出现排尿或大便时尿道有白浊滴出，遗精或血精，阳事易兴，兼见腰膝酸软，头昏眼花，失眠多梦，舌红少苔，脉细数，为阴虚火旺之证；若精浊伴有精液不液化，出现阳痿早泄，甚或稍劳后尿道即有白浊溢出，兼见头昏神疲，腰膝酸软，形寒肢冷，舌淡胖，苔白，脉沉细，为肾阳不足之证。

3. 早泄

早泄是男女同房时阴茎尚未接触或刚接触女方外阴，或阴茎虽进入阴道，在很短的时间内便发生射精，随后阴茎疲软，不能维持正常性生活的一种病证。如果精液不液化与早泄同时发生时，应以治疗精液不液化在先，辅助或者延后治疗早泄等性功能问题。

若射精时间短，伴有精液不液化，伴有烦躁易怒，性欲亢进，口苦，梦遗，胁痛，阴囊潮湿或臊臭肿痛，小便短赤，尿后余沥，或腹胀（痛）厌食，或皮肤发黄，或恶心呕吐，舌边尖红，苔黄腻，脉弦数，为肝胆湿热之证。若射精时间短，伴有精液不液化，梦遗，心烦易怒，口干咽痛，或口渴而喜冷饮，午后或夜间低热，一般次日清晨能退，如潮汛而有定时，或盗汗，或五心烦热，失眠梦多，腰膝酸软，形体消瘦，或尿短赤，或大便干结，舌红少苔，脉细数，为阴虚阳亢之证。若早泄，伴有精液不液化，出现心悸，面色萎黄，神疲乏力，记忆力减退，失眠梦多，白天时时出汗，不思饮食，大便溏薄，或便血，或皮下出血，舌淡，苔薄白，脉细，为心脾两虚证。早泄，伴有精液不液化，出现性欲减退、阳痿滑精，面色苍白，腰膝酸软，耳鸣，或夜尿频多，小便清长，尿后余沥不尽，舌淡，脉沉细，两尺不足，为肾气亏虚之证。

（三）治法与处方原则

不育症之精液不液化患者，多以育龄青年为主。近年来，随着生育政策的放开，也有部分大龄男性已婚患者前来就诊。辨证精液不液化从虚实两端着手，以正虚为主，多见于肝肾阴虚、脾肾两虚，治疗当以滋阴清热、补肾健脾为主；以邪实为主，多见湿热下注、瘀血闭窍，治疗应给予清利湿热、活血祛瘀之法。切勿扶正时一味乱投补火助阳之剂，否则煎灼津液，更加重患者精液不液化。祛邪时，投以苦寒攻下重剂，会误伤正气。治疗时应兼顾阴阳平衡，选用阴阳性味平和之剂，以平调阴阳，从而使阴阳互根互用，相互化生。

（四）用药式

1. 实证

若嗜食肥甘厚味之品，痰浊内生，阻碍中焦运化，循经下注，扰及精室，以致精液黏稠不化，精液中有脓细胞，伴有周身困倦，嗜睡纳差，小便热赤，舌苔黄腻或白腻，脉濡数。治宜清热化湿，健脾通窍。清利湿热，用半夏、天南星、枳实、陈皮等；健脾燥湿，用山药、茯苓、白术等。

或因跌扑，睾丸外伤，离经之血未及时排出或消散，导致瘀血内阻，或有肌肤干燥，瘙痒欠温，或心悸失眠，形体瘦怯；或肢体麻木，疼痛，肌肤甲错；色淡红或紫暗或有瘀斑，苔薄白，脉沉缓有力等症，为气滞血瘀之证。治法宜活血化瘀。药用桃仁、红花、赤芍，紫草等；活血行血，可加当归、川芎、郁金等。

2. 虚证

或因房事过度，耗伤肾阴，阴虚火旺，出现精液不液化，伴有梦遗，心烦易怒，口干咽痛，或口渴而喜冷饮，或盗汗，或五心烦热，失眠梦多，腰膝酸软，为阴虚阳亢之证。治宜滋阴潜阳。药用青蒿、丹皮、地骨皮、丹参以清热凉血，用熟地黄、石斛、知母、天花粉、黄精以滋阴补肾。

若伴精液清冷有凝块，射精无力，阳痿早泄，兼见腰膝冷痛，阴部湿冷，夜尿多，舌胖苔白，为肾阳虚衰之证。治以温补肾阳。药用淫羊藿、鹿角胶、巴戟天、杜仲、桑寄生、续断等；补肾益精血，用熟地黄、山药、山茱萸、枸杞子、当归等；补火助阳可用肉桂、干姜、制附子等。

【辨证论治】

1. 阴虚火旺证

证候：婚后不育，精液黏稠，不液化，精子计数、精子成活率、精子活动正常或异常，素体烦热，遗精多梦，手足心热，头晕耳鸣，失眠健忘，口干喜饮，大便干结，舌尖红，少苔或无苔，脉细数。

治法：滋阴降火。

代表方：知柏地黄丸加减。常用熟地黄、山药、山萸肉、丹皮、茯苓、泽泻、知母、黄柏等。

加减：可加枸杞子、五味子以固摄肾精，添精补髓；多梦遗精者，加酸枣仁、柏子仁等，或合用天王补心丹以滋补心阴，降相火；大便干结者加玄参、麦冬。

2. 肾阳虚衰证

证候：婚后不育，精液黏稠不液化，精子计数、活动力、成活率正常或异常。全身乏力，腰腿酸软，全身发冷，四肢欠温，下腹及腰骶部冷凉，阴囊及睾丸发凉，舌质淡，苔薄白，脉细弱。

治法：填精益气，温肾散寒。

代表方：金匮肾气丸加味。常用制附子、肉桂、巴戟天、吴茱萸、山药、茯苓、肉苁蓉等。

加减：可加干姜、肉桂以增强温补肾阳之功；腰酸重者，加杜仲、川牛膝、续断等；脾阳虚，湿浊较重者，加苍术、贝母、半夏等。

3. 痰浊凝聚证

证候：精液黏稠不化，伴有形体肥胖，四肢困重，面色淡白，头晕心悸，胸闷恶心，舌淡红苔白腻，脉滑。

治法：健脾化湿，祛痰通窍。

代表方：导痰汤加减。常用半夏、南星、枳实、茯苓、橘红、甘草、生姜等。

加减：纳谷不香者，加鸡内金、焦山楂；便溏者，加白术、薏苡仁；神疲乏力者，加怀山药、生黄芪。

4. 湿热下注证

证候：精液黏稠不化，有脓细胞，精子成活率、活动力正常或异常，周身困倦，嗜睡纳差，小便热赤，舌苔黄腻或白腻，脉濡数或滑数。

治法：清热利湿，滋阴降火。

代表方：四妙丸加减。常用苍术、黄柏、薏苡仁、川牛膝等。

加减：脘腹胀满，食欲不振者，加陈皮、白术；口气重，口腔烘热者，加炒黄芩、仙鹤草等；大便溏薄者，加法半夏、茯苓；尿道灼热刺痛者，加车前子、金钱草。

5. 气滞血瘀证

证候：精液黏稠不化，量少，面色黧黑，少腹部不适或胀痛，或射精时刺痛，舌质暗红有瘀斑，脉弦涩。

治法：活血化瘀，通利精道。

代表方：少腹逐瘀汤加减。常用乌药、小茴香、干姜、肉桂、延胡索、川芎、五灵脂、赤芍、没药等。

加减：瘀血盛者，可加水蛭、路路通；少腹痛牵及腹股沟者，加四逆散；阴囊坠胀者，加全枸橘、柴胡等。

【其他疗法】

（一）中成药

1. 八正散

具有清热利湿、利尿通淋的作用。适用于精液不液化，射精疼痛，会阴部疼痛，可伴有尿急、尿频、尿痛，尿黄赤，口干口苦，舌质红，苔黄腻，脉象滑数。

2. 龙胆泻肝丸

具有清肝利胆、清利湿热的作用。适用于精液不液化，性欲亢进，交则早泄，伴头晕目眩，口苦咽干，心烦易怒，阴囊湿痒，小便黄赤，舌质红，苔黄腻，脉象弦滑或弦数。

3. 知柏地黄丸

具有滋阴清热、清泄相火的作用。症见精液不液化，阳事易举，伴五心烦热，潮热，盗汗，腰膝酸软。舌红少苔，脉象细数。

4. 金匮肾气丸加减

具有助阳补肾的功效。症见精液不液化，性欲减退，早泄，伴遗精，甚则阳痿，腰膝酸软，小便清长，或不利。舌质淡，苔白，脉象沉细。

5. 启阳娱心丹

具有补益心脾的功效。症见精液不液化，性欲低下，阳痿不举，心悸易惊，胆怯多疑，夜多噩梦，常有被惊吓史。舌质淡，苔薄白，脉象弦细。

6. 萆薢分清饮

适用于湿热内蕴证。症见精液不液化，精子数少或死精子较多，小腹急满，小便短赤。舌质红，苔薄黄，脉象弦滑。

7. 十全大补汤加减

适用于气血两虚证。症见精液不液化，性欲减退，阳事不兴，或精子数少、成活率低、活动力弱，神疲力倦，面色无华。舌质淡，苔薄白，脉象沉细无力。

（二）单方验方

1. 水蛭粉 3g，温开水送服，每日 2 次，15 天为一个疗程。适用于气滞血瘀证。

2. 黄柏 10g，黄芩 15g，知母 15g，麦冬 15g，银花 15g，野菊花 15g，广木香 6g，金钱草 10g，茵陈 15g，女贞子 15g，枸杞子 15g，丹参 10g。适用于湿热型精液不液化症。

3. 淫羊藿 15g，巴戟天 10g，萆薢 10g，小茴香 10g，白术 10g，沉香 10g，木香 10g，茯苓 15g，车前子 15g，丹皮 15g，吴茱萸 5g。适用于寒湿型精液不液化症。

（三）针灸疗法

1. 取气海、水道、左行间、右三阴交，或中极、阴陵泉、太溪。两组穴位交替行针，同一组针 3 次后对换，针 7~10 次后复查。腹部穴用平补平泻，四肢穴用泻法，均留针 15 分钟，留针过程中行针 1 次。

2. 取气海、水道、三阴交或中极、肾俞、阴陵泉。两组穴位交替使用，进针深度及运针以患者得气舒适为度，留针 30 分钟，手法采用平补平泻，隔日 1 次。

3. 取穴一组：肾俞、脾俞（加电脉冲）、命门（加灸）、志室、太溪、百会、气海俞；二组：申脉（加电脉冲）、关元（加灸）、气海、足三里、三阴交、精宫。两组穴位交替选用，嘱患者排空膀胱，小腹部穴位予平补平泻，提插捻转至针感放射到阴茎根部为佳；背部穴以局部酸胀而放射至臀部为佳，留针 30 分钟，每日针 1 次。

4. 耳针：常用穴位有肝、脾、肾、前列腺、精宫、尿道、外生殖器、内分泌、膀胱、三焦、神门、交感等。每次 2~4 穴，3 日 1 次。适用于各证型不液化症。

（四）药膳疗法

1. 鲫鱼汤

鲫鱼 1 条，豇豆 20g，生姜片、植物油、精盐、味精各适量。将鲫鱼去鳞、内脏，洗净，豇豆洗净，用沸水焯一下。锅中加植物油烧热，放入鲫鱼煎至两面微黄，加水、豇豆、生姜片，烧开后焖煮一会儿，加精盐、味精调味即可。适用于湿热蕴结证精液不液化患者。

2. 赤小豆山药汤

山药 20g，赤小豆 200g，粳米 50g，精盐适量。赤小豆用水浸泡 1 小时，上述食材放入砂锅加水，武火煮沸后改文火煮至豆熟米烂，加盐调味即可。适用于湿热蕴结证精液不液化患者。

3. 三七汽锅鸡

土鸡 1 只，三七粉适量，盐、胡椒粉、葱、姜、鸡精适量。将鸡切块用凉水浸泡，再用沸水焯透，捞出放入气锅中。将泡鸡的水倒入锅中，加入盐、胡椒粉、鸡精稍煮再撇去沫，倒入气锅中，放入葱段、姜片。蒸锅倒水放入气锅蒸 30~40 分钟后，捞出葱段、姜片，汤中加三七粉即可。适用于气滞血瘀证精液不液化患者。

4. 红花蒸乳鸽

红花 6g，乳鸽 1 只，红糖 5g，精盐、葱、姜等适量。红花去杂质；乳鸽宰杀后去毛、内脏及爪，洗干净；姜切丝，葱切段。把乳鸽放入蒸盘内，加入料酒、酱油、红糖、姜、葱、精盐腌 30 分钟，再放入红花。把蒸盘置于蒸笼内，用武火大气蒸约 50 分钟即成。适用于气滞血瘀证精液不液化患者。

5. 黄精鳝鱼

黄精 30g，肉苁蓉 30g，鳝鱼 250g，料酒 5g，食盐 3g。将黄精、肉苁蓉洗净后切片；鳝鱼剖开去肠肚，去骨头、尾，身切成段。将黄精、肉苁蓉水煎两次，去渣，合并两次滤液约 500mL。药液加鳝段、料酒、食盐在锅中同煮，鳝熟即成。适用于肾精亏虚证精液不液化患者。

【预防调护】

1. 注意会阴部清洁卫生，积极治疗附属性腺疾病。忌辛辣刺激饮食，保持心情舒畅。

2. 戒烟戒酒。

3. 多吃酸性食物，取酸甘化阴之意。

4. 常吃牡蛎、白果，有利于精液的正常液化。

第六节　脓精症（精液白细胞过多症）

正常情况下，精液中没有脓细胞，白细胞计数少于 $1 \times 10^6/mL$。如果精液中发现脓细胞，而且白细胞计数大于 $1 \times 10^6/mL$（5 个/HP），且伴有不育者，称为脓精症，又称精液白细胞过多症。中医学无"脓精症"病名，但根据其症状，属于"淋证""精浊""赤白浊"的范畴。

脓精症是男性不育症患者的常见病证，约占男性不育症总数的 17%。大多是由于泌尿生殖系统如附睾、精囊、前列腺、输精管等炎症引起，其中较为常见的是急、慢性前列腺炎，以及由解脲支原体和衣原体引起的非淋菌性生殖道炎症。

西医学的精液白细胞过多症可按本病进行辨证论治。

【源流】

陈士铎在《辨证录·种嗣门》中云："男不能生子者有六病，一精寒，二气衰，三精少，四痰多，五相火盛，六气郁。"指出痰多、相火盛均为男性不育的病因。

【病因病机】

（一）病因

1. 肝经湿热

患者素体精室伏热，复因外感湿热之邪烦扰；或过食辛辣厚味，湿热内生；或不洁性交，湿热毒邪由外入侵，感受湿热毒邪，循肝经下注精室，湿热毒邪腐精为脓，致脓液败精相互搏结，发为本病。

2. 阴虚火旺

多因湿热内蕴或热毒久住，耗伤阴精；或素体阴虚、久病劳倦、五志化火；或过服温燥助阳之品，损伤肾精，导致肾阴不足，阴虚火旺，煎熬阴精，化腐酿脓。

（二）病机

脓精症病因较为单一，总体以邪实侵犯，或虚实夹杂为主。实证主要由于素体湿热内蕴，又由外湿引触，内外相合，湿热下注；或因性交染毒，邪毒自生殖道上犯，扰动精室，湿热邪毒腐败呈脓，出现脓精。虚证多因湿热内蕴或热毒久住，伤及阴精，阴虚阳搏，成腐成脓。

【临证思路】

（一）病机辨识

由于不洁性交，湿热毒邪由外入侵；或嗜食肥甘辛辣之物，湿热内生，熏蒸肝胆，阻于下焦，留滞精室，致精液呈淡黄色甚至绿脓样；湿热蕴结于肝胆，疏泄失职，肝气郁滞，故右胁肋部胀痛；肝气横逆，犯脾碍胃，脾失健运则腹部胀满；胃失和降则恶心而厌食；胆气上溢则口苦；舌红苔黄腻，脉弦数为湿热内蕴肝胆之象。

湿热内蕴或热毒久居，煎灼阴精，肾阴亏耗，阴虚而阳亢，出现精液呈脓；阴精不足，髓海亏虚，骨骼失养，故腰膝酸痛，眩晕耳鸣；营阴亏虚，水火失济则心火偏亢，致心神不宁，而见失眠多梦；阴虚相火妄动，扰动精室，故遗精早泄；阴虚则阳亢，虚热内生，故见形体消瘦，潮热盗汗，五心烦热，咽干颧红，溲黄便干，舌红少津，脉细数等症。

（二）症状识辨

1. 脓精症

不育症患者在检查精液常规时，发现精液中含有白细胞，甚至脓细胞，而且每高倍视野超过 5 个以上的白细胞，就是脓精症。

患者查精液常规，发现白细胞数目满视野，甚至出现有脓细胞，自觉会阴部及小腹胀滞不舒，小便不爽，混浊，口苦乏味，舌苔薄黄腻、舌质偏红，脉滑数，为肝胆湿热之证。若患者查精液常规，可见白细胞较少，但时常伴有红细胞，伴有头目眩晕，两耳鸣响，口干咽燥，夜寐盗汗，五心烦热，舌苔少或剥，舌质红而少津，脉细数，证属阴虚火旺。

2. 淋证

淋证是指因饮食劳倦、湿热侵袭而致的以肾虚、膀胱湿热、气化失司为主要病机，以小便频急、滴沥不尽、尿道涩痛、小腹拘急、痛引腰腹为主要临床表现的一类病证。

热淋，伴有脓精症，出现小便频急短涩，尿道灼热刺痛，尿色黄赤，少腹拘急胀痛，或有寒热，口苦，呕恶，或腰痛拒按，或有大便秘结，苔黄腻，脉滑数，为肝胆湿热之证。小便热涩刺痛，伴有脓精，甚至血精，出现尿色深红，或夹有血块，疼痛满急加剧，或见心烦，舌苔黄，脉滑数，为气滞血瘀之证。膏淋，伴有脓精，表现为小便浑浊如米泔水，置之沉淀如絮状，上有浮油如脂，或夹有凝块，或混有血液，尿道热涩疼痛，舌红，苔黄腻，脉濡数，为湿浊下注之证。

3. 遗精

遗精是指因脾肾亏虚，精关不固，或火旺湿热，扰动精室所致的以不因性生活而精液频繁遗泄为临床特征的病证。有梦而遗精者，称为梦遗；无梦而遗精，甚至清醒时精液自出者，称为滑精。

少寐多梦，梦中遗精，伴有脓精，出现心中烦热，头晕目眩，精神不振，倦怠乏力，心悸不宁，善恐健忘，口干，小便短赤，舌质红，脉细数，为阴虚阳亢之证。遗精频作，伴脓精，或有梦或无梦，或尿时有少量精液外流，小便热赤浑浊，或尿涩不爽，口苦或渴，心烦少寐，口舌生疮，大便溏臭，或见脘腹痞闷，恶心，苔黄腻，脉濡数，为湿热下注之证。劳累则遗精，伴有脓精，心悸不宁，失眠健忘，面色萎黄，四肢困倦，食少便溏，舌淡，苔薄白，脉细弱，为心脾两虚之证。

（三）治法与处方原则

脓精证的发生，与肝、肾及精室功能失调密切相关。其基本病理变化多表现为湿热蕴结精室，阴虚火旺，虚火伤精，化腐成脓，故以清热利湿，解毒排脓为基本治法。脓精证早期多为湿热下注，热毒内蕴，扰动精室，化腐酿脓，可见湿热偏盛，或热毒偏盛之实证，当清利湿热解毒，祛腐排脓；后期多为湿热伤阴，致肾阴不足，阴虚火旺，虚火伤精之虚证，当养阴清热，泻火解毒。虚实夹杂者，阴虚火旺，兼有湿毒之邪，则既清热滋阴，又解毒利湿。

（四）用药式

患者精液中白细胞较多，精液呈黄色或黄绿色，自觉会阴部及小腹胀滞不舒，小便不爽，混浊，口苦乏味，舌苔薄黄腻，舌质偏红，脉滑数。证属湿热下扰精室。治宜清利精室湿热。清利下焦湿热，用土茯苓、萆薢、石菖蒲、龙胆草等；健脾燥湿，用茯苓、白术等。

因素体阴虚，久病，劳倦，五志化火；或过服温燥助阳之品，或恣情纵欲，损肾伤精，相火妄动，扰乱精室致头晕耳鸣，潮热盗汗，五心烦热，口干咽燥，小便色黄，舌红苔少，脉细。证属阴虚火旺。治宜滋阴降火，兼以清热。清透虚热用知母、地骨皮、丹皮、青蒿；滋阴降火用生地黄、山茱萸、石斛、黄精等。

【辨证论治】

1. 肝经湿热证

证候：不育，脓精，或精液腥臭，色黄，阴囊潮湿，会阴部不适或灼痛，射精痛，射精后玉茎或马口灼热不适，小便赤涩，尿频，舌质红，苔黄腻，脉滑数。

治法：清热利湿，解毒排脓。

代表方：龙胆泻肝汤加减。常用龙胆草、柴胡、茯苓、栀子、木通、泽泻、车前子、当归、红藤、蒲公英、薏苡仁等。

加减：尿道灼热不适，小便赤涩者，加萹蓄、黄柏；会阴、少腹胀痛甚者，加土鳖虫、皂角刺、白芷、台乌药；后期湿热减轻，苦寒攻伐之品当减量，加黄精、菟丝子、枸杞子。

2. 阴虚火旺证

证候：不育，精液量少，脓精，伴头目眩晕，耳鸣，或遗精，腰膝酸软，五心烦热，口燥咽干，夜寐盗汗，舌红少津，舌苔少，脉细数。

治法：养阴清热，排脓通精。

代表方：知柏地黄丸加减。常用知母、黄柏、熟地黄、蒲公英、黄精、枸杞子、牡丹皮、山药、山茱萸、茯苓、连翘、泽泻等。

加减：头目眩晕，耳鸣甚者加菊花、女贞子、墨旱莲；口干喜饮者，加石斛、天花粉；火旺甚，肾阴亏虚，五心烦热，盗汗者加龟甲、鳖甲。

【其他疗法】

（一）中成药

1. 龙胆泻肝丸

具有清肝利胆、清利湿热的作用。适用于脓精症，性欲亢进，交则早泄，伴头晕目眩，口苦咽干，心烦易怒，阴囊湿痒，小便黄赤，舌质红，苔黄腻，脉象弦滑或弦数。

2. 知柏地黄丸

具有滋阴清热、清泄相火的作用。症见脓精症，阳事易举，伴五心烦热，潮热，盗汗，腰膝酸软，舌红少苔，脉象细数。

3. 前列安栓

功效清热利湿通淋、化瘀散结止痛。每次 1 粒，睡前用，纳肛。

4. 前列通瘀胶囊

功效活血化瘀、清热通淋。每次 5 粒，一天 3 次，口服。

5. 八正胶囊

功效清热利尿通淋。用于湿热下注所致的脓精症，婚久不育，尿短赤涩痛，阴囊潮湿瘙痒，少腹或会阴不适，肢体困倦，舌质红，苔黄腻，脉象滑数或濡数。一次 4 粒，一天 3 次，口服。

（二）单方验方

1. 金银花、连翘各 30g，蒲公英、紫花地丁各 15g，滑石 20g，黄柏 12g，当归、白芍、生地黄、天花粉各 15g，甘草 10g，穿山甲 10g，皂角刺 10g。适用于肝胆湿热证。

2. 粉萆薢 15g，菟丝子 10g，茯苓 15g，车前子 15g，泽泻 10g，牡蛎 20g，杞子 15g，续断 10g，山药 20g，沙苑子 10g，丹参 20g，石菖蒲 3g，黄柏 6g，甘草 3g。适用于肝胆湿热证。

3. 萆薢 9g，文蛤粉（研细）4.5g，石苇 4.5g，车前子（包煎）4.5g，茯苓 4.5g，灯心草 20 节，莲子心 2g，石菖蒲 2g，黄柏 2g。适用于肝胆湿热证。

（三）针灸疗法

1. 针刺

湿热蕴结精室可针刺中极、肾俞、志室、阴陵泉、三阴交、足三里。

2. 耳穴疗法

常用穴位有肝、脾、肾、前列腺、精宫、尿道、外生殖器、膀胱等。每次 2~4 穴，每 3 天 1 次。

（四）外治法

1. 外洗

当归、苦参、蛇床子、知母、黄柏、红花、甘草等煎水熏洗会阴或坐浴。适用于肝胆湿热证。

2. 中药灌肠

金黄散 15~30g，调成糊状，保留灌肠，每日一次。适用于肝胆湿热证。

3. 栓剂

可用前列安栓或野菊花栓塞肛治疗。

（五）药膳疗法

1. 车前葱白汤

车前子 30g，葱白 20g，白糖 15g。将车前子、葱白水煎，去渣取汁，加入白糖搅溶，饮用。适用于湿热下注证。

2. 冬瓜海带薏米汤

鲜冬瓜（连皮）250g，生薏米 50g，海带 100g。制作时，先将冬瓜洗净切成粗块，生薏米洗净，海带洗净切成细片状。将适量清水煮汤食用。适用于湿热下注证。

3. 公英银花粥

蒲公英 60g，金银花 30g，大米 100g，砂糖适量。制作时，先将蒲公英、金银花同放进砂锅内，加适量清水煎汁，然后去渣取药汁，再加入大米煮成稀粥。粥成后加入适量砂糖。每日 2 次食用。适用于湿热下注证。

4. 灯心花苦瓜汤

灯心花 6 扎，鲜苦瓜 200g。制作时，先将苦瓜洗净除瓤和瓜核，切成小段，与灯心花一同煎汤饮用。适用于湿热下注证。

【预防调护】

1. 预防

畅情志，调饮食，节房劳，适劳逸，勤锻炼，增强体质，提高抗病能力；早诊断，早治疗，急性期疗效较好，慢性期则较难治疗，故泌尿生殖系感染患者应及时、及早、正确地治疗；避免不洁性生活。

2. 护理

饮食有节，不可过量饮酒，过食肥甘，以免湿热内生，加重病情；节制性生活，适当排精，有利于炎症恢复。

第七节　死精子症

死精子症一病，是指精子成活率下降，甚至无一活精，导致不育的一种病证。该症亦称死精子过多症，过去认为化验精液时，如果死亡精子数超过 40% 即可确诊。WHO 中无死精子症的定义，但其存活率标准是 75% 或更多，也就是说正常情况下允许有不高于 25% 的死精子。如此说来，超过 25% 的死精子，就应属死精子症范畴。精子成活率低也是造成男性不育的主要原因之一，有人统计约占男性不育患者的 1.3%，并认为睾丸生精功能障碍、附属性腺器官感染、精索静脉曲张、隐睾、睾丸局部温度过高等因素均可导致死亡精子数目增加。

【源流】

中医文献中没有"死精子症"的病名，但中医所言"肾虚""精寒艰嗣"与本症相关。

【病因病机】

本症的病位主要在肾，可涉及脾、肝等脏。本症属虚证者多见，但虚中夹实者亦有，如肾阴不足，阴虚火旺证常兼有肝经湿热蕴结不化，而肝郁气滞血瘀则属实证，但又常伴见肝肾阴血不足之虚证。分证病机如下：

1. 禀赋不足

先天肾气亏虚，精室空虚，不利于精子生存。

2. 房劳过度

早婚、房事不节、房劳过度，或手淫频繁，伤及肾气，或肾阴亏耗，或肾阳受损，生殖之精失去温煦和濡养，均可影响精子的生存，而出现死精症。

3. 素体阴虚

素体阴血不足，或热病伤阴，或嗜食辛辣温燥之品，积热伤阴；致使肾阴不足，阴虚火旺，热灼精室而致死精症。

4. 情志不畅

情志不畅，肝郁气滞，瘀血内阻，疏泄不利，精道不畅，精室失养，影响精子的生存。

5. 素体脾胃虚弱

脾为后天之本，素体脾胃虚弱，或饮食不节，伤及脾胃，脾胃虚弱，后天之精乏源，精室空虚，亦致死精子症。

【临证思路】

（一）病机辨识

1. 实证

肝气郁结，疏泄失常，气滞血瘀，故死精多而不育，情志抑郁；肝经气机阻滞，瘀血内阻，故胸胁胀痛，少腹不适，或射精时茎中作痛，或睾丸胀痛；舌暗红或有瘀点，脉弦或涩均为肝郁气滞血瘀之象。

2. 虚证

肾气虚弱，生殖之精失于温养，精室空虚，故死精子数增多而不育；肾气不足，鼓动无力，精关失固，故射精无力，早泄；肾气虚弱，腰府不充，故腰膝酸软；肾气虚弱，髓海失温养，故头晕耳鸣，神疲乏力；肾气虚弱，心气不足，卫气不固，故气短自汗。舌淡苔薄白，脉弱均为肾气亏虚之象。

肾阳衰弱，失于温煦，阴寒内生，故精冷不育，死精多，形寒肢冷，阳痿早泄；肾阳衰，气化无权，故小便清长，夜尿多；腰为肾之府，肾阳虚，肾不能生髓养骨，故见腰膝酸软。舌淡质胖，脉沉细或微均为肾阳虚衰，命火不足之象。

肾阴亏损，虚热内生，热扰精室，灼伤精液，故精液量少而黄，死精数目增多，婚久不育；肾阳亏虚，髓海不充，故头昏耳鸣；阴虚内热，故五心烦热，潮热盗汗，口干咽燥；热扰精室，精关开合不利，故遗精。舌红少苔或无苔，脉细数，均为阴虚内热之象。

脾胃虚弱，后天之精乏源，精室空虚，死精子多而影响生育；胃伤纳谷失司，脾伤运化失职，故见食欲不振，脘痞腹胀，肠鸣腹泻；后天不足，则面色萎黄，形体消瘦，周身乏力。舌质淡胖有齿痕，苔薄而白，脉缓无力乃脾胃虚弱之象。

（二）症状识辨

多无明显的临床表现。

舌象

舌暗红或有瘀点，为肝郁气滞血瘀，其精少而黄，死精多，婚久不育，腰膝酸软，耳鸣，并见五心烦热，潮热盗汗，口干咽燥，遗精。舌淡苔薄白，精液化验结果为死精数增多，不育，射精无力或早泄，腰膝酸软，伴见头昏耳鸣，神疲乏力，气短自汗者为肾气亏虚之证。舌淡质胖，伴见形寒肢冷，阳痿早泄，面色白，精神不振，腰膝酸软，小便清长，夜尿多，为肾阳亏虚。舌红少苔或无苔，为阴虚火旺，常伴见精少而黄，腰膝酸软，耳鸣，五心烦热，潮热盗汗，口干咽燥，遗精。舌质淡胖有齿痕为脾胃虚弱之象，常伴见面色萎黄，形体消瘦，周身乏力，食欲不振，脘痞腹胀，肠鸣腹泻。

（三）治法与处方原则

本症属虚证者多见，但虚中夹实者亦有，如肾阴不足、阴虚火旺证常兼有肝经湿热蕴结不化者；而肝郁气滞血瘀则属实证，但又常伴见肝肾阴血不足之虚证。因此，辨证要点首先是要明辨虚实。根据该证的主要病机，临床上当以补肾益精、益胃健脾、疏通气机为治疗原则，治疗的目的是要恢复生殖之精的正常生长。具体而言，补肾又有温补肾阳肾气、滋补肾阴、滋补肝肾、温补脾肾的不同，疏通气机有疏肝理气、活血化瘀、清利湿热之别，临床必须根据不同证型的差异，区别加以应用。

（四）用药式

1. 实证

肝气郁结，疏泄失常，气滞血瘀，死精多，情志抑郁，不育，并见胸胁胀痛，小腹不适，或射精时茎中作痛，或睾丸胀痛等。治宜疏肝理气，行血活精。疏肝理气用柴胡、香附等；行气止痛用乌药、沉香、橘核；活血化瘀、柔肝止痛用当归、白芍、甘草；温肾生精用仙茅、淫羊藿等。

2. 虚证

肾气虚弱，生殖之精失于温养，死精数增多，不育，伴见射精无力或早泄，腰膝酸软，头昏耳鸣，神疲乏力，气短自汗。治宜补肾益精，活精助育。温肾壮阳用淫羊藿、续断、菟丝子等；滋肝肾阴用何首乌、枸杞子、桑椹子等；益气养血用黄芪、当归等。

肾阳衰弱，失于温煦，阴寒内生，精清冷而死精多，婚久不育，形寒肢冷，阳痿早泄，面色白，精神不振，腰膝酸软，小便清长，夜尿多。治宜温肾壮阳，活精助育。温肾阳用炮附子、肉桂、仙茅、淫羊藿、巴戟天、蛇床子、韭子、鹿茸等；补肝肾，益精血用山茱萸、枸杞子、杜仲等；益气养血用人参、熟地黄、当归、白术等。

肾阴亏损，虚热内生，热扰精室，腰膝酸软，耳鸣，并见五心烦热，潮热盗汗，口干咽燥，遗精。治宜滋阴清热，活精助育。滋阴降火用知母、黄柏、生地黄、白芍等；活血凉血用丹参、赤芍、当归等；清热解毒用金银花、蒲公英、生甘草等。

脾胃虚弱，后天之精乏源，面色萎黄，形体消瘦，周身乏力，食欲不振，脘痞腹胀，肠鸣腹泻。治宜健脾益胃，活精助育。补气健脾用太子参、茯苓、白术、黄芪；行气和胃用藿香、陈皮、焦三仙等。

【辨证论治】

1. 肾气亏虚证

证候：精液化验结果为死精数增多，不育，射精无力或早泄，腰膝酸软，伴见头昏耳鸣，神疲乏力，气短自汗。舌质淡，苔薄白，脉弱。

治法：补肾益精，活精助育。

代表方：生精种玉汤加减。常用淫羊藿、续断、菟丝子、何首乌、枸杞子、桑椹子、覆盆子、五味子、黄芪、当归等。

加减：性欲低下，阳痿早泄，射精无力者，加仙茅、巴戟天、蛇床子、韭子；形寒怕冷，四肢厥冷，精液清冷者，加制附子、肉桂；腰膝酸软，头昏耳鸣者，加杜仲、桑寄生、天麻；神疲乏力，面色少华，气短自汗，经常感冒者，加人参、黄芪、当归、白术。

2. 肾阳亏虚证

证候：精清冷而死精多，婚久不育，伴见形寒肢冷，阳痿早泄，面色白，精神不振，腰膝酸软，小便清长，夜尿多。舌质胖，脉沉细或微。

治法：温肾壮阳，活精助育。

代表方：赞育丹加减。常用炮附子、肉桂、仙茅、淫羊藿、巴戟天、蛇床子、韭子、山茱萸、枸杞子、杜仲、人参、熟地黄、当归、白术、鹿茸等。

加减：腹胀便溏者，去当归、熟地黄，加木香、炮姜；失眠健忘者，加炒枣仁、首乌藤；若精液量甚少或仅点滴而出者，加紫河车、鹿角胶等血肉有情之品。

3. 阴虚火旺证

证候：精少而黄，死精多，婚久不育，腰膝酸软，耳鸣，并见五心烦热，潮热盗汗，口干咽燥，遗精。舌红，少苔或无苔，脉细数。

治法：滋阴清热，活精助育。

代表方：死精Ⅰ号方加减。常用知母、黄柏、生地黄、白芍、丹参、赤芍、当归、金银花、蒲公英、生甘草、川续断等。

加减：尿频、尿急、尿痛等尿道刺激症状明显者，加车前子、木通；尿末滴白严重者，加五味子、煅龙牡；伴有血精或血尿明显者，加大蓟、小蓟、白茅根；腰膝酸软者，加杜仲、秦艽；大便干结难解者，加肉苁蓉。有结核感染者，同时给予西药抗结核治疗。

4. 肝郁血瘀证

证候：死精多，情志抑郁，不育，并见胸胁胀痛，腹不适，或射精时茎中作痛，或睾丸胀痛。舌暗红或有瘀点，脉弦或涩。

治法：疏肝理气，行血活精。

代表方：逍遥丸合乌药散加减。常用柴胡、香附、乌药、沉香、橘核、白芍、甘草、仙茅、淫羊藿等。

加减：性欲淡漠，阳痿不举或举而不坚者，加巴戟天、露蜂房、干蜈蚣；少腹不适，或睾丸胀痛者，加台乌药、荔枝核；会阴刺痛明显，舌有紫气或有瘀点者，加三棱、莪术、炙乳香、炙没药。

5. 脾胃虚弱证

证候：不育，精液化验死精多于25%，伴面色萎黄，形体消瘦，周身乏力，食欲不振，脘痞腹胀，肠鸣腹泻。舌质淡胖有齿痕，苔薄而白，脉缓无力。

治法：健脾益胃，活精助育。

代表方：四君子汤加减。常用太子参、茯苓、白术、藿香、陈皮、焦三仙、黄芪、当归、枸杞子等。

加减：大便溏薄，腹痛喜温者，加制附子、炮姜炭；肛门坠胀甚至脱肛者，加炙升麻、柴胡；失眠严重者，加五味子、首乌藤；兼梦遗者，加金樱子、芡实、莲须。

【其他疗法】

（一）中成药

1. 五子衍宗丸

具有补肾益精的作用。适用于肾虚精亏者。

2. 金匮肾气丸

具有温补肾阳的作用。用于肾阳亏虚者。

3. 知柏地黄丸

具有滋阴清热的作用。用于肾阴虚火旺者。

4. 逍遥丸

具有疏肝健脾活血的作用。用于肝郁气滞血瘀者。

（二）单方验方

1. 生精汤

方药组成：生地黄、赤芍、萆薢、肉苁蓉、菟丝子各 15g，黄柏、丹皮各 10g，车前子、淫羊藿、枸杞各 12g。阴虚明显加重生地黄用量；阳虚明显加重淫羊藿用量；湿胜重用萆薢；热胜重用黄柏。水煎，每日 1 剂，1 个月为一疗程。也可制成蜜丸，每丸重 9g，每次 1 丸，日服 3 丸。以此方治疗死精症，其总有效率为 92.85%。

2. 活精散

方剂组成：巴戟天、枸杞子、覆盆子、菟丝子、熟地黄、车前子、淫羊藿各 60g。山药、枣皮、炙龟甲、五味子各 40g，共为细末，每次 10g，日服 3 次。

（三）针灸疗法

1. 取气海、关元、三阴交，或肾俞、太溪、次髎。每次选一组穴位，交替使用，隔天治疗 1 次，10 次为一疗程。属肝气郁结、气滞血瘀、痰湿内蕴型，用提插结合捻转和泻法，并加丰隆、阴陵泉、太冲、曲骨及精宫穴，另加梅花针，温针关元、命门、足三里等。

2. 取关元、气海、足三里、三阴交。艾条灸以上穴位，使其红润、有灼热感。每次 20 分钟，每日或隔日 1 次，3 个月为一疗程。

3. 取关元，外敷白芥子、麻黄等药物，使穴位处皮肤潮红、起疱，然后揭去药物，每 5 日 1 次，10 次为一疗程。

（四）药膳疗法

1. 蒸羊睾

取羊睾丸 1 对，仙茅、巴戟天各 10g。将睾丸切开，二药研末放入睾丸内合好，置锅中蒸熟，分 4~6 次服完。适用于肾阳虚弱者。

2. 羊肉粥

羊肉 600g，黄芪 20g，人参、白茯苓各 10g，大枣 5 枚，粳米 100g。先取精羊肉 120g，切细，余下羊肉与 4 味药物同煎，取汁 300mL，入粳米煮粥，待粥临熟时入切细的羊肉，调合，加调料即可食用。用于肾气虚弱者。

3. 当归生姜羊肉汤

当归 30g，羊肉 150g，生姜 30g，黄芪 20g，加水 1000mL，调料适量，煮熟喝汤吃肉，早晚各 1 次。

【预防调护】

1. 节制房事，不恣情纵欲。

2. 饮食合理，忌食辛辣、生冷、烟、酒。多食龟、鳖、鳝、鱼等血肉有情之品。

3. 遵守医嘱，按疗程用药，切忌时断时续地治疗用药。

第八节 免疫性不育

男性免疫性不育症是指因男性本身免疫功能异常而导致男性正常生殖活动紊乱所造成的不育，主要是由生殖道损伤、感染、梗阻等因素造成血睾屏障破坏、精浆免疫抑制物缺失，以及自然免疫和生殖道淋巴细胞改变造成的免疫耐受机制破裂，在男子的血液、精浆和精子表面发生免疫应答，产生抗精子抗体从而引起生育能力下降。原因不明的不育夫妇中，其中 2%~10% 与免疫因素有关，一般患者的性功能及射精功能正常，在至少一份精液标本中，混合抗球蛋白反应试验（MAR）或免疫珠试验（IBT）有不少于 50% 的活动精子表面被覆抗体可诊断为免疫性不育症。

免疫性不育是西医病名，但中医治疗可参照"不育""无子"等相关内容进行辨证论治。

【源流】

《备急千金要方·求子论》曰："凡人无子，当为夫妻俱有五劳七伤、虚羸百病所致，故有绝嗣之患。"《石室秘录·十六论·子嗣》中还具体说明"男子不能生子有六病，一精寒也，一气衰也，一痰多也，一相火盛也，一精稀少也，一气郁也"。

【病因病机】

（一）病因

1. 肾阴亏损，虚火上炎

患者恣情纵欲、房事过度，或少年无知，频繁手淫，均可导致耗气伤阴，虚火上炎而至精室，灼精伤液而凝。

2. 湿热下注，浸淫精室

素体阳气较盛，或饮食不节，嗜食醇酒厚味及辛辣之品，损伤脾胃，酿湿生热，或蕴痰化热，湿热痰火，下趋精窍，内蕴精室，精稠易凝。

3. 瘀血阻络

久病入络，或跌扑损伤均可引起瘀血之变。若瘀血留滞肾府，阻滞精道，可使精的生化受阻，或排泄失司，精液不能射出，或但聚于阴头，亦令人无子。

4. 肝气郁结，疏泄无常

肝火亢盛，七情所伤，情志不遂，恼怒伤肝，致使肝气郁结，疏泄失常，脏腑功能失调，导致肾精瘀滞而不育。

西医学认为男性免疫性不育症主要是由生殖道损伤、感染、梗阻等因素造成血睾屏障破坏、精浆免疫抑制物缺失，以及自然免疫和生殖道淋巴细胞改变造成免疫耐受机制破裂，在男子的血液、精浆和精子表面发生免疫应答，产生了抗精子抗体，从而引起生育能力下降。

（二）病机

免疫性不育症的病机较为复杂，归纳起来有虚、实、湿、热、瘀、郁的不同。本病的病位主要在肾，与肝、脾有密切关系。肾虚则精亏血少而不育；脾虚健运失司，精微不足；肝郁气滞，疏泄失职；气血失调；痰浊内生，痰阻宗筋等均可导致免疫性不育。

【临证思路】

（一）病机辨识

本病属于正虚邪恋之症。凡属肾阴阳不足所致者均属虚证；而湿热、气郁血瘀导致本病产生者归属实证。此外虚实亦可同时出现而产生虚实夹杂证，临床上亦会有无证可辨的情况产生。

（二）治法与处方原则

针对该病的主要病机，临床治疗以扶正祛邪作为指导性原则。具体而言，扶正包括调补肾之阴阳，滋养肝肾以及补益肺脾等；祛邪则主要包括清利湿热、疏通气机、活血祛瘀等。

（三）用药式

1. 实证

肝气郁结，心情抑郁，烦躁易怒，夜寐不安，胸胁胀满，或见少腹胀痛，善太息，食欲不振，口苦，舌边红苔薄干，脉弦或细。治宜疏肝解郁。用柴胡、白芍、枳壳、法半夏、黄芩、麦冬、茯苓、郁金、生姜、甘草等。

中焦脾胃湿热或肝经湿热证见四肢倦怠，懒动，脘腹闷胀，口苦，阴囊潮湿，瘙痒腥臭，睾丸坠胀作痛，小便色黄，尿道灼痛，舌红，苔黄腻，脉滑数。治宜清热利湿，健脾化浊。用杏仁、白豆蔻仁、生薏仁、厚朴、半夏、佩兰、藿香、滑石、龙胆草等。

瘀血阻滞，证见会阴部、睾丸、小腹、生殖器不适，或刺痛，舌淡或有瘀点，苔薄白，脉弦或涩。治宜活血化瘀，通利精窍。用桃仁、红花、赤芍、当归、川芎、生地黄、丹参、生白术、川牛膝、黄芪等。

2. 虚证

肝肾阴虚，出现腰膝酸软，眩晕耳鸣，失眠多梦，遗精，形体消瘦，咽干，心烦，易怒，多梦，睡眠差，伴舌红少津，脉弦细数等。用熟地黄、生地黄、川黄柏、山药、茯苓、白芍、柴胡、女贞子、泽泻、山茱萸等滋阴降火。

【辨证论治】

1. 肝气郁结证

证候：心情抑郁，烦躁易怒，夜寐不安，胸胁胀满，或见少腹胀痛，善太息，食欲不振，口苦，舌边红苔薄干，脉弦或细。

治法：疏肝解郁。

代表方：四逆散加减。常用药物有柴胡、白芍、枳壳、法半夏、黄芩、麦冬、茯苓、郁金、生姜、甘草等。

加减：肝郁化火，胸胁灼痛，口十口苦者，加牡丹皮、山栀子；口干口苦重者，复加山栀、牡丹皮；纳差神疲，属肝郁乘脾者，加党参、白术；化火伤阴，眼目干涩者，加枸杞子、黄精；若少腹胀痛者，加荔枝核、王不留行。

2. 湿热蕴结证

证候：四肢倦怠，懒动，脘腹闷胀，口苦，阴囊潮湿，瘙痒腥臭，睾丸坠胀作痛，小便色黄，尿道灼痛，舌红，苔黄腻，脉滑数。

治法：清热利湿，健脾化浊。

代表方：三仁汤加减。常用药物有杏仁、白豆蔻仁、生薏仁、厚朴、半夏、佩兰、藿香、滑石等。

加减：阴部瘙痒重者，加地肤子、苦参；阴部潮湿重者，加土茯苓。

3. 瘀血阻滞证

证候：会阴部、睾丸、小腹、生殖器不适，或刺痛，舌淡或有瘀点，苔薄白，脉弦或涩。

治法：活血化瘀，通利精窍。

代表方：桃红四物汤加减。常用药物有桃仁、红花、赤芍、当归、川芎、生地黄、丹参、生白术、川牛膝、黄芪等。

加减：会阴部疼痛者，加皂角刺、路路通；小腹坠胀重者，加枳壳、厚朴；瘀久化热，烦躁易怒者，加黄柏、牡丹皮；少腹疼痛者加小茴香、乌药。

4. 肝肾阴虚证

证候：腰膝酸软，眩晕耳鸣，失眠多梦，遗精，形体消瘦，咽干，心烦，易怒，多梦，睡眠差，伴舌红少津，脉弦细数。

治法：滋阴降火。

代表方：知柏地黄丸加减。常用药物有熟地黄、生地黄、川黄柏、山药、茯苓、白芍、柴胡、女贞子、泽泻、山茱萸等。

加减：烦躁易怒者加柴胡、白芍；心烦不寐，小便短赤者，加生地黄、牡丹皮、女贞子、牡丹皮、旱莲草。

【其他疗法】

（一）针对病因治疗

对于生殖道梗阻、精索静脉曲张等患者，需要首先采用外科治疗。对于生殖系统感染的患者，如慢性前列腺炎、附睾炎等，需要先用抗生素消除感染。

（二）免疫抑制剂治疗

对经各种检查无明显器质性病因存在，而仅表现为凝集精子比例增高，即特发性不育者，考虑用免疫抑制剂治疗，可选用泼尼松 5mg，每日 2 次，口服。

（三）中成药治疗

1. 金匮肾气丸

具有补肾助阳的作用，用于肾气虚精关不固者。每次 9g，每日 2 次。

2. 龙胆泻肝丸

具有清泄肝胆实火、清利肝胆湿热的作用，用于湿热下注者。每次 9g，每日 2 次。

3. 逍遥丸

具有疏肝解郁的作用，用于肝气郁结者。每次 9g，每日 2 次。

4. 血府逐瘀胶囊

具有活血化瘀，祛瘀生新的功效，用于精道瘀阻者。每次 6 粒，每日 2 次。

5. 六味地黄丸

具有滋补肾阴的作用，用于肾阴虚者。每次 9g，每日 2 次。

6. 前列通瘀胶囊

具有清热利湿的作用，用于湿热瘀阻者。每次 5 粒，每日 3 次。

（四）针灸疗法

选血海、中极、关元、肾俞、命门、肝俞、三阴交、会阴、阴陵泉、足三里、合谷等穴，每次用 3~5 穴针刺，毫针平补平泻，每次 20~30 分钟，隔日 1 次。

（五）人工授精（IUI）

对药物治疗无效者，可以通过洗涤去除精浆中的抗精子抗体（AsAb），并用洗涤过的精子做宫腔内人工授精，以达到受孕目的。

（六）单方验方

脱敏生育方　由苍术、忍冬藤、当归、赤芍、青皮、泽泻、泽兰、车前子等组成。可制成冲剂。每次服 1 包，每日 2 次，开水冲服，连服 3 个月为一疗程。

（七）针灸疗法

主穴：三阴交、足三里、太溪。

辅穴：天枢、中脘、下脘、关元。

操作方法：每次取 2 个主穴，配 1~2 个辅穴。主穴用泻法，配穴用平补平泻，中等刺激。隔日 1 次。

（八）药膳疗法

1. 羊肉 500g，麻雀 5 只，韭菜子 30g。将羊肉洗净切薄片，麻雀去内脏及毛爪，洗净。先将麻雀入砂锅煮熟，加韭菜子 30g，煮 20 分钟锅开后，速加羊肉，肉熟后，出锅装大碗，加少许青盐及调味品食用。

2. 麻雀蛋 2 枚，白皮鸡蛋 2 枚，乌龟蛋 2 枚，枸杞子 50g，肉桂 5g。将 3 种蛋煮熟，去壳，切成小块，放入砂锅内，加入枸杞子、肉桂，煮 30 分钟起锅，加红糖调味，每日早餐食用。

3. 薏苡仁 200g，银耳 50g，用文火煮成粥，加少量食糖食用，每日 2 次。

4. 薏苡仁 150g，汉防己 30g，赤茯苓 30g，加凉水 1000mL，用文火煮 1 小时，取汁加白糖调凉后当饮料服用，一日数次。

【预防调护】

1. 预防

建议患者少穿紧身裤或牛仔裤、少桑拿浴、少热水浸浴等，注意阴囊的散热，睾丸远离高温环境，以保护睾丸的生精功能，避免睾丸、附睾外伤和避免放射性物质的照射。

2. 护理

告知患者积极治疗可能导致免疫性不育症的泌尿生殖系疾患，如急慢性前列腺炎、精囊炎、急慢性睾丸附睾炎、睾丸鞘膜积液、精索静脉曲张等疾病。外科医生做输精管结扎术时，要减少组织损伤，避免术后痛性结节的形成。治疗期间，嘱患者忌烟酒、辛辣刺激等食物，调节好心情，注意睡眠。

第九节　无精子症

无精子症是指3次或3次以上精液离心后镜检未发现精子，同时排除不射精和逆行射精等情况的病证，是导致男性不育的主要原因之一。无精子症占男性不育症的15%~20%，造成无精子症的原因主要有缺乏促性腺激素的刺激作用、生精功能障碍和生殖道梗阻。现代中医学认为，精气清冷首先责之于肾，精道不通应责之于肝。病机为肾精亏虚或生殖之精难生，精道阻塞，精阻难出。治疗当补肾生精，疏肝活血通络。原发性生精功能障碍的病因主要包括无睾症、睾丸发育不全、隐睾、基因异常等先天性因素，以及睾丸肿瘤、外伤、睾丸扭转等引起的获得性因素。梗阻性无精子症根据梗阻部位可分为睾丸内梗阻、附睾梗阻、输精管梗阻及射精管梗阻。

中医文献中无此病名，究其证候属"无子""无嗣""精液清冷""绝孕"等范畴。

【源流】

汉代张仲景在《金匮要略》中指出："男子脉浮弱而涩，为无子，精气清冷。"《诸病源候论·虚劳无子候》指出"丈夫无子者，其精清如水冷如冰铁，皆为无子之候""泄精、精不射出，但聚于阴头，亦无子"。《黄帝内经》认为无子的原因为"天地之精皆竭"和"天癸竭"。清代医学家高学山指出系"天生之精冷者"。可见对本病的病因已有了一定的认识。

【病因病机】

（一）病因

1. 肾精不足

肾藏精，主生殖。若禀受薄弱，先天不足，必累其身，导致生殖病变；素体虚弱，脾气不足；或久病之后，气虚不复；或劳累过度，损伤脾胃之气，则气血生化无权。因精由血化，精血相关，脾虚则精血生化不足而不育。

2. 精道受阻

外阴不洁或不洁性交，秽浊内积，淫毒侵染；或感受风热、疫毒、风寒之邪，邪毒下注，可致梅毒、淋浊、血精、脓精、疳疮等症，而这些病证均可导致男性不育症。

3. 湿热下注

嗜食肥甘辛辣之品，损伤脾胃，痰湿内生，郁久化热，渐致阳痿、死精；或素体肥胖，复又嗜饮酒浆，膏粱厚味，影响脾胃功能，水谷不能化生精微而生痰浊，痰浊下趋精窍，内蕴精室，使精的生化受阻，精道阻滞，直接损害人的生育功能。

4. 气滞血瘀

久病者邪气入络，或跌扑损伤均可引起瘀血之变，瘀血留滞肾府，阻滞精道，可使精的生成受阻，或排泄失司，精液不能射出，或但聚于阴头，亦令人无子。伴少腹隐痛，睾丸坠胀疼痛，胸胁胀满，烦躁易怒，可有阳痿或不射精，舌质暗红，边尖有瘀斑、瘀点，苔薄白或少津，脉涩。

西医认为，无精子症不是孤立性疾病，而是由多种病因引起的一种病证。引起无精子症的原因有阻塞性和精子生成障碍两大类。

导致阻塞性无精子症的原因有：①先天性畸形：如附睾头的位置异常而附睾体、尾明显萎缩，附睾管完全闭锁，输精管畸形及输精管不发育或缺如；②感染：结核和其他细菌感染也可引起附睾及输精管内的阻塞；③囊肿：附睾发生囊肿，压迫附睾管而引起梗阻；④手术损伤：如隐睾或疝修补手术不当，损伤输精管或附睾引起输精管道的梗阻。

导致精子生成障碍的因素有：①遗传性疾病：如克氏综合征等；②先天性睾丸异常：如先天性无睾症、双侧隐睾和睾丸先天性发育不全等；③睾丸本身的病变：如睾丸的外伤、腮腺炎后睾丸炎；④内分泌疾病：如垂体功能亢进或低下、垂体肿瘤、甲状腺功能亢进或低下等；⑤辐射、高温；⑥严重的全身性疾病和营养不良；⑦抗肿瘤药的运用；⑧严重的精索静脉曲张。

（二）病机

中医认为肾藏精，主发育和生殖。肾脏精气的盛衰直接决定人体的生长、发育及衰老，亦直接影响性功能和生殖功能。生殖之精虽为肾中精气所化，但与五脏之精密切相关，五脏协调，精气充盛，气化有度，藏泄有常，是维持生殖功能的重要因素，可见无精子症与肾、肝、心、脾等脏腑功能均有关，而与肾之关系最为密切。

【临证思路】

（一）病机辨识

明辨虚实是本病证的辨证关键所在。本病以虚证多见，其中又以肾虚为主，包括肾阳虚、肾阴虚、肾阴阳俱虚及脾肾两虚；实证病机多为气滞血瘀或湿热瘀阻；此外，还有一些虚实夹杂之证，如肾虚兼夹血瘀或肝郁等。

（二）治法与处方原则

针对本症的主要病机，治疗上当以补肾生精、疏通精道为原则。肾阳虚者当温补肾阳；肾阴虚者则须补肾阴；气滞血瘀者当理气活血化瘀；湿热蕴结，瘀热内结者，则需清利湿热，活血化瘀；瘟毒之邪下注者，当清热解毒。如果确属先天不足，肾子软小甚至缺如，则无望治愈生子，如无其他不适可不予治疗。

（三）用药式

1. 实证

湿热下注症见精液中有较多白细胞及脓细胞，精液中无精子，精液不液化，阳强不射精；同房后睾丸及耻骨附近憋胀不适，尿短赤有灼热或茎中热痛，或阴肿阴痒，或白浊，腰部酸胀，两腿沉重，身倦乏力，头重、心烦口干，喜凉饮，大便不畅，舌红苔黄腻，脉弦滑数。治宜清利湿热，消肿解毒。用草薢渗湿汤加减。药用黄柏、通草、泽泻、茯苓、当归、草薢、车前子、薏苡仁、生地黄等。

瘀血阻滞症见阴囊内有蚯蚓状的精索静脉曲张，射精时精道刺痛，无精子，精液中可有较多红细胞，伴有睾丸坠痛或少腹作痛，疼痛固定、持续时间较长，入夜尤甚，病证反复发作，唇色晦暗，舌质紫暗，或有瘀点，脉沉涩或细涩。治宜活血化瘀通精。用柴胡、枳壳、牛膝、桃仁、红花、赤芍、当归、穿山甲、路路通、丹参、王不留行等。

2. 虚证

肾精不足症见精液清冷，无精子，射精无力，性欲淡漠或阳痿早泄，伴腰膝冷痛，精神萎靡，神疲乏力，面色㿠白，动则气短，四肢不温，阴部湿冷，小便清长，夜尿量多，舌质淡胖，苔薄白而润，脉沉细无力，尺部尤为明显。治宜益肾温阳，佐以补精。用肉苁蓉、仙茅、淫羊藿、熟附子、肉桂、山茱萸、山药、五味子、覆盆子、熟地黄、菟丝子、枸杞子等。

气血亏虚症见精液稀薄，无精子，性欲减退，或阳痿早泄，面色不华，形体衰弱，神疲乏力，心悸怔忡，眠差多梦，健忘头晕目眩，食少纳呆，懒言气短，爪甲色淡，舌淡苔少，脉象沉细。治宜益气健脾，养血生精。药用党参、白术、茯苓、白芍、当归、阿胶、黄芪、熟地黄、菟丝子、枸杞子、黄精、紫河车、甘草等。

【辨证论治】

1. 肾精不足证

证候：精液清冷，无精子，射精无力，性欲淡漠或阳痿早泄，伴腰膝冷痛，精神萎靡，神疲乏力，面色㿠白，动则气短，四肢不温，阴部湿冷，小便清长，夜尿量多，舌质淡胖，苔薄白而润，脉沉细无力，尺部尤为明显。

治法：益肾温阳，佐以补精。

代表方：金匮肾气丸合五子衍宗丸加减。常用药物有肉苁蓉、仙茅、淫羊藿、熟附子、肉桂、山茱萸、山药、五味子、覆盆子、熟地黄、菟丝子、枸杞子等。

加减：若性欲淡漠、阳痿精薄者，加阳起石、韭菜子；遗精早泄者，加莲须、龙骨、芡实；不射精者，加紫石英、王不留行。

2. 气血亏虚证

证候：精液稀薄，无精子，性欲减退，或阳痿早泄，面色不华，形体衰弱，神疲乏力，心悸怔忡，眠差多梦，健忘头晕目眩，食少纳呆，懒言气短，爪甲色淡，舌淡苔少，脉象沉细。

治法：益气健脾，养血生精。

代表方：八珍汤加减。常用药物有党参、白术、茯苓、白芍、当归、阿胶、黄芪、熟地黄、菟丝子、枸杞子、黄精、紫河车、甘草。

加减：若不射精加石菖蒲、远志、茯神、蜈蚣通精道，开下窍；失血者加旱莲草、女贞子。

3. 湿热下注证

证候：精液中有较多白细胞及脓细胞，精液中无精子，精液不液化，阳强不射精；同房后睾丸及耻骨附近憋胀不适，尿短赤有灼热或茎中热痛，或阴肿阴痒，或白浊，腰部酸胀，两腿沉重，身倦乏力，头重，心烦口干，喜凉饮，大便不畅，舌红苔黄腻，脉弦滑数

治法：清利湿热，消肿解毒。

代表方：萆薢渗湿汤加减。常用药物有黄柏、通草、泽泻、茯苓、当归、萆薢、车前子、薏苡仁、生地黄。

加减：若精液中有脓细胞、口干尿黄者，加土茯苓、蒲公英；若大便不畅者，加枳壳、大黄。

4. 瘀血阻滞证

证候：阴囊内有蚯蚓状的精索静脉曲张，射精时精道刺痛，无精子，精液中可有较多红细胞，伴有睾丸坠痛或少腹作痛，疼痛固定、持续时间较长，入夜尤甚，病证反复发作，唇色晦暗，舌质紫暗，或有瘀点，脉沉涩或细涩。

治法：活血化瘀通精。

代表方：血府逐瘀汤加减。常用药物有柴胡、枳壳、牛膝、桃仁、红花、赤芍、当归、穿山甲、路路通、丹参、王不留行。

加减：若不射精，加蜈蚣、蜂房；若阳痿者加淫羊藿、紫石英；若少腹胀者加乌药、小茴香。

【其他疗法】

（一）西药治疗

无精子症的西药治疗目前尚无特效药，非梗阻性无精子症患者可以采用部分经验性治疗，但目前仍有争议，主要有氯米芬、芳香化酶抑制剂等。

（二）手术治疗

精索静脉曲张、隐睾及输精管阻塞所引起的无精子症，可采用手术疗法。如精索静脉高位结扎、精索静脉与腹壁下静脉吻合，双侧输精管吻合，双侧隐睾固定等。

（三）中成药

1. 金匮肾气丸

具有补肾助阳的作用，用于肾气虚精关不固者。每次 9g，每日 2 次。

2. 龙胆泻肝丸

具有清泄肝胆实火、清利肝胆湿热的作用，用于湿热下注者。每次 9g，每日 2 次。

3. 加味逍遥丸

具有疏肝解郁的作用，用于肝气郁结者。每次 9g，每日 2 次。

4. 血府逐瘀胶囊

具有活血化瘀、祛瘀生新的功效，用于精道瘀阻者。每次 2.4g，每日 2 次。

（四）单方验方

1. 五子地黄汤

药用枸杞子、车前子、泽泻、当归、茯苓、丹皮、白芍、生地黄、党参、菟丝子、覆盆子、怀山药各 12g，五味子、甘草各 4.5g。水煎服，1 日 1 剂，以连服 100 剂为一疗程。主治肾阴阳俱虚所致的无精子症。

2. 生精汤

药用枸杞子 9g，韭子、菟丝子、补骨脂、肉苁蓉、生熟地黄、紫河车各 12g，淫羊藿、制首乌各 15g。水煎服，1 日 1 剂。适用于肾阳虚所致的无精子症。

3. 五子桃红四逆散

由五子衍宗丸合四逆散加桃仁、红花而成。适用于肾精虚损、瘀血阻精道、肝气郁结所致的无精子症。阳虚者加紫河车、海狗肾、仙茅、淫羊藿、巴戟天、锁阳；阴虚加熟地黄、山药、山萸肉、天冬、麦冬、女贞子、旱莲草；湿热者，加黄柏、知母、龙胆草、野菊花、淫羊藿、枸杞子等。水煎服，每 3~4 天 1 剂，每月服 7~10 剂。

4. 生育丸处方

药用红参 40g，鹿茸 10g，鹿角胶、枣皮各 60g，枸杞子、熟地黄、黄芪、五味子各 80g，海狗肾、蛤蚧各 1 对。将上药共为细末，炼蜜为丸，每日 2 次，每次 10g。适用于肾精亏损、元气大伤所致无精子症。

(五) 外治疗法

敷脐疗法：蛇床子 12g，肉苁蓉 12g，韭菜子 12g，大青盐 5g，炮附子 9g，羊藿叶 12g。将上方放入药壶内，加凉水 2 杯（300mL 左右），浸泡 1 小时后，用文火煎 30~40 分钟，浓缩成 100mL，倒入碗内备用。用纱布 1 块，折成 2~3 层，以盖住肚脐为度，用纱布沾上药液，以全湿不滴药液为宜，然后盖在肚脐上，用胶布贴牢。隔天换药 1 次，30 天为一个疗程。

(六) 针灸疗法

1. 针法

取肾俞、关元、三阴交、次髎、气海、足三里。针刺用补法，每日 1 次，10 次为一疗程。

2. 针加灸法

针刺取任脉、督脉、足少阴、足太阴穴为主，用补法，又隔姜灸关元、气海，针三阴交；或隔姜灸命门、肾俞，针太溪。每组各灸治 5 天，每天 1 次，10 次为一疗程。

(七) 药膳疗法

鳗鱼 200g，枸杞子 50g，女贞子 50g，菟丝子 50g。将枸杞子、女贞子、菟丝子装进纱布袋内，将口扎紧和鳗鱼放入砂锅内同煮 30 分钟，放入盐、料酒、葱姜末、味精适量，晚餐前喝汤食鳗鱼，隔日食用 1 次，连服 15 次，或房事前 1 小时食用。

【预防调护】

1. 预防

避免各种有害因素干扰睾丸、附睾等功能，如高温作业、长期热水浴等，避免久站、长时间骑自行车及憋尿。

2. 护理

治疗期间提倡劳逸结合，有节律地进行性生活，不要求禁欲，但应控制性交频度。治疗期间饮食应以清淡而富有营养为佳，平素可选用一些莲子、银耳、百合、枣类羹食，既可顾护脾胃，又可益肾养精。尽量戒烟酒辛辣之品，注意精神方面的调摄，喜怒有节，心情舒畅。既病之后，医护人员应多向患者做思想工作，以消除其紧张与疑虑。

第十节　先天性睾丸发育不全综合征

先天性睾丸发育不全综合征又称 Klinefelter's 综合征，是一种因性染色体数目异常引起并伴有多种临床表现的疾病，是男性不育中最常见的染色体异常疾病。发病率约为 1/500。根据 1942 年 Klinefelter 等的描述，其特点是睾丸小硬、精子缺乏及尿中促性腺激素增高等。该病又称为 47，XXY 综合征。其根本缺陷是男性多一条 X 染色体，常见的核型是 47，XXY 或 46，XY/47，XXY。

【源流】

中医文献中没有"先天性睾丸发育不全综合征"的病名，但中医所言"肾虚""子萎"与本症相关。

【病因病机】

先天性睾丸发育不全综合征患者大约 60% 由于母亲卵细胞减数分裂时发生了不分离，40% 由于父亲精细胞减数分裂不分离所致。由于这种不分离，可以分别形成性染色体为 XX 和不含性染色体的两种卵子，或者为 XY 和不含性染色体的两种精子，当异常的精子与正常的卵子结合后就可以产生 XXY 综合征。如果母亲性细胞不分离，受孕后可以产生 XO、YO、XXX、XXY 四种核型的个体。一般认为大多数 47，XXY 的形成系卵子在成熟分裂过程中性染色体不分离所引起。关于人体正常的生长发育过程，《黄帝内经》曰："丈夫八岁，肾气实，发长齿更。二八，肾气盛，天癸至，精气溢泻，阴阳和，故能有子。三八，肾气平均，筋骨劲强，故真牙生而长极。四八，筋骨隆盛，肌肉满壮。五八，肾气衰，发堕齿槁。六八，阳气衰竭于上，面焦，发鬓斑白。七八，肝气衰，筋不能动，天癸竭，精少，肾藏衰，形体皆极。八八，则齿发去。"本病的发生多与肾密切相关，肾为先天之本，主生长发育、生殖，故本病的发生多由肾中精气不足所致。

【症状识辨】

先天性睾丸发育不全患者在儿童期无异常，常于青春期或成年期时出现异常。青春期前仅有不典型的男性化表现，如睾丸偏小，下肢略长等，病理性的性腺功能减退尚未表现出来，青春期开始逐渐出现性腺功能减退的症状和体征，患者主要表现为性器官和性腺发育不全、性功能低下和生殖功能障碍，成年患者会出现体型较高，下肢细长，皮肤细白，阴毛及胡须稀少，腋毛稀少等，约半数患者两侧乳房肥大。外生殖器常呈正常男性样，但阴茎较正常男性短小，两侧睾丸显著缩小，质地坚硬，性功能较差，精液中无精子，智力发育正常或略低。

【诊断】

一般在发育期前较难做出诊断，不育或性功能障碍是多数患者就诊的主要原因。体格偏高，皮肤细腻，无胡须，喉结平小，阴毛稀少，阴茎及睾丸发育差，一般呈幼稚状，骨盆和乳房均可呈现女性化特征。根据这些特征，其诊断并不困难，本病典型的内分泌特征是低睾酮（T）和高促性腺激素（FSH、LH）。外周血淋巴细胞进行染色体核型分型，X 小体阳性，染色体组型为 47，XXY 则可明确诊断。

【治疗】

先天性睾丸发育不良患者在青春期之前无明显症状，不易发现，往往青春期后才就诊，延误了最佳治疗期，一般最佳治疗时间为 11~12 岁，有学者建议对 11~15 岁的男童进行睾丸大小的测量，睾丸直径<2cm 的应进行性染色体检查。Kienfelter's 综合征的治疗目前仍以补充雄激素为主要手段。常用的药物有绒毛膜促性腺激素（HCG）、十一酸睾酮等。在青春期前以补充 HCG 为基础，其用药量要足，疗程要长，尽量使其性器官和性腺得到最大程度的发育。同时为了使其第二性征得到最大限度地显现，还应补充适量的睾酮。对成年患者的治疗主要是不间断补充雄激素如十一酸睾酮等。对成年患者双侧或一侧睾丸有一定质量者，仍应给予适量的 HCG，以免因外源性睾酮而使患者原有的睾丸分泌功能完全丧失。药物仅对男性化有一定帮助，但并不能改变女性型乳房，故针对乳房肥大者，可将乳房内乳腺及脂肪组织切除。本病长期乃至终身补充雄激素的目的主要是提高患者的社会适应能力，提高其生活质量，避免并发症的发生。

第十一节　肥胖生殖无能综合征

肥胖生殖无能综合征（dystrophia adiposogenitalis），又名 Frohlichs 综合征，是属内分泌-代谢功能紊乱性疾病，主要是由丘脑、丘脑下部或鞍上区域的颅咽管瘤、神经胶质瘤或垂体前叶瘤引起。70%的患者年龄在 20 岁以下，男孩多见。患者从 10 岁以后开始肥胖，阴茎、睾丸发育均小，可伴隐睾等，至青春期不长腋毛、阴毛等。

【源流】

中医文献中没有"肥胖生殖无能综合征"，但中医所言"不育"相关病证与之相关。

【病因病机】

本病病位主要在脾肾，多由脾肾阳虚，痰湿内盛所致。由于禀赋不足，脾肾阳虚，脾虚则痰湿内盛，肾虚则阳具发育不良，生殖能力低下，多为表盛里虚。

【临证思路】

（一）病机辨识

肾为先天之本，主生殖；脾为后天之本，运化水谷，以滋养先天之精。脾肾阳虚，痰湿内阻，阻于脾胃，化生不足，无以滋养先天，致使先天之精不足，生殖功能低下，脉弱无力，苔白厚腻为脾肾阳虚之象。

（二）症状识辨

1. 临床表现

可有脑外伤、脑炎、脑部肿瘤等病史。食欲旺盛，肥胖通常为中度，多数在短期内迅速出现，其脂肪分布不均匀，以乳房、下腹部及腰部、外生殖器附近特别显著，呈女性型。面部及四肢相对为细，指、趾显得细而尖。性发育障碍或性机能衰退是临床明显的特征。男童常有阴茎、阴囊及睾丸甚小，往往有隐睾，至青春期无外生殖器发育，胡须、阴毛、腋毛均缺乏，身材较矮小，音调尖细，皮肤细腻，亦可出现女性化乳房。女孩则乳房特别大而乳腺呈萎缩状态，内、外生殖器均发育不良，呈幼稚型，无月经来潮及第二性征出现或推迟出现。成年后发病者则第二性征逐渐衰退，性功能低下，生殖能力丧失。两性均有骨龄迟延，有时出现尿崩症。多食、嗜睡、懒惰等亦较常见。智能大多正常。此外可有由原发病引起颅内压增高的症状，如恶心、呕吐、头痛、视力障碍、视乳头改变、失明及蝶鞍扩大、鞍背菲薄且向后竖起、鞍底下陷、蝶窦变窄，后床突呈线形改变或破坏消失等，X线片异常。有时会出现因为本综合征突出的临床表现而导致原发病往往不明的情况。

2. 舌象

可见舌淡，苔白腻，可有齿痕，为脾肾阳虚之象。

（三）治法与处方原则

本病多为表实里虚之证，即脾肾阳虚，痰湿内盛。宜补肾健脾，温阳化痰。既要治疗本虚，也要去实，两者相辅相成，缺一不可。

（四）用药式

禀赋不足，脾肾阳虚，脾虚则痰湿内盛，肾虚则阳具发育不良。治疗补肾健脾，温阳化痰。温肾用炒杜仲、仙茅、淫羊藿、巴戟天、肉桂、紫河车等；健脾则用白术、人参、茯苓、炙甘草。

【辨证论治】

脾肾阳虚证

证候：形体肥胖，面色㿠白，性欲低下，性功能减退，精液量少，腰酸腿软，四肢乏力而欠温，舌体胖大，舌质淡嫩，苔薄白滑，脉沉缓无力。

治法：补肾健脾，温阳化痰。

代表方：景岳赞玉丹加减。常用熟地黄、白术、枸杞子、炒杜仲、仙茅、淫羊藿、巴戟天、山茱萸、肉桂、人参、紫河车、茯苓、炙甘草等。

加减：大便溏薄，腹痛喜温者，加制附子、炮姜炭；失眠严重者，加五味子、首乌藤；兼梦遗者，加金樱子、芡实、莲须。

【其他疗法】

（一）中成药

1. 五子衍宗丸

具有补肾益精的作用。

2. 金匮肾气丸

具有温补肾阳的作用。

（二）西医治疗

1. 激素疗法：常用 HCG1000~2000 国际单位，每周 2~3 次，肌肉注射 1~3 个月甚至半年，需视病情而定。对青春期后发病，可以单纯使用 HCG，如果青春期前发病，则需加用 HMG（人绝经期促性腺激素）。HCG 有 LH 样作用，HMG 有 FSH 样作用，前者刺激间质细胞产生睾酮，后者刺激曲细精管生精功能，一般先用 HCG4~6 周使间质细胞加快成熟，加用 HMG150 国际单位，也可使用男性激素，目前多采用十一酸睾酮口服或注射，每月一次，每次 250mg，口服量则因病情及年龄的不同而异。需注意过量易造成性早熟。

2. 手术、放疗、化疗及伽马刀等治疗脑部的占位性病变。

【预防调护】

1. 本病早期发现是可以恢复一定的性功能和生育功能的，故需尽早发现，及时治疗。

2. 本病治疗时间较长，一定要按疗程治疗。

第十一章 阴茎疾病论治

第一节 尿道炎

尿道炎是指发生于尿道黏膜的炎症，临床上将尿道炎分为急性和慢性两类。急性尿道炎的主要症状是有较多尿道分泌物，开始为黏液性，逐渐变为脓性。排尿时尿道有烧灼痛、尿频和尿急，尿液检查有脓细胞和红细胞。慢性尿道炎分泌物逐渐减少，或者仅在清晨第一次排尿时，在尿道口附近可见有少量浆液性分泌物，排尿刺激症状不如急性期显著，部分患者可无症状。

尿道炎常由尿道口或尿道内梗阻所引起，如包茎、后尿道瓣膜、尿道狭窄、尿道内结石和肿瘤等；或因邻近器官的炎症蔓延到尿道，如前列腺炎、精囊炎等；有时可因机械或化学性刺激引起尿道炎，如器械检查和留置导管等。致病菌以大肠埃希菌属、链球菌和葡萄球菌为最常见，称为非特异性感染。特异性尿道炎主要与不洁性交有关，由淋球菌、支原体、衣原体、滴虫、霉菌、病毒等感染引起。

尿道炎相当于中医"淋证"的范畴。

【源流】

关于本病的记载，最早见于《素问·玉机真脏论》中的"少腹冤热而痛，出白"。淋证之名最早见于《素问·六元正纪大论》："阳明司天之政，气化运行后天……初之气，地气迁，阴始凝，气始肃，水乃冰，寒雨化。其病中热胀、面目浮肿、善眠、鼽衄、嚏欠、呕、小便黄赤、甚则淋。"《金匮要略》云："淋之为病，小便如粟状，小腹弦急，痛引脐中。"病情描述与尿道炎的表现基本一致。

中医对本病的病因病机认识是经过不断的积累而完善的。《素问·六元正纪大论》言："阳明司天之政，气化运行后天……初之气，地气迁，阴始凝，气始肃，水乃冰，寒雨化。其病中热胀、面目浮肿、善眠、鼽衄、嚏欠、呕、小便黄赤、甚则淋。"说明热能导致小便混浊、小便不通及尿血，对该病病因的认识有了初步的探寻。华佗《中藏经》载："诸淋与小便不利者，皆由五脏不通，六腑不和……状候变异，名亦不同，则有冷、热、气、劳、膏、砂、虚、实之八种耳。"首先提出"八淋"，并指出脏腑不和、酒色所伤也是淋之病因。隋·巢元方《诸病源候论·虚劳小便白浊候》指出："劳伤于肾，肾气虚冷故也。肾主水而开窍于阴，阴为溲便之道。胞冷肾损，故小便白而浊也。"《诸病源候论·淋候》言："诸淋者，由肾虚而膀胱热也"，明确提出淋证病因为肾虚而膀胱热。同时，又将淋分为石淋、气淋、膏淋、劳淋、热淋、血淋和寒淋七种，而以"诸淋"统之。金元医家刘完素在《素问玄机原病式》中描写淋的临床表现为"小便涩痛"，其病机为"热结膀胱，郁结不能渗泄故也"，指出热邪不仅可导致小便涩而不通，同时也可导致"遗尿不禁"。元·朱丹溪在《丹溪心法·淋》中说道"淋有五，皆属乎热。"《金匮钩玄·淋》记载："淋，皆属于痰热。淋者，欲去不去，不去又来，皆属于热也。"明·王肯堂在《证治准绳·淋》强调了金石药物和同房太甚是引起淋证的病因，"淋病必由热甚生湿，湿生则水液浑，凝结而为淋。不独此也，更有人服金石药者，入房太甚，败精流入胞中，及饮食痰积渗入者，则皆成淋"。

关于淋证的治疗，张仲景在《金匮要略·消渴小便不利淋病脉证并治》中指出："淋家不可发汗，发汗则必便血。"为后世点明了"淋家"治疗"不可发汗"的禁忌。朱丹溪认为淋证的治疗原则为："执剂之法，并用流行滞气，疏利小便，清解邪热。其调平心火，又三者之纲领焉。心清则小便自利，心平则血不妄行"，以及治淋忌补之说。同时《丹溪心法·淋》中也记载了二神散、五淋散、车前子散等治淋之方。明·张景岳在《景岳全书·淋浊》书中提出淋证治疗上"凡热者宜清，涩者宜利，下陷者宜升提，虚者宜补，阳气不固者宜温补命门"的学术思想。清·李用梓指出用心过度致淋，《证治汇补》言："思虑用心过度致淋，辰砂妙香散……"清·尤在泾在治疗上提出："夫散热利小便，只能治热淋、血淋而已，其膏、石、沙淋，必须开郁行气，破血滋阴方可也。"这些论述和治疗方药对本病的诊治至今仍有积极的临床意义。

【病因病机】

（一）病因

1. 湿热下注

外感湿热或过食醇酒厚味，内酿湿热，或包皮过长，外阴不洁，积垢蕴湿，或房事不洁，外受湿热淫毒，阻滞于肝经及膀胱，化湿生热，蕴于下焦，水道不通，尿道堵塞，发为尿痛、尿频、尿急。正如王肯堂在《证治准绳·淋》所述："淋病必由热甚生湿，湿生则水液浑，凝结而为淋。"

2. 肝郁气滞

情志抑郁，肝气不疏，气机郁滞，致使膀胱气化不利，尿路阻塞，而见小便频急，滴沥不爽，日久化热则茎中灼热刺痛，生湿则见尿道分泌物增多。《圣济总录》也认为："气淋者，肾虚膀胱热，气胀所为也。膀胱与肾为表里，膀胱热，热气流入于胞，热则生实，令胞纳气胀，则小腹满，肾虚不能制其小便，故成淋。其状：膀胱小腹皆满，尿涩，常有余沥是也。亦曰气癃。诊其少阴脉数者，男子则气淋。"

3. 阴虚湿热

病程日久，反复发作，湿热留恋不去，损伤阴液，阴虚与湿热互结，导致尿道疼痛不甚，但淋沥不尽，刺痒缠绵。

（二）病机

淋证病因虽多，病机复杂，但基本病机可归纳为肾与膀胱气化不利。肾主水，维持机体的水液代谢；膀胱者，州都之官，有储尿和排尿功能。两者属于脏腑的表里关系，共主水道。当湿热下注，蕴结膀胱，或肝失疏泄，气火郁结于膀胱，均可导致膀胱气化不利，气不化水，小便不利。病情迁延不愈，伤阴耗液，或体质素虚，屡用苦寒之品伤阴，可导致虚火与湿热互结，影响膀胱气化功能，排尿不利。

【临证思路】

（一）病机辨识

1. 实证

下阴不洁，秽浊之邪从下体入侵，或多食辛热肥甘之品，嗜酒过度，脾胃运化失常，积湿生热，下注膀胱，发为淋证。严用和在《济生方》亦有论述："此由饮酒房劳，或动役冒热，或饮冷逐热，或散石发动，热结下焦，遂成淋闭；亦有温病后，余热不散，霍乱后，当风取凉，亦令人淋闭。"湿热阻滞尿道，影响膀胱气化功能，则尿频、尿急、尿痛、尿道灼热刺痛；湿热影响下焦气机运行，故少腹拘急胀痛；湿热内盛，熏蒸肝胆，脾胃运化失常，故见口干、口苦，大便黏滞不爽。舌红，苔黄腻，脉滑数，均为湿热内盛之象。

肝主疏泄，调畅气机，其经脉循阴器。肝气不疏，膀胱气化功能失调，故排尿不畅，淋沥不尽；郁而化火，则灼热尿痛。脾胃气机不疏，故小腹胀满疼痛，胸胁胀痛。舌红，苔薄白，脉弦，均为肝郁气滞之象。正如清代《冯氏锦囊秘录·杂证大小合参》所言："《黄帝内经》言淋，无非湿与热而已；然有因忿怒，气动生火者。"

2. 虚证

淋证日久，湿热伤阴，或素体阴亏，致使虚实夹杂，阴虚与湿热互结，形成慢性状态。湿热不去，阻滞膀胱气化，排尿不畅；阴液亏虚，故尿道灼热刺痛或尿血；阴虚火旺，可见口干喜饮。舌红苔滑，脉细数，均为阴虚湿热之象。

（二）症状识辨

1. 尿道涩痛

尿道涩痛是指排尿时自觉尿道灼热疼痛，小便涩滞不畅的症状。尿痛兼见尿色黄赤，尿频尿急，小腹拘急，口苦，大便黏腻不畅，苔黄腻，脉滑数，乃湿热下注；尿道涩痛，兼尿急尿频，余溺不尽，胸胁胀满，小腹胀痛，舌红，苔薄白，脉弦，乃肝郁气滞；尿痛兼尿频尿急，尿血，少腹胀满，口渴，心烦失眠，舌红苔滑，脉细数，乃阴虚湿热。

2. 余溺不尽

余溺不尽是指小便后仍有余溺点滴不净的症状。余溺不尽，病程较短，伴尿痛尿频，口干口苦，胸胁胀痛等症，属实，多因湿热下注、肝郁气滞，影响膀胱气化功能致排尿不畅，余沥不尽；余溺不尽，病程日久，属虚，因阴虚湿热，致使膀胱气化不足，推动无力，而见滴沥不尽，兼见尿赤，口渴，心烦失眠，舌红苔滑，脉细数。

（三）治法与处方原则

病变初期者，以实证居多，多见湿热下注或肝郁气滞，可分别采取清利湿热、清肝泻火之法，忌用固涩，以防闭门留寇。久病或体质较差兼有正虚者，多见阴虚与湿热互结，治疗又当以滋阴与清利并用。需注意的是，即使病程迁延，已有正虚之象，应用滋补之品时，还要注意联用淡渗利湿的中药，切忌清热燥湿、泻火解毒的大苦大寒之品，以免伤及人体阴液。

（四）用药式

1. 实证

湿热下注，水道不通，症见尿痛、尿频、尿急，伴小腹拘急疼痛，口苦，大便黏腻不畅，苔黄腻，脉滑数等。治宜清利湿热。药用：车前子、瞿麦、萹蓄、滑石、泽泻、茯苓、栀子、甘草、木通、大黄等。

肝郁气滞，循经下扰，膀胱气化功能失调，症见尿频、尿急、尿道涩痛，余溺不尽，胸胁胀满，小腹胀痛，头晕目眩等。治宜疏肝理气，利湿通淋。疏肝理气，药用沉香、青皮、陈皮、川楝子、乌药、香附、柴胡、王不留行等；利湿通淋，药用石韦、滑石、冬葵子、车前子、萆薢等。

2. 虚证

淋证日久，尿痛不甚，劳则加重，兼见尿道灼热，小腹拘急，口渴，心烦失眠，舌红苔滑，脉细数等。治以滋阴养血，淡渗利湿。滋阴养血药用阿胶、生地黄、白芍等；淡渗利湿药用茯苓、猪苓、滑石、泽泻、薏苡仁等。

【辨证论治】

1. 湿热下注证

证候：尿道涩痛，小便短赤，小腹拘急疼痛，身重疲乏，口苦，大便黏腻不畅，舌苔黄腻，脉滑数。

治法：清热利湿通淋。

代表方：八正散加减。常用瞿麦、萹蓄、滑石、车前子、泽泻、栀子、大黄等。

加减：伴寒热、口苦、呕恶者，加柴胡、黄芩、姜半夏以和解少阳；少腹坠胀者，加川楝子、青皮、王不留行以理气化瘀；伴血尿者，加生地黄、白茅根以凉血止血。

2. 肝郁气滞证

证候：小便涩痛，淋沥不尽，小腹胀痛，胸胁胀满，头晕目眩，口苦咽干，舌红，苔薄白，脉弦。

治法：疏肝理气，利尿通淋。

代表方：沉香散加减。常用沉香、青皮、川楝子、香附、柴胡、石韦、滑石、冬葵子、车前子等。

加减：病久气滞血瘀者，可加赤芍、王不留行、牛膝化瘀利尿；气滞化火者，可加丹皮、栀子、郁金清热解郁。

3. 阴虚湿热证

证候：尿频不畅，灼热刺痛，腰酸乏力，小腹拘急，口干口渴，心烦难眠，舌红苔滑，脉细数。

治法：滋阴利湿。

代表方：猪苓汤加减。常用阿胶、生地黄、白芍、茯苓、猪苓、泽泻、滑石、薏苡仁等。

加减：尿道灼热甚者，加白茅根以滋阴利尿；心烦失眠者，加黄连、白芍、黄芩、牡蛎以清热养阴安神；口疮者，加导赤散以清心利尿；伴潮热盗汗者，加黄柏、知母以清虚热。

【其他疗法】

（一）中成药

1. 尿清舒颗粒

具有清热利湿、利水通淋的功效，用于湿热蕴结之淋证。一次 10~20g，一日 3 次。

2. 八正颗粒

具有清热、利尿、通淋的功效，用于湿热下注之淋证。一次 1 袋，一日 3 次。

3. 逍遥丸

具有疏肝理气的作用，用于肝气郁结之淋证。每次 8g，每日 3 次。

（二）单方验方

1. 通草 5g，灯心草 5g，沸水冲泡，顿服。适用于急性尿道炎湿热下注证型，小便淋涩不畅者。

2. 白茅根 10g，去根洗净，与茶叶 5g 加水同煎，每日 1 次。功能为清热利尿、凉血解毒，可用于各类型急性尿道炎。

3. 凤尾草 20g，墨旱莲 20g，车前草 20g。以上 3 味，加水煎服，每日 1 剂。适用于阴虚湿热类尿道炎。

4. 地龙 20~30 条，焙干研末，每次 9g，水、酒各半送服。治疗小便淋浊，热痛异常。

5. 竹叶菜、车前草各 30g，甘草 10g，水煎去渣，每日服 2~3 次。

6. 海金沙 50g，研细末，另用生姜、甘草适量煎汤调服，每次 5g，顿服。治疗急性尿道炎。

7. 滑石 30g，甘草 5g，加水 350mL 煮沸 10 分钟，加入绿茶，分 3 次服。

8. 绿豆芽 500g，绞汁冲白糖服。

9. 凤尾草 50g，煎汤，连服 3 日。

10. 蒲公英 50~100g，水煎服，连服 2~3 周。

11. 桃仁、滑石各 10g，甘草梢 6g，共研末，每日 1 剂，分 2~3 次，白开水送下。

12. 金钱草 30g，甘草 5g，加水 500mL，煮沸 5 分钟，每日 1 剂，分 3 次温服。

13. 冬瓜 500g，赤小豆 30g。加水适量煮汤，不加盐或少加盐。食瓜喝汤，空腹每日 1 次。主治急性尿道炎，伴小便黄赤、热痛者。

14. 取柳条 2 寸，去外皮，折成两段，口含数分钟将水咽下。

15. 滑石 20g，瞿麦 10g，粳米 15g。先将滑石用布包扎，再与瞿麦同入砂锅中，加足量水煎煮，去渣取汁，以汁代水，加入粳米，如常法煮为稀粥。每日 1 剂，空腹分 2 次温食。主治尿道炎，尿色发黄，小便时茎中作痛、发烫。

（三）外治疗法

1. 中药敷脐

龙胆草 15g，鲜车前子 30g，冰片 1.5g，共捣烂如泥，敷于脐部，外用消毒纱布覆盖，再用胶布固定，每天换药 1 次，以愈为度。

2. 中药灌肠

金银花 15g，野菊花 6g，蒲公英 6g，紫花地丁 6g，紫背天葵子 6g，大黄 20g，赤芍 20g，桃仁 15g。水煎去渣，保留灌肠 100mL，每日 1 次。

3. 中药外洗

苦参 20g，地肤子 12g，白鲜皮 12g，蛇床子 12g，连翘 15g，黄柏 12g，艾叶 10g，冰片 10g，硫黄 10g，雄黄 10g。将前 7 味药煎煮，去渣后，加水至 1000mL，再把冰片、硫黄、雄黄兑入药液中溶化，待水温在 40℃~50℃时外洗外阴，1 天洗 2 次，2 天 1 剂。

4. 中药坐浴

生薏苡仁 30g，萹蓄、金银花、金钱草各 20g，大黄 15g，瞿麦 12g，车前子、滑石、山栀子、木通、灯心草、土茯苓各 10g，甘草 6g。上药每日 1 剂，水煎温热坐浴，每日 1 次，每次 30~60 分钟。

（四）针灸疗法

1. 体针

常用穴位：曲泉、膀胱俞、小肠俞、中极、肾俞。

加减：湿热下注加阴陵泉、丰隆、水道；肝郁气滞加气海、行间、太溪；阴虚湿热加三阴交、然谷。

操作：每日针 1 次，留针 30 分钟。

2. 耳针

常用穴位：前列腺、三焦、膀胱、输尿管、肾、神门。

操作：行快速高频捻转法，频率为每分钟 120 次左右，至耳郭发热时再刺下一穴。每日 1 次，每 5 分钟捻转行针 1 次，留针 30 分钟，每周 5 次。

3. 穴位注射

用带 6 号针头的注射器吸取庆大霉素 8 万单位备用，局部以 75% 酒精消毒，术者左手绷紧并固定穴位，右手持注射器垂直刺入双侧三阴交、曲池穴，深及 2.5 厘米，待有针感后抽无回血时再注入药液，0.5 毫升/每穴，一日一次，3 天为一疗程，必要时可重复应用 1~2 个疗程。

（五）药膳疗法

1. 枯草黄瓜汤

黄瓜 50g，夏枯草 15g，萹蓄 10g，瞿麦 10g，味精、盐、香油各适量。将夏枯草、萹蓄、瞿麦水煎，去渣取汁。将药汁重新煮沸，佘入黄瓜片，再加调味料后食用。具有清热利湿通淋的功效，可用于湿热下注型尿道炎。

2. 冬瓜海带薏米汤

鲜冬瓜（连皮）250g，生薏米 50g，海带 100g。制作：先将冬瓜洗净切成粗块，生薏米洗净，海带洗净切成细片状。将以上三物同放进砂锅内，加适量清水煮汤食用。具有清利湿热的功效，可用于湿热下注型尿道炎。

3. 土茯苓粥

土茯苓 30g（鲜品 100g），大米 100g。制作：先将土茯苓洗净，去外皮，切成片状，放进砂锅内，用中火煎煮 30~40 分钟左右，取汁。将大米加入土茯苓煎汁中，用中火煮粥。每天食 1~2 次。具有清利湿热的功效，可用于湿热下注型尿道炎。

4. 赤小豆玉米须汤

取赤小豆 50g，玉米须 50g。煮汤饮之，每日 1 次，连服 20 天。具有清热利尿的功效，可用于湿热下注型尿道炎。

5. 猪膀胱车前草汤

猪膀胱 200g，鲜车前草 60~100g（干品用 20~30g）。同煮汤，加少许食盐调味食用。具有清热利尿的功效，可用于湿热下注型尿道炎。

6. 向日葵根汤

向日葵根 30~60g，水煎当茶饮，或加甘草梢水煎服。具有清热利尿的功效，可用于湿热下注型尿道炎。

7. 鲜芹菜叶

鲜芹菜 2500g，切碎捣烂，拧出汁，煮沸后，每次服 60mL，每日 3 次。具有清热通淋的功效，可用于湿热下注型尿道炎。

8. 车前绿豆粱米粥

车前子 60g，橘皮 15g，通草 10g，绿豆 50g，高粱米 100g。将车前子、橘皮、通草纱布包，煮汁去渣，入绿豆和高粱米煮粥。空腹服，连服数日。具有行气通淋的功效，可用于肝郁气滞型尿道炎。

9. 甘蔗嫩藕汁

鲜甘蔗 500g，嫩藕 500g。鲜甘蔗去皮切碎，榨汁；嫩藕去节切碎，压汁；二汁混合，1 日 3 次饮服。具有滋阴利尿的功效，可用于阴虚湿热型尿道炎。

10. 竹蔗汤

竹蔗 500g，洗干净后切成小段，白茅根 30g（鲜品用 60g），一起放入瓦煲中，加水适量，煮沸后用小火慢煲 30 分钟，分次饮用，一日一剂。具有滋阴利尿的功效，可用于阴虚湿热型尿道炎。

【预防调护】

1. 注意外阴的清洁，减少尿道口的细菌群，男性如包皮过长，应注意清洁，包茎应矫治。

2. 避免不洁性交及不正当的性关系，洁身自好。

3. 尽量避免使用尿路器械，必要时要严格无菌操作。

4. 坚持每天适量饮水，以冲洗膀胱和尿道，避免细菌在尿道繁殖。

第二节　龟头包皮炎

龟头包皮炎是指阴茎头的炎症或阴茎包皮的炎症。这是一组疾病而非单一病种，可由多种细菌、真菌、病毒和其他炎症因素引起。包皮龟头炎一般很少发生于做过包皮手术的男性。因此，认为其发生常与包皮功能障碍相关，包皮环切有助于减轻或预防本病的发生。龟头包皮炎相当于中医"袖口疳""臊疳"等范畴。

【源流】

"袖口疳"首见于《外科启玄》，并做了简要介绍和治疗方法的描述，"龟头及颈上有疮，肿于内，而外则皮裹不见其疮，如袖口之包手故名之。似龟头之缩最难治之，何也？盖药不能搽至疮上。宜用眼药加冰片膏子入卵壳内，套在龟头上，浸之内服，清肝湿热药妙。"《外科启玄》也对"臊疳"做了简要论述："为玉茎有疮痒且痛，赤有水，盖因交媾不洗，肝经有湿热所致。肝性主臊，故疮亦臊因名之。宜清肝中湿热，外以儿茶敷之妙。"《外科大成》不仅对"袖口疳"做了症状的描述，还与其他外科疾病相鉴别，并提出了相应的治法和方药："疳疮妒精疮也，一名耻疮，经云：前阴者宗筋之所主。又云：督脉者，其络循阴器……又茎上生疮，外皮肿胀包裹者，名袖口疳。久而遍溃者，名蜡烛疳。痛引睾丸，阴囊肿坠者，名鸡疳。是症皆由野合，阴器不洁所致，宜清肝渗湿汤。甚者二子消毒散，痛而多痒，溃而不深，形如剥皮烂杏者，名瘙疳，此由湿热下注也，只需外治。疳久未愈，便毒复生者，内有梅毒也。宜先解毒，毒尽则疳愈，宜杨梅一剂散。生梅毒时，误用熏擦等药，以致腐烂者，名杨梅疳。或小便时尿管内痛者，由服劫药所致，名杨梅内疳。"

【病因病机】

（一）病因

1. 湿热下注

外感湿热之邪或过食肥甘厚味，内酿湿热，下注于阴器，阻滞脉络，皮肤红肿灼痛，或糜烂潮湿，黄水浸淫。

2. 热毒蕴结

湿热瘀阻，热盛肉腐，阴茎皮肤溃烂化脓，肿痛加剧，伴脓臭味分泌物。

（二）病机

湿热、毒邪循肝经下注阴器，气血瘀阻，化湿生热，而致皮肤红肿、渗液；若湿热郁久，热盛肉腐则局部溃烂化脓。

【临证思路】

（一）病机辨识

外感湿热，或饮食不节，内生湿热，下注于前阴，热灼皮肤，而见包皮红肿、灼热疼痛；湿热浸淫，而致分泌物增多，黄水流溢；神疲乏力，小腹胀痛，小便短赤，大便黏腻，舌红苔腻，脉滑数，均为湿热下注之象。

湿热瘀阻，热盛肉腐，包皮及龟头红肿热痛，局部溃烂，发热，舌红苔黄，脉数为热毒蕴结之象。

（二）症状识辨

1. 龟头红肿

龟头红肿，兼包皮分泌物增多，脘腹痞满，小便短赤，大便黏腻不爽者，舌红苔腻，脉滑数，属于湿热下注；龟头红肿，兼龟头灼热，红肿热痛，局部溃烂，舌红苔黄，脉数者，乃热毒蕴结。

2. 舌象

舌质红，舌苔黄腻，为湿热下注，其包皮及阴茎红肿，分泌物增多，神疲乏力，小腹胀痛，小便短赤，大便黏腻；舌质红，舌苔干黄，为热毒蕴结，其包皮及阴茎红肿灼痛，局部溃烂，多伴发热。

（三）治法与处方原则

病变初期包皮红肿，轻微疼痛，局部可见皮肤渗液、分泌物增多，伴口干口苦，面红目赤，小便黄赤，属于湿热下注，可采用清热利湿之法。病久可见局部皮肤溃烂化脓，有脓性分泌物，肿胀加重，为热毒蕴结，可采用清热解毒，凉血消肿之法。

（四）用药式

湿热下注，龟头红肿，皮肤渗液、分泌物增多，伴口干口苦，面红目赤，小便黄赤，舌红苔黄腻。治宜清热化湿。用龙胆草、车前子、生栀子、黄芩、黄柏、泽泻等。热毒蕴结，龟头局部皮肤溃烂化脓，有脓性分泌物，肿胀严重。治宜清热解毒，凉血消肿。用金银花、连翘、蒲公英、紫花地丁、野菊花等。

【辨证论治】

1. 湿热下注证

证候：龟头包皮红肿，灼热疼痛，甚则糜烂潮湿，黄水流溢，伴脘腹痞满，小便短赤，大便黏腻，舌红苔腻，脉滑数。

治法：清利湿热，泻火消肿。

代表方：龙胆泻肝汤加减。常用龙胆草、栀子、黄芩、柴胡、木通、泽泻、车前子、生甘草、金银花、生大黄、生薏苡仁等。

加减：若阴茎肿痛显著者，加野菊花、连翘以增强清热泻火之力；局部瘙痒者，加防风、赤芍、地肤子以活血祛风；若局部出现破溃者，加乳香、没药、白芷以消肿排脓，促进创面愈合。

2. 热毒蕴结证

证候：龟头包皮红肿灼痛，局部溃烂，可见脓性分泌物，溃疡处疼痛剧烈，伴恶寒、发热，口渴心烦，小便短赤，大便秘结，舌红苔黄，脉数。

治法：清热解毒，凉血消毒。

代表方：五味消毒饮加减。常用金银花、野菊花、蒲公英、紫花地丁、紫背天葵、土茯苓、生大黄、生薏苡仁等。

加减：若尿道涩痛者，加车前子、萹蓄、滑石以通淋止痛；局部溃疡渗出物较多者，加茯苓、黄柏以解毒除湿；创面久不愈合者，加生黄芪、当归、白芷、皂角刺、乳香、没药以扶正托毒，促进创面愈合。

【其他疗法】

（一）中成药

1. 龙胆泻肝丸

具有清泄肝胆实火、清利肝胆湿热的作用，用于湿热下注的龟头包皮炎。每次9g，每日2次。

2. 黄连解毒丸

具有泻火、解毒、通便的作用，用于热毒蕴结的龟头包皮炎。每次3g，每日1~3次。

3. 连翘败毒丸

具有清热解毒、消肿止痛功效，用于龟头包皮破溃糜烂。每次9g，每日2次。

4. 皮肤康洗液

具有清热解毒、凉血除湿、杀虫止痒的作用，用于龟头包皮炎未破溃者。外用，每日2次。

5. 日舒安洗液

具有清热燥湿止痒的作用，用于龟头包皮炎未破溃者。外用，每日2次。

（二）单方验方

1. 蛇床子、黄芩、金银花、苦参、鱼腥草各30g，黄连、紫草各20g，大黄、川芎各10g，甘草15g。上药加水1000mL，约煎半小时后，滤出药液，待稍凉后熏洗患处20分钟，每日2次，7天为一个疗程。

2. 取蒲公英30g，紫花地丁20g，赤芍30g，龙胆草10g，炮山甲6g，皂角刺3g，全蝎1g，蜈蚣1g，甘草30g。每日1剂，水煎服，10剂为一疗程。

3. 黄连15g，黄芩15g，黄柏15g，枯矾15g，百部20g，苦参20g，土茯苓20g，仙鹤草20g，生甘草10g，硼砂8g。水煎外洗，每日3次，每次20分钟，7天为一疗程。

4. 荆芥、防风、蝉衣、龙胆草、川牛膝各9g，蚕沙15g。水煎，分早、晚2次口服，每日1剂。

5. 白蒺藜24g，赤芍10g，荆芥10g，防风10g，苦参20g，地肤子20g，薏苡仁20g，黄柏15g，重楼15g。煎水浸泡龟头，病程长、溃疡重者，可煎药液分2次口服，每日1剂。

（三）外治疗法

1. 黄连、黄芩、黄柏、枯矾、芫花各15g，生大黄、生地榆、百部、苦参、土茯苓、仙鹤草各20g，硼砂8g，生甘草10g。将上药加清水1500mL，煎取药汁750mL，共煎2次，混匀备用。取大小适中药瓶，盛入药汁，将龟头放入容器内药汁中浸泡30分钟，每日3次。在浸泡过程中轻轻搓洗患部，5天为一疗程，痊愈后观察1周。

2. 取甘草50g，蜂蜜100毫升。先将甘草放入砂锅内，加200mL水浸泡20分钟，再煎煮30分钟，滤去渣，浓缩至20mL，然后加入蜂蜜，煮沸去除浮沫后，装入消毒容器内备用。先用生理盐水清洗局部患处，拭干后取制备好的甘草蜜膏适量，局部外敷。

3. 威灵仙50g，连翘20g，金银花10g。上药加水500mL，浓煎半小时，去渣待凉，用脱脂棉蘸药汁洗患处。每次15分钟，每日2次。

4. 黄连、黄芩、黄柏、紫花地丁、野菊花、蒲公英、生地黄、丹皮、赤芍、连翘、木贼各20g，共制成粉末，药袋包装后冷水浸泡20分钟，中火煎熬，开后煎煮10分钟，水温后先将包皮、龟头浸泡于药液中5~10分钟，再淋洗外阴。包皮过长者，要翻开包皮清洗龟头及内板，一天一次，1周为一个疗程。

（四）药膳疗法

1. 银豆茶

银花15g，绿豆衣10g，代茶饮用。有清热解毒、消肿作用。

2. 银茅茶

银花、茅根各适量，煎煮代茶饮用。有清利湿热、解毒的功效。

3. 赤小豆粥

赤小豆50g，粳米500g，煮粥食用。可清热解毒，利水消肿。

4. 香椿饼

鲜香椿叶250g，洗净，切碎，调面糊和食盐少许，素油500g，烧热，把糊料放入油中，炸黄捞出，食之。可清热利湿，解毒消肿。

5. 炒豆芽

新鲜绿豆芽适量，素油炒，拌以食盐及调料，佐餐食用。有清热解毒之功效。

6. 丝瓜粥

丝瓜1条，粳米50g，白糖适量。先煮粥至半熟，入丝瓜待粥煮熟，去丝瓜加糖，食粥。可清热解毒，凉血消痈。

7. 绿豆粥

绿豆 50g，粳米 100g，共煮粥服食。能清热解毒，消水肿。

【预防调护】

1. 注意个人卫生，经常清洗外阴，勤换内裤，保持包皮及龟头的干燥和清洁，避免不洁性生活。

2. 若有包茎或包皮过长者，应尽早行手术治疗，防止局部包皮藏污纳垢。

3. 注意饮食结构，少食油腻肥甘及辛辣刺激之品，节制饮酒，注意休息，避免疲劳。

第三节 阴茎硬结症

阴茎硬结症（Peyronie's disease）又称为阴茎纤维性海绵体炎、海绵体硬化病、海绵体纤维化等。它是一种以阴茎白膜纤维性斑块为特征的泌尿男科疾病。目前认为阴茎硬结症是遗传易感者阴茎外伤后愈合过程紊乱导致阴茎白膜形成的无弹性纤维斑块，可引起阴茎勃起时各种畸形、勃起功能障碍和阴茎疼痛，最终导致插入困难，难以完成性交。多数患者斑块位于阴茎背侧，而侧面和腹侧的斑块较少见，日久斑块可能发生钙化或骨化。阴茎硬结症的发病机制尚不完全清楚，但大多认为与遗传因素和阴茎外伤后的炎症反应有关。

本病在中医历代医籍中未见论述，目前多归为"阴茎痰核""玉茎结疽"的范畴，认为其病位在阴茎，病因是痰浊与瘀血搏结而成。

【源流】

明·汪机在《外科理例》中记载了该病"一弱人茎根结核，如大豆许，劳则肿痛"，是关于"阴茎痰核"的最早描述。《内经·灵枢》有"茎中痛"的记载，但未查到相应病名。"玉茎结疽"一词，系著名皮肤外科专家赵炳南教授命名。阴茎在《医宗金鉴》与《疡科心得集》中有"玉茎"之称。《医宗金鉴·外科心法》记载"下疳统名疳疮，又名妒精疮，生于前阴……其名异而形殊……生玉茎上有名蛀疮。"可见"玉茎"即为前阴之代称，因本病病程长，皮色不变，疼痛不甚，不红不热，故称为玉茎结疽。

【病因病机】

（一）病因

1. 气滞血瘀，痰浊凝滞

由于长期郁闷、恼怒，或忧愁、思虑，使气机郁滞，肝失条达。而津液的正常循行和输布往往有赖于气的作用，气机郁滞，津液易于凝聚成痰。气滞痰凝，结于阴茎则形成了阴茎痰核。《素问·厥论》记载"前阴者，宗筋之所聚，太阴阳明之所合"，因肝主筋，阴茎是肝经的循行部位，故肝郁气滞，日久则经络阻隔，血瘀凝滞而成硬结。

2. 脾肾亏虚，痰湿凝结

脾主运化，肾主水。禀赋薄弱，体质不强，感受寒邪较重，或久病耗损脾肾之阳气，或久泻不止，损伤脾肾之阳。脾肾亏虚，运化失司，水液不化，酿生浊痰，浊痰留滞于阴茎而成痰核。

3. 肝肾阴虚，痰火交阻

久病及肾，或房事过度，情志内伤，精血不足，损伤肝肾之阴，导致肝肾阴虚。虚火内炽，灼伤津液，炼液为痰，痰火搏结发为阴茎痰核。

（二）病机

阴茎痰核的基本病机可概括为两点，一是情志内伤、外感寒湿、瘀血阻滞，导致气血凝滞，经络阻隔，日久结疽而发为本病；二是脾胃虚弱、肝肾阴虚，虚火炼液为痰，而致痰浊内阻，血液凝滞而成硬结。

【临证思路】

（一）病机辨识

1. 实证

气机郁滞，津凝成痰，痰气交阻，日久则血行不畅，血脉凝滞。痰、气、瘀壅结于阴茎，发为痰核；痰瘀搏结，硬结经久不消，按之质硬；气郁痰阻，脾失健运，故胸闷脘痞；痰湿内阻，故肢体沉重乏力；性情急躁易怒，喜叹息，皆为情志不畅，肝郁气滞的表现；舌质暗，舌苔白或白腻，脉弦或涩，为内有痰湿或气滞血瘀之象。

2. 虚证

脾肾亏虚，失于健运，湿浊凝聚成痰，痰气交阻，搏结留滞于阴茎而成痰核。脾虚不能主肌肉，故四肢倦怠乏力；脾气亏虚，中焦气机升降紊乱，故纳呆腹胀；大便溏薄，口淡无味，畏寒肢冷，皆为脾肾亏虚，湿滞内停之象；舌淡苔白腻，脉滑，乃脾肾亏虚，湿盛之象。

肝肾阴虚，虚火内生，灼津生痰，痰火凝结而成阴茎结核，硬结表面皮肤微红为虚火有热之象。肝肾阴虚，精血不足，故头晕耳鸣、目涩健忘；腰府失养，故腰酸腰痛；虚火妄动，可见五心烦热，口干咽燥，遗精盗汗；舌红苔薄黄，脉细数，均为阴虚痰火之象。

（二）症状识辨

1. 痰核

指皮下肿起如核的结块，多由湿痰流聚而成，结块多少不一，不红不肿，不硬不痛，用手触摸，如同果核状软滑而能移动，一般不会化脓溃破。痰核可发于颈、项、下颌、四肢、肩背等多处，本文主要指阴茎痰核。

阴茎痰核，按之质硬，经久不消，兼心慌胸闷，急躁易怒，肢体沉重，舌质暗，苔薄白，脉弦，乃气滞血瘀；阴茎痰核，呈斑块样结节，兼倦怠乏力，纳呆腹胀，腰酸腰痛，大便溏泄，舌淡苔白腻，脉滑或濡，为脾肾两虚，痰湿凝结；阴茎痰核，硬结表面微红，头晕耳鸣，乏力健忘，腰酸梦遗，五心烦热，口干津少，舌红苔黄，脉细数，乃肝肾阴虚，痰火相交。

2. 舌象

舌质暗，舌苔白或白腻，为气滞血瘀、津凝成痰，阴茎痰核质地坚硬，兼见胸胁胀闷，走窜疼痛，急躁易怒，肢体沉重等。舌淡苔白腻，脉滑，为脾肾两虚、痰湿凝滞，阴茎痰核呈斑块样结节，兼气短懒言，食少纳呆，腰膝酸软，四肢不温，大便溏薄等。舌红少津，苔薄黄，为肝肾阴虚、痰火交阻，阴茎痰核硬结表面微红，兼腰酸腿软，头晕眼花，耳聋失眠，遗精滑泄，自汗盗汗，口燥舌干等。

（三）治法与处方原则

病变初期及体质壮实者，以实证居多，多见气滞血瘀、痰浊凝结，可采用理气活血、化瘀散结的治法。即使迁延病久，已有正虚之象，也要采用补虚与散结兼顾之法。体弱或高龄患者以脾肾亏虚、痰湿凝滞居多，治疗当以补肾健脾、散结为法。若病久或房事不节，多见肝肾阴虚、痰火交阻，以采用滋阴清热、化痰散结的治疗为主。

（四）用药式

1. 实证

气滞血瘀，痰浊凝结，可见阴茎痰核经久不消，伴胸胁胀闷，纳差，性情急躁易怒，喜叹息，肢体沉重等。治宜理气活血，化痰散结。理气活血，用柴胡、当归、枳壳、赤芍、川芎、桃仁、红花、川牛膝等；化痰散结，用半夏、白芥子、陈皮、白僵蚕、生牡蛎、夏枯草等。

2. 虚证

脾肾两虚，痰湿凝结，可见阴茎硬结呈条索或斑块样，伴倦怠乏力，纳呆腹胀，形体肥胖，大便稀溏，口淡无味等。治宜补肾健脾，散结除湿。补肾健脾，用制附片、熟地黄、陈皮、茯苓、甘草、干姜、苍术等；散结除湿，用厚朴、枳壳、白僵蚕、半夏、白芥子、海藻、昆布等。

肝肾阴虚，痰火交阻，可见阴茎硬结表面微红，腰膝酸软，头晕耳鸣，潮热盗汗，五心烦热等。治宜滋阴清热，化痰散结。滋阴清热，用生地黄、熟地黄、山药、山萸肉、龟甲、知母、黄柏等；化痰散结，用丹皮、泽泻、茯苓、玄参、橘核、白芥子、穿山甲等。

【辨证论治】

1. 气滞血瘀、痰浊凝结证

证候：阴茎背侧痰核，按之较硬，经久未消，胸闷胁痛，纳差，喜叹息，肢体沉重，舌质暗，苔薄白或白腻，脉弦或涩。

治法：理气活血，化痰散结。

代表方：化痰逐瘀散结汤加减。常用当归、赤芍、红花、牛膝、夏枯草、生牡蛎、蜈蚣、柴胡、枳壳、海藻、昆布等。

加减：若兼阴茎疼痛明显者，加制乳香、制没药；兼阴虚之象者，加制首乌、玄参、鸡血藤；兼有寒象者，加桂枝、炮姜；兼脾虚者，加黄芪、白术等。

2. 脾肾两虚、痰湿凝结证

证候：阴茎背侧可见多个条索状或斑块状硬结，倦怠乏力，腰酸腰痛，纳呆腹胀，口淡无味，大便溏泄，舌淡苔白腻，脉濡或滑。

治法：补肾健脾，散结除湿。

代表方：二陈汤合四君子汤加减。常用制附片、熟地黄、陈皮、茯苓、甘草、干姜、苍术、厚朴、枳壳、白僵蚕、半夏、白芥子等。

加减：若寒气较重者，加炮姜、白附子；乏力明显者，加黄芪、党参、白术等；腹泻严重者，可加乌梅、补骨脂等。

3. 肝肾阴虚、痰火交阻证

证候：阴茎背侧痰核，硬结表面皮肤微红痛，头晕耳鸣，腰膝酸软，遗精盗汗，五心烦热，咽干舌燥，舌红苔薄黄，脉细数。

治法：滋阴清热，化痰散结。

代表方：知柏地黄丸加减。常用知母、黄柏、生地黄、熟地黄、山药、山萸肉、茯苓、龟甲、丹皮、泽泻、茯苓、玄参、橘核、白芥子、穿山甲等。

加减：伴干咳少痰者，可加天冬、麦冬、五味子；结节坚硬不消者，加海藻、昆布、海浮石、地龙等。

【其他疗法】

（一）中成药

1. 血府逐瘀丸

具有活血祛瘀、行气止痛的功效，用于气滞血瘀型阴茎痰核者。每次 1~2 丸，每日 2 次。

2. 小金丹胶囊

具有活血软坚、化痰散结、解毒消肿的作用，用于气滞血瘀型阴茎痰核者。每次 0.6g，每日 2 次。

3. 丹鳖胶囊

具有活血化瘀、软坚散结的作用，用于气滞血瘀型阴茎痰核者。每次 5 粒，每日 3 次。

4. 金匮肾气丸

具有补肾助阳、健脾祛湿的作用，用于脾肾两虚型阴茎痰核者。每次 9g，每日 2 次。

5. 知柏地黄丸

具有滋阴降火的作用，用于肝肾阴虚型阴茎痰核者。每次 9g，每日 2 次。

6. 大黄蛰虫丸

具有活血破瘀、通经消痞的功效，用于气滞血瘀型阴茎痰核者。每次 3g，每日 2 次。

（二）单方验方

1. 附子、韭子、熟地黄、山药、枣皮、白术、夏枯草、莪术、鸡血藤、地龙各适量。水煎 2 次，分 2 次服，每日 1 剂。适用于脾肾两虚，痰湿凝滞之阴茎硬结症。

2. 白术、山药、猪苓、泽泻、玄参、浙贝母、丹参各 10g，白芥子、莪术、三棱各 8g，茯苓 9g，夏枯草、生牡蛎各 25g。水煎服，每日 1 剂，早、晚各服 1 次。适用于脾气不健，痰湿凝滞之阴茎硬结症。

3. 川楝子、香附、柴胡、夏枯草、鳖甲、海藻、丹参、泽兰、赤芍、穿山甲、莪术、牛膝各适量。水煎服，每日 1 剂，分 2 次服。适用于肝气郁结，瘀阻血结之阴茎硬结症。

4. 海藻、昆布、海带、川芎各 15g，半夏、陈皮、青皮各 10g，贝母、当归各 12g，穿山甲 30g，橘络 20g，甘草 5g。共碾成细末，加温水 1000mL，浸泡 2 小时，然后煮沸 15 分钟，过滤，兑入白酒 20mL，装瓶密封。每服 20mL，每天 3 次。适用于气滞痰结，瘀血凝滞之阴茎硬结症。

5. 山楂 20g，当归 15g，郁金 10g，补骨脂 10g，夏枯草 15g，茯苓 10g，甘草 3g。水煎服，每日 1 剂，饭后温服。治疗各种类型的阴茎硬结症。

6. 陈皮、法半夏各 15g，白茯苓 18g，海藻、牡蛎、玄参各 15g，黄药子 9g。水煎服，每日 1 剂。治疗痰浊凝结型阴茎硬结症。

7. 柴胡、焦三仙各 10g，茯苓 20g，山慈菇、海藻各 12g，川芎、当归尾各 15g，甘草 6g。水煎服，日 1 剂。

8. 盐知母 15g，盐黄柏 15g，玄参 30g，熟地黄 24g，清半夏 15g，陈皮 12g，僵蚕 10g，龟甲 30g，牡蛎 30g，水煎服，日 1 剂。治疗阴虚痰火所致阴茎硬结症。

9. 青皮 15g，半夏 20g，茯苓 20g，僵蚕 10g，川牛膝 15g，穿山甲 15g，橘络 10g。水煎服，日 3 次，饭前服。

（三）外治疗法

1. 当归、地龙、草乌、五灵脂、乳香、没药、白芥子各 15g，木鳖子（炒黄后研末）5g。水煎取液 300mL，药布浸渍缠阴茎，每日 2 次，1 次半小时。适用于痰血结滞之阴茎硬结症。

2. 渭良伤科油：主要由黄柏、地榆、栀子等组成，热敷以后外涂。每次涂抹 10 分钟，每日 2 次，4 周为一个疗程。

3. 三棱、莪术各 30g，红花、桃仁、皂角刺各 20g，夏枯草、白芥子各 15g。以上中药加水 2000mL 浸泡 45 分钟，煎沸 30 分钟后取 600mL，倒入盆中。局部外洗浸泡或用药布浸汁缠渍阴茎 30 分钟，每日 2 次，药汁可反复加热使用。每剂用 2 周。

4. 阴茎结节内注射 2% 利多卡因注射液 2mL+复方倍他米松注射液 1mL 混合液，结节内多点注射+结节周围注射，2 次/周。

5. 草乌、煨大黄、煨姜、制南星、赤芍、白芷、肉桂共为细末，热酒调敷。用于寒痰凝滞之阴茎痰核。

6. 阳和解凝膏剪成小块贴患处。

7. 红灵丹或藤黄粉敷于硬结处，用胶布盖帖，隔日一换。

（四）针灸疗法

1. 将鲜姜切成片，厚度 0.2~0.3cm，面积大于艾炷的底面，再将姜片中央穿刺数个小孔，置于局部硬结处，然后把蚕豆大小艾炷置于姜片上，灸 3 壮，若姜片烤干皱缩，或感觉灼热时更换姜片，务必使温热透入肌肤，以局部皮肤潮红为度。每天灸治 1 次，每次 15~20 分钟，连续治疗 90 天。

2. 取曲骨、中极、三阴交为主穴，配以关元、大赫、鱼际及局部环针刺法，手法以泻为主。或辨证配穴如选用肝经的太冲、曲泉穴；肾经的水泉、照海穴，脾经的大白、商丘穴等。留针 10~30 分钟，若属寒证可用灸法。

（五）药膳疗法

1. 橘络 18g，法半夏 24g，橘红、白芥子、炮山甲各 30g，共研粗末放入白酒（用原烧酒 60 度者）300mL，于瓶中密封浸泡 7 天，每日摇振数次，滤出酒液，另加水 500mL 于药渣中，浸泡 1 天，滤出药液，与药酒合并放砂锅内煮沸数分钟，待冷却后加入碘化钾 5g，溶解后装入瓶中备用。同时振摇，混匀。每次取药酒 5mL 兑入适量开水于饭后服用，每日 2~3 次。

2. 陈皮 50g，生薏米 50g，海带 100g。将以上三物同时放进砂锅内，加适量清水煮汤食用。具有化痰散结的功效，可用于各种阴茎硬结症。

【预防调护】

1. 注意正确的性交和手淫习惯，尽量避免阴茎部的外伤。

2. 适当补充各种维生素，尤其是维生素 E。

3. 积极治疗原发病，如动脉粥样硬化、高血压、糖尿病等。

4. 改正抽烟、酗酒的不良习惯。

第四节　阴茎硬化性淋巴管炎

阴茎硬化性淋巴管炎是指男性阴茎淋巴管损伤而引起的一种病证，也称为非性病性阴茎硬化性淋巴管炎。本病好发于中青年，尤其是处于性活跃期的男性，此外在发病前有局部轻度机械损伤、激烈的性交或自慰史。其主要临床表现为冠状沟或阴茎背侧，呈弯曲的、蚯蚓状坚韧隆起性粗线状索状物或结节状团块，与表皮无粘连，一般紧贴皮下，可自由滑动，色泽正常，质偏硬，多数无任何症状。其好发部位以冠状沟最多见，其次为阴茎背部。该病因无主观感觉，易被患者忽视，常具有自限性，一周或数周自愈。

【源流】

在中医古籍中并无关于阴茎硬化性淋巴管炎的明确记载，阴茎硬化性淋巴管炎的主要临床表现为冠状沟或阴茎背侧出现弯曲的条索状物或结节状团块等，多数医家根据其临床表现认为当属于"玉茎结疽"的范畴。

【病因病机】

（一）病因

前阴为宗筋所聚，太阳阳明之所合，肝主筋，足厥阴肝经入毛际绕阴器。肝郁气滞，气机失调，加之饮食不节，脾胃虚弱，脾失健运，痰湿内生或外感湿热，内外合邪，下注宗筋，瘀血阻滞脉络，凝结而发为本病。

（二）病机

中医学认为本病基本病机可概括为两点。一是痰湿或湿热之邪循肝经下注于宗筋，以致痰湿、湿热内生而凝结为病。二是肝郁气滞，气机失调，气滞血瘀，瘀血阻滞脉络而发为本病。湿热蕴结，气滞血瘀，脉络瘀阻为本病的主要病理基础。病变主要涉及肝、肾二脏。

【临证思路】

（一）病机辨识

足厥阴之脉环绕阴器，肝主疏泄，调畅气机。肝气不疏，饮食不节，加之脾失健运，湿浊内生或外感湿热，内外合邪，肝经湿热下注于宗筋，以致气血凝滞，脉络瘀阻，故见有结节状团块；湿热熏蒸肝胆，脾胃运化失常，故见脘腹痞闷；湿热下绕阴器，则小便涩痛不畅。舌红，苔黄腻，脉滑数，均为湿热下注之象。

气为血之帅，血为气之母，气血运行不畅，瘀血阻滞于宗筋脉络，故见硬结；筋脉瘀阻，血脉凝滞，不通则痛，故见阴茎疼痛。舌青紫或有瘀斑，脉如常或细涩，均为气滞血瘀之象。

（二）症状识辨

1. 结节状团块

冠状沟或阴茎背侧出现隆起性粗线状索状物或结节状团块，紧贴于皮下，与表皮无粘连，团块质感柔软，体积一般较大，进展迅速者，常由肝胆或脾胃湿热下注宗筋所致；团块质感较硬，体积一般较小，进展缓慢者，常由气血瘀滞宗筋络脉所致，但是由外伤所致团块，进展亦可迅速。临床上还需要结合舌脉和其他症状，以及相关病史以助辨证。

2. 疼痛

阴茎疼痛以胀痛为主，或伴发红发热，脉濡数或滑数者，常由肝胆或脾胃湿热下注宗筋所致；阴茎疼痛以刺痛为主，不伴发红发热，脉如常或细涩者，常由宗筋血脉瘀滞所致。疼痛表现较团块特征更具特异性鉴别意义，但是临床上仍需要结合患者舌脉以及病史帮助辨证。

3. 舌象

舌红苔黄腻，为肝胆湿热之象，其冠状沟处或阴茎背侧见有条索状结块，兼小便涩痛不畅，口苦烦渴，脘腹痞闷，脉滑数等。舌青紫或有瘀斑，为气滞血瘀之象，其冠状沟处或阴茎背侧见有条索状结块，阴茎疼痛，筋脉瘀阻，血脉凝滞，脉弦涩等。

（三）治法与处方原则

本病以实证为多，多见于血脉瘀滞或湿热下注。湿热下注者，素体阳盛或久食肥甘滋腻之品，湿热内生，下注于足厥阴肝经，脉络失和，可采取清热利湿、化瘀通络之法，忌用固涩，以防邪留体内。血脉瘀滞者，气机不利，血行不畅，宗筋血脉瘀滞与痰相搏，治疗当以理气活血、散结通络为主。虽然本病具有自限性，但仍要注意患者情志的变化，且给予必要的医学知识解释，对情志抑郁者可采取疏肝解郁、镇静安神之法。

（四）用药式

肝经湿热循经下注，阻滞气机，见心烦少寐，口苦或渴，便臭秘结，小便涩痛，短赤不畅。治宜清热利湿。清利下焦湿热，用黄柏、车前子、泽泻、龙胆草等；疏肝解郁，用柴胡、香附、郁金、钩藤等；湿邪较甚，用土茯苓、茵陈、薏苡仁等。

气机不利，血行不畅，宗筋血脉瘀滞与痰相搏，不通则痛，见舌青紫或有瘀斑。治宜理气活血，散结通络。理气活血用红花、桃仁、赤芍、川芎、牛膝、丹参等；湿热较重，用黄柏、苍术、茵陈、薏苡仁等；疏肝解郁，用柴胡、香附、郁金、钩藤等。

【辨证论治】

1. 湿热下注证

证候：冠状沟处或阴茎背侧存在条索状物或实质性肿块，伴口苦或渴，心烦少寐，便臭秘结，小便涩痛，短赤不畅，脘腹痞闷，恶心，舌红苔黄腻，脉濡数或滑数。

治法：清热利湿，化瘀通络。

代表方：龙胆泻肝汤加减。常用龙胆草、栀子、黄芩、柴胡、车前子、生地黄、泽泻、通草、当归、茯苓、丹参。

加减：伴阴茎瘙痒者，可加黄柏、苍术、薏苡仁等；疼痛重者，可加川芎、水蛭、姜黄等；小便短赤者加茯苓、车前子、滑石等。

2. 血脉瘀滞证

证候：冠状沟处或阴茎背侧存在条索状物或实质性肿块，触之有轻微压痛，舌青紫或有瘀斑，脉如常或细涩。

治法：理气活血，散结通络。

代表方：血府逐瘀汤加减。常用当归、生地黄、红花、桃仁、枳壳、赤芍、柴胡、桔梗、川芎、牛膝、丹参。

加减：小便短赤者加茯苓、车前子、滑石等；疼痛重者，可加川芎、蜈蚣、姜黄等；结节大者，可加南星、半夏、牡蛎等。

【其他疗法】

（一）中成药

1. 小金丸

具有散结消肿、活血化瘀的作用，用于血脉瘀滞者。每次 1~3g，每日 2 次。

2. 龙胆泻肝丸

具有清泄肝胆实火、清利肝胆湿热的作用，用于湿热下注者。每次 9g，每日

2 次。

（二）外治疗法

1. 龙胆草、蒲公英、丹参、泽兰、苦参各 30g，中药煎水，熏洗外敷，每日 2~3 次。
2. 以内服药的第三煎药液浸泡阴茎，每次 15 分钟，每日 2~3 次。
3. 局部热敷、理疗、放射。
4. 可用针穿刺淋巴管。

（三）针灸疗法

1. 体针
取穴：行间、阴陵泉、太冲、期门、大敦、阳池。
操作方法：每次选用 2 穴，用泻法，留针 10 分钟，每日 1 次。
2. 耳针　选取肝、肾上腺、外生殖器、神门、肾等穴。每次选 2~3 穴，用皮内针埋藏或王不留行子贴压，嘱患者频频自行按压之。2~3 天更换 1 次，两侧交替使用。

（四）西药治疗

1. 维生素类，如维生素 E。
2. 有明确的感染史，可根据情况选用抗生素、抗病毒药物治疗。

（五）手术治疗

持续不退的皮损可手术切除。

【预防调护】
1. 保持局部清洁。
2. 避免粗暴性生活、感染、机械损伤等诱发因素。
3. 发病时当禁止性生活。
4. 保持心情舒畅，消除恐惧、焦虑等不良情绪。

第五节　阴茎癌

阴茎癌是指男性阴茎头、冠状沟和包皮内板黏膜以及阴茎皮肤出现恶性肿瘤的病证，是阴茎最常见的恶性肿瘤。其中最常见的病理类型是阴茎鳞状细胞癌，约占阴茎癌的 95%。中医将此病归属于"四绝症"，阴茎属肾，故称阴茎癌为"肾岩"，日久翻花，形似石榴，故又称"翻花下疳"。

阴茎癌发病因素多与毒邪外侵、肝郁肾虚、湿热内蕴有关。本病发病早期常被忽视，就诊时多呈菜花状，有溃疡、感染及腹股沟淋巴结肿大。癌转移途径主要至腹股沟、髂及腹主动脉淋巴结，晚期发生血性转移。阴茎癌重在预防，发病后应尽早诊治，治疗以手术切除肿瘤为主。本病多见于中老年，但青壮年也有发生。其发生率与社会文化、宗教信仰，尤其是卫生条件密切相关。目前，由于生活条件的改善，本病的发病率正逐年下降，我国城市居民中阴茎癌的年发病率已降至发达国家水平，但农村和文化落后的边远地区阴茎癌发病率仍较高，尚需做大量卫生教育普及工作。

【源流】

关于本病的记载，最早见于清代高秉钧撰的《疡科心得集·辨肾岩翻花绝证治》，称为"肾岩翻花"。关于阴茎癌的发生原因，《疡科心得集》言："夫肾岩翻花者，俗名翻花下疳，此非由交合不洁、触染淫秽而生，由其人肝肾素亏，或又郁虑忧思……初起马口之内，生肉一粒，如竖肉之状，坚硬而痒，即有脂水。延至一二年或五六载，觉疼痛应心，玉茎渐渐肿胀，其马口之竖肉处，翻花若榴子样，此肾岩已成也。渐至龟头破烂，凸出凹进，痛楚难胜，甚或鲜血流注。斯时必脾胃衰弱，不欲饮食，即食亦无味，形神困惫；或血流至两三次，则玉茎尽为烂去，如精液不能灌输，即溘然而毙矣。"指出本病的发生可由肝肾亏虚及情志内伤引起。《马培之医案》则认为，阴茎癌的发生是由于"肾脏阴虚，火郁心肝，二脏之火，复会于此"而成。关于阴茎癌的病理特点和预后情况，清·邹岳在《外科真诠·肾岩翻花》有相关描述："肾岩翻花，玉茎崩溃，巉岩不堪，脓血淋滴，形如翻花……年少气盛者，可保全生；若年迈气衰之人，得此不治。"

【病因病机】

（一）病因

1. 肝郁痰凝

郁怒忧思，肾精暗耗，肾亏水不涵木，肝失条达，气机不畅，痰核内生，积于阴器。

2. 肝胆湿热

素体阳盛或久食肥甘滋腻之品，湿热内生，蕴积于足厥阴肝经，积聚龟头而成此病。

3. 肝肾不足

肝肾亏损，肾精不足，水不涵木，肝经血少，络脉空虚，虚火痰浊侵袭，导致经络阻塞，积聚阴茎而成。

4. 阴虚火旺

肾阴亏损，水不涵木，相火内炽，又夹湿火邪毒，壅阻经脉，化腐溃烂，外损阴器。

（二）病机

中医认为，本病病因病机复杂，但其基本病机可概括为以下几点：肝气郁滞，痰浊凝结，复感毒邪，与气血相搏，蕴蒸阴器发而为病；湿热内生，蕴积于足厥阴肝经，蚀损宗筋，经络瘀阻，聚而成岩；肝肾亏损，水不涵木，肝经血少，虚火痰浊侵袭，蕴蒸阴器发而为病。本病的发生与肝肾两脏关系密切。

【临证思路】

（一）病机辨识

1. 实证

郁怒忧思，肾精暗耗，肾亏水不涵木，肝失疏泄，痰浊凝结，而肝主宗筋，阴茎为宗筋所系，故阴器局部出现硬结并增大。郁闷不舒，小腹不适，胁肋胀满，舌淡红，苔白腻，脉弦为肝郁痰凝之象。湿热蕴结，聚毒化火，血脉瘀滞，皮肉腐坏，故阴茎溃烂，肿胀疼痛，翻花如石榴；湿毒浸淫，则渗流血脓样分泌物，奇臭难闻；湿热蕴结膀胱，则小便短赤涩痛；循经上攻，则两侧腹股沟淋巴结肿大；舌质红，苔黄腻，脉弦数为肝经湿热之象。

2. 虚证

肝肾阴虚，水不涵木，相火内灼，又夹湿火毒之邪，阻滞经脉，化腐溃烂；阴虚血少，筋脉失养，则腰酸；虚阳上扰，则头晕耳鸣；阴血亏虚，失于濡养，则咽干；舌红少苔，脉细数为阴虚火旺之象。病延日久，气血不足，尤以化疗、放疗后更为显著，毒邪不能外出，新肉无滋生之源，故疮面淡白，或暗红无华，甚则紫暗，新肉不生；体弱消瘦，神疲懒言，面色㿠白，舌淡少苔，脉沉细弱均为气血两虚之象。

（二）症状识辨

1. 硬结

阴器局部出现硬结并增大，伴郁怒忧思等症，属实，因肝失疏泄，痰浊凝结，而肝主宗筋，阴茎为宗筋所系，故见阴茎硬结；病延日久，气血不足，属虚，因肾精暗耗，肾亏水不涵木或者阴虚血少，筋脉失养，兼见舌红少苔，脉细数。

2. 溃烂

湿热蕴结，聚毒化火，血脉瘀滞，热盛肉腐，故阴茎溃烂，肿胀疼痛，气味恶臭；病延日久，气血不足，毒邪不能外出，新肉无滋生之源，故阴茎疮面暗红无华、溃烂脱落或疮面紫暗、新肉不生，兼见舌质红，苔黄腻，脉弦数。

3. 舌象

舌淡红，苔白腻，为肝郁痰凝，其阴茎、冠状沟局部出现结节、丘疹，质硬，并逐渐增大，伴郁闷不舒、小腹不适，胁肋胀痛；舌质红，苔黄腻，阴茎肿块溃烂，如翻花状，肿胀疼痛，时有血脓样分泌物，气味恶臭，伴心烦口渴，小便短赤涩痛不畅，为肝经湿热；舌红少苔，脉细数，为阴虚火旺，其阴茎局部疼痛，溃烂，有血样渗出物，难腐难脱，固定不移，伴潮热颧红，腰酸耳鸣，咽干多饮，乏力消瘦；舌淡少苔，脉沉细弱，阴茎疮面肉色淡红或暗红无泽或疮色紫暗，新肉不生，伴神疲懒言，体弱消瘦，面色无华，为气血不足。

（三）治法与处方原则

本病为古代"四大绝症"之一，病情险恶，变化多端，一经确诊，宜尽早手术。发病早期正胜邪实，当以祛邪为主。早期肝气郁结，痰浊凝聚于阴器，龟头出现硬结或湿热火毒蕴结，循经下注，出现肿块溃烂翻花，可分别采取清肝解郁、清利湿热、软坚化痰、解毒消肿之法；后期正气亏虚明显，以扶正为主，并兼用内服与外用药。后期肝肾阴亏，阴虚火旺，出现局部溃烂，灼热疼痛，治疗当以滋阴降火、软坚解毒为主；若久病缠绵，耗损气血而致气血亏损，治疗又当以益气养血、解毒散结为主。

（四）用药式

1. 实证

局部出现结节，质硬，逐渐增大，伴郁闷不舒、小腹不适，胁肋胀痛。治宜疏肝解郁，软坚化痰。疏肝解郁，用柴胡、升麻、甘草等；软坚化痰，用海藻、昆布、当归尾、连翘、半夏等。

肿块溃烂，翻如石榴状，肿胀疼痛，时有血脓样分泌物，气味恶臭，伴小便短赤涩痛不畅，心烦口渴。治宜清利湿热，解毒消肿。清利湿热，用栀子、泽泻、木通、车前子、茯苓等；解毒消肿用黄芩、虎杖、生地黄、牡蛎等。

2. 虚证

局部疼痛，溃烂，有血样渗出物，难腐难脱，伴头晕失眠，耳鸣腰酸，纳呆，咽干，乏力消瘦。治宜滋阴降火，软坚解毒。滋阴降火，用知母、黄柏、熟地黄、玄参等；软坚解毒用夏枯草、蒲公英、半枝莲、鳖甲等。

疮面肉色淡红或暗红无泽，肿块脱落；或疮色紫暗，新肉不生，伴神疲懒言，体弱消瘦，面色㿠白。治宜益气养血，解毒散结。益气养血，用人参、炙甘草、熟地黄、鸡血藤、何首乌等；解毒散结用夏枯草、蒲公英、昆布、海藻等。

【辨证论治】

1. 肝郁痰凝证

证候：阴茎、冠状沟局部出现丘疹、结节，逐渐增大，质硬，溃后渗流滋水，疼痛轻微或伴刺痒感，伴郁闷不舒、小腹不适，胁肋胀痛，舌淡红，苔白腻，脉弦。

治法：疏肝解郁，软坚化痰。

代表方：散肿溃坚汤加减。常用柴胡、升麻、龙胆草、黄芩、甘草、桔梗、昆布、当归尾、白芍、黄柏、葛根、黄连等。

加减：丘疹增多明显者，可加蛇舌草、半枝莲、蒲公英等；病灶局部出血明显者，可加蒲黄、三七、小蓟等；疼痛加剧者，可加延胡索、川楝子、香附等。

2. 肝经湿热证

证候：阴茎肿块溃烂，翻如石榴状，肿胀疼痛，时有血脓样分泌物，气味恶臭，伴腹股沟淋巴结肿大压痛，小便短赤涩痛不畅，心烦口渴，舌质红，苔黄腻，脉弦数。

治法：清利湿热，解毒消肿。

代表方：龙胆泻肝汤加减。常用龙胆草、黄芩、栀子、泽泻、木通、车前子、当归、生地黄、柴胡、生甘草等。

加减：尿赤、尿痛明显者，可加金钱草、虎杖、滑石等；病灶渗液流脓，湿热重者，可加生薏苡仁、败酱草、红藤等；小便带血者，可加小蓟、茜草、蒲黄等。

3. 阴虚火旺证

证候：阴茎局部疼痛，溃烂，有血样渗出物，难腐难脱，双侧腹股沟淋巴结肿大，固定不移，伴头晕失眠，耳鸣腰酸，纳呆，咽干，乏力消瘦，舌红少苔，脉细数。

治法：滋阴降火，软坚解毒。

代表方：大补阴丸加减。常用知母、黄柏、熟地黄、龟甲、猪骨髓等。

加减：口渴明显者，可加玄参、女贞子、墨旱莲等；小便出血者，可加龙葵、蛇舌草、小蓟；局部红肿者，可加蒲公英、败酱草、红藤等。

4. 气血不足证

证候：疮面肉色淡红或暗红无泽，肿块脱落；或疮色紫暗，新肉不生；或化疗、放疗术后，双侧腹股沟淋巴结肿大，伴神疲懒言，体弱消瘦，面色㿠白，舌淡少苔，脉沉细弱。

治法：益气养血，解毒散结。

代表方：人参养荣汤加减。常用白芍、当归、陈皮、黄芪、桂心、人参、白术、炙甘草、熟地黄、五味子、茯苓、远志、生姜、大枣。

加减：疮面肉色鲜红者，可加土茯苓、半枝莲、蒲公英等；乏力明显者，可加黄芪、升麻、柴胡等；血虚明显者，可加何首乌、鸡血藤、阿胶等。

【其他疗法】

（一）外治疗法

1. 初、中期可先用大豆甘草汤洗涤患处，后用鸭蛋清调凤衣散敷患处，每日 1～

2次。

2. 晚期可用鲜山慈菇捣烂外敷；溃烂、出血者掺海浮散，盖贴生肌玉红膏；肉芽新鲜，可用生肌散。

（二）放射治疗

对年轻患者放射治疗可保阴茎完整。一般多采用体外放疗，如正常电压、低电压、高电压 X 线，直线加速器及旋转加速器等超高电压 X 线等，60Co、依膜、镭膜。

（三）手术治疗

本病一旦确诊宜尽早行阴茎癌根治切除术。

【预防调护】

1. 开展卫生教育，经常将包皮上翻清洗，以防积垢。

2. 包茎或包皮过长反复有炎症者宜行包皮环切术。

3. 阴茎有白斑、赘生或不明原因结节、肿物，应及时就诊。

4. 做到早期诊断、早期治疗，以提高治愈率，延长生存时间，提高生活质量。

5. 禁止性生活。

6. 保持心情舒畅，消除不良情绪，增强治愈疾病的信心。

7. 加强营养，多食低脂肪、高蛋白食物。

第十二章　阴囊疾病论治

第一节　阴囊湿疹

阴囊湿疹是一种过敏性炎症性皮肤病，是阴囊常见的皮肤病。本病多见于成年男性，与潮湿的工作环境有一定关系。表现为阴囊出现对称性分布的多形损害，瘙痒剧烈、渗出倾向、反复发作、易成慢性病变。中医又有"绣球风""肾囊风"等名称。

阴囊湿疹病因复杂，是一种过敏性炎症性皮肤病，由多种内外因素相互作用引起，一般认为与变态反应有关。可能的诱发因素如食物中的辛辣腥膻等，吸入物中的花粉、尘螨，物理性的日光、寒冷潮湿、摩擦，各种微生物的感染及消化、内分泌疾病等，同时与精神心理因素如生活工作压力过大导致精神长期紧张，情绪变化起伏较大等也有关系。此外，体质也是一个重要因素，有些过敏体质与遗传 IgA 缺乏有关。

阴囊湿疹根据病程和皮损特点，一般分为急性、亚急性、慢性三类。

【源流】

关于本病的记载，早在《诸病源候论·虚劳阴下痒湿候》就有记载"大虚劳损，肾气不足，故阴冷，汗液自泄，风邪乘之则瘙痒。"而《外科正宗》首先提出"肾囊风"的病名，"肾囊风，乃肝经风湿而成，其患作痒，喜浴热汤，甚者疙瘩顽麻，破流滋水。"

阴囊湿疹的发生原因，《外科心法要诀·肾囊风》认为："肾囊风发属肝经，证由风湿外袭成，麻痒搔破流脂水，甚起疙瘩火燎疼。"即肝经风湿侵袭阴囊所引起。亦有医家认为此病由禀赋不耐，饮食不节，嗜食肥甘厚味酒酪、辛辣刺激、荤腥动风之品，伤及脾胃，脾失健运，湿热内生，又兼感外来风邪，内外两邪相搏，风湿热邪浸淫肌肤而致。沈金鳌《杂病源流犀烛·前阴后阴病源流》认为"盖阴囊湿痒者，由于精血不足，内为色欲所耗，外为风冷所乘，风湿毒气乘虚而入，囊下湿痒，或生疮皮脱"。

阴囊湿疹的病理特点，《医宗金鉴·外科心法》记载"此证一名绣球风，系肾囊作痒，由肝经湿热，风邪外袭皮里而成。初起干燥痒极，喜浴热汤，甚起疙瘩，形如赤粟麻痒，搔破浸淫脂水，皮热痛如火燎者，此属里热。"说明了急性起病者以湿热为主的特点。

阴囊湿疹的治疗方法，唐·孙思邈《千金要方·解毒并杂治》提出内治与外治相结合的治疗方法，"有人自少至长，阴下常有干癣者，宜依癣方主之。有五劳七伤而得阴下痒湿，搔之黄汁出者，宜用补丸散主之，仍需敷药治之。"《东垣十书·论阴疮》认为本病以肾虚为本，湿邪为主，称为"湿疮"，"盖湿疮者，由肾经虚弱，风湿相搏，邪气乘之，瘙痒成疮，浸淫汗出，如疥癣是也。"辨证上有湿热、寒湿、湿毒之不同，分别以升阳除湿汤、温肾汤、龙胆泻肝汤治疗。《杂病源流犀烛·前阴病》中说："阴囊湿痒者，由于精血不足，内为色欲所耗，外为风冷所乘，风湿毒气乘虚而入，囊下湿痒，甚则皮脱。"指出精血不足、肾虚是发病的内在环节，治疗宜补虚泻实。

【病因病机】

（一）病因

1. 外感六淫

由于生活起居不慎，或居处炎热潮湿之地，或不注意局部卫生，内裤过紧，或涉水、淋雨、阴部汗湿，而致风湿热邪侵入人体，与肝经气血相搏，而成肾囊风。《外科正宗·杂疮毒门·肾囊风》说："肾囊风乃肝经风湿而成。"

2. 饮食不节

嗜食肥甘厚味、醇酒辛辣、鱼腥海鲜等食物，生湿助热，内伤脾胃，湿热循经下注阴囊，郁于肌肤；或热久生燥，或燥血化风，加以复感风邪，则发本病。《疡科纲要·治痛药剂·论外疡理湿之剂》说："有肝肾湿热而下流于阴股者，则阴疮等之湿痒不已（如前阴之肾囊风……皆是）。"

3. 情志内伤

情志过极，内伤诸脏；或大怒久郁而伤肝，或思虑劳神而伤脾，或怵惕思虑而伤心，皆可伤津耗血，引起络虚邪入，著而为病。其血虚络空为风燥，易为外湿所伤，与燥热相合而成肾囊风；其脾虚甚则易生湿郁，久而化热，下流肝经，发为肾囊风。

4. 久病劳损

色欲过度耗伤肾精，或房劳过度，或久病卧床，阴血耗损，不能滋养肌肤而化风生燥；或耗伤阳气，脾肾阳虚，风邪乘虚入而发病。《诸病源候论·虚劳阴疮候》曰："肾荣于阴器，肾气虚，不能制津液，则汗湿，虚则风邪所乘，邪客腠理，而正气不泄，邪正相干，在于皮肤，故痒。搔之则生疮。"

（二）病机

本病外感风、湿、热或禀赋不耐，饮食、情志、劳欲、久病内伤等引起脏腑失和，营气不从，邪客下焦，侵及阴囊肌肤而成。初起多湿热为主，病久脾虚湿恋，日久迁延耗伤阴血，血虚生风生燥。

【临证思路】

（一）病机辨识

1. 外感风湿热

急性起病者，多为外感湿热夹风之邪侵袭，风为阳邪，易袭皮毛腠理；湿为阴邪，其性黏腻弥漫，重浊、趋下，阴囊乃肝经循行，湿热夹风循肝经下注，蕴蓄于皮肤，而见患部水疱、糜烂、滋流黄水。风湿夹热，蕴结于阴囊经络，气血不和，营气不从，可导致皮肤潮红、灼热、肿胀、作痒、作痛。所谓"热微则痒，热甚则痛。"

2. 血虚生风

禀赋不足，脾气亏虚，或饮食不节，不能运化水湿，湿浊内生，邪恋不去，导致阴囊湿疹由急性期转为亚急性期，缠绵难愈，转为慢性。病久，阴血暗耗，生化乏源，生风生燥，气血不和，肌肤失养，出现阴囊瘙痒、干燥、粗糙、肥厚、脱屑等。

（二）症状识辨

1. 阴囊潮湿

阴囊处于下焦，湿热或寒湿易侵袭下部。阴囊潮湿可由外侵袭，如久卧湿地，居处潮湿，或处于南方暑湿之气较重之地。阴囊潮湿亦可由内而生，如饮食不节，损伤脾胃，湿热内生，湿性趋下，蕴于阴囊。

2. 阴囊瘙痒

中医谓"热微则痒"，瘙痒多由风、湿、热、虫之邪客于皮肤肌表，引起皮肉间气血不和，郁而生微热所致；或由于血虚风燥阻于皮肤，肤失所养，内生虚热而发。

阴囊瘙痒难忍，皮肤潮红，或有丘疹，破后流黄滋水，或糜烂，小便黄赤，舌红，苔黄腻，脉滑数，这是由湿热下注引起之瘙痒。若阴囊干痒，搔抓后起疙瘩或丘疹，破后流黄水，伴发热、恶风，舌红苔黄，脉弦数，此为风热外袭所致。若阴囊肌肤干燥、肥厚，反复发作，日久不愈，可见脱屑，夜间瘙痒甚，五心烦热，口干，舌红，苔干，脉细数，此为血虚风燥所致。

3. 舌象

舌质红，舌苔黄厚或腻，此为脾胃或肝胆湿热下注，阴囊多红肿，糜烂，流滋水，小便黄赤，口苦烦渴，脉滑数等；舌淡苔白，阴囊皮色不红或泛肿，食少便溏，少气懒言，面色少华，神倦乏力者，此为脾气亏虚，不能运化水湿；舌红苔少或无苔，舌体瘦，阴囊皮肤干裂，肥厚，潮热颧红，盗汗，腰酸耳鸣，口干多饮，溲黄便结者，为血虚阴虚风燥。

（三）治法与处方原则

本病初期或急性期以清热祛风、除湿止痒为主，根据湿热、风热不同或是否兼夹，分别论治。风热者清热疏风止痒；湿热者清热除湿止痒；日久化燥伤阴，宜养血润燥、清热止痒；脾虚肾虚者益气健脾、补肾虚。并与外治法配合应用，提高治疗效果。

总之，本病基本治疗原则是清利湿热、祛风止痒、健脾补肾、养血润燥。

（四）用药式

1. 外感风湿热

阴囊水疱、糜烂、滋流黄水，皮肤潮红、灼热、肿胀、作痒、作痛。此为外感风湿夹热，蕴结于阴囊经络，常用防风、苍术、龙胆草、栀子、黄芩、木通、泽泻、车前子、川牛膝、萆薢、黄柏等以清热利湿、疏风止痒。

2. 血虚生风

阴囊皮肤水肿、肥厚，滋水不断或缠绵难愈，阴囊瘙痒、干燥、粗糙、肥厚、脱屑等。此为阴血暗耗，生化乏源，生风生燥，气血不和，肌肤失养，常用茯苓、薏苡仁、白术、苍术、黄芪、陈皮、土茯苓、白扁豆健脾利湿；胡麻、首乌、当归、川芎、天花粉、威灵仙、苦参等养血滋阴、润燥止痒。

王琦教授认为局部糜烂瘙痒者应遵循《黄帝内经》"诸痛痒疮，皆属于心"的理论，酌情选用黄连、莲子心以达到燥湿止痒的目的。若以阴囊潮湿为主，可用当归拈痛汤加土茯苓等。

【辨证论治】

1. 湿热下注证

证候：阴囊皮肤潮红、水疱、糜烂、渗液，边界弥漫，瘙痒剧烈，伴胸闷纳呆，大便干结或黏腻不爽，小便黄赤，舌红苔黄腻，脉滑数。

治法：清热利湿，解毒止痒。

代表方：龙胆泻肝汤或萆薢渗湿汤合二妙丸加减。常用龙胆草、栀子、黄芩、木通、泽泻、车前子、川牛膝、萆薢、黄柏等。

2. 脾虚湿阻证

证候：皮损色暗，淡红或不红，水疱少，但渗液明显，伴纳呆，胸脘痞闷，面色萎黄，便溏，舌苔白腻，脉濡滑。

治法：健脾祛湿止痒。

代表方：除湿胃苓汤加减。常用茯苓、薏苡仁、白术、苍术、黄芪、陈皮、土茯苓、白扁豆。

3. 血虚风燥证

证候：湿疹反复发作，病程缠绵，数年不愈，阴囊肌肤干燥、肥厚、脱屑，常伴消瘦，夜间瘙痒甚，五心烦热，口干，舌红，苔干，脉细数。

治法：养血润燥祛风。

代表方：祛风换肌丸加减。常用胡麻、首乌、当归、川芎、天花粉、威灵仙、苦参、石菖蒲、苍术等。

【其他疗法】

（一）中成药

1. 龙胆泻肝丸合防风通圣丸

用量均为每次 1~2 丸，每日 2 次。适用于湿热证、内外俱实者。

2. 二妙丸

每次 1~2 丸，每日 2 次。适用于湿邪偏盛者。

（二）单方验方

1. 苦参合剂

苦参、黄柏、金银花各 30g，蛇床子 15g。水煎服，每次 20~40mL，每日 2 次。

2. 阴囊湿疹方

茵陈 20g，苦参 30，黄柏 10g，白鲜皮 25g，猪苓 10g，茯苓 10g，薏苡仁 10g，紫花地丁 30g，玄参 20g，当归 10g，六一散 15g，明矾 10g，共为粗末，每袋 60g，每次 1 袋，扎紧，置入容器内，开水浸泡 10 分钟，熏洗患处。每日1~2 次，每次 20 分钟。

（三）外治疗法

1. 黄灵丹（江苏省中医院徐福松教授录其师许履和教授治疗慢性湿疹的有效外用验方）

煅石膏 120g，飞滑石 60g，飞甘石 60g，黄柏 120g，轻粉 9g，东丹 50g，梅片 6g，研细末，外用。用法：先用蛇床子 30g，苦参 15g，煎汤熏洗，再用黄灵丹适量，麻油调成糊状，外敷患处。每日 2 次。一般止痒起效时间为 7~10 天，皮损康复时间为 1~3 个月。

2. 清热利湿止痒汤

柴胡 5g，山栀子、龙胆草、白鲜皮各 10g，赤茯苓 12g，车前草 30g，地肤子 12g。水煎外洗。

（四）针灸疗法

1. 毫针针刺

主穴：大椎、曲池、足三里。

配穴：血海、三阴交、会阴、风市。

加减：肝经湿热者加太冲、风池、阴陵泉；血虚风燥者必选足三里、三阴交。

操作：毫针针刺。每次选 2 个主穴、2 个配穴，以 30 号 1.5~2 寸毫针刺入，以捻转强刺激手法，留针 30 分钟。留针期间行针数次。针血海要用 6~9cm 的毫针，针尖斜向下，可使针感尽可能向下肢远处传导，针尖斜向上使针感达到腹部。每日 1 次，10 次为一个疗程。

2. 梅花针叩刺

主穴：大椎、膀胱经线。

配穴：血海、风市、阿是穴。

加减：根据辨证叩刺相应腧穴，大椎、膈俞、血海、风市为必选穴。

操作：梅花针叩刺。令患者取俯卧位或端坐位，局部常规消毒，先在背部脊柱两侧背俞穴自上而下纵行叩刺，重点均匀密刺胸腰段，以中等强度为宜，以皮肤潮红为度。穴区可在直径 1cm 内反复叩刺，每日 1 次，5~10 次为一个疗程。

（五）药膳疗法

1. 苍术粳米粥

苍术 30g，粳米 60g。苍术水煎取汁，粳米淘净煮粥，至八成熟时，放入苍术汁，一同煮，温服。每天 3 次，连续服用 1 周。可健脾祛湿，适用于脾虚湿困型亚急性、慢性阴囊湿疹。

2. 冬瓜薏米粥

冬瓜 30g，薏米 50g，煮粥食用，温服。每天 3 次，连续服用 1 周。可健脾除湿，适用于脾虚湿困型亚急性、慢性阴囊湿疹。

3. 薏米红小豆粥

薏米 30g，红小豆 15g，加水同煮至豆烂，加适量白糖，早晚分服。适用于湿热下注型急性及亚急性阴囊湿疹。

4. 马齿苋煎

鲜马齿苋 30~60g，水煎，每日分数次饮用，并可配合外洗。可清热利湿，适用于急性、亚急性阴囊湿疹。

【预防调护】

1. 积极寻找诱发因素，如与饮食、居住环境、气候、机体状态的关系，并尽可能去除诱因，少食辛辣，勤晒被褥，勤换洗内裤。

2. 切勿随意搔抓、摩擦，勿用热水烫洗，少用肥皂刺激及外用刺激性药物，避免直接接触人造纤维、皮毛制品。

3. 本病与精神心理因素也有一定关系，故心理调节、心理治疗也很重要。

第二节　阴囊急性蜂窝组织炎与脓肿

阴囊急性蜂窝组织炎与脓肿是发生于阴囊皮肤、肉膜广泛的弥漫性化脓性炎症，中医又称"囊痈""肾囊痈""阴囊毒""肾阴发""外肾痈"等。

本病临床以起病急，阴囊局部红、肿、热、痛甚至化脓为特征，绝大多数感染是原发性的，少数也可以由血行、淋巴或局部化脓感染直接播散而来，可以伴有腹股沟淋巴结炎或并发阴囊坏疽、转移性脓疡及败血症。

【源流】

关于本病的记载，最早见于元代《丹溪手镜》，首立囊痈病名，并明确指出其病因病机，"囊痈，乃湿热下注也，浊气流入渗道，因阴道亏，水道不利而然……"。明·汪机《外科理例·囊痈》说："囊痈，湿热下注也，有作脓者，此浊气顺下。"清代《外科大成》尤为详细地描述了本病的症状、病因病机和治则方药，以及与疝、卵子瘟、暗疔、肾囊漏的鉴别要点，书中载："夫囊痈者，阴囊红热肿痛也，由肝肾阴虚、湿热下注所致，治以补阴为主，清热渗湿之药佐之。"关于囊痈的发生原因，《外科正宗》曰："囊痈者，乃阴虚湿热流注于囊，结而为肿。"因而其总的病因病机为素体阴虚，感受湿热之邪，下注蕴结阴囊，经络阻遏，气血不通，聚而成痈。脏腑主要与肝、脾、肾有关，经络主要在足三阴经。《医宗金鉴·外科心法要诀》将囊痈称为肾囊痈，认为"肾囊痈此证生于肾囊，红肿焮热疼痛，身发寒热，口干饮冷，由肝肾湿热下注肾囊而成。"关于囊痈的病理特点，历代医家的认识基本一致，均认为是由肝肾阴虚、湿热下注所致。囊痈的治疗方法为补肝肾之阴、清热利湿。

【病因病机】

（一）病因

1. 湿热内侵

久坐湿地，或水中作业，或久着汗湿衣裤，寒湿郁久化热，热郁不散蕴积肝肾，下注阴囊而成痈。

2. 外阴不洁

或外伤染毒，或囊痒搔抓，湿热外袭，下注肝肾，蕴结肾囊，经络阻隔，气血凝滞而成痈。

3. 饮食不节

嗜食肥甘厚味或辛辣之品，或吸烟酗酒，而致中焦积热，湿热内生，循经下注于阴囊而发为痈。《景岳全书》曰："若湿热退而仍肿痛……体倦食少者，脾气虚热也。"

（二）病机

外感湿热之邪，或外伤染毒，或饮食所伤，内生湿热，下注于阴囊，使得经络阻遏，气血不通，聚而成痈，湿热郁积于阴囊肌腠，营气不从，热盛肉腐而成脓肿。若溃后，腐肉不脱、脓透不畅为阴虚、气虚，湿热邪恋。若病久创面久不收口乃气血两虚。

【临证思路】

（一）病机辨识

1. 实证

本病急性期属实证，湿热下注，湿热可由外感湿热之邪或外伤染毒引起，亦可由饮食劳倦，脾虚不能运化水谷，不能运化水湿，郁久化热，湿热内生，下注于阴囊，致使局部气血运行受阻，脉络凝滞不通，热盛肉腐发为囊痈。

2. 虚证或虚实夹杂证

囊痈湿热之邪日久不去，必伤及阴津，导致阴液亏虚，热毒之邪留恋，痈肿溃破后脓液稀薄，难以收口。

（二）症状辨识

1. 阴囊红肿痛

阴囊部肿胀明显，皮色焮红，坠胀样疼痛，触痛明显。活动时疼痛更甚，并有全身症状，身发寒热，口干渴，喜冷饮，大便干，小便赤涩，此为湿热下注之证，湿热郁阻气机，脉络凝滞不通，不通则痛，气滞血瘀，郁久化热，湿热之毒瘀结于肾囊，故见局部红、肿、热、痛，热盛肉腐。

2. 阴囊肿痛

阴囊部肿胀，疼痛症状更加严重，触之应指，此为已成脓，脓成是气血充盛之象，可箍聚毒邪，溃脓时毒邪可随脓液排出。若病久难成脓或脓成难溃破，为气血虚，无力箍聚毒邪。

3. 溃脓

若气血充盛，脓溃破后脓液稠厚，很快排净，创面生肌收口，痊愈，此为佳象、顺证。若溃脓后创面不红活，脓液臭秽，难排净，创面久不愈合，此气血虚，不能充养肌肤。

（三）治法与处方原则

囊痈初期或急性期，多为湿热下注之证，属实证，治则为清热解毒，利湿消肿；中期热毒壅盛，脓毒形成，热盛肉腐，则需清热和营，托毒透脓；后期痈破脓溃，毒随脓泄，余毒未清，兼见正虚，可扶正祛邪共用。

（四）用药式

本病湿热之邪下注于阴囊，致使局部气血运行受阻，脉络凝滞不通，不通则痛，气滞血瘀，久之化热，湿热之毒瘀结于肾囊，故见局部红、肿、热、痛，系正邪相争，坠胀为气虚湿盛之候，口干渴喜冷，脉大，大便干，小便赤涩为里热之象，因正不胜邪故肿痛逐渐加重，因湿热盛，热则肉腐成脓，因阴囊为肝经所主，故证属肝经湿热。治宜清热利湿，疏肝理气。方用龙胆泻肝汤，常用药如龙胆草、黄柏、山栀子、泽泻、灯心草、木通、川芎、生地黄、天花粉、白芍、柴胡等。若邪盛正不虚，热毒炽盛，热盛肉腐，脓成应指，则宜加重清热解毒力度，用清瘟败毒饮加减。常用药如生石膏、知母、黄连、山栀、黄芩、牡丹皮、生地黄、玄参、水牛角、连翘、鲜竹叶、桔梗等。囊痈溃脓后，若脓液顺利排出，伤口愈合，此为顺证；若脓液清稀，伤口色泽暗淡，久不收口，此气血亏虚，应益气养血，托里生肌，促进气血充盛，使伤口早日愈合。常用药如人参、黄芪、白术、茯苓、当归、白芍、熟地黄、川芎、红枣、肉桂等。

【辨证论治】

1. 湿热蕴结证

证候：阴囊红肿，皮肤光亮，发热疼痛，寒热交作，口干饮冷，小便赤涩，舌红，苔薄黄腻或黄腻，脉数。

治法：清热利湿，解毒消肿。

代表方：龙胆泻肝汤加减。常用药物有黄柏、山栀子、龙胆草、泽泻、灯心草、木通、川芎、生地黄、天花粉、白芍、柴胡等。

加减：气滞者加橘核、荔枝核；瘀痛明显者加蒲黄、五灵脂、乳香、没药等；硬结明显者加连翘、浙贝、白芷、皂角刺。

2. 热毒炽盛证

证候：阴囊焮热、皮薄光亮、疼痛难忍，按之软化而波动，寒战壮热，口干饮冷，小便短赤，大便干结，舌红、苔黄，脉洪数或弦数。

治法：清热和营，托毒透脓。

代表方：清瘟败毒饮加减。常用药物有生石膏、知母、黄连、山栀、黄芩、牡丹皮、生地黄、玄参、水牛角、连翘、鲜竹叶、桔梗、甘草。

加减：脓欲透者加川芎、皂角刺；气虚者加生黄芪、白术等。

3. 阴虚湿热证

证候：痈肿溃脓，黄白质稠，肿痛俱减，疮口新肉渐生；口干潮热，自汗盗汗，舌红少津，苔少，脉细数。

治法：养阴生肌，除湿清热。

代表方：滋阴除湿汤加减。常用药物有生地黄、当归、川芎、白芍、黄芩、知母、地骨皮、贝母、陈皮、泽泻、柴胡、甘草。

加减：腐肉不脱、脓透不畅者加黄芪、皂角刺、路路通；气阴两虚明显者加鳖甲、太子参、西洋参等。

4. 气血两虚证

证候：流脓稀薄，腐肉红赤，疮周红肿不减，久不收口，面色无华，神疲肢倦，纳呆便溏，舌淡，苔薄白，脉沉细。

治法：益气养血，托里生肌。

代表方：人参养荣汤加减。常用药物有人参、黄芪、白术、茯苓、当归、白芍、熟地黄、红枣、肉桂、远志、陈皮、生姜、五味子。

加减：酌加活血之丹参、鸡血藤、田七等以活血补血；阳虚者加熟附子、干姜；阴虚者加鳖甲、龟甲、麦冬等。

【其他疗法】

（一）中成药

湿热蕴结证用龙胆泻肝丸，每次9g，每日2次；热毒炽盛证用西黄丸，每次3g，每日2次；阴虚湿热证用知柏地黄丸，每次9g，每日2次；气血两虚证用十全大补丸，每次9g，每日3次。

（二）单方验方

1. 薏苡仁60g、败酱草30g，水煎服，日1剂。
2. 鲜车前草、鲜蒲公英各100g，水煎服。

（三）外治疗法

由于本病位于阴囊皮肤，较表浅，保护创面并使用外治法尤其重要。初起用金黄膏或玉露膏外敷。每日换1次，可用"丁"字带托起阴囊；若已成脓，应及时切开以提脓祛腐；若脓水已尽，宜生肌收口，用生肌散、红油膏盖贴。

（四）针灸疗法

取穴：曲骨、气冲、中极、魄户、志室、蠡沟、太冲、血海、足三里、上巨虚、天枢、箕门、血海、曲池、大敦等。

操作：毫针针刺。每次用5穴，实证用泻法，阴虚湿热证用平补平泻，气血虚衰证用补法，每次30分钟，每日1次。

脓成而不得溃者，用火针法，即以圆平头的火针，烧红后斜入向囊痈软处，直至脓液流出为止。

（五）药膳疗法

1. 马齿苋

内服：干品10~15g；鲜品30~60g；或绞汁用。

外用：可捣敷可煎水洗。

2. 银花露茶

金银花 500g。加水 1000mL，浸泡 2 小时成茶剂饮料。代茶饮，每次 50mL，日 2 次。

3. 蒲公英茶

蒲公英 30g（干品 20g）。加水适量，煎汤代茶。日 1 剂，不拘时频饮。

【预防调护】

1. 注意个人卫生，注意保持会阴部清洁干燥，尤其是夏季更应注意勤沐浴，勤换内衣裤，平素饮食清淡，多吃蔬菜水果，少吃辛辣刺激油腻食物，戒烟酒，以防湿热内生。积极治疗阴囊皮肤疾病如阴囊湿疹、股癣、生殖器疱疹等原发病，以免因搔抓等继发阴囊感染。

2. 病后卧床休息，阴囊用阴囊托悬吊；清心寡欲，禁止性交；发热者应多饮水，密切观察病情变化，若出现中毒症状应及时采取中西医结合处理。

附：特发性阴囊坏疽

特发性阴囊坏疽是指不明原因出现阴囊急性严重感染性坏疽，阴囊突发红肿热痛，1~2 日后皮肤呈紫黑色，紧张湿裂，继而整个阴囊皮肉脱落，导致睾丸裸露的病证。中医称为"囊脱""阴囊毒""囊发"等。清代《疡科心得集》记载："起时寒热交作，囊红睾肿，皮肤湿裂，隔日即黑，间日腐秽，不数日间，其囊尽脱，睾丸外悬……皆由湿热下流所致。"

阴囊坏疽分为特发性阴囊坏疽和继发性阴囊坏疽。导致疾病感染的因素包括全身因素和局部因素，全身因素如糖尿病、酒精中毒、恶性血液病等；局部因素如包皮龟头炎、尿道狭窄伴尿道旁腺脓肿等。由于阴囊皮肤皱襞多，生活不洁，阴囊经常潮湿，一旦局部皮肤出现损伤等可以造成皮下感染，尤其是在免疫能力低下时的阴囊皮肤，极易感染溶血性链球菌、葡萄球菌、大肠杆菌等病原体，引起阴囊血管栓塞，短期内就可以造成皮肤与皮下组织特别是肌肉腐败、坏死，而坏死组织及细菌毒素易引起败血症、感染性休克及多器官功能衰竭。

【源流】

关于本病的记载，最早见于《疡科心得集·辨囊痈悬痈论》："又有脱囊，起时寒热交作，囊红睾肿皮肤湿裂，隔日即黑，间日腐秽，不数日间，其囊尽脱，睾丸外悬，势若险重，其实不妨，皆由湿热下注所致。"对阴囊坏疽的发生原因认为是湿热下注。阴囊坏疽的病理特点是病势凶险，发病快，进展快。

阴囊坏疽的治疗方法，《外科理例》主张清肝经湿热，并说："若湿毒已尽者，专用托里；如脓清或敛迟者，用大补之剂。"而《外科大成》记载了外治之法"睾丸悬露者，松木灰托之，紫苏叶包之。"

【病因病机】

（一）病因

1. 外阴不洁，邪毒内侵

患者生活不洁，或久居湿地，或水中作业，阴囊皮肤湿裂，邪毒内侵下阴，经络阻滞，郁而化火，火盛肉腐而致。

2. 外伤跌扑，湿热内侵

因外伤、搔抓或不慎跌扑，伤及阴囊，腠理洞开，湿热邪毒乘虚而入，壅阻阴囊，气血瘀滞，久郁化火，囊皮火灼肉腐为囊脱。

3. 饮食不节，湿热丛生

患者长期酗酒，或嗜食肥甘厚味，以致湿热丛生，土壅木郁，郁而化火，循经下注于阴囊而发为囊脱。

4. 肝肾阴虚，复感湿热

禀赋不足，年老体弱，素体肝肾不足，或久病患者气阴两虚，复感受湿热之邪，久郁化火，循经下注于阴囊，火炽肉腐而发。

（二）病机

素体肝肾亏虚，湿热火毒之邪下注于厥阴肝经，毒火猖狂，壅阻于阴囊肌腠，气血凝滞，热盛肉腐，发为囊脱。

【临证思路】

（一）病机辨识

本病按其病理变化可分为初、中、后三期。早期湿热壅阻，火气炽盛；中期湿火毒邪弥漫气分，传变迅速，病情凶险，应及早采取内外速治，以免发生邪毒内陷，导致生命危殆。后期阴囊腐肉脱，气血亏虚，创面难愈。

（二）症状识辨

1. 阴囊红肿疼痛

多伴有发热，数小时内，阴囊出现水肿、皮肤红亮、紧张，伴有剧痛，阴囊快速增大，并有捻发音。可以出现寒战、高热、恶心、呕吐甚至虚脱等危急征象，此为邪气盛，湿火炽盛，阴囊脉络不通，气血壅滞。

2. 阴囊腐烂剥脱

全部阴囊皮肤紧张湿裂，色紫黑，继而迅速腐烂，坏死组织剥脱时可以引起出血，此为热盛肉腐，气营两燔。

3. 腐肉红赤，久不收口

病后期，腐肉脱，而新肉不生，脓液稀薄，创面肉色暗淡，此气血亏虚，甚则阳气亏虚，生化乏源，甚至虚陷。

（三）治法与处方原则

本病因素体阴虚，湿火热毒下注于阴囊，故初起即清热解毒、利湿消肿，甚者宜泻火解毒、凉血清营。后期出现气阴两虚、血虚、阳虚，宜补虚扶正。

（四）用药式

囊脱初起，阴囊红肿痛，且数小时阴囊即可迅速增大，宜尽早清肝经之热，利湿消肿，希冀控制病情进展，常用药如龙胆草、黄芩、栀子、柴胡、生地黄、车前子、木通、泽泻、金银花、防风、白芷等。随病情进展，热毒炽盛，气营两燔，此时宜重用泻火解毒、凉血清营之药，如水牛角、石膏、知母、生地黄、黄连、黄芩、栀子、连翘、玄参等。病后期，腐肉红赤，久不收口，此气血亏虚，宜益气健脾、生肌收口，药如人参、白术、茯苓、当归、熟地黄、白芍、川芎、黄芪、肉桂、阿胶等。

【辨证论治】

1. 湿火炽盛证

证候：阴囊突起剧痛，阴囊灼热，焮红光亮，或有水疱，伴高热寒战，口干欲饮，大便干结，舌质红，苔黄腻，脉滑数或弦数。

治法：清肝利湿，解毒消肿。

代表方：龙胆泻肝汤合仙方活命饮加减。常用药物有龙胆草、黄芩、栀子、柴胡、生地黄、车前子、木通、泽泻、金银花、防风、白芷、当归、陈皮、贝母、乳香、没药、天花粉、皂角刺、穿山甲、甘草等。

加减：瘀结明显者加三棱、莪术、郁金；大便干结者，加生大黄、芒硝；高热者，加生石膏、水牛角等。

2. 气营两燔证

证候：阴囊皮色紫黑，继则腐坏，溃破流脓样血水，气味腥臭，睾丸外露，寒战高热，入夜尤重，恶心呕吐，小便短赤，大便秘结，心烦不寐，重者神昏谵语，舌质红绛，苔黄厚而干或起芒刺，或少苔，脉洪数或细数。

治法：泻火解毒，凉血清营。

代表方：清瘟败毒饮加减。常用药物有水牛角、石膏、知母、生地黄、黄连、黄芩、栀子、连翘、玄参、牡丹皮、赤芍、当归、金银花、桔梗、淡竹叶等。

加减：透脓不畅者，加皂角刺、黄芪透脓托毒；若见烦躁不安，心烦不寐加莲子心、龙齿、石决明；高热伤津者加石斛、沙参、天花粉；神昏谵语者吞服紫雪丹0.5~1.5g，或安宫牛黄丸1~2粒，分2次化服。

3. 气阴两虚证

证候：腐肉大部已脱，露出红色创面，新肉缓慢生长，灼热隐痛，渗液清稀，潮热口干，自汗盗汗，神疲气短，身倦乏力，舌光红干，少苔或苔剥，脉细数无力。

治法：益气养阴，托里生肌。

代表方：益气养阴汤加减。常用药物有生黄芪、太子参、生地黄、当归、麦冬、鳖甲、知母、黄柏、牡丹皮、五味子、甘草等。

加减：阴虚津伤者加石斛、玉竹、玄参；血虚者加白芍、熟地黄、桑椹子；偏血瘀者加丹参、鸡血藤、怀牛膝。

4. 气血虚衰证

证候：流脓稀薄，腐肉红赤，疮周红肿不减，久不完全收口，面色无华，神疲乏力，纳呆便溏，动则气急汗出，舌质淡，苔薄，脉沉细弱。

治法：健脾养血，大补元气。

代表方：十全大补汤加减。常用药物有人参、白术、茯苓、当归、熟地黄、白芍、川芎、黄芪、肉桂、阿胶、桑椹子、巴戟天、仙茅、山茱萸、鹿角胶等。

加减：阴虚火盛者加鳖甲、龟甲、麦冬；纳差者加山楂、麦芽、谷芽、神曲；便溏者加山药、扁豆、补骨脂、肉豆蔻；寐差者加远志、酸枣仁、五味子。

5. 脾肾阳衰证

证候：局部肿势已退，疮口腐肉已尽，而脓水稀薄色灰，或偶带绿色，新肉生长极缓慢甚或不生，状如镜面，光白板亮，不知疼痛，全身虚热不退，形神委顿，纳食日减，或有腹痛便泻，自汗肢冷，气息低促，舌质淡白，舌苔薄白或无苔，脉沉细或虚大无力，多见于虚陷证，极可能陷入昏迷厥脱。

治法：温补脾肾，升阳举陷。

代表方：附子理中汤加减。常用药物有熟附子、人参、炒白术、干姜、炙黄芪、党参、茯苓、炙甘草等。

加减：自汗肢冷者加肉桂；久泻如水者加四神丸；昏迷厥脱者灌服参附汤，或安宫牛黄丸。

【其他疗法】

（一）中成药

早期可用黄连解毒丸，每次9g，每日3次；或外科蟾酥丸，每次5粒，每日2次。中期发生厥证时用安宫牛黄丸，每次1粒，日服2次。脱证时用参附汤或独参汤（颗粒剂冲调）。后期可用生脉胶囊，每次3粒，每日3次；或十全大补丸，每次1

丸，每日 2 次。

（二）单方验方

徐福松教授曾有医案使用囊脱方（外科全生集）加减，由黄连、当归尾、连翘、黄芩、甘草、木通等组成。马培之谓："此方治囊脱颇效，可用。"

（三）外治疗法

早期湿火炽盛证可外用马齿苋、龙胆草、黄柏、苦参各 30g，煎水洗涤或湿敷患部，每日 2~3 次；或如意金黄膏，外敷局部，每日换 1 次，并用阴囊托带托起阴囊。中期局部皮脱腐坏，浸蔓成片，宜多处切开畅通引流，但应防误伤睾丸；腐肉不脱者，可外用七三丹外掺或外敷局部，促进腐肉脱落。后期先用生理盐水，或 2% 黄柏溶液，或紫苏梗煎水洗涤创面，再用生肌散或生肌玉红膏外掺或外敷创面，外用纱布盖贴，但必须每日换药 1 次。

（四）针灸疗法

1. 早期

治法：用毫针针刺以清火祛湿，散结止痛。

取穴：太冲、太溪、行间、阴陵泉、期门、大敦、三阴交、血海、急脉、气冲、八髎等。

操作：每次选用 5 穴，用泻法，留针 30 分钟，每日 1 次。

2. 中期

高热时在初期选取穴基础上加井穴、八风、八邪刺络出血或耳尖、耳垂放血以清火泄热。

3. 后期

治法：隔附子灸以大补元气。

取穴：关元、气海、肾俞、大肠俞、归来、足三里、丰隆、三阴交、膈俞等。

操作：每次 5 穴，每穴 10 壮以上，或用督灸法，隔姜灸，每日 1 次。发生内陷时可隔附子灸神阙、命门穴。

（五）药膳疗法

大蒜粳米粥

取去皮大蒜 30g，粳米 100g，熬成稀粥。每日食用，每日 2 次。

【预防调护】

1. 注意个人卫生，远离潮湿之地，注意保持会阴部清洁干燥，少吃辛辣刺激性食物，戒烟酒以防湿热内生。积极治疗阴囊皮肤疾病如阴囊湿疹、股癣、生殖器疱疹等原发病，以免因搔抓等继发阴囊感染。积极治疗基础疾病如糖尿病等。

2. 病后卧床休息，发热者应多饮水，尤其必须做好创口护理，注意保持切口引流通畅，每次换药充分冲洗，切口勤换敷料；密切观察全身病情变化，若出现中毒症状应时采取中西医结合处理。

第四节　阴囊阴茎象皮肿

阴囊阴茎象皮肿系淋巴管炎多次发作，皮下、皮内纤维组织增生，导致阴囊阴茎皮肤增厚、变粗呈象皮样改变的病证。临床常表现为阴囊阴茎肿硬重坠，如升如斗，皮肤极度肥厚变硬，表面粗糙不平，麻木不知痛痒等。关于本病最早的描述见于《黄帝内经》，属中医"癞疝""阴癞疝"和"子肿"范围。

西医学认为，阴囊阴茎象皮肿可分为先天性与继发性两大类。先天性者主要由淋巴-血管系统的发育异常所致，而继发性阴囊阴茎象皮肿的发生则主要与细菌或真菌感染、丝虫病、反复发作的非细菌性炎症、低蛋白血症、肿瘤、手术损伤或放射性损伤有关。

【源流】

"癞疝"之名最早见于《黄帝内经》。《素问·骨空论》中首次提出七疝，"癞疝"即为其中之一，《素问·脉解》指出："所谓癞癃疝腹胀者，曰阴亦盛而脉胀不通，故曰癞癃疝也。"金元时期张子和指出："癞疝其状阴囊肿缒如升如斗，不痒不痛者是也，得之地气卑湿所生，故江淮之间，湫塘之处，多感此疾，宜导湿利水。"朱丹溪将此病称为"阴癞气"，提出用当归四逆汤加生姜、吴茱萸治疗。陈念祖亦云："如麻木不痛者，恐其为癞疝难治，数年后如升如斗……此症多属寒气凝滞。"道出了此病具有慢性形成和顽固难效的特点，并立有外治一法，以"石灰捣如米大，入棉布中，以线缝好，包肾囊，隔夜再易之。"

【病因病机】

本病主要是由痰湿瘀浊凝聚而成。湿浊内蕴，阻滞肝经，或湿郁化热，湿热瘀结，凝聚下注于阴器，均可导致阴茎、阴囊肿大。

【临证思路】

（一）病机辨识

1. 痰湿瘀结证

久居潮湿之地，或以水为事，湿性重着阴沉，阻于厥阴之脉，郁久不化，导致痰凝血瘀，结滞于内，而发阴囊肿硬麻木。

2. 痰热瘀结

痰湿久留，未能及时治疗，郁久化热，或痰湿瘀结复感外邪，痰热内阻，气滞血凝，瘀结于厥阴之脉而发。

（二）症状识辨

阴囊阴茎象皮肿的辨证，着重于皮肤颜色、温度，同时结合全身证候及舌脉而定。皮肤不红不热，不痛不痒，舌质淡、苔白腻，脉缓者属痰湿；阴囊肿大粗厚，坚硬重坠，红肿痒痛，舌红，苔黄腻，脉滑数者属痰热。

（三）治法与处方原则

本病证属实证，重在消肿散结，改善患处外观且恢复阴囊阴茎功能。治以除湿、软坚、消肿为要，临证应辨其热之有无，而决定是否佐以清热之法。

（四）用药式

1. 痰湿瘀结证

多发于潮湿之地，水湿之邪侵犯厥阴肝经之脉，久之水湿积聚，故见阴茎、阴囊水肿；经久不愈，可致痰湿瘀结，气滞血瘀，故皮肤变厚变硬；不红不热，不痛不痒，说明痰湿之邪尚未化热；痰湿内停，脾失健运，故全身乏力，肢体沉重，纳呆；舌淡，苔白腻，脉濡缓为湿盛之象。常用药物有橘核、木香、厚朴、枳实、川楝子、桃仁、延胡索、木通、桂心、昆布、海藻。瘀结甚者，加三棱、莪术、赤芍、红花；痰湿重者，加苍术、土茯苓、半夏、贝母。

2. 痰热互结证

痰湿互结不散，故见阴囊肿大粗厚，坚硬重坠；郁久化热，则见红肿痒痛等湿热之候；痰热蕴阻肝胆，故寒热往来，口渴溲黄；湿热循肝经下注，故尿道刺痛，大便不畅，肛门热黏；舌质红，苔黄腻，脉滑数或弦数，均为痰热内蕴之证。常用药物有橘核、木香、厚朴、枳实、川楝子、桃仁、延胡索、木通、桂心、昆布、海藻、龙胆草、山栀子、黄芩、泽泻、车前子、当归、生地黄、金银花、连翘、蒲公英。

【辨证论治】

1. 痰湿瘀结证

证候：阴茎、阴囊水肿，继而阴囊肿大，阴茎常被肿大的阴囊覆盖，影响行动和性生活，甚者阴囊肿大如斗，有重坠感，皮肤极度肥厚变硬，表面有高低不平的结节，麻木不知痛痒，全身乏力，肢体沉重，纳呆，舌质淡，苔白腻，脉濡缓。

治法：行气利湿，软坚消肿。

代表方：橘核丸加减。本方橘核、木香、厚朴、枳实、川楝子相伍，以疏肝理气，行厥阴气分，为君药；桃仁、延胡索相配，以活血化瘀，行厥阴血分，木通导湿利气，桂心温通经脉，化除痰湿，共为臣药；佐以昆布、海藻、海带，软坚散结消肿。

加减：若瘀结甚者，加三棱、莪术、赤芍、红花；痰湿重者，加苍术、茯苓、陈皮、半夏、贝母；寒甚者，加吴茱萸、附子。

2. 痰热互结证

证候：阴茎水肿，阴囊肿大粗厚，坚硬重坠，红肿痒痛；常伴寒热往来，口渴溲黄，尿道刺痛，大便不畅，肛门热黏；舌质红或紫暗，苔黄腻，脉滑数或弦数。

治法：清热化湿，软坚消肿。

代表方：龙胆泻肝汤合橘核丸加减。方中龙胆草泻肝胆之实火，清下焦之湿热；山栀子、黄芩、柴胡清热泻火；车前子、茯苓、木通、泽泻清热利湿，使湿热之邪从小便而解；橘核、桃仁、川楝子、延胡索、当归疏肝理气，活血止痛；海带、海藻、昆布，软坚散结消肿。诸药合用，共奏清热利湿、软坚散结之功。

加减：大便不畅加木香、薏苡仁；肛门热黏加槐花、黄柏。

【其他疗法】

（一）中成药

1. 痰湿瘀结

茴香橘核丸，日服 2 次，每次 6g。

2. 痰热瘀结

龙胆泻肝丸，日服 2 次，每次 3g。

（二）针刺疗法

选用大敦、太冲、气海、三阴交、中封、蠡沟、阴陵泉，毫针刺，用泻法。

（三）单方与验方

1. 小茴香 15g，食盐 4g，炒焦为末，再加用青壳鸡蛋 1 个，同煎为饼，睡前用酒送服，4 个月为一个疗程，间隔 5 日再服下一个疗程，可连服四个疗程。

2. 新鲜刘寄奴根 120g，水煎服，10~15 天为一个疗程，总量为 1200~1800g。

（四）西医治疗

1. 西药治疗

阴囊阴茎象皮肿急性发作期或继发感染时，应卧床休息，抬高阴囊，使用抗生素。同时治疗丝虫病。对于查到微丝蚴的病人，给予抗丝虫药物治疗。海群生每次 200mg 口服，每日 3 次，连用 7 日。或海群生与卡巴肿合用，卡巴肿每次 0.5g，每日 2 次；海群生每次 50mg，每日 2 次，口服，连用 10 日为一疗程。

2. 手术治疗

（1）切除增生及水肿组织，保留全部或部分原有皮肤，利用原有皮肤修补所形成的缺损，这种手术适用于轻度或中度阴囊象皮肿。

（2）切除增厚的皮肤与增生及水肿组织，用皮肤移植法修补缺损。这种手术适用于重度或巨大的阴囊象皮肿。

【预防调护】

1. 忌久坐湿地，避免蚊子叮咬。积极治疗丝虫病，防止丝虫侵犯阴茎、阴囊。
2. 保持阴部局部卫生，减少感染机会。
3. 使用阴囊托抬高阴囊，以利局部淋巴回流。
4. 注意保温，不宜过劳，保持情绪稳定，节制性交，忌食生冷及辛辣之品。

第五节　腹股沟斜疝

腹股沟斜疝是指腹腔内脏器连同腹膜壁层，经腹壁薄弱区或孔隙向体表突出所形成腹股沟部肿块，可降至阴囊，导致阴囊肿胀的疾患。其症常表现为阴囊肿痛，时上时下，如狐之出没无常，属中医"狐疝"范围，又名"阴狐疝""狐疝风""小肠气"。

【源流】

"狐疝"之名最早见于《黄帝内经》。《灵枢·本藏》曰："肾下则腰尻痛，不可以俯仰，为狐疝。"《灵枢·五色》曰："男子色在于面王，为小腹痛，下为卵痛，其圜直为茎痛，高为本，下为首，狐疝，阴之属也。"《三因极一病证方论》曰："又寒气下注，入于中，名曰狐疝，亦属病。"可见"狐疝"为寒气下注而生。

汉·张仲景《金匮要略·趺蹶手指臂肿转筋阴狐疝蛔虫病脉证治第十九》曰："阴狐疝气者，偏有大小，时时上下，蜘蛛散主之。"提出狐疝的主要证候特征及主治方剂，其临床特点是阴囊一侧时有肿胀，自觉重坠，按之柔软，不红不热，肿物卧则入腹，立则复出，用手按肿物，令患者咳嗽时有冲击感。金元时期，医家对狐疝的认识更加全面和深刻。张从正《儒门事亲》云："狐疝其状如瓦，卧则入小腹，行立则出小腹入囊中。狐则昼出穴而溺，夜则入穴而不溺，此疝出入，上下往来，正与狐相类也。"并指出："肝所生病为狐疝，当用逐气流经疏导之药，外打一针环以布绵包裹如带，钩时铃之，免其出入不常，亦妙法也。"提出了外治之法。《针灸甲乙经》云："阴股内痛，气痛，狐疝走上下，引少腹痛，不可俯仰上下，商丘主之。狐疝，太冲主之。"提出了针灸治疗本病。《医方考·补中益气汤加黄柏知母方》曰："昼则气出而肾囊肿大,令人不堪,夜则气入而肿胀皆消,少无疾苦,宜此方(补中益气汤加黄柏知母方)主之。"这些论述和治疗法则至今仍有积极的临床意义。

【西医诊断】

1. 临床表现

狐疝的诊断并不困难,表现为腹股沟区或阴囊处见可复性肿块,肿块初期可较小,后逐步增大,肿块常在站立、行走、咳嗽或劳动时出现,平卧休息或用手将肿块向腹腔推送,肿块可向腹腔回纳而消失。用手指紧压腹股沟管深环,嘱患者咳嗽,肿块并不出现,一旦移去手指,则可见肿块复出。如腹股沟疝发生嵌顿,临床表现为疝块突然增大,并伴有明显疼痛,平卧或用手推送不能使疝块回纳。

2. 辅助检查

腹股沟疝有斜疝与直疝之分,诊断腹股沟疝通过超声即可明确,CT 检查亦可进行临床诊断。

【病因病机】

1. 肝郁气滞

肝木受邪,或情志伤肝,或土壅木郁,而肝气郁结,失于疏泄,经脉失和而致狐疝。明·李中梓在《医宗必读》指出:"一切疝证,非肝木受邪,即肝木自病,此言狐疝,乃肝经自病也。"

2. 中气下陷

先天禀赋不足,肝肾亏虚不能摄纳或素体虚弱,年迈体衰;或内伤脾胃;或久咳、久泻、便秘努挣;或强力举重,操劳过虚,均可导致脾胃功能减弱,气虚下陷,筋脉弛缓,不能固摄而成狐疝。

3. 外感寒湿

久居寒湿之地,感受寒湿之邪,寒湿凝滞,则筋脉不利而致狐疝;或素有湿热,复感外寒,寒主收引,致使筋脉挛急搏结而成狐疝。

西医学认为,腹股沟斜疝的发病原因与腹壁强度减弱和腹压过高有关,腹壁强度减弱,有先天和后天之分。胚胎发育过程中,睾丸由腹腔逐步下移进入阴囊,婴儿出生后不久鞘状突就会自行闭合,从而阻挡腹腔内容物进入阴囊,如鞘状突未闭合或闭合不全,就会形成先天性斜疝;后天性腹股沟疝多由腹横肌和腹内斜肌发育不全导致,腹横筋膜和腹横肌的收缩可把凹间韧带牵向外上方,在腹内斜肌深面关闭腹股沟深环,如腹横筋膜或腹横肌发育不全,失去保护作用而容易发生疝。慢性便秘、慢性支气管炎、前列腺增生症等疾病可导致腹压长期升高,腹内容物可从较薄弱的腹股沟管处突出,从而发为腹股沟斜疝。

【辨治思路】

（一）病机辨识

本病在临床上以虚证常见，但以外邪侵犯足厥阴肝经致病者亦有之，故寒证、实证亦可见，临证时不可不察。

寒者以寒邪滞于肝脉，以阴囊、睾丸疼痛，畏寒为特征。寒湿凝于厥阴，经脉失和则阴囊肿痛；夜属阴，寒甚，寒性收引凝滞，昼属阳，寒轻，故昼出夜缩，时大时小；遇寒则气滞越甚，故遇寒加剧；寒伤阳气，肌体失温，故畏寒喜暖，四肢不温；舌淡苔白、脉弦紧均为寒盛之象。

虚者因中气下陷而致，倦怠、畏寒、面色萎黄为主症。若先天禀赋不足，劳倦内伤，肝肾虚损及脾，中气不足，甚则下陷不举，固摄失司，可见阴囊肿物出入腹，类狐状，乏力，气短懒言，面色萎黄，纳差，舌淡，脉虚缓。

实者可见阴囊皮色青紫，触压痛等症。肝主疏泄，其志为怒，其脉循阴器。情志不畅，气郁囊中或经脉失和，则可阴囊胀痛，连及少腹，痛处不定；气郁甚则痛加重；气机不畅，脾伤失运则食少；苔白、脉弦均为肝郁气滞之象。

（二）症状识辨

1. 阴囊肿物

阴囊肿物是指腹股沟区或阴囊处见可复性肿块，肿块初期可较小，后逐步增大，肿块常在站立、行走、咳嗽或劳动时出现，平卧休息或用手将肿块向腹腔推送，肿块可向腹腔回纳而消失。

阴囊肿物每因忧愁恼怒过度而加剧，伴胸闷、食少，为肝郁气滞证；阴囊肿物按之柔软，自觉重坠，肿物卧则入腹，立则复出，伴全身乏力，少气懒言，面色萎黄，食少纳差为中气下陷证；阴囊肿痛，肿块时大时小，昼出夜缩，遇寒加剧，畏寒喜暖，四肢不温，为寒湿凝滞证。

2. 疼痛

疼痛因情绪变化而加重为肝郁气滞证；疼痛不重，坠痛为主，伴乏力为中气下陷证；疼痛遇寒加剧为寒湿凝滞证。

3. 舌脉象

舌淡，苔薄，脉弦，为肝郁气滞证；舌淡，苔薄白，脉虚缓无力，为中气下陷证；舌淡，苔白，脉弦紧，为寒湿凝滞证。

（三）治法与处方原则

寒者，宜温经散寒；气虚下陷者，宜补中益气举陷；实者，疏肝理气；兼有热者，佐以清热利湿。此外，可予针灸疏通经络止痛。内治需与外治结合，才能取得良好效果，当发生嵌顿时，需立即手术治疗。

（四）用药式

1. 寒证

寒滞肝脉，肝经气血不畅，阴囊肿痛，肿块时大时小，昼出夜缩，遇寒加剧，畏寒喜暖，四肢不温；舌淡，苔白，脉弦紧。治宜温经散寒，除湿止痛。温经散寒用肉桂、沉香、小茴香、乌药、当归等；除湿止痛用吴茱萸、生姜、茯苓等。

2. 虚证

中气下陷，脏腑功能减退，阴囊肿胀，按之柔软，自觉重坠，肿物卧则入腹，立则复出，患者咳嗽时按压肿物有冲击感，伴全身乏力，少气懒言，面色萎黄，食少纳差；舌淡，苔薄白，脉虚缓无力。治宜补中益气，升阳举陷。补中益气用人参、炙甘草、陈皮、白术等；升阳举陷用黄芪、升麻、柴胡、当归等。

3. 实证

肝失疏泄，气机郁滞，阴囊肿胀偏坠，偶感疼痛，肿块时上时下，卧则入腹，立则复出，少腹结滞，每因忧愁恼怒过度而加剧，伴胸闷、食少；舌淡，苔薄，脉弦。治宜解郁疏肝，理气止痛。解郁疏肝用柴胡、枳壳、芍药、薄荷等；理气止痛用香附、川芎、陈皮、木香、失笑散等；若兼有热者，佐以清热利湿，用黄柏、知母、山栀子、龙胆草等。

【辨证论治】

1. 肝郁气滞证

证候：阴囊肿胀偏坠，偶感疼痛，肿块时上时下，卧则入腹，立则复出，少腹结滞不舒，每因忧愁恼怒过度而加剧，伴胸闷、食少；舌淡，苔薄，脉弦。

治法：解郁疏肝，理气止痛。

代表方：柴胡疏肝散加减。常用药物有柴胡、香附、川芎、陈皮、枳壳、芍药、甘草。

加减：肝郁气滞型狐疝，亦可用《金匮要略》方蜘蛛散治疗，方中蜘蛛入足厥阴肝经，消肿解毒，桂枝通阳宣郁。其效如《金匮发微》云："蜘蛛破瘀消肿，昼隐夜出，为阴类之虫，取其下入阴部；桂枝通阳宣郁，能达肝胆沦陷之气，破瘀则寒湿不凝，通阳则郁热外散，而偏坠可愈矣。"

2. 中气下陷证

证候：阴囊肿胀，按之柔软，自觉重坠，肿物卧则入腹，立则复出，患者咳嗽时按压肿物有冲击感，伴全身乏力，少气懒言，面色萎黄，食少纳差；舌淡，苔薄白，脉虚缓无力。

治法：补中益气，升阳举陷。

代表方：补中益气汤加减。常用药物有黄芪、人参、炙甘草、白术、当归、陈皮、升麻、柴胡。

3. 寒湿凝滞证

证候：阴囊肿痛，肿块时大时小，昼出夜缩，遇寒加剧，畏寒喜暖，四肢不温；舌淡，苔白，脉弦紧。

治法：温经散寒，除湿止痛。

代表方：暖肝煎加减。常用药物有肉桂、沉香、小茴香、乌药、吴茱萸、生姜、茯苓、当归、枸杞子。

【其他疗法】

（一）针灸疗法

基础方选大敦、太冲、气海、三阴交，毫针针刺，用泻法，每次留针 20 分钟，隔日 1 次，10 次为一个疗程。肝郁气滞证配阳陵泉，毫针针刺，用泻法；中气下陷证配灸关元、足三里，用补法；寒湿凝滞证配阴陵泉、血海，毫针针刺，用泻法。

（二）中成药治疗

1. 肝郁气滞者用逍遥丸，每次 8g，每日 3 次。
2. 中气下陷者用补中益气丸，每次 8g，每日 3 次。
3. 寒湿凝滞者用茴香橘核丸，每次 6g，每日 2 次。

（三）手术治疗

腹股沟疝最有效的治疗方法是手术修补，如有慢性咳嗽、排尿困难、严重便秘、腹水等腹压增高情况，手术前应先行处理，以避免和减少术后复发。一旦发生嵌顿性或绞窄性疝，则需要紧急手术治疗，以防止疝内容物坏死并解除伴发的肠梗阻。

（四）特殊人群治疗

部分婴儿有自愈可能，1 周岁内的婴儿可暂不手术，先用棉线束带或绷带压迫腹股沟管内环，以防疝的突出；年老体弱或伴其他严重疾病不宜手术者，可配用疝带。

【预防调护】

1. 预防

保持心情舒畅，不宜过度劳累，注意防寒保温，保持大便通畅，避免负重及长期行走，积极治疗肺部疾患及排尿困难症状，忌食生冷及辛辣刺激食物。

2. 护理

狐疝患者在保守治疗期间可使用疝带，避免肿物反复脱出，对预防嵌顿性或绞窄性疝有一定作用。

第六节　阴囊血肿

阴囊血肿多为阴囊部直接受暴力打击或手术时损伤血管，止血不彻底所形成。其特点为：受伤阴囊逐渐肿大，时有疼痛，压痛，阴囊皮肤呈紫黑色或有瘀斑，随后血肿逐渐稳定，阴囊皮肤由紫黑色变成黄褐色。约经 2~3 周血肿逐渐消退。阴囊血肿属中医"血疝"的范畴。

【源流】

"血疝"之名，首见于隋·巢元方的《诸病源候论》，《诸病源候论·诸疝候》中提出了"五疝"，其一即为"血疝"，并对本病的病因病机及临床表现进行了论述。此后文献也多有论述，但所记病种混杂不一，如南宋·严用和的《济生方》曰："外肾因扑损而伤，阴丸偏大，时有疼痛者，此中有死血，名血疝。"明确指出阴囊外伤后形成血肿者谓之"血疝"。清·唐宗海的《血证论·跌打血证》则阐述了病机及治则，"凡跌打未破者，其血坏损，伤其肌血，则肿痛。……已伤之血，流注结滞，着而不去者，须逐去之。"认为病因病机为创伤而致阴囊血络破损血液外溢，瘀滞于阴囊，日久瘀积不去而致病。

此外，关于血疝有些不同的记载，如唐·王焘的《外台秘要·血疝病》曰："脐下结痛，女人月事不时，名曰血疝。"是指女子月经不调且伴有"脐下结痛"者，但金·张从正《儒门事亲》中关于血疝的记载则与前者迥然不同，即："血疝，其状如黄瓜，在少腹两旁，横骨两端约中，俗云便痈。得于重感春夏大燠，劳动使内，气血流溢，渗于脬囊，留而不去，结成痈肿，脓少血多，宜以和血之剂下之。"无疑是指腹股沟部化脓性病变，后世文献大多沿用此说。唯明·龚廷贤的《寿世保元》另有别论，认为外肾因扑损而伤睾丸偏大，有时疼痛者，中有瘀血，名曰"血疝"。与今之外伤性阴囊血肿相符。本文所论之血疝即宗此说，不包括《外台秘要》及《儒门事亲》中之血疝。

【病因病机】

（一）病因

1. 外伤因素

如跌打损伤致阴囊部血络破损，血液瘀积于阴囊，即可形成阴囊血肿。或者在阴囊部手术过程中，若止血不慎，血液外渗，即可在术后形成阴囊血肿。

2. 外感寒湿

患者素体阳虚或冒雨涉水感受寒湿之邪，寒湿为阴邪，其性趋下，易袭阴位，致足厥阴肝经中伤寒湿，以寒则筋挛卵缩，以湿则血流瘀滞不畅，遂致血瘀肿痛。如金·刘完素的《原病式》云："疝，少腹控卵肿，急绞痛。寒主拘缩，寒极则土化制之，或肿满，则知其疝为寒者，是外受寒邪也，而内实非寒，丹溪所谓标寒本热明矣。"可见厥阴肝脉外感寒湿之气会出现睾丸紧缩疼痛伴血瘀肿痛。

3. 外感湿热

患者湿热体质，因复感外界湿热之邪，内外牵引，其气自倍，又因湿邪重浊喜下，故携热盘踞下焦，热邪煎灼血脉，使血循离脉，迫血妄行溢于脉外，汇聚于阴囊之所，形成血肿。如明·皇甫中的《明医指掌》指出："素有湿热人，或涉水受寒，坐卧湿地，外受湿热之气，其痛甚而暴者。"

4. 郁热内生

患者因遇事不遂或感情受挫，致情绪低落，郁郁寡欢，致使肝木失其条达，肝气郁滞，气行无力；而气为血帅，气机舒畅则血行滑利有节，反之，肝气郁闭，行血无力，又因郁而生热，内热煎灼则血行艰涩，易于瘀阻，而渗于脉外，成血肿之患。

（二）病机

阴囊血肿为创伤而致阴囊血络破损，血液外溢，瘀滞于阴囊，日久瘀积不去，凝滞成结。或因外感寒湿，湿热内生，肝郁气滞，导致瘀血内阻而成血肿。总因瘀血内停为患，病性以实证为主，病位主要涉及肝、脾两脏。

【临证思路】

（一）病机辨识

本病主要以肝经受邪气机阻滞为主，肝主疏泄，调畅气机，其经脉环循阴器。若因外伤湿热或者寒湿内生等导致肝气不疏，抑或因情志抑郁，郁而化火，火邪循经下扰，迫血溢于脉外；肝火旺盛，气机不疏，故烦躁易怒，胸胁满闷；肝火上逆则口苦咽干，头晕目眩；火热伤津，肠道失润，故大便干燥。舌边红，苔（薄）黄，脉弦数，均为肝气郁结，肝火偏旺之象。

（二）症状识辨

气为血之帅，气行则血行，气行不畅，则瘀血内停，或寒湿内阻，气行不畅，则生瘀血，出现形寒肢冷，阴囊肿胀不甚，皮肤秽暗伴分泌物，不通则痛，则出现阴囊坠胀、疼痛；舌质淡，苔薄白且腻，脉滑紧，为寒湿内阻之象。若湿热下注，与瘀互结，则自觉闷热，下体尤甚，阴囊肿胀，湿热重浊，则皮肤红伴有黏性分泌物。气滞则血瘀，瘀久则化热，出现烘热伴胁肋胀痛不适，面色微红，肝气不疏，则阴囊坠胀明显伴疼痛随情绪波动加重；舌质偏红，苔薄黄，脉弦数，为郁久化热之象。

（三）治法与处方原则

病变初期及青壮年者，以实证为多，多见肝火偏旺，或湿热下注，可分别采取清肝泻火、清利湿热之法，兼以活血化瘀，以防日久生变，迁延难愈。肿痛日久或年老体衰者以正虚为主，多见于肝气失于条达，行血无力，肝血亏虚，疏泄失司，治疗又当以益气健脾、养肝舒肝为主，兼以行气活血。

（四）用药式

1. 外伤型

根据临床特征及病程进展以局部辨证为主，可将外伤型阴囊血肿分为早期和晚期。早期为出血期，晚期为血止期。

出血期，当以止血为第一要务。然离经之血即为瘀，所以当活血化瘀，止血消肿。大蓟、小蓟、侧柏叶止血；大黄、三七、茜草根活血散瘀；血止期，出血已停，瘀结成块，当加重化瘀散结之力，用当归尾、丹参、红花、桃仁、穿山甲等散瘀活血。

2. 实证

寒湿内阻，阳气不通，瘀血内停而成血肿，表现为阴囊肿胀不甚，皮肤秽暗伴分泌物，用生姜、附子、白术、当归、丹参、乳香、没药温化寒湿，活血通络；湿热下注，与瘀血互结，出现阴囊肿胀，皮肤红伴有黏性分泌物，舌质偏红，苔黄腻，脉濡数，用车前子、瞿麦、萹蓄、滑石、山栀子仁、清利湿热，桃仁、大黄活血化瘀；肝郁气滞，导致瘀血内停，表现为阴囊肿胀明显伴疼痛，随情绪波动加重，舌质偏红，苔薄黄，脉弦数，用陈皮、柴胡、川芎、香附、枳壳、芍药疏肝行气，当归、红花、穿山甲、大黄、桃仁活血散结。

【辨证论治】

1. 外伤型

（1）出血期（早期）

证候：发热，面色稍白，阴囊肿胀，皮肤紫暗，或有瘀斑，自觉阴囊坠胀、疼痛，舌质紫，苔薄黄，脉涩或数。

治法：止血化瘀，消肿止痛。

代表方：十灰散合花蕊石散加减。大蓟、小蓟、侧柏叶、茜草根、棕榈皮、大黄、山栀、花蕊石、蒲公英、金银花、黄柏、旱莲草、三七（冲服）、炒蒲黄（包煎）。如血已止，方中去大蓟、小蓟、侧柏叶、棕榈炭、栀子，加当归、赤芍、川芎、红花等，以加强活血化瘀之力。

（2）血止期（晚期）

证候：夜间偶有发热，局部表现为血肿机化，阴囊壁增厚，睾丸肿硬，疼痛不明显，舌质暗，苔白，脉涩。

治法：活血化瘀，通络散结。

代表方：复元活血汤合活络效灵丹加减。当归尾、丹参、红花、桃仁、乳香、没药、大黄、穿山甲、柴胡、水蛭、牡蛎、黄芪。

加减：若见气虚者，可加入黄芪以益气；阴囊冷者可加入小茴香、肉桂以温经通络。

2. 寒湿内阻型

证候：形寒肢冷，发热轻或无，面色稍白，阴囊肿胀不甚，皮肤秽暗伴分泌物，自觉阴囊坠胀、疼痛，舌质淡，苔薄白且腻，脉紧。

治法：温化寒湿，活血通络。

代表方：真武汤合活络效灵丹加减。茯苓、芍药、生姜、附子、白术、当归、丹参、乳香、没药。

加减：若见气虚者，可加入黄芪以益气；阴囊冷者可加入小茴香、肉桂以温经通络。

3. 湿热下注型

证候：自觉闷热，下体尤甚，面色微红，阴囊肿胀，皮肤红伴有黏性分泌物，自觉阴囊坠胀、疼痛，舌质偏红，苔黄腻，脉濡数。

治法：清热利湿，活血散瘀。

代表方：八正散合桃核承气汤加减。车前子、瞿麦、萹蓄、滑石、山栀子仁、甘草（炙）、木通、桃仁、大黄、甘草、桂枝、芒硝。

加减：痛甚者可加延胡索以行气止痛。

4. 郁热内生型

证候：自觉烘热伴胁肋胀痛不适，面色微红，阴囊肿胀，皮肤红，自觉阴囊坠胀明显伴疼痛，随情绪波动加重，舌质偏红，苔薄黄，脉弦数。

治法：疏肝解郁，行气活血。

代表方：柴胡疏肝散合复元活血汤加减。陈皮、柴胡、川芎、香附、枳壳、芍药、甘草、瓜蒌根、当归、红花、穿山甲、大黄、桃仁。

加减：失眠者可加酸枣仁、夜交藤宁心安神；情志不舒甚者可加佛手、郁金等疏肝解郁。

【其他疗法】

（一）中成药

云南白药　止血消肿，适用于外伤型阴囊血肿。每服 1g，每日 3 次，温开水调服。

（二）外治疗法

1. 阴囊血肿在不断增大时，应卧床休息。用阴囊托抬高阴囊，局部冷敷。

2. 出血未止时，用黄柏、侧柏叶、大黄煎水冷敷局部；出血止后，用牛膝、乳香、没药、穿山甲、黄柏等煎水热敷。

3. 瘀血积聚，用落得打 9g，红花 9g，生半夏 9g，骨碎补 9g，甘草 6g，葱须 1~5g，加水 1000mL 煎沸，加醋 50g，再煎沸，熏洗患处，每日 3~4 次。

4. 瘀久化热，阴囊红肿灼热者，醋调金黄散外敷。

5. 按摩治疗　病程久而未出血者，于夜间时一手托住阴囊下方，一手按其上方，由轻至重，旋转按摩，能使气行血散，病虽年深日久，无不愈之理。

【预防与护理】

1. 平时避免脚踢、骑跨、挤压等直接暴力伤及阴囊。阴囊部手术时注意止血要彻底。

2. 患病期间不要做过多运动，以免加重病情，应以卧床休息为宜。

第七节　阴囊血管瘤

阴囊血管瘤是阴囊部血管增生而形成的一种良性肿瘤。该病较少见，自觉症状不明显，病情发展缓慢，偶可触及较小柔软肿物。

阴囊血管瘤可归属于中医学"阴囊血瘤""阴囊血痣""阴囊红丝瘤"等范畴，由阴囊表面血络扩张，纵横丛集而形成。

【源流】

宋代陈言《三因极一病证方论》中描述"瘿瘤证治"时提出："夫血气凝滞，结瘿瘤者，虽与痈疽不同，所因一也……瘤则有六：骨瘤、脂瘤、肉瘤、血瘤、气瘤、脓瘤，亦不可决溃。"既明确血瘤是瘿瘤中的一类，又提出血瘤产生的病机为血气凝滞。

明代陈实功《外科正宗》曰："血瘤者，微紫微红，软硬间杂，皮肤隐隐缠若红丝，擦破血流，禁之不住""心主血，暴急太甚，火旺逼血沸腾，复被外邪所搏而肿曰血瘤"详细描述了血瘤的临床表现，同时指出血瘤形成的病因病机，即心火妄动，血热又复感外邪。明代薛己《薛氏医案·外科枢要》记述："其自肌肉肿起，久而现赤缕或皮俱赤，名曰血瘤。"明确了本病的特点。明代王肯堂《证治准绳·疡医》中表述："若发肿都软，不痛者血瘤……按之推移得动者，可用取法去之，如推之不动者，不可取也，瘤无大小，不量可否而妄取之，必妨人命。俗云：瘤者留也，不可轻去，不为无理。"提出血瘤的鉴别诊断和外科适应证；同时提出："先以铁罐膏，点瘤顶上令肉黑腐，不痛，方可以刀剪去黑腐……其血死乃可剪刮无妨，虽血瘤、肉瘤取之亦无妨也。小瘤取之即愈，大瘤取之有半载肌肉麻痹也，宜服养气血药，久之自愈。"阐明该病的治法。

清代林珮琴《类证治裁》曰："血瘤自血脉肿起，久而现赤缕或皮色赤。"进一步确定血瘤的实质与表现。《医宗金鉴·外科心法要诀》中所载的"红丝瘤""瘤皮色红，中含血丝"，与血瘤属同一疾病。

【病因病机】

（一）病因

1. 心火内盛

心主血脉，若心火内盛，妄动无束，迫血妄行，血络失常，脉络扩张，纵横丛集于阴囊部发为此疾。

2. 气郁不畅

肝主疏泄，若肝失疏泄，肝气失于条达，肝气郁滞，气血运行不畅，继而导致气滞血瘀，瘀血阻滞阴囊脉络发为此疾。

3. 禀赋不足

先天禀赋不足，伏火内生，热灼脉络所致。《医宗金鉴·外科心法要诀》在描述红丝瘤时所说："此患由先天肾中伏火，精有血丝，与气相传，生子故有此疾。"

（二）病机

本病病因较多，病机复杂，但其基本病机可概括为三点。一是心火妄动，迫血妄行，血络失常，脉络扩张，病变部位主要在心；二是肝失疏泄，气血运行不畅，气滞血瘀，瘀血阻络，病变主要在肝；三是先天不足，肾中伏火，热灼脉络，病变主要在肾。

【辨治思路】

（一）病机辨识

心火旺盛，妄动无束，逼血入络，迫血妄行，血络失常，脉络扩张，纵横丛集于阴囊上，出现红色的丘疹、斑片或团块；心火旺盛，热随血行，故按之灼热；心火亢盛，神不守舍，可出现烦躁不安；心火上炎则面赤口渴，口舌生疮；心火下移于小肠、膀胱，故小便短赤；心火伤津，或有微痒不适；肠道失润，故大便秘结；舌红、苔黄、脉数有力均为火炽之征。

肝失疏泄，气血运行不畅，气滞血瘀，瘀血阻滞脉络，则阴囊有暗紫或青蓝色团块；肝失疏泄，肝气失于条达，气机郁滞，故瘤体常因情志不遂或激动出现胀痛、胸胁不舒；舌质暗红或有瘀斑、苔薄白、脉弦或弦涩为气滞血瘀之征。

先天禀赋不足，肾伏郁火，热灼脉络，故先天阴囊瘤体表面灼热明显；肾中伏火，灼伤阴液可出现五心烦热，潮热盗汗；因先天禀赋不足可出现发育迟缓；肾火移热小肠、膀胱，故尿黄；火旺伤津，肠道失润，故便干；舌红、苔少、脉细数为阴虚火旺之征。

（二）症状识辨

主要表现阴囊丘疹、红斑。若伴灼热感，烦躁不安，面赤口渴，口舌生疮，小便短赤，大便秘结，舌红，苔黄，脉数有力，乃心火妄动，血热扰络；若斑块暗紫，或因情志不遂或激动出现胀痛，胸胁不舒，舌质暗红或有瘀斑，苔薄白，脉弦或弦涩乃肝经瘀阻，气滞血瘀；若五心烦热，潮热盗汗，发育迟缓，尿黄，便干，舌红，苔少，脉细数乃肾伏郁火，阴虚火旺。

（三）治法与处方原则

心火妄动，血热扰络者可采用清心泻火、凉血散瘀之法，忌用固涩，以防体内留邪；肝经瘀阻，气滞血瘀可采用疏肝凉血、活血化瘀之法；先天禀赋不足，肾伏郁火，阴虚火旺者可以滋阴降火、凉血化瘀为主。本病多由火热、血瘀、气虚所致，火热又有实火、虚火之分。总的治疗原则为凉血活血，消肿散结。血热者以泻火凉血为主，气滞血瘀者应行气活血，阴虚者佐以滋阴，气虚者佐以补气。

（四）用药式

心火妄动，迫血妄行，血络失常，阴囊出现丘疹、红斑，伴灼热感，烦躁不安，面赤口渴，口舌生疮，小便短赤，大便秘结，舌红，苔黄，脉数有力。治以清心泻火，凉血散瘀。清心泻火用黄芩、黄连、知母、竹叶、栀子、寒水石、牛黄等；凉血散瘀用水牛角、赤芍、地骨皮等。

肝失疏泄，气滞血瘀，瘀血阻滞脉络，阴囊暗紫或青蓝色团块，故瘤体常因情志不遂或激动出现胀痛、胸胁不舒，舌质暗红或有瘀斑，苔薄白，脉弦或弦涩。治以疏肝凉血，活血化瘀。疏肝凉血用柴胡、郁金、佛手、龙胆草、栀子、黄芩等；活血化瘀用川芎、桃仁、红花、牛膝等。

先天禀赋不足，肾伏郁火，热灼脉络，故先天阴囊瘤体表面灼热明显，五心烦热，潮热盗汗，发育迟缓，尿黄，便干，舌红，苔少，脉细数。治以滋阴降火，凉血化瘀。滋阴降火用生地黄、山茱萸、白芍、天花粉等；凉血化瘀用当归尾、丹皮等。

【辨证论治】

1. 心火妄动，血热扰络

证候：阴囊上出现红色的丘疹、斑片或团块，按之灼热，压之褪色，伴烦躁不安，面赤口渴，小便短赤，大便秘结，舌红，苔黄，脉数有力。

治法：清心泻火，凉血散瘀。

代表方：芩连二母丸合导赤散加减。常用黄芩、黄连、知母、贝母、当归、生地黄、生甘草、赤芍、地骨皮、蒲黄等。

加减：口舌生疮者，加玄参、淡竹叶清泻心火；微痒不适者，加熟地黄、丹皮养血活血。

2. 肝经瘀阻，气滞血瘀

证候：阴囊暗紫或青蓝色团块，伴瘤体因情志不遂或激动出现胀痛，胸胁不舒，舌质暗红或有瘀斑，苔薄白，脉弦或弦涩。

治法：疏肝凉血，活血化瘀。

代表方：丹栀逍遥散加减。常用丹皮、栀子、柴胡、郁金、白术、茯苓、生地黄、泽泻、黄芩、当归、赤芍等。

加减：破损出血者，加三七、小蓟、仙鹤草止血。

3. 肾伏郁火，阴虚火旺

证候：阴囊瘤体与生俱来，表面灼热明显，五心烦热，潮热盗汗，发育迟缓，尿黄，便干，舌红，苔少，脉细数。

治法：滋阴降火，凉血化瘀。

代表方：知柏地黄汤加减。常用生地黄、熟地黄、山药、山茱萸、泽泻、丹皮、茯苓、知母、黄柏等。

【其他疗法】

（一）中成药

1. 大黄䗪虫丸

具有活血消癥、祛瘀生新的作用，用于各型阴囊血管瘤。每次 3g，每日 2 次。

2. 平消片

具有活血化瘀、散结消肿、解毒止痛的作用，用于各型阴囊血管瘤。每次 1g，每日 3 次。

3. 小金丹

具有行气活血、化瘀通滞的作用，用于各型阴囊血管瘤。每次 0.6g，每日 2 次。

4. 逍遥散

具有疏肝解郁、健脾和营的作用，用于肝郁血虚脾弱者。每次 6g，每日 3 次。

（二）单方验方

1. 山栀子 10g，紫草 20g，乌梅 10g，地榆 15g。每日 1 剂，水煎服 2 次。适用于火旺出血者。

2. 活血散瘀汤　当归 15g，瓜蒌 15g，赤芍 10g，桃仁 10g，大黄 10g，川芎 10g，苏木 10g，枳壳 10g，槟榔 6g。每日 1 剂，水煎服 2 次。适用于气滞血瘀者。

（三）外治疗法

1. 浅表小面积的毛细血管瘤，可予五妙水仙膏局部外敷以腐蚀瘤体。

2. 出血者，可用云南白药粉或煅龙骨粉外敷。

3. 若瘤体破溃染毒溃疡时，可用生肌玉红膏或红油膏外敷患部。另外敷清凉膏合藤黄膏，以促其消散，每日换药 1 次。

（四）针灸疗法

1. 火针疗法

阴囊血管瘤位置浅表，范围小，可用火针点灼治疗。

2. 耳针疗法

取脾、肝、心、肾、神门等穴，用毫针垂直进针，中强刺激，留针 20 分钟，每日 1 次。

3. 挑治疗法

取委中、冲阳、太冲、足三里穴，每次选 3 穴，用三棱针挑刺出血，亦可配合拔火罐治疗。

4. 针刺疗法

取大椎、身柱、命门、腰阳关、阳陵泉，用以大椎透身柱，命门透阳关，留针 1 小时，足三里、阳陵泉强刺激不留针。

【预防调护】

1. 主要应注意房事时避免挤压患部，以防出血。

2. 注意精神调节，避免情志刺激。

3. 注意休息，动静结合，保持阴部卫生，防止搔抓。

4. 忌食辛辣刺激食物，禁烟酒。

第十三章　睾丸与附睾疾病论治

第一节　化脓性睾丸炎

化脓性睾丸炎是由化脓性致病菌引起的睾丸炎症性病变，属于睾丸炎的一种类型，又称非特异性睾丸炎。本病多发生于尿道炎、膀胱炎、前列腺炎、前列腺增生切除术后及长期留置导尿管患者。常见的化脓性致病菌有大肠杆菌、变形杆菌、葡萄球菌、肠球菌及绿脓杆菌等。临床上有急性、慢性之分。急性者主要表现为睾丸红肿疼痛、发热恶寒等；慢性者则以睾丸逐渐肿大、质地硬、疼痛轻微、日久不愈等为特点。本病原发者较少见，多继发于身体其他部位的感染。其发病无明显地域性、季节性差异，任何年龄均可发生，但以青少年多见。

中医称本病为"子痈"，又名"外肾痈"，俗称"偏坠"。

【源流】

子痈之名，最早见于清代王洪绪的《外科证治全生集》，但本病的症状早在《灵枢》中可见："是动则病……丈夫疝，足厥阴之别名曰蠡沟……其别者，经胫上睾结于茎。其病气逆则睾肿卒疝。"

隋唐时期，对㿉疝的症状和病因病机有了进一步认识。如隋·巢元方《诸病源候论·卷三十四》说："㿉病之状，阴核肿大。……劳冷阴雨便发，发则胀大，使人腰背挛急，身体恶寒，骨节沉重，此病由于损肾也。足少阴之经，肾之脉也，其气下通于阴。阴，宗脉之所聚积阴之气也。劳伤举重伤于少阴之经，其气不卫于阴，气胀不通，故成㿉也。"唐·王焘《外台秘要·卷二十六》谓："男子卵大癫病……男子阴肿大如斗，核痛。"元代出现了"囊痈"的病名，此时子痈归于疮疡科中。由于症状的相似性，囊痈、子痈经常一同论述。元代朱丹溪《丹溪手镜》中指出："囊痈乃湿热下注也，浊气流入渗道，因阴道亏，水道不利而然，脓尽自安。"明清时期，随着中医外科学的不断发展，对子痈的认识更加全面。明代王肯堂《证治准绳》对本病的症状有所论述："足厥阴之经，环阴器，抵少腹，人之病此者，其发睾丸胀痛，连及少腹。"明代陈实功《外科正宗》中指出："囊痈，初起寒热交作，肾子作痛，疼连小腹者，宜发散寒邪。"清代祁坤《外科大成》中提道："囊内睾丸上，突然突出一点，坚硬如筋头，疼痛异常，身发寒热者，暗疗也。"清代王洪绪的《外科证治全生集》

中首次确立了子痈的病名，并提出了相应的治疗方剂："子痈，肾子作痛而不升上，外观红色者是也，迟则成患，溃烂致命，其未成脓者，用枸橘汤一服即愈。"

【病因病机】

（一）病因

1. 湿热下注

外感六淫，或饮食不节，过食辛辣炙热之品，或房事不洁，感湿热秽毒，湿热内生，下注宗筋，发为子痈。

2. 感受寒湿

久处寒湿之地，或过食寒凉之品，或感受寒湿之邪，寒邪侵犯肝之经脉，经络气机不利，气血瘀阻，结毒发为子痈。

3. 气机不畅

长期忧思，情志不舒，肝气郁结，疏泄不利，气血瘀滞不行，发为子痈。

4. 外伤损伤

外伤致睾丸血络受阻，气滞血瘀，经脉空虚，复感邪毒，发为子痈。

5. 正气不足

先天禀赋不足，或房事不节，或劳累过度，正气虚弱，则外邪乘虚而入，引发子痈。或素体阴虚，复感湿热之邪气，内外合邪，易发本病。

（二）病机

本病病变部位在睾丸，与肝肾关系密切。其病理演变过程为在一种或多种致病因素的作用下，机体阴阳失调，脏腑功能紊乱，气血失常，邪毒下注于肝经，蕴结于睾丸，郁久化热，热壅血瘀，肉腐成脓。急性期以邪盛正不衰的实热证候为主。慢性期以正虚邪恋，本虚标实的证候为主。

若急性子痈失治误治，日久不愈，气血亏虚，可转变为慢性子痈；若慢性子痈复感外邪，又可转变为急性子痈。子痈后期，若阴液被灼，肾阴亏虚，则睾丸失养而不育。

【临证思路】

（一）病机辨识

1. 实证

本病湿热下注证候多见。感受湿热或寒湿，郁久化热，湿热下注睾丸。热伤血络，经络阻塞，不通则痛，热胜则肿，则睾丸肿胀疼痛，肉腐成脓，按之有波动感；湿热蕴结于睾丸，正邪相争，故见恶寒发热；湿热之邪侵犯子系，则红肿疼痛。

郁怒伤肝，肝气郁结，疏泄不利，气血瘀滞不行，甚则痰湿凝聚，发于肾子，损伤肾子血络，致阴囊肿大，睾丸及附睾肿痛；肝郁化火，肝火犯胃则恶心、呕吐；肝火上犯则头痛；火热伤及血络，经络阻塞，不通则痛，热胜则肿，则睾丸肿胀疼痛。

若睾丸外伤，经络受损，血瘀气滞则肿胀疼痛。瘀血内郁化热，侵犯睾丸，则睾丸灼热肿痛发热，为瘀热之象。

2. 虚证

正气不足，痰湿内生，气血运行不畅，或感受外邪，经脉气血阻滞，痰瘀互结，故睾丸逐渐肿大坚硬，附睾头部结节，疼痛较轻，痛引少腹；正气不足，抗邪无力，正虚邪恋，故病程延绵不愈。

（二）症状识辨

1. 急性期

起病急骤，睾丸肿大疼痛，并向腹股沟及下腹部放射，压痛明显，阴囊皮肤潮红，焮热疼痛。伴发热恶寒、恶心呕吐、头痛口渴、尿黄便干、舌红苔黄腻、脉弦滑数等全身症状，属实，相当于急性期。急性期多感受湿热或寒湿郁久化热，湿热下注睾丸，热伤血络，经络阻塞，不通则痛，热胜则肿；湿热之邪侵及子系，气血瘀滞不通，则红肿疼痛。

2. 慢性期

起病缓慢，病情较长，睾丸逐渐肿大，扪之较坚硬，睾丸坠胀，疼痛较轻，可以不定期地发作，发作时睾丸、附睾肿痛明显，属虚，相当于慢性期。慢性期多因正气不足，痰湿素盛，复感外邪，经脉气血阻滞，痰瘀互结，故睾丸逐渐肿大坚硬，疼痛较轻，痛引少腹；正虚邪恋，故病程缠绵不愈；气滞血瘀日久，湿热内生，则形成脓肿。

（三）治法与处方原则

本病以实热证候及本虚标实的证候多见，治疗以祛邪及扶正祛邪为主。急性期宜清利湿热，解毒消痈；已成脓者，宜清热解毒兼托毒排脓。慢性期宜调补肝肾，活血散结；已溃者，宜补益气血兼托毒排脓。外伤血瘀者宜疏肝理气，活血化瘀；复感邪毒者，宜清热解毒兼活血化瘀。此外宜采取中西医结合、内治与外治相结合、中药及针灸相结合、全身治疗与局部治疗相结合的方法。急性期以全身治疗为主，局部治疗为辅；慢性期以局部治疗为主，全身治疗为辅。成脓时应尽快切开排脓，溃疡时应引流通畅，使伤口尽快愈合。

（四）用药式

1. 急性期

本期多用清热利湿、解毒消痈之中药。如龙胆草苦寒泻肝经湿热，黄芩、山栀清热泻火，木通、车前子、泽泻清利下焦湿热，当归、生地黄益阴养血和肝，柴胡舒肝止痛，甘草解毒等。

高热、睾丸疼痛较剧者，可加羚羊角、金银花、蒲公英、川楝子、三棱、莪术等清热解毒，活血化瘀，理气止痛。若已成脓者可加穿山甲、皂角刺、黄芪以托毒排脓消肿。

2. 慢性期

本期常用厚朴、川楝子疏肝行气止痛，桃仁、延胡索活血行血，肉桂温化寒湿，海藻软坚散结，木通利湿，玄参、生地黄清热解毒、滋阴软坚。

外伤者，以柴胡疏调肝气，当归养血，桃仁、红花活血消瘀，天花粉清热消肿；若复感毒邪，发热恶寒，睾丸灼热疼痛者，可加金银花、连翘、蒲公英、黄芩、玄参等清热解毒。

【辨证论治】

1. 湿热下注证

证候：发病急，病情发展快，睾丸肿痛明显，甚则痛如刀割，痛则引少腹及腹股沟，压痛明显，阴囊皮肤红肿灼热，甚或溃破流脓，伴高热，寒战，头身疼痛，口干，小便黄赤，舌红苔黄腻，脉弦滑数。

治法：清热利湿，解毒消痈；已成脓者，宜清热解毒，托毒排脓。

代表方：龙胆泻肝汤加减。常用龙胆草、黄芩、金银花、连翘、生地黄、甘草、川楝子、蒲公英、丹皮等。

加减：高热、睾丸疼痛较剧者，可加羚羊角、金银花、蒲公英、川楝子、三棱、莪术等清热解毒，活血化瘀，理气止痛；若已成脓者可加穿山甲、皂角刺、黄芪以托毒排脓消肿。

2. 肝郁血瘀证

证候：睾丸肿大疼痛，痛引少腹及腹股沟等处，有轻压痛，阴囊皮肤无明显红肿灼热。或有外伤史，阴囊瘀血，睾丸肿痛，舌质暗红或有瘀点，苔薄白，脉弦涩。

治法：疏肝理气，活血通络。

代表方：柴胡疏肝散合桃红四物汤加减。常用柴胡、当归、白芍、桃仁、红花、川芎、荔枝核、败酱草等。

加减：肝郁化火者加丹皮、栀子；湿热重者加土茯苓、车前子；疼痛甚者加三七粉；阴虚火旺明显者加二至丸。

3. 肝肾阴虚证

证候：睾丸萎缩，一侧或双侧睾丸软小，偶感隐痛，头晕耳鸣，腰膝酸软，口干咽燥，潮热盗汗，五心烦热，精液减少，舌红，苔少，脉细数无力。

治法：滋养肝肾。

代表方：六味地黄丸加减。常用熟地黄、山茱萸、山药、丹皮、女贞子、旱莲草、何首乌等。

加减：若结节不散者加王不留行、穿山甲、忍冬藤。

4. 气血亏虚证

证候：睾丸萎缩，软小，面色无华，精神不振，倦怠乏力，胃纳不佳，夜寐多梦，心悸易惊，精液量少，或阳痿，性欲低下，舌质淡白，苔薄润，脉细弱。

治法：益气养血，佐以补肾填精。

代表方：十全大补汤加减。常用黄芪、白术、人参、茯苓、当归、熟地黄、白芍、川芎、菟丝子、枸杞、淫羊藿、肉苁蓉等。

加减：血瘀者加三七粉、桃仁、红花；肾阳不足者加淫羊藿、肉苁蓉。

【其他疗法】

（一）西药治疗

急性期宜用抗生素控制感染，如青霉素 80 万单位，肌注，每日两次；或联合用链霉素 0.5g，肌注，每日两次。感染严重者，可静滴抗生素，如青霉素 240~360 万单位，每日一次或两次。慢性期应针对其病因进行治疗，并配合理疗、针灸等治疗方法。脓肿形成者可做切开引流。

（二）中成药

1. 急性期

（1）龙胆泻肝丸

具有清热利湿的作用，用于湿热下注者。每次 6g，每日 3 次。

（2）牛黄解毒片

具有清热解毒的作用，用于火热内生者。每次 3 片，每日 3 次。

2. 慢性期

（1）知柏地黄丸

具有滋阴降火的作用，用于阴虚火旺者。每次 6g，每日 3 次。

（2）杞菊地黄丸

具有滋养肝肾的作用，用于肝肾亏虚者。每次 6g，每日 3 次。

（3）十全大补丸

具有温补气血的作用，用于气血亏虚者。每次 3g，每日 3 次。

（三）单方验方

1. 枸橘 12g，海藻 30g，小茴香 10g，水煎服，每日 1 剂。适用于肝郁痰凝者。

2. 当归 12g，川芎 9g，白芷 9g，防风 6g，甘草 6g，细辛 6g，红花 9g，连翘 9g，乳香 6g，没药 6g。适用于慢性期气滞血瘀者。

3. 除湿逐瘀止痛汤：柴胡 15g，川楝子 10g，车前子 10g，青皮 10g，栀子 10g，龙胆草 15g，黄柏 15g，苍术 15g，法半夏 15g，荔枝核 15g，橘核 15g，小茴香 6g，红花 10g，桃仁 10g，乌药 12g，白芍 30g，甘草 20g，枳壳 10g。适用于慢性期湿热夹瘀者。

（四）外治疗法

1. 如意金黄散 60g，用适量鸡蛋清或蜂蜜、凡士林调匀，敷于睾丸，纱布包裹，每日换药 1 次。适用于急性期。

2. 鱼腥草 60g，水煎后趁热淋洗阴囊，每日 1~2 次。适用于急性期。

3. 鲜马鞭草 100g，捣烂外敷于阴囊，纱布包扎，每日换药 1 次。适用急性期。

4. 小茴香 60g，大青盐 120g，炒热敷阴囊。适用于慢性期。

5. 如已化脓者予穿刺抽脓或切开排脓，溃后多用五五丹外敷，脓少时用九一丹引流，外敷生肌膏。脓水已尽，用生肌玉红膏外敷。

6. 生大黄、去核大枣、生姜各 60g。共捣如泥贴敷阴囊，外用纱布固定，每日换药 1 次。适用于急性期。

（五）针灸疗法

1. 体针
常用穴位：太冲、气海、关元、三阴交、足三里、阴陵泉。
操作：均用泻法。偏寒者针刺留针 15~20 分钟；偏湿热者，只针不灸。隔日 1 次，5 次为一疗程。

2. 灸法
阳池穴上灸 3 柱，每日 1 次，连续 1 周。适用于阳虚、寒湿及气血瘀滞引起子痈者。

3. 耳针
取耳外生殖器、睾丸，皮质下、肾上腺，强刺激。留针 1 小时，中间行针 3 次，7 次为一疗程。适用于急性期。

（六）药膳疗法

1. 绿豆衣 10g，金银花 15g，煎水代茶饮，每日 1 次。适用于火热毒邪较甚者。

2. 合欢花 10~15g，猪肝 100g~150g，食盐少许。将合欢花加清水泡浸 4~6 小时，将猪肝切片，加盐少许，同放碟中隔水蒸熟，食肝。适用于睾丸肿胀，阴囊红肿，小腹胀痛，胸胁胀痛，情绪急躁，伴头晕，耳鸣，舌苔薄黄，脉弦者。

3. 小茴香 10~15g，粳米 100g。先煎小茴香取汁，去渣，入粳米煮为粥，或用干小茴香3~5g，研为细末，调入粥中煮食，每天分2次热服。适用于睾丸疼痛较甚，腹部坠胀，遇寒甚，得热减，腹部胀痛，胃寒呕吐，舌苔薄白，脉弦紧者。

【预防调护】

1. 急性期应卧床休息，睾丸肿胀严重者，可用布袋或阴囊托将阴囊托起，炎症早期可作患侧阴囊热敷。阴囊皮肤肿胀者可用硫酸镁溶液湿敷。

2. 急性期禁止性生活，慢性期节制性生活。

3. 禁忌辛辣炙煿油腻食物，不宜久坐。

4. 平时注意锻炼身体，增强体质，经常清洗外生殖器，勤换内裤，保持会阴部清洁卫生。

第二节 腮腺炎性睾丸炎

腮腺炎性睾丸炎是腮腺炎病毒经血行侵入睾丸而引起的睾丸炎症，属于睾丸特异性感染的一种，也称病毒性睾丸炎，中医称之为"卵子瘟""肾子瘟"。本病与肝有关，多由风瘟疫毒循经下注肾子所致。

本病大多发生在2岁以后儿童。常在腮腺肿大后1周左右开始消肿时，突然出现一侧或双侧睾丸肿胀疼痛，局部触痛明显，并伴有高热寒战。症状轻重不一，一般7~10天逐步消退。睾丸肿胀明显时，阴囊皮肤也红热灼手，还可见阴囊皮肤水肿，睾丸鞘膜积液。肿痛消退后，约半数患者有不同程度的睾丸萎缩，若病变为双侧，因睾丸萎缩损害生精细胞，可引起无精子性不育症。

【源流】

对于此病，古医书中较少论及。《素问·至真要大论》说："民病少腹控睾，引腰脊，上冲心痛，血见，嗌痛颔肿。"从所述症状来看，可能是痄腮遗毒引睾窜腹所致变证的最早记载。清·祁坤的《外科大成》称本病为"卵子瘟"，其病证诚如《疡医大全》所云："身体发热，耳后忽生作腮，红肿胀痛，腮边虽退，两睾忽胀，一丸极大，一丸极小，似乎偏坠而实非。"《冷庐医话》等书也有记载："痄腮之症，初起恶寒发热，脉浮数，耳后肿痛，隐隐有红色，睾丸忽胀。"并认为系由热毒循经下注所致，并指出："作疝症治之益误矣。"近代《重订通俗伤寒论》也认为本病系风温"余毒由少阳循经传入厥阴，下注睾丸而成"。

【病因病机】

（一）病因

1. 外感风温疫毒

外感风温疫毒，结于颐颌，毒邪循经下行结于肾子，发为本病。

2. 起居不慎

起居不慎，感受寒湿，郁而化热，湿热下注，结于肾子，发为本病。

3. 饮食不节

过食辛辣炙煿之品，酿生湿热，湿热下注，结于肾子，发为本病。

4. 素体火热

素体火热之人外感热毒，由外合邪，循经下注，结于肾子，发为本病。

（二）病机

厥阴之脉绕会阴，络阴器。卵子瘟与肝密切相关。痄腮之病，乃感受风温疫毒，郁结少阳经脉而成。肝胆互为表里，少阳之邪易犯厥阴。若瘟毒之邪不解，传入厥阴，下注肾子，蕴结不去，经脉阻塞，气血不畅，则睾丸肿胀热痛，发为本病。临床中所见，不论成人、小儿，并非所有痄腮之人皆罹患卵子瘟，凡身体强壮者，虽患痄腮，但很少有此病；而身体较差者，则多并发之。故本病之起，必先有正气不足，抗病力弱的先天因素，又被后天瘟毒侵袭致病。

另外或素体火热，或饮食不节，嗜食肥甘厚味或起居不慎，经常感受寒湿或湿热之邪，此等之人，先有内邪伏遏，加之痄腮温毒入侵，内外合邪，而发本病。

【临证思路】

（一）病机辨识

外感温热邪毒，壅阻少阳、厥阴两经，气血不畅，故见睾丸、腮部肿痛；温毒化火，充斥肺胃，故见高热头痛，咽喉红肿，恶心呕吐；舌红，苔黄，脉弦数均为少阳瘟毒，初陷厥阴之象。

中焦脾胃湿热或肝胆湿热，循经下注于肾子，蕴结不去，经脉不利，则睾丸肿胀热痛；湿热熏蒸，故可见壮热、头痛、口苦、心烦；小便赤热，大便不畅，舌红苔黄腻而厚，脉弦有力或滑数而关尺较旺均为湿热之象。

素体火热，加之外感温热毒邪，壅塞气血，可见睾丸疼痛、肿硬，阴囊红；火毒之邪炽伤津液，故口渴、呕吐；舌质红，苔黄燥，脉洪数均为火毒炽盛之象。

（二）症状识辨

1. 睾丸肿痛

睾丸肿痛，兼见阴囊红肿，耳前后处红肿疼痛未已，伴有寒战、高热、头痛目眩、口苦、咽痛、呕恶、不欲食，舌偏红，苔薄黄微腻，脉多浮弦而数，乃少阳瘟毒，初陷厥阴；睾丸肿胀硬痛、触之痛剧，牵连少腹，兼见阴囊红肿灼热，耳下肿痛已退，复有壮热，头痛，口苦，心烦，小便赤热，大便不畅，舌红苔黄腻而厚，脉弦有力或滑数而关尺较旺，乃湿热下注；睾丸疼痛剧烈、肿硬，兼见阴囊红肿灼热、阴囊肿大有囊状感，伴有高热，口渴，呕吐，舌质红，苔黄燥，脉洪数者，乃火毒壅盛。

2. 舌脉

舌偏红，苔薄黄微腻，为邪毒初犯，尚未入里，其阴囊红肿，睾丸胀痛程度较轻，兼见寒战，高热，头痛目眩，口苦，咽痛，呕恶，不欲食，脉多浮弦而数等；舌红苔黄腻而厚，为脾胃或肝胆湿热，其阴囊红肿灼热，睾丸肿胀硬痛、触之痛剧，牵连少腹，兼见壮热，头痛，口苦，心烦，小便赤热，大便不畅，脉弦有力或滑数而关尺较旺；舌质红，苔黄燥，为火毒之邪炽盛，其睾丸疼痛剧烈、肿硬，阴囊红肿疼痛，阴囊肿大有囊状感，兼见高热，口渴，呕吐，脉洪数。

（三）治法与处方原则

本病为流行性腮腺炎的并发症，乃病毒感染所致，治疗原则以清热解毒、消肿散结为主，常用药物有金银花、连翘、板蓝根、玄参、蒲公英、黄连、龙胆草、夏枯草、川楝子、荔枝核、车前子、黄芩、僵蚕等。

（四）用药式

1. 急性期

本病主要系瘟毒滞于厥阴，结于肾子所为。急性期治以清肝泄热、解毒消肿。方用龙胆泻肝汤、清肝消炎汤加减，睾丸胀痛甚者加延胡索、川楝子、桃仁。若高热、寒战、口渴饮冷等热势明显者，用普济消毒饮酌加龙胆草、橘核、荔枝核、延胡索等，可兼服犀黄丸。

2. 缓解期

病之后期，往往并有水疝形成，炎症消退后可自行吸收，若经久不愈者，当疏肝理气、化湿利水，可用柴胡疏肝散合萆薢分清饮加减。又病中多有瘟毒伤精，若两侧肾子均受病而萎缩，可致无精而不育，为填补肾精，防止不育，疾病后期瘟毒已尽时，可坚持服一段时间的益肾生精之品，如六味地黄丸加肉苁蓉、淫羊藿等。

【辨证论治】

1. 少阳瘟毒，初陷厥阴

证候：先期病痄腮，耳前后处红肿疼痛未已，始见阴囊红肿，睾丸胀痛，伴见寒战，高热，头痛目眩，口苦，咽痛，呕恶，不欲食，舌偏红，苔薄黄微腻，脉多浮弦而数。

治法：疏透少阳，清热解毒。

代表方：普济消毒饮加减。常用柴胡、升麻、薄荷、黄芩、黄连、牛蒡子、僵蚕、陈皮、马勃、连翘、板蓝根、桔梗、玄参、生甘草、赤芍等。

加减：但热不寒者，去柴胡、陈皮，加夏枯草、石膏；烦热便秘者，去升麻、陈皮，加枳壳、生大黄。

2. 湿热下注证

证候：阴囊红肿灼热，睾丸肿胀硬痛、触之痛剧，牵连少腹，轻者单见一侧，重者累及双侧，耳下肿痛已退，复有壮热，头痛，口苦，心烦，小便赤热，大便不畅，舌红苔黄腻而厚，脉弦有力或滑数而关尺较旺。

治法：清肝泻火，利湿散结。

代表方：龙胆泻肝汤合金铃子散加减。常用龙胆草、黄芩、栀子、黄连、木通、泽泻、车前子、生甘草、川楝子、延胡索、生地黄、丹参、枳壳、橘核等。

加减：伴寒战者去川楝子，加柴胡；阴囊红肿甚者，加板蓝根；睾丸胀痛甚者，加青皮；睾丸痛甚者，加乳香、没药；睾丸坚硬者，加荔枝核；热退而睾丸肿硬久久不除者，去黄连、栀子，加三棱、莪术。

3. 火毒壅盛证

证候：单侧或双侧睾丸疼痛剧烈、肿硬，阴囊红肿疼痛，肿大有囊状感，高热，口渴，呕吐，舌质红，苔黄燥，脉洪数。

治法：清热解毒、凉血消痈。

代表方：仙方活命饮加减。常用银花、当归尾、乳香、没药、防风、白芷、贝母、天花粉、穿山甲、皂角刺、陈皮、甘草等。

加减：若高热、睾丸疼痛较剧者加连翘、川楝子、延胡索；若全身中毒症状重者，可于方中加入五味消毒饮；热入营血者可兑服安宫牛黄丸。

【其他疗法】

（一）中成药

1. 龙胆泻肝丸

具有清肝胆，利湿热的作用，用于毒窜睾腹者。每次 6g，每日 3 次。

2. 牛黄解毒片

具有清热解毒的作用，用于热毒蕴结者。每次 3 片，每日 3 次。

3. 抗病毒口服液

具有清热祛湿、凉血解毒的作用，用于热毒入里者。每次 1 支，每日 2~3 次。

4. 清开灵口服液

具有清热解毒的作用，用于温毒外袭者。每次 1 支，每日 2~3 次。

5. 板蓝根注射液

具有清热解毒、消肿利咽的作用，用于温毒外袭者。肌注，每次 2mL，每日 2~3 次。

（二）单方验方

1. 夏枯草 15g，板蓝根 15g，水煎服，每日 1 剂，连服 2~4 天。

2. 紫花地丁 15g，水煎服，每日 1~2 剂。

3. 鲜海金沙 30g，水煎服，每日 1 剂。

4. 酢浆草 30g，水煎服；另用 50g 煎水熏洗患部。每日 2~3 次。

5. 金银花 9g，连翘 6g，板蓝根 9g，元参 12g，蒲公英 9g，青黛 3g，每日煎服 1 剂至症状消失。

6. 海风藤根 70~120g，加水 300~900mL，煎熬至 150~300mL，加鸡蛋 1~3 个，加酒少许内服。

（三）外治疗法

1. 如意金黄散 6g，用适量鸡蛋清或蜂蜜、凡士林调匀，敷于阴囊，然后用纱布包扎，每日换药 1 次。适用于急性期。

2. 适量新鲜仙人掌去皮捣烂平铺在塑料薄膜上，外敷患处阴囊，每天更换一次，7 天为一疗程。治疗期间患者卧床休息，用阴囊托托起阴囊。

3. 鱼腥草 60g，水煎后趁热淋洗阴囊，每日 1~2 次。适用于急性期。

4. 鲜马鞭草 100g，搞烂外敷于阴囊，纱布包扎，每日换药 1 次。适用于急性期。

5. 败酱草、千里光、马齿苋各 150~300g，或取三者之一，水煎去渣，局部熏洗或湿敷 15~30 分钟，每日 1~2 次，鲜品捣烂外敷效果更佳。

6. 取生大黄、去核大枣、去皮鲜生姜各 60g，共捣如泥，敷贴阴囊，外用布包固定，每日换药 1 次。

7. 取紫金锭 2 份，参三七 1 份，共研细末，以醋调敷患处，外盖纱布，胶布固定，每日换药 1 次。适用于急性睾丸炎。

8. 如已化脓，可予穿刺抽脓或切开排脓。溃后脓多时用五五丹外敷，脓少时用九一丹药线引流，外敷生肌膏，脓水已尽，用生肌玉红膏外敷。

（四）针灸疗法

1. 体针

取穴：太冲、大敦、气海、关元、三阴交、归来、曲泉、中封、合谷、三角穴（位于脐轮左右侧下方，距脐斜下约 2 寸，在四满穴与大巨穴之间微上方）。

操作：针刺均用泻法，偏寒者针刺得气留针 15 分钟~20 分钟；偏湿热者只针不灸，隔日 1 次，6 次为一疗程。

2. 艾灸

绿豆大艾炷，置阳池穴上灸 3 炷，每日 1 次，连灸 1 周，注意保护灸泡，防止感染。

3. 耳穴针刺

三棱针刺耳部穴位放血。患者取侧坐位，头部置案头枕上；医者左手持患侧耳郭，右手握空拳以拇、食二指沿耳轮、耳垂的腹背两侧来回按摩至充血、发热，常规消毒，右手持三棱针快速旋腕点刺耳尖穴（将耳轮向耳屏对折，耳郭上尖端处）、睾丸穴（对耳屏内侧前下方），挤出紫血 1~2 滴，消毒棉球按压，一般刺后身热渐退，重者次日重复一次。

（五）药膳疗法

1. 用粳米 30g，以常法煮粥，临熟加入马齿苋适量，再煮几沸即可食用。

2. 用金银花 15g，煎水，加糖少许饮用。

3. 紫草根 10g，煎水，加红糖少许饮用。

4. 等量的荸荠、藕、白茅根同水煎，饮用。

此外，"化脓性睾丸炎"一节的食疗方也可选用。

【预防调护】

1. 卧床休息，用阴囊托或丁字带托起阴囊，局部冷敷减轻充血、水肿、疼痛。可用 1% 普鲁卡因做患侧精索封闭。

2. 发病早期给予流行性腮腺炎康复血清，可减少睾丸炎的发生。1 岁后用流行性腮腺炎稀释病毒疫苗是有效和安全的预防方法。

3. 多饮温开水，加快毒素排泄；忌食辛辣、醇酒、油腻、煎炒食物。

4. 急性感染期禁止性生活，慢性期节制性生活。

5. 若腮腺炎未愈，应隔离患者至腮腺完全消肿为止。

6. 在腮腺炎流行期间或接触过的病人，可采用板蓝根、金银花各 10g，水煎服，每日 1 剂，连服 3 天。

7. 平时注意锻炼身体，经常清洗外生殖器，勤换内裤，保持阴囊清洁卫生，预防此病发生。

第三节　附睾炎

附睾炎多见于青壮年，常与睾丸炎同时存在，称为附睾睾丸炎，本病感染途径主要为尿道、精道逆行感染，还包括血行播散、淋巴蔓延等，是男性生殖系统非特异性感染中的常见病变。从新生儿到老年人均可发生，在青春期发病率较高。发病年龄多在 19~35 岁之间，中、老年男性发病率偏低。中医把附睾炎归为"子痈"范畴，子痈是指发生在肾子的急性或慢性化脓性炎症。急性子痈临床特征为一侧或两侧肾子肿胀、疼痛，触痛明显，疼痛可牵扯至少腹部，严重者可见阴囊皮肤红肿。慢性子痈常由急性子痈失治、误治转变而来，以肾子逐渐肿大、质地坚韧有结节、自觉坠胀疼痛为主要临床表现。

【源流】

子痈的症状早在《灵枢》中可见："是动则病……丈夫疝，足厥阴之别名曰蠡沟……其别者，经胫上睾结于茎。其病气逆则睾肿卒疝。"

隋唐时期，对本病的症状和病因病机有了进一步认识。如隋·巢元方《诸病源候论·卷三十四》说："㿉病之状，阴核肿大。……劳冷阴雨便发，发则胀大，使人腰背挛急，身体恶寒，骨节沉重，此病由于损肾也。足少阴之经，肾之脉也，其气下通于阴。阴，宗脉之所聚积阴之气也。劳伤举重伤于少阴之经，其气不卫于阴，气胀不通，故成㿉也。"唐·王焘《外台秘要·卷二十六》谓："男子卵大癩病……男子阴肿大如斗，核痛。"元代，出现了囊痈的病名，此时子痈归于疮疡科中。由于症状相似，囊痈、子痈经常一同论述。元代朱丹溪《丹溪手镜》中指出："囊痈乃湿热下注也，浊气流入渗道，因阴道亏，水道不利而然，脓尽自安。"明清时期，随着中医外科学的不断发展，对子痈的认识更加全面。明代王肯堂《证治准绳》对本病的症状有所论述："足厥阴之经，环阴器，抵少腹，人之病此者，其发睾丸胀痛，连及少腹。"明代陈实功《外科正宗》中指出："囊痈，初起寒热交作，肾子作痛，疼连小腹者，宜发散寒邪。"清代祁坤《外科大成》中记载："囊内睾丸上，突然突出一点，坚硬如筋头，疼痛异常，身发寒热者，暗疔也。"清代王洪绪的《外科证治全生集》中首次确立了"子痈"的病名，并提出了相应的治疗方剂，"子痈，肾子作痛而不升上，外观红色者是也，迟则成患，溃烂致命，其未成脓者，用枸橘汤一服即愈。"

【病因病机】

（一）病因

1. 湿热蕴结

外感湿热秽毒或寒湿之邪，或饮食不节，过食肥甘厚味、辛辣炙煿之品，酿生湿热；或长期忍精憋尿，湿浊精郁而化热；或房事不洁，毒邪内侵，邪阻经脉，阻塞气血，蕴而化热，酿成痈肿。

2. 气滞痰凝

情志不遂，或忧思郁怒，致肝气郁结，气机运行不畅，不能运化水湿，则湿聚成痰，气滞痰凝，发为本病。

3. 瘀血阻滞

跌扑闪挫、器械等损伤，使肾子受损，气血瘀滞，瘀而化热，发为子痈。

4. 病程日久

病程缠绵日久，阳气复伤，或素体阳虚，复感寒湿之邪。阳虚生寒，寒凝痰聚，发为本病。

5. 失治误治

疾病失治误治，气血耗伤，易复感邪毒而生本病。

（二）病机

中医认为本病与肝、肾、脾关系最为密切。病位在下焦，故多从湿热、瘀阻等证论治。急性子痈为邪郁肝经，郁久化热，热盛炙肉，肉腐成脓，为实证、热证；慢性子痈可由急性子痈失治、误治转变而来，多为虚证、寒证、或本虚标实。慢性子痈也可复感邪毒转变成急性子痈。肝肾经气不利，气血瘀滞为本病的基本病机特点。

【临证思路】

（一）病机辨识

1. 实证

湿热之邪循经下注肾子，肾子肿大胀痛；湿热下注，膀胱气化不利，故小便短赤涩痛，阴囊潮湿发红；湿性黏滞，湿热熏蒸肝胆，脾胃运化失常，故见口渴欲饮，口苦纳呆，大便黏滞不爽；舌红，苔黄腻，脉滑数，为内有湿热之象。

肝主疏泄，调畅气机，其经脉循阴器。若肝气不疏，气机运行不畅，湿不运化，凝聚为痰，气滞痰凝，循经下扰，故附睾硬结日久不消，子系粗肿；气机不畅，故胸胁胀满；舌质淡，苔薄白或腻，脉弦滑，为气滞痰凝之象。

跌扑闪挫、器械等外伤使肾子受损，气滞则血行不利，血瘀前阴，致附睾肿胀，质地硬，压痛明显，局部有瘀斑或血肿，睾丸胀痛或刺痛不适；瘀血内阻于肾子，则阴囊色暗；舌质暗红，或有瘀斑，脉涩，均为瘀血阻滞之象。

2. 虚证

阳虚生寒，或复感寒湿，寒凝痰聚，故附睾硬结日久不消；肾阳亏虚，失其温煦，故睾丸坠胀冷痛不适、形寒肢冷，甚则伴有阳痿早泄；舌质淡，苔薄白或白腻，脉弦细或沉弦，均为阳虚痰凝之象。

气血亏虚，故脓液清稀；心脉失养，故头晕眼花、倦怠乏力、面色无华；舌淡，苔薄白，脉细弱，均为气血亏虚之象。

（二）症状识辨

1. 疼痛

肾子胀痛或刺痛不适，疼痛剧烈，阴囊皮肤色红或暗，局部有瘀斑或血肿，附睾触之肿硬，疼痛拒按，伴有恶寒发热，口渴欲饮，小便短赤涩痛，口苦纳呆，大便黏滞不爽等症，属实，多因湿热下注肝经，或瘀血内阻于肾子所致。肾子隐痛或冷痛不适，疼痛不明显，硬结日久不消，属虚，多因气血亏虚，阳虚生寒，或寒痰凝聚所致，可兼见阴囊潮湿发凉，形寒肢冷，头晕眼花，倦怠乏力，面色无华，脉沉弦或细弱。

2. 舌脉

舌质红，苔黄腻，为脾胃或肝胆湿热，其阴囊肿大胀痛，疼痛明显，阴囊皮肤发红，附睾触之肿硬，疼痛拒按，兼见小便短赤涩痛，口苦纳呆，大便黏滞不爽，脉滑数；舌质淡，苔薄白或腻，睾丸坠胀或隐痛不适，触之附睾有硬结，日久不消，有轻微触痛，子系粗肿，脉弦滑，为气滞痰凝。舌质暗红，或有瘀斑，睾丸胀痛或刺痛不适，附睾肿胀，质地硬，压痛明显，局部有瘀斑或血肿，伴有阴囊色暗，脉涩，为瘀血阻滞，气血运行不畅。舌淡苔白，脓液清稀，兼见头晕眼花，倦怠乏力，面色无华，脉细弱，为气血亏虚，失于濡养。舌质淡润，苔薄白或白腻，睾丸坠胀冷痛不适，附睾硬结日久不消，兼见阴囊潮湿发凉，形寒肢冷，脉弦细或沉弦，为阳虚痰凝。

（三）治法与处方原则

本病以实证、虚证和本虚标实证多见，治疗原则以祛邪为主，慢性者兼顾扶正。一般而言，急性者宜解毒利湿，凉血消痈；脓成者，当清热解毒兼托毒排脓；慢性者宜疏肝补肾，活血散结；脓液清稀者，注意补益气血。无论急性或慢性子痈，都需注意通行气血，肝肾经气得利而易愈，勿使郁滞。此外，根据本病的特点和患者体质，可以采取全身治疗与局部治疗、内治与外治相结合的综合治疗方法。肿疡期可外敷解毒止痛药，化脓者需及时切开引流，并注意引流通畅，同时可用祛腐生肌药，以促使创面早日愈合。

（四）用药式

1. 实证

湿热蕴结，下注肝经，阴囊迅速肿大胀痛，附睾触之肿硬，疼痛拒按，伴有恶寒发热，肢体酸痛，口渴欲饮，口苦纳呆，小便短赤涩痛，大便黏滞不爽等。治宜清热利湿，解毒消痈。清热利湿用龙胆草、栀子、黄芩等；引火下行，泻肝经湿热用泽泻、车前子、木通等；解毒消痈用金银花、连翘、蒲公英等。

情志不遂，致肝气郁结，气机运行不畅，湿不运化，聚湿成痰，气滞痰凝，症见附睾有硬结，日久不消，有轻微触痛，睾丸坠胀或隐痛不适，子系粗肿。治宜疏肝行气，化痰散结。疏肝行气用川楝子、橘核、枳实、柴胡等；化痰散结用海藻、昆布、穿山甲等。

瘀血阻滞，症见附睾肿胀，质地硬，压痛明显，局部有瘀斑或血肿，伴有睾丸胀痛或刺痛不适，阴囊色暗。治宜活血化瘀，通络止痛。活血化瘀，用生地黄、桃仁、红花、赤芍、牛膝等。

2. 虚证

气血亏虚，脓液清稀，伴有头晕眼花，倦怠乏力，面色无华，少气懒言。治宜补益气血。补益气血，用人参、白术、茯苓、当归、熟地黄、芍药、川芎等。

阳虚生寒，寒痰凝聚，见睾丸坠胀冷痛不适，伴有阴囊潮湿发凉，形寒肢冷。治宜温经散寒，化痰散结。温阳散寒，用当归、肉桂、乌药、附子等；化痰散结，用海藻、昆布、穿山甲等。

【辨证论治】

1. 湿热蕴结证

证候：发病突然，阴囊肿大胀痛，疼痛明显，可向腹股沟及小腹部放射，阴囊皮肤发红，附睾触之肿硬，疼痛拒按，可伴有恶寒发热，口渴欲饮，小便短赤涩痛，口苦纳呆，大便黏滞不爽，舌质红，苔黄腻，脉滑数。

治法：清热利湿，解毒消痈。

代表方：龙胆泻肝汤加减。常用龙胆草、栀子、黄芩、柴胡、生地黄、车前子、泽泻、当归、木通、甘草等。

加减：热毒较盛成脓者，加金银花、蒲公英、乳香、没药、赤芍、贝母、天花粉、穿山甲、皂角刺等以清热解毒，活血透脓。

2. 气滞痰凝证

证候：发病缓慢，常由急性期转化而来，多属慢性子痈。触之附睾有硬结，日久不消，有轻微触痛，睾丸坠胀或隐痛不适，子系粗肿，舌质淡，苔薄白或腻，脉弦滑。

治法：疏肝行气，化痰散结。

代表方：橘核丸加减。常用橘核、海藻、昆布、川楝子、桃仁、厚朴、木通、枳实、延胡索、木香等。

加减：疼痛较甚者，加乳香、没药、乌药等活血行气止痛；结节明显者，加三棱、莪术等破血行气散结。

3. 瘀血阻滞证

证候：附睾肿胀，质地硬，压痛明显，局部有瘀斑或血肿，伴有睾丸胀痛或刺痛不适，阴囊色暗，舌质暗红，或有瘀斑，脉涩。

治法：活血化瘀，通络止痛。

代表方：复原活血汤加减。常用柴胡、天花粉、当归、穿山甲、桃仁、红花、大黄等。

加减：睾丸坠胀明显者，加荔枝核、橘核等行气止痛。

4. 气血亏虚证

证候：子痈失治误治，病程缠绵难愈，气血耗伤，成脓溃破，脓液清稀，久不愈合，可伴有头晕眼花，倦怠乏力，面色无华，舌淡，苔薄白，脉细弱。

治法：补益气血。

代表方：八珍汤加减。常用人参、白术、茯苓、当归、熟地黄、芍药、川芎、甘草等。

加减：余毒未清者，加金银花、连翘、蒲公英等清热解毒；久不收口者加黄芪益气解毒生肌。

5. 阳虚痰凝证

证候：附睾硬结日久不消，睾丸坠胀冷痛不适，伴有阴囊潮湿发凉，形寒肢冷，舌质淡，苔薄白或白腻，脉弦细或沉弦。

治法：温经散寒，化痰散结。

代表方：暖肝煎加减。常用当归、枸杞、茯苓、小茴香、肉桂、乌药、沉香等。

加减：寒甚者，加吴茱萸、干姜、附子等温阳散寒；痛甚者，加青皮、橘核等疏肝理气。

【其他疗法】

（一）中成药

1. 犀黄丸

具有清热解毒、活血消痈的作用，用于湿热蕴结证。每次1丸，每日2次。

2. 龙胆泻肝丸

具有清泻肝火、清利湿热的作用，用于湿热蕴结证。每次9g，每日2次。

3. 血府逐瘀胶囊

具有活血祛瘀的作用，用于瘀血阻滞证。每次4粒，每日3次。

4. 大黄䗪虫丸

具有活血祛瘀的作用，用于瘀血阻滞证。每次6g，每日3次。

5. 十全大补丸

具有补益气血的作用，用于气血亏虚证。每次8粒，每日3次。

6. 阳和丸

具有温阳散寒、化痰利湿的作用，用于阳虚痰凝证。每次3g，每日1次。

（二）单方验方

1. 海藻30g，炒橘核12g，炒小茴香10g，水煎服，每日1剂。

2. 老茄子1个，焙干研末，每次服6g，每日2次，以米汤冲服。

3. 鲜桉树叶500g。切碎加水1000mL，煎成500mL。成人每次50~100mL，每日3次，口服。儿童2~5岁者，每次10~20mL，每日3次；5~12岁，每次25~50mL，每日3次。

4. 复方酢浆草合剂：鲜酢浆草100g，油松节15g，加水1500mL，煎至600mL，每日1剂，口服3次。酢浆草清热利湿，用于慢性子痈。

5. 华佗之子痈神方：川楝子、秦艽、陈皮、赤芍、甘草、防风、泽泻各6g，枸橘 1 枚，水煎服。

（三）外治疗法

1. 急性子痈，以金黄膏或玉露膏外敷，每日换药 1 次，以解毒消肿。

2. 肥大老生姜，用水洗净，横切成约 0.2 厘米的均匀薄片，每次用 6~10 片外敷于患侧阴囊，盖上纱布，兜起阴囊，每日更换 1~2 次。用于急性子痈。

3. 桉树叶、千里光、松树叶各 150g，洗净加水 1500mL，水煎 30 分钟，去渣，先熏洗患处，待水温适宜时，坐浴一次 30 分钟，每日 2~3 次。

4. 苏木 30g，红花 30g，荔枝核 30g，乳香 15g，没药 15g，水煎，待水温能耐受时，熏洗和热敷患部，每次 20~30 分钟，每日 2 次。用于慢性子痈。

5. 子痈溃破者，脓多时可用五五丹药线，脓少时用九一丹药线引流。脓尽者，可用生肌玉红膏外敷，以加快创面愈合。

6. 吴茱萸 20g，小茴香 50g，大青盐 120g，共匀炒热，放于布袋内热敷。用于慢性子痈。

7. 子痈脓肿形成时，要及时穿刺抽脓或切开引流。

（四）针灸疗法

1. 体针

常用穴位：大敦、太冲、气海、归来、三阴交、足三里、关元、曲骨、行间、肾俞。

操作：取患侧阳池穴，上置绿豆大艾炷，连灸 3 壮，每日 1 次，7 次为一个疗程，注意保护灸疮防止感染。虚证可加艾灸。

适应证：可用于慢性子痈或疾病恢复阶段。

2. 耳针

常用穴位：外生殖器、肾、肝、上屏间。

操作：强刺激，留针 30~60 分钟，间歇运针，每天针 1~2 次，以通络止痛。

3. 电针

常用穴位：中极、曲骨、归来、肾俞、足三里、八髎、三阴交、大敦、行间。

操作：躯干用脉冲电流，四肢用感应电流，每日 1 次，每次 30~40 分钟。

适应证：急、慢性子痈均可运用，以解毒消肿止痛。

（五）药膳疗法

1. 黑木耳适量，西红柿 1 个。煮熟后服食。每日 2 次。适用于急性期。

2. 绿豆 50g，白米 30g，海带 20g，白糖适量。先煮绿豆、海带至熟再入米煮成粥。加入白糖调味食用。适用于急性期。

3. 向日葵花盘（带蒂）1 个，水煎去渣，加蜜适量服用。适用于慢性期。

4. 绿豆衣 10g，金银花 15g，代茶饮，每日 1 剂。适用于急性期。

5. 赤小豆煮汤，常服之。适用于急性期或慢性期。

【预防调护】

1. 调畅情志，保持心情愉悦，树立战胜疾病的信心。

2. 平时注意身体锻炼，增强体质，提高免疫力。

3. 平时注意保护阴部，避免阴囊、睾丸损伤。注意会阴部卫生，勤换内裤。

4. 在进行导尿、经尿道电切术或者阴部手术时，要严格无菌操作，避免感染。

5. 急性子痈应卧床休息，并用阴囊托托起阴囊，保持局部清洁卫生。

6. 急性子痈宜冷敷，以减轻阴囊的肿痛；慢性子痈宜热敷，以改善局部血液循环，促使局部炎症吸收。

7. 忌食辛辣刺激、肥甘厚味的食物，饮食宜清淡，多饮开水。

8. 平日节制性生活，急性期禁止性生活。

第四节 睾丸鞘膜积液

睾丸鞘膜积液，中医病名为"水疝"，是睾丸或精索鞘膜积液引起阴囊或精索部囊形肿物的一种疾病，以阴囊内有水湿停滞、不红不热、状如水晶为特征的病证。睾丸鞘膜积液的特点是阴囊无痛无热，皮色正常，内有囊性感的卵圆形肿物。本病可分为先天性水疝与继发性水疝两种，前者多见于婴儿，也称"偏坠"；后者多见于成人。鞘膜积液的病因可分为原发性和继发性两种。前者无明显的原因，起病缓慢，病理上常见有鞘膜的炎症反应，可能与慢性炎症有关。小儿睾丸鞘膜的淋巴系统发育较晚，若睾丸与腹腔之间的鞘状突过早闭合，则鞘膜囊内的分泌液不能完全吸收，即形成先天性积液。当鞘膜的淋巴系统发育完善，积液可自行吸收。继发性鞘膜积液则有原发疾病，如急性睾丸炎、附睾炎、精索炎、创伤或疝修补、腹水等疾病。慢性症状性积液常见于睾丸附睾炎、结核及睾丸肿瘤等。原发性积液呈清亮的淡黄色，为渗出液，如有出血则为棕色，炎症严重时，积液可呈脓性。鞘膜壁常有纤维化或钙化，壁局部的增厚，可呈扁平或乳头状隆起。慢性鞘膜积液可引起睾丸萎缩。睾丸鞘膜积液是某些疾病的临床症状，西医学的睾丸肿瘤、睾丸炎、鞘膜炎及某些全身性慢性疾病等都可见鞘膜积液症状，以上均可参考本节进行辨证论治。

【源流】

关于本病的记载，最早见于《儒门事亲·卷二》，并就其病证及病机，做了简要的叙述。明代《外科正宗·囊痈论》对水疝始有明确的定义："又有一种水疝，皮色光亮，无红无热，肿痛有时，内有聚水，宜用针从便处引去水气则安。"关于水疝的发生原因，《证治汇补》有"疝，或得于胎元"的记载，可见当时就已认识到先天因素可致水疝。

《婴童百问·阴肿疝气》记载："又有水疝名偏坠……小儿生下亦有如此者，不痛不疼，此皆不须攻击，不治而自愈。"《儒门事亲·卷二》指出，水疝是由于"得于饮水醉酒，使内过劳，汗出而遇风寒湿之气，聚于囊中，故水多令人为卒疝"而致。关于水疝的病理特点，《儒门事亲·卷二》记述："水疝，其状肾囊肿痛，阴汗时出，或囊肿而状如水晶，或囊痒而燥出黄水，或少腹中按之作水声。"关于水疝的治疗方法，《医方集解》为寒湿水疝提供了理论基础，对寒湿所致的水疝提出了具体治疗方法。清·李用粹《证治汇补》提出水疝是由于寒湿之气聚于囊中所致，治疗以利水除湿为主。《外科大成》曰："若水疝，虽肿而光，虽痛有时不红不热，按之软而起即为异耳，宜以针引去水气则安。"清·张子和《医方集解》中记载用黑牵牛、茴香治疗水疝。《冯氏锦囊》："水疝者……此必得之醉酒房劳，汗出遇风，湿热乘虚流结囊中，二便胀秘不通也。子和云：'水疝者，得之饮水醉酒，劳于使内。'其言当矣。盖饮水醉酒，则湿气胜，劳于使内，则肾气虚。肾气虚，则湿胜而流坎者势也，故令肾囊肿大如水晶，阴汗不绝如罅漏也。"

【病因病机】

（一）病因

水疝多由寒湿下注所致。肾主水，脾运化水湿。先天肾气不足，或肾阳虚衰，水液不能蒸腾气化；或脾阳虚冷，运化乏力，水湿潴留，导致局部水液的正常分泌与吸收功能失调，是产生水疝的基本病因。婴儿先天不足，或肾子下降后通道闭合不良、先天异常，水液易于下趋集注睾丸而成先天性水疝。成年人，脾肾亏虚，复感寒湿之邪，以致寒湿郁结，发为本病；或因饮食不节，酒湿内伤，脾肾受损，湿热内生，下注阴器，留恋而成；或睾丸外伤，血瘀阻塞肾络水道，也可导致继发性水疝。

（二）病机

水疝病因较多，病机复杂，本病的发生与肝、脾、肾三脏有关。肾主水，先天肾气不足，或肾阳虚衰，水液不能蒸腾气化；或脾阳虚冷，运化乏力，水湿潴留，导致局部水液的正常分泌与吸收功能失调；因脾肾为制水之脏，而其功能须赖肝之疏泄，故肝寒不疏，脾虚不运，肾虚失约，则水之疏布异常，水湿下聚，停滞囊中而病水疝。

水疝病理变化复杂，初期多为实证，久病多为虚证，亦可相互转化，而见虚实夹杂之证，倘若治疗不及还可衍生变证，而见不育、睾丸结核、睾丸炎等重症。

【临证思路】

（一）病机识别

1. 实证

肝经湿热下注，蕴结于阴器，故阴囊肿胀，潮湿而热；湿热壅滞，经络不畅，故睾丸肿痛；热邪偏胜，扰及膀胱，故见小便赤热；舌红、苔黄腻、脉滑数为湿热下注之象。外伤致瘀，瘀血阻络，水道不利，故见阴囊内肿块伴疼痛；舌紫暗，苔薄，脉细涩为瘀血阻络之象。

2. 虚证

先天不足，肾阳亏虚，肾虚气化不利，水液集注内停，故阴囊肿大，偏坠一侧，甚则阴囊光亮如水晶，站立哭叫时水液坠集渐甚，睡卧时水液渐可流散，故站立、哭叫时肿块增大，平卧时肿物缩小；苔薄白，脉细滑为肾气亏虚、水液内停之象。

脾肾亏虚，气化不利，复受寒湿，阻于阴器，故阴囊肿胀寒冷；日久气血亏虚，局部失于濡养，故见皮肤增厚；面色少华，神疲乏力，腰酸腿软，便溏，小便清长，苔白，脉沉细均为脾肾阳虚、气血不足之象。

（二）症状识辨

水疝起病缓慢，多为单侧发生。表现为阴囊肿大，偏坠一侧，触之阴囊内有光滑而柔软的肿物，呈球形或梨形，犹如囊内盛水，一般无压痛。睾丸可因积液包裹而不易扪及。严重时阴囊光亮如水晶，坠胀不适。先天性水疝在平卧时挤压积液，可使之逐渐缩小，甚至完全消失。原发性水疝的阴囊皮肤正常，积液张力较大。继发性水疝积液张力不大，比较柔软。外伤引起者，有明显的外伤史，伴有睾丸肿痛。睾丸鞘膜积液因积水围绕睾丸，在患侧不能触及睾丸或附睾，只能摸到一个肿物；精索鞘膜积液时，可触及睾丸，在睾丸之上只有肿物，阴囊或精索部发现有无痛无热的囊性肿物；先天交通性鞘膜积液平卧时按压肿块，可逐渐缩小或消失，站立时又复增大，或少腹部按之有水声；巨大鞘膜积液可使阴囊明显增大，阴茎内陷。透光试验阳性，穿刺可抽到液体。

（三）辅助检查

1. 肿物透光试验阳性，穿刺可抽出积液。若怀疑睾丸肿瘤者，禁忌穿刺。
2. B超检查有助于确定阴囊内肿块是囊性或实性。

【鉴别诊断】

1. 狐疝

交通性水疝与狐疝都可能出现时大时小，或随体位变化而时有时无的肿块，多见阴囊一侧肿物，卧则入腹，立则出囊，用手轻压可纳回腹内。但狐疝的肿物透光试验阴性，肿块部在咳嗽时有冲击感，有时可听到肠蠕动音；交通性鞘膜积液时，透光试验阳性。

2. 睾丸肿瘤

睾丸肿瘤无疼痛，形状可似睾丸鞘膜积液，但睾丸肿瘤有肿物持续增长的病史，肿物较沉重，透光试验阴性。

3. 精液囊肿

常位于附睾头部，一般体积较小，睾丸可清楚扪及。穿刺囊肿液呈乳白色，镜检提示内含精子。

（四）治法与处方原则

治疗以温阳利水为主，审症求因，辨证论治。邪盛以祛邪为急，正虚以扶正为先，虚实夹杂则祛邪扶正并举。

（五）用药式

1. 实证

脾肾受损，湿热内生，阴囊肿胀伴潮湿而热，或有睾丸肿痛，小便赤热，大便黏滞不爽。治宜清热化湿。清利下焦用黄柏、萆薢、泽泻、龙胆草等。

瘀血阻滞，睾丸肿胀日久，伴触到肿块，疼痛。治宜化瘀行气利水。化瘀活血用生地黄、桃仁、红花、赤芍等；行气用枳壳、柴胡、桔梗等；利水用茯苓、泽泻、猪苓等。

2. 虚证

肾阳虚衰，睾丸肿胀兼见腰膝酸软，形寒肢冷等。治宜温肾通阳，化气行水。温补肾阳用肉桂、附子、熟地黄、山药、菟丝子等。

【辨证论治】

1. 肾气亏虚证

证候：多见于婴幼儿。站立、哭叫时肿块增大，平卧时肿物缩小，肿物过大时，阴囊光亮如水晶；苔薄白，脉细滑。

治法：温肾通阳，化气行水。

代表方：济生肾气丸加减。常用牛膝、车前子、干地黄、山药、山茱萸、桂枝等。

加减：可加菟丝子、杜仲、山茱萸、五味子等增强肾气。

2. 湿热下注证

证候：多见于成年人。阴囊肿胀，潮湿而热，或有睾丸肿痛，小便赤热；舌红，苔黄腻，脉滑数。

治法：清热利湿。

代表方：大分清饮加减。常用茯苓、木通、栀子、枳壳等。

加减：湿热较重时可用龙胆泻肝汤。

3. 肾虚寒湿证

证候：多见于病程长久者。阴囊肿胀寒冷，久则皮肤增厚，可有面色少华，神疲乏力，腰酸腿软，便溏，小便清长；苔白，脉沉细。

治法：温肾散寒，化气行水。

代表方：加味五苓散加减。常用茯苓、泽泻、猪苓、肉桂等。

加减：若寒气深重，加吴茱萸、肉桂心，甚则加附子；若表寒束其内热，腹痛热辣或流白浊者，加黑山栀、川草薢、吴茱萸等。

4. 瘀血阻络证

证候：有睾丸损伤或睾丸有肿瘤病史。能触到肿块，伴疼痛，多不能透光；舌紫暗，苔薄，脉细涩。

治法：化瘀行气利水。

代表方：活血散瘀汤加减。常用川芎、苏木、枳壳、槟榔等。

加减：若瘀血较久，可加水蛭、斑蝥等增强活血化瘀之功。

【其他疗法】

（一）中成药

1. 橘核疝气丸

具有除疝去寒、止痛消肿的作用。用于疝气所致的疼痛，睾丸肿大，阴囊潮湿。口服，一次 10g，一日 2 次。

2. 橘核丸

具有行气血、祛寒湿、止疼痛、软坚散结的功效。口服，一次 6~12g，一日 1~2 次。

（二）单方验方

1. 水疝散

五倍子 100g，首乌 50g，白芷 50g，生山栀 50g，甘遂 10g，元明粉 50g，冰片适量。诸药共研细末，贮瓶密封备用。将水疝散用鸡蛋清调成糊状，涂于患处皮肤上，每日 1 次，不须包扎，稍候片刻药粉能自行凝结于患处，连续 5~10 次见效，见效后再敷 5 天以巩固疗效。

2. 继发性水疝

属湿热下注者可用朴硝 250g 装布袋内罨敷。或用五倍子、枯矾各 10g，加水 300mL，煎 0.5 小时，待适当温度，将阴囊置入药液中浸泡，每次 20~30 分钟，每天 2~3 次，下次浸泡时需将药液加温。

3. 婴儿水疝或继发性水疝

属肾虚寒湿证者用小茴香、橘核各 100g，研成粗末，炒热，装布袋内温熨局部，每次 20~30 分钟，每天 2~3 次。下次使用时仍需炒热，可连用 3~5 天再换药。

4. 水疝汤

白茯苓 10g，草薢 6g，泽泻 6g，石斛 6g，车前子 6g。治疗水疝，见阴囊肿痛，阴汗时出，或囊肿如水晶，或囊痒搔出黄水；或小腹按之作水声；或丸渐大，或一丸渐小，竟消尽成独丸，牵引小腹作痛者。临卧及五更各一服。外用带须葱一大把，煎汤洗睾丸，频添热汤，以手挪之。若囊破水流，用灶心土掺之。

5. 茴楝五苓散

五苓散加茴香、川楝、葱、盐。主治膀胱水疝，尿不利。

6. 禹功散

禹功散同名方剂约有三首。其一组成为黑牵牛头末 4 份、茴香（炒）1 份。具有逐水通便、行气消肿之功效，主治阳水。现代常用于肝硬化腹水、肾炎水肿等属阳水见有便秘、脉沉有力者。其二为《儒门事亲·卷十二》之禹功散，仅是通过泻下和利尿作用解除便秘和水肿，而不针对水肿、腹水的病因，对门静脉高压及循环瘀血无治疗作用，仅可用于对症治疗。同时鉴于其对肾脏的损害作用和对子宫的兴奋作用，不适合用于肾性水肿便秘。另有禹功散处方为黑牵牛头末 120g、茴香 30g（炒）。用法用量：2 味共为细末，以生姜汁调 3~6g，临卧服。具有行气消肿、逐水通便之功效。治阳水、阳黄，便秘脉实，元气未虚者。

（三）外治疗法

湿热型用金黄散，以水调敷患处。寒湿型用回阳玉龙膏，以酒蜜调敷患处。

（四）针灸疗法

1. 疝气穴

出处：为经外奇穴别名，即三角灸，见于《医宗金鉴》，出自《针灸学》（江苏省中医学校）。《世医得效方》原名疝气灸，曰："治疝气偏坠，量患人口角，两角为一折断，如此则三折，成三角如△样，以一角安脐心，两角在脐之下，两旁尽处是穴。左偏灸右，右偏灸左，二七壮；若灸两边亦无害。"后《医宗金鉴》定名疝气穴。《针灸集成》则定名脐旁穴，均作奇穴。近代《针灸学》（江苏省中医学校）又改称三角灸。

定位：以患者两口角之间的长度为一边，作等边三角形，将顶角置于患者脐心，底边呈水平线，两底角处是三角灸穴。三角灸穴位于腹中部，以患者两口角的长度为底边，以脐中穴为顶点，作一底边水平的三角形，两下角是穴。

穴位解剖：三角灸穴下有皮肤、皮下组织、腹直肌。血管和神经为腹壁下动、静脉和第 10 肋间神经。

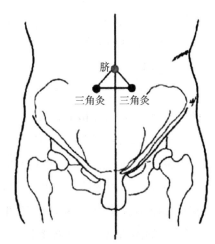

主治：疝气、腹痛、睾丸肿痛、奔豚气、少腹痛及急慢性肠炎、细菌性痢疾等。

方法：一般艾炷灸5~7壮，或温灸10~15分钟。

（五）西医治疗

1. 药物注射法适用于壁薄而小的积液，在局麻下先穿刺抽尽囊液，注入25%醋酸泼尼松龙悬液0.5~1.5mL、2%盐酸普鲁卡因2mL，或鱼肝油酸钠3~5mL，注药后轻轻按摩阴囊，使药液分布均匀。此法禁用于交通性鞘膜积液。

2. 水疝疝块较大，内治及局部温熨、外洗浸泡无效时，可穿刺抽液；手术疗法成人鞘膜积液较多，肿块较大，经保守治疗无效时，可采用手术治疗，行睾丸或精索鞘膜翻转术。

【预防调护】

1. 积极治疗睾丸炎等原发病，减少或避免该病发生。

2. 如行穿刺，必须严格消毒，防止感染。

3. 水疝手术治疗后，宜卧床休息，并将阴囊抬高以促进术后恢复。

第五节　睾丸与附睾结核

子痰是指痨虫损及肾子的疮痨性疾病，又称为"子痨""穿囊漏"，是以睾丸或附睾有慢性结节，逐渐增大，形成脓肿，溃破后脓液稀薄如痰，并夹有败絮样物质，易成窦道，经久不愈为主症，可伴有五心烦热、午后潮热、夜间盗汗等症状的一种疾病。

睾丸与附睾结核发病无季节性，多发生于20~40岁中青年男性，具有起病缓慢，不易察觉，化脓溃后流出稀薄如痰的液体，易成窦道，迁延难愈的特点。可单独发病，也可与其他泌尿系结核同时存在或继发于其他泌尿系结核之后。而泌尿系结核中以附睾结核最为多见，若不及时治疗，可引起男性不育症。目前发病率正逐年下降，70%的患者既往曾有结核感染病史。

【源流】

古代文献中虽无"子痰"病名，却有与之类似的描述，早期文献多归入"囊痈"论治，明清文献将溃破后形成的窦道称为"穿囊漏"。

"子痰"的发生原因，明代龚廷贤《万病回春·结核》云："结核者，风痰郁结也，又云火因痰湿而不散也。"明代龚居中《红炉点雪·卷二》云："夫结核者相火之所为，痰火之征兆……愚谓结核之由，与疮疡痈毒之类大异……若夫结核则不然，盖始于真阴先竭，相火燔蒸熏迫，津液怫结凝聚，日积月累乃成，故久而不溃，此虚证也。初无痰火诸症，形体如故，而但见核者，唯在开始降火，消痰理气，核消结散则已。"此《红炉点雪》为结核病专著，对于"子痨"的病因病机有指导和借鉴意义。

关于"子痰"的疾病特点，明代申斗恒《外科起玄·阴囊破裂漏疮》云："外囊破裂，漏水腥臭，久治不愈。"指出子痰病溃破之后形成的窦道（穿囊漏）具有迁延难愈的疾病特点。

关于子痰的治疗方法，明代汪机《外科理例·囊痈一百四》云："一人年逾五十，患此疮口不敛，诊之微有湿热，治以龙胆泻肝汤，湿热悉退，乃以托里药及豆豉饼灸而愈。次年，复患湿热颇盛，仍用前汤四剂而退，又以滋阴药而消。若溃后虚而不补，少壮者成漏，老弱者不治。"指出子痰早期以清热利湿为主，中期托里，后期则要滋阴，对于现代医家治疗本病有指导意义。《外科全生集·恶核痰核》云："大者恶核，小者痰核，与石疽初期相同，然其寒凝甚结，毒根最深，极难软熟，未溃之前忌贴凉膏，忌投凉药，唯内服阳和汤、犀黄丸可消。"指出未溃破之痰核不可妄用凉药，要以温化寒痰为主。

【西医诊断】

睾丸与附睾结核为结核菌侵犯睾丸与附睾所致，多继发于肾结核，早期临床症状不明显，或仅表现为阴囊坠胀不适。多从附睾尾部有局限性、无痛性结节，逐渐蔓延附睾整个尾部。结节逐渐增大，累及睾丸时，睾丸附睾界限不清。累及输精管时，可触及增粗的输精管并有串珠样改变。附睾或睾丸的干酪样病变及脓肿可累及周围组织，与阴囊皮肤粘连，溃破后形成窦道，并流出稀薄液体。后期可伴有食欲减退、消瘦、低热、盗汗、贫血等全身症状。脓液或精液涂片或培养，可发现抗酸杆菌，结核菌素试验阳性。B超检查可表现为外表欠规则的局限性肿块，内部回声不均匀，部分病例可见结节状回声或斑点状中强回声，可有不规则液性暗区及散在点状钙化。病理改变包括干酪样坏死、肉芽肿、纤维化及钙化等多种形式。

【病因病机】

本病与肝肾两脏关系密切，多因先天禀赋不足，后天劳伤太过，或久病伤阴，致肝肾亏虚，气血不足，或感受寒湿热邪，痨虫乘虚侵犯肾子而引起。

（一）实证

寒痰、湿热、痨虫为睾丸与附睾结核的主要致病因素。素体痰湿体质或感受寒湿邪气，阳气被阻，痨虫乘机内侵，下注肾子，发为本病；局部感受湿热之邪或湿热内生，或寒湿郁久化热，下注肾子，痨虫侵袭，发为本病。正如《外科理例·囊痈一百四》云："一人年逾五十，患此疮口不敛，诊之微有湿热，治以龙胆泻肝汤，湿热悉退，乃以托里药及豆豉饼灸而愈。"

（二）虚证

素体阴虚或久病伤阴，致使肝肾阴虚，虚热内生，外染痨虫之邪，下注肾子而致病，如《外科理例·囊痈一百四》云："复患湿热颇盛……又以滋阴药而消。若溃后虚而不补，少壮者成漏，老弱者不治。"先天禀赋不足，或后天劳伤太过，或久病伤气耗血，使气血亏虚，痨虫乘虚而入，侵犯肾子而发病。

睾丸与附睾结核初期多为实证，久病易耗损气血阴液，多为虚证，中期可见虚实夹杂之证。子痰之病应积极治疗，倘若治疗不及时可致无子（不育）。

【临证思路】

（一）病机辨识

1. 实证

素体痰湿体质或感受寒湿邪气，痨虫乘机内侵，下注肾子，寒痰凝结于外肾，故临床可见附睾尾部、输精管成串珠样改变；阳气被寒湿阻遏，睾丸失养，故可见肾子酸胀或隐痛，遇寒加重；早期多无明显全身症状，舌淡，苔白腻，脉沉缓为寒痰凝结的表现。

外感湿热之邪或湿热内生，或寒湿郁久化热，痨虫与湿热下注肾子，故临床可见肾子肿胀疼痛明显，皮囊红肿；如邪热壅盛，可出现溃破，流出污秽臊臭脓液；湿热阻于中焦，可兼见胃脘胀满，身热不扬，或身热汗出不解；湿热蕴伏，下注小肠、膀胱，则见小便短赤，大便不爽；舌红，苔黄腻，脉滑数或弦数，为湿热蕴结的表现。

2. 虚证

素体阴虚或久病伤阴，致使肝肾阴虚，痨虫乘虚而入，故可见子痰脓肿形成，久而不愈，伴见体形消瘦，腰膝酸软；虚热内生，则见五心烦热，潮热盗汗；舌红，少苔，脉细数为阴虚内热的表现。如患者伴有咳嗽，痰少而黏，咯血症状，可怀疑同时患有肺结核（肺痨）可能。

先天禀赋不足，或后天劳伤太过，或久病伤气耗血，使气血亏虚，肾子失养，痨虫乘虚侵犯肾子，则症见脓肿溃破，脓液稀薄并夹败絮样物质，且窦道久不愈合，或反复发作；气血不足以濡养头面可伴见面色少华，头晕乏力；舌淡，苔白，脉沉细无力为气血亏虚的表现。

（二）症状识辨

1. 睾丸附睾结节或脓肿

附睾结节初期多位于附睾尾部，侵犯睾丸可表现为附睾睾丸界限不清，为寒痰或湿热凝结于外肾所致，可伴患侧输精管增粗或呈串珠样改变；阴囊坠胀不适或有隐痛，舌淡，苔白腻，脉沉缓，为寒痰阻络，气机不畅所致。此时辨证属寒、属实。

如肾子疼痛明显，阴囊红肿，为湿热蕴结于外肾所致；邪热壅盛时，可出现溃破，流出污秽臊臭脓液；胃脘胀满，不欲饮食，身热不扬，舌红苔黄腻，脉弦数或滑数，为湿热蕴结中焦脾胃所致；如伴见小便短赤甚或刺痛，为湿热下注膀胱。

子痰引起的附睾处结节当与附睾囊肿相鉴别，后者多无任何临床表现，B 超或穿刺病理可鉴别；应与精液囊肿相鉴别，精液囊肿多发生于附睾头部，透光试验阳性，阴虚内热型精液囊肿与本病临床表现相似，穿刺液镜检见不活动精子可作为鉴别依据；当与慢性附睾炎相鉴别，后者多有急性发作史，肿块压痛明显，输精管无串珠样改变，彩超亦可以鉴别；还应与慢性附睾炎（慢性子痰）相鉴别，后者通常有急性附睾炎病史，疼痛较为明显，附睾肿块不如结核大而硬，不形成窦道和瘘管，无皮肤粘连和输精管串珠样改变。

2. 阴囊窦道

子痰后期可形成阴囊窦道，古称"穿囊漏"，为正邪相争之后脓肿溃破，正虚毒恋所致，往往窦道迁延难愈；如流出污秽臊臭脓液为湿热壅盛，可伴有肾子肿胀疼痛明显；如流出液稀薄如痰，久不收口，兼见潮热盗汗，腰膝酸软，面色少华，头晕乏力，舌红少苔或舌淡苔白，脉细数或细弱，为气阴不足的表现，属虚证。

3. 舌脉

舌淡，苔白腻，脉沉缓为寒痰凝结的表现，多兼见睾丸坠胀或隐痛，遇寒加重；舌红，苔黄腻，脉滑数或弦数，为湿热蕴结，局部可见睾丸肿胀疼痛明显，皮囊红肿；湿热蕴结于中焦脾胃，则兼见胃脘胀满，纳呆食少；湿热蕴结于下焦，可兼见大便不爽，里急后重，小便短赤或有尿痛；舌红，少苔，脉细数为阴虚内热的表现，伴有脓肿破溃流出稀薄如痰样液体，可兼见形体羸瘦，潮热盗汗，五心烦热，腰膝酸软；舌淡，苔白，脉沉细无力为气血亏虚的表现，多为子痰后期，正邪相争之后伤气耗血所致，可兼见面色少华，头晕乏力等。

（三）治法与处方原则

本病早期以实证为主，中后期虚证居多，或虚实夹杂。早期如属寒痰凝结，当温化寒痰，化痰散结；如属湿热蕴结，当以清利湿热，软坚散结为主。中后期如以肝肾阴虚为主，当补益肝肾，托里透脓；如以气血亏虚为主，当补益气血。溃破后慎用凉药。如辨证属于虚实夹杂，则需要扶正与祛邪兼顾。

（四）用药式

1. 实证

寒痰凝结于外肾，症见附睾尾部、输精管成串珠样改变，治宜温化寒痰，用陈皮、姜半夏、厚朴、生姜、白芥子等；如肾子酸胀或隐痛，遇寒加重，治宜散寒止痛，用附子、肉桂、吴茱萸、干姜、乌药、小茴香等。

外感湿热之邪，或寒湿郁久化热，症见肾子肿胀疼痛，皮囊红肿，治宜清利湿热，用黄芩、栀子、生地黄、泽泻、柴胡等；如邪热壅盛，肾子肿痛明显，加连翘、野菊花、金银花等；若脓肿溃破，流出污秽臊臭脓液，可外用七三丹药线祛腐提脓；如湿热蕴结中焦，兼见胃脘胀满，身热不扬，大便不爽，用石膏、黄连、枳实、厚朴、苏梗等；如兼见小便短赤，用白茅根、龙胆草、车前子等。

2. 虚证

久病伤阴，肝肾不足，症见子痰脓肿形成，久而不愈，兼见形体消瘦，腰膝酸软，治宜滋补肝肾，托里透脓，用白芍、熟地黄、知母、浙贝母、泽泻、黄芪、皂角刺；如虚热内生，兼见五心烦热，潮热盗汗，舌红，少苔，脉细数，治宜滋阴清热，用知母、黄柏、生地黄、地骨皮等。

先天禀赋不足，或久病伤气耗血，肾子失养，症见脓肿溃破，脓液稀薄并夹败絮样物质，且窦道久不愈合，或反复发作，治宜补益气血，用黄芪、当归、白芍、川芎、熟地黄、党参、茯苓、白术、甘草等。

【辨证论治】

1. 寒痰凝结证

证候：附睾尾部、输精管成串珠样改变，睾丸酸胀或冷痛，得温痛减，此期多无明显全身症状，舌淡，苔白腻，脉沉缓。

治法：温化寒痰，散结止痛。

代表方：阳和汤加减。常用熟地黄、肉桂、白芥子、姜炭、生甘草、麻黄、鹿角胶。

加减：睾丸冷痛明显者，加附子、肉桂、吴茱萸、小茴香、乌药；结节较硬者加浙贝母、穿山甲、地龙等。

2. 湿热蕴结证

证候：肾子肿胀疼痛明显，皮囊红肿，或脓肿溃破，流出污秽臊臭脓液，兼见胃脘胀满，身热不扬，小便短赤，大便不爽，舌红，苔黄腻，脉滑数或弦数。

治法：清利湿热，软坚散结。

代表方：龙胆泻肝汤加减。常用龙胆草、黄芩、栀子、泽泻、车前子、当归、生地黄、柴胡、生甘草。

加减：胃脘痞闷，大便不爽者加薏苡仁、黄连、石菖蒲等；睾丸肿痛明显者，加野菊花、蒲公英、橘叶、橘核；脓肿溃破难愈者加连翘、穿山甲、皂角刺。

3. 阴虚内热证

证候：脓肿形成，久而不愈，兼见体形消瘦，腰膝酸软，五心烦热，潮热盗汗；舌红，少苔，脉细数。

治法：滋阴清热，透脓化痰。

代表方：滋阴除湿汤合透脓散加减。常用川芎、当归、白芍、熟地黄、柴胡、黄芩、陈皮、知母、浙贝母、泽泻、地骨皮、黄芪、皂角刺、穿山甲。

加减：腰膝酸软重者加山茱萸、枸杞子、杜仲；虚热较重者加知母、黄柏、丹皮；耳鸣者加灵磁石、牡蛎。

4. 气血亏虚证

证候：脓肿溃破，脓液稀薄并夹败絮样物质，且窦道久不愈合，或反复发作，兼见面色少华，头晕乏力，舌淡，苔白，脉沉细无力。

治法：补益气血。

代表方：八珍汤加减。常用黄芪、当归、白芍、川芎、熟地黄、党参、茯苓、白术、甘草。

加减：性欲低下，阳痿者加人参、鹿角胶、紫河车；面色少华，头晕目眩者加阿胶、制首乌。

【其他疗法】

（一）中成药

1. 小金丸

具有散结消肿、化瘀止痛的作用，适用于子痰各个阶段。每次 3g，每日 2 次，口服。

2. 知柏地黄丸

具有滋阴降火的作用，用于阴虚内热型子痰者。每次 9g，每日 3 次，口服。

3. 龙胆泻肝丸

具有清肝泄热的作用，用于湿热蕴结型子痰者。每次 9g，每日 2 次，口服。

4. 十全大补丸

具有温补气血的作用，适用于气血亏虚型子痰者。每次 9g，每日 3 次，口服。

5. 犀黄丸

具有清热化痰散结的作用，用于痰瘀互结型子痰者。每次 9g，每日 2 次，口服。

（二）单方验方

1. 荠菜 60g，水煎煮半小时，去渣加鸡蛋（去壳）1 只，煮至蛋熟，加少许食盐，吃蛋喝汤，每天 2 次，连服 3 个月。

2. 狼毒枣，成人每次服 10 枚，每天 3 次，2 天后逐日递增 1 枚，最高 20 枚，饭前服用。忌辛辣食物及汞剂化合物。适用于一切泌尿系结核。

3. 白花蛇舌草 60g，银花藤 30g，野菊花 15g，水煎服，每日 1 剂。

4. 少腹逐瘀汤加味：小茴香 6g，干姜 6g，延胡索 9g，桃仁 9g，没药 9g，当归 9g，川芎 9g，肉桂 3g，赤芍 9g，蒲黄 9g，五灵脂 9g，红花 9g，橘核 9g，荔枝核 9g，浙贝 9g，牡蛎 30g，海藻 9g，昆布 9g。水煎服，每日 1 剂，适用于痰瘀互结型子痰。

5. 加减散肿溃坚汤：黄芩 10g，知母 10g，黄柏 10g，天花粉 30g，桔梗 10g，昆布 10g，柴胡 10g，升麻 9g，连翘 10g，三棱 9g，莪术 9g，葛根 30g，当归尾 10g，赤芍 10g，黄连 6g，甘草 3g。水煎服，每日 1 剂，适用于湿热蕴结型子痰。

（三）外治疗法

1. 子痰未溃者，冲和膏外敷，每 2 日换药 1 次；红肿热痛甚者，金黄膏外敷。

2. 子痰未溃者，可予夏枯草、百部、败酱草，水煎热敷肿块处，每日 2 次，每次 30 分钟。

3. 子痰已溃形成窦道者，予五五丹或七三丹裹药线祛腐提脓，每日换药 1 次。

4. 脓已尽而疮口久不愈合者，予生肌散或桃花散外掺创面，外盖生肌玉红膏纱布。

5. 如保守治疗效果不明显，或病变较大并且有脓肿形成，或局部干酪样病变严重者，考虑睾丸切除术及输精管高位结扎术。术前抗结核药物治疗至少 2 周，术后继续抗结核药物治疗 3 个月以上。

（四）针灸疗法

1. 寒湿凝结型取三阴交、关元、大敦、照海、阿是穴。三阴交、关元、照海用泻法，大敦用灸法，隔姜灸阿是穴，每天 1~2 次，每次 20~30 分钟。

2. 阴虚内热型取三阴交、阴陵泉、太冲、中封、急脉、蠡沟穴。针刺以上穴位用泻法，每日 1 次，每次 20~30 分钟。

3. 气血亏虚型取穴合谷、足三里、三阴交、曲骨。针刺用平补平泻法，可加灸。

【预防调护】

1. 保持乐观的情绪，保证充足睡眠。

2. 注意休息，劳逸结合，节制房事，增强体质。

3. 清淡饮食，保证营养，忌食烟酒及辛辣油腻食物。

4. 如有其他部位结核感染，应积极治疗。

5. 保持阴囊及疮面清洁，避免感染。

第六节 精液囊肿

精液囊肿是指出现在睾丸或附睾部位的含有精液成分的囊性肿块。一般无明显临床表现，约 10%~20% 的患者可出现患侧睾丸坠胀感或阴囊及腹股沟区轻微不适。

常见于中青年患者，多单侧发病，偶有双侧发病者。其发病因素可能与输精管道局部损伤、睾丸附睾的慢性炎症、附睾管结构异常等有关。

【源流】

中医古代文献中无精液囊肿的类似病名，有学者提出根据中医临床特征，应归于阴囊部位"痰包"范畴。

【病因病机】

（一）病因

1. 肝气郁结

肝气不疏，气机郁滞，枢机不利，则痰气亦可聚结于外肾发为痰包。如《灵枢·经脉》所述足厥阴肝经"循股阴，入毛际，环阴器，抵少腹""肝者，筋之合也。筋者，聚于阴器"，故本病好发于肝经。

2. 脾虚痰湿

情志不舒，肝气郁滞，横逆犯脾，损伤脾胃，脾失健运，痰湿内生，或喜食肥甘厚味，湿热内生，聚结于肝脉，日久可发为痰包。

3. 阴虚热凝

素体阴虚，或久病之后伤阴，或房事不节，耗伤阴液，阴虚则虚火内生，熬灼津液，炼液成痰，结于外肾经络，形成痰包。

（二）病机

精液囊肿病因较多，病机复杂，但其基本病机可概括为二点。一是饮食不节，或过食肥甘厚味，痰湿内生，聚于外肾则发为痰包；肝郁气滞，横逆犯脾，可导致脾失健运，痰浊积聚于肝脉，或日久化火化热，灼液为痰，故痰湿与气滞又可互为因果。二是素体阴虚或久病伤阴，虚火灼液成痰，聚于肝脉，则发为此病。痰包之病并非由一种病理因素单独致病，或为实证，或为虚证，疾病后期亦可虚实夹杂。病位主要在肝、脾。

【临证思路】

（一）病机辨识

1. 实证

肝主疏泄，调畅气机，喜条达舒畅而恶抑郁，如肝气郁结，则枢机不利，气滞于肝脉，肝脉环阴器，故可见睾丸或腹股沟区坠胀不适；肝其志在怒，如怒气伤肝，则情志不畅，口苦；肝气郁结可横逆犯脾，或饮食不节，痰湿内生，则见纳差，头身困乏；气机阻滞不畅，痰浊结于肝脉外肾则形成"痰包"，故可触及外肾（睾丸、附睾）部位囊性肿物。舌边红，苔（黄）腻，脉弦均为气滞痰凝之象。

2. 虚证

脾主运化，喜燥而恶湿，如嗜食肥甘厚味，湿邪内生，损伤脾气，或肝气横逆犯脾，久病脾虚，临床可见纳少，四肢乏力，懒言低语；脾虚失运，痰湿内生，凝于肝脉外肾，形成"痰包"，则可触及外肾（睾丸、附睾）部位囊性肿物。舌淡，苔薄白（腻），脉弦（滑）均为脾虚痰凝之象。

"阳常有余，阴常不足"，肝肾两脏阴常不足。如素体肝肾阴虚，或长病久病，或房事不节，耗损肾阴，则阴虚而生内热，临床可见五心烦热，夜间盗汗，或伴腰膝酸软；阴虚阳亢则阳事易举早泄；阴虚火旺，炼液成痰，阻滞肝脉气机，结于外肾，则可触及外肾睾丸、附睾部位囊性肿物。舌红，少苔，脉细数或弦数均为阴虚痰凝之象。

（二）症状识辨

1. 阴囊内肿块

查体睾丸或附睾部位可触及圆形或椭圆形肿物，囊性感，表面光滑，无压痛，透光试验阳性，或 B 超发现阴囊内睾丸或附睾部位有无血流信号的囊性包块。此为精液囊肿的主要表现，是痰浊积聚于肝经和外肾部位所致。需要注意附睾囊肿多发生于附睾头部，可无明显临床表现，阴囊触诊难以辨别，应当穿刺肿块镜检以做鉴别，若穿刺镜检未见精子细胞则为附睾囊肿。睾丸鞘膜积液之囊肿体积一般较精液囊肿大，B 超探查可在睾丸部位发现低密度无回声区，穿刺镜检亦可作为两者鉴别诊断的依据。

如兼见情志不舒，阴囊及腹股沟区域坠胀不适或有轻微刺痛感，舌边红脉弦为肝郁气滞的表现；如兼见纳差，便溏不爽，舌淡苔腻为痰湿困脾所致；如兼见五心烦热，耳鸣，夜间盗汗，腰膝酸软，阳强易举，舌红苔少等则为肝肾阴虚的表现。

2. 阴囊坠胀

10%~20% 的精液囊肿患者会表现出阴囊坠胀不适感，多为单侧发病，偶见双侧发病者。此症状当与筋瘤（精索静脉曲张）相鉴别，筋瘤为阴囊内肾子上方可触及脉络团，如蚯蚓状，常左侧发病，亦有双侧发病者，临床表现与精液囊肿相似，为患侧的睾丸坠胀不适或有刺痛感。阴囊触诊或 B 超检查可以协助鉴别诊断。

阴囊坠胀或伴有刺痛感是因气血瘀滞于肝经脉络所致，还可并见情志抑郁不舒，胁肋胀满不适，症状可随心情改变而缓解或加重；如肝病日久累及脾脏，则脾主运化失司，引起痰多，纳差，肢体困倦，大便溏薄不爽等症，可见舌淡苔腻，脉濡或弦。

3. 五心烦热

五心烦热为阴虚火旺的典型表现，多伴随夜间盗汗，腰膝酸软，耳鸣，遗精等症状，为患者素体阴虚或久病伤阴或房劳伤阴等引起。如患者出现以上诸症，同时阴囊触诊或 B 超发现精液囊肿，伴见舌红少苔脉细数，则可推断证型为阴虚痰凝证。此精液囊肿之证型当与子痰相鉴别，子痰为发生于肾子的疮痨性疾病，睾丸尾部可触及硬结，精索可有串珠样改变，子痰多病程较长，后期可成脓形成窦道，患者多有肺痨病史，同时可以通过结核菌素试验或穿刺液涂片镜检等鉴别。

4. 舌苔脉象

舌边属肝，弦脉主痰饮、肝胆病，舌边红，苔（黄）腻，脉弦为气滞痰凝的表现，可兼见睾丸及腹股沟区域坠胀不适，或伴随情志不舒、胁肋胀满等表现；舌淡胖，苔薄白（腻），脉弦（滑）为脾虚痰凝的表现，可兼见纳差，四肢乏力，少气懒言等表现；舌质红，苔少或无苔，脉细弦为阴虚痰凝的表现，可以兼见五心烦热，夜寐盗汗，遗精，早泄，头晕耳鸣等症，此证型睾丸坠胀及腹股沟区域不适感之表现较气滞痰凝者轻，或无此症状。

（三）治法与处方原则

治疗当以化痰散结为主，结合四诊信息，辨证论治。如病程较短，伴阴囊部位坠胀不适症状明显，首先考虑实证，多以气滞痰凝为主，治当化痰散结，兼疏肝理气；如病程较久或素体气虚、阴虚，阴囊部位坠胀不适症状不明显或未见，首先考虑虚症，多以脾虚痰凝或阴虚痰凝为主。脾虚痰凝治当化痰散结，兼益气健脾；阴虚痰凝治当化痰散结，兼滋补肝肾（阴）。上述证型及治法为临床常见，但亦有虚实夹杂之证，且病证繁多，当根据症状、舌苔、脉象等信息辨证论治。

（四）用药式

1. 实证

肝郁气滞，横逆犯脾，痰湿内生，经脉不和，气机不畅，而致痰浊结于外肾，兼见阴囊坠胀不适，情志不畅等症。治宜化痰散结，疏肝理气。化痰散结用浙贝母、姜半夏、昆布、海藻、牡蛎等；疏肝理气用柴胡、当归、白芍、郁金、青皮、香附、木香等。

2. 虚证

肝病犯脾，或久病脾虚，痰湿运化无力，而致痰浊结于外肾，兼见纳差，肢体困乏，大便溏薄等症。治宜益气健脾，化痰散结。化痰散结用陈皮、姜半夏、夏枯草、橘红、竹茹、昆布、海藻等；健脾益气用黄芪、党参、茯苓、白扁豆、白术、砂仁、甘草等。

素体阴虚，或久病伤阴，阴虚生内热，虚火灼液为痰，而致痰浊结于外肾，兼见五心烦热，夜间潮热盗汗，腰膝酸软，遗精早泄等症。治宜化痰散结，滋补肝肾。化痰散结用鳖甲、牡蛎、浙贝母、姜半夏、山慈菇等；滋补肝肾用玉竹、石斛、生地黄、龟甲、山茱萸、知母、黄柏等。

【辨证论治】

1. 肝气郁结证

证候：睾丸或附睾部位可触及质地柔软的圆形或椭圆形囊性肿物，阴囊及其辐射区域坠胀不适，情志不畅，胁肋胀满，纳呆，便溏，舌边红，苔（黄）腻，脉弦。

治法：化痰散结，疏肝理气。

代表方：逍遥散加减。常用当归、白芍、木香、柴胡、香附、茯苓、干姜、薄荷、浙贝母、姜半夏、昆布、夏枯草等。

加减：阴囊坠胀疼痛较甚者，加小茴香、乌药、橘叶、橘核；夜寐不安者，加茯神、夜交藤、远志；性情急躁易怒者加川楝子、黄芩。

2. 脾虚痰湿证

证候：睾丸或附睾部位可触及质地柔软的圆形或椭圆形囊性肿物，纳差，肢体困乏，大便溏薄，舌淡胖，苔薄白（腻），脉弦（滑）。

治法：益气健脾，化痰散结。

代表方：参苓白术散合二陈汤加减。常用人参、白术、白扁豆、甘草、山药、砂仁、薏苡仁、陈皮、姜半夏、茯苓、甘草等。

加减：阴囊坠胀较甚者，加升麻、柴胡、黄芪；脘腹胀满者加枳壳、枳实、木香、莱菔子；大便稀薄者，加焦山楂、焦六曲。

3. 阴虚痰凝证

证候：睾丸或附睾部位可触及质地柔软的圆形或椭圆形囊性肿物，五心烦热，夜间潮热盗汗，腰膝酸软，遗精早泄，舌质红，苔少或无苔，脉细弦。

治法：化痰散结，滋补肝肾。

代表方：大补阴丸合消瘰丸加减。常用熟地黄、生地黄、知母、黄柏、龟甲、牡蛎、玄参、浙贝母、夏枯草等。

加减：腰膝酸软较甚者，加杜仲、续断；遗精早泄者，加金樱子、芡实、桑螵蛸。

【其他疗法】

（一）中成药

1. 小金丸

具有散结消肿、化瘀止痛的作用。用于气滞痰凝所致精液囊肿者，每次 3g，每日 2 次，口服。

2. 知柏地黄丸

具有滋阴降火的作用。用于阴虚痰凝所致精液囊肿者，每次 9g，每日 2 次，口服，可与小金丸联用。

3. 参苓白术散

具有益气健脾的作用。用于脾虚痰凝所致精液囊肿者，每次 9g，每日 3 次，口服，可与小金丸联用。

（二）外治疗法

1. 玉枢丹适量，以米醋调和成糊状，外敷患处，日换 1 次。
2. 苏木、皂角刺、白芷、生牡蛎适量，水煎，热敷患处，每次 20 分钟，每日一次。
3. 小茴香 60g，大青叶 30g，橘核 120g，炒热后装布袋敷患处。（未婚未育者不宜）
4. 如精液囊肿较大者或保守治疗无效者可行外科手术治疗。

（三）针灸疗法

1. 体针

气滞痰凝证取肝俞、期门、太冲、丰隆，针刺用泻法；脾虚痰凝证取脾俞、胃俞、下巨虚、足三里、丰隆，针刺用平补平泻法；阴虚痰凝证取三阴交、肾俞、太溪、涌泉，针刺用补法，可配合灸治。

2. 耳针

取穴肝、脾、内分泌、外生殖器，辅以对症选穴，予王不留行子或磁珠按压，每次 2~4 穴，每 3 天 1 次。

【预防调护】

1. 注意调摄情志，劳逸结合，避免久蹲久坐。
2. 规律性生活，忌禁欲或纵欲，避免不洁性生活。
3. 保持外阴清洁，预防和避免外生殖器感染、外伤。
4. 如阴囊坠胀疼痛较重者，可穿紧身内裤或用阴囊托。

第七节　睾丸肿瘤

睾丸肿瘤相当于中医的"木肾"范畴，指睾丸肿大坚硬而麻木之病证。睾丸肿瘤占男性恶性肿瘤的 1%~2%，分为原发性和继发性两类。绝大多数睾丸肿瘤为原发性，分为生殖细胞肿瘤和非生殖细胞肿瘤两大类。生殖细胞肿瘤发生于曲细精管的生殖上皮，占睾丸肿瘤的 90%~95%，其中精原细胞瘤最为常见，生长速度较缓慢，预后一般较好；非精原细胞瘤如胚胎癌、畸胎癌、绒毛膜上皮癌等，比较少见，但恶性程度高，较早出现淋巴和血行转移，预后较差。非生殖细胞肿瘤发生于睾丸间质细胞，占 5%~10%，来源于纤维组织、平滑肌、血管和淋巴组织等睾丸间质细胞。继发性睾丸肿瘤较为罕见。睾丸肿瘤并不常见，仅占全身恶性肿瘤的1%。根据世界各地的统计资料，睾丸肿瘤的发病有地区和种族差异，欧美发病率较高，中国较低，但睾丸肿瘤受到重视常见于以下原因：①70年代以后治疗上有突破性进展，使死亡率从50%降至10%左右；②15~35岁青年最常见，因为年轻所以能承受手术、放疗、化疗等严格的综合治疗；③有分化的倾向，自发的或治疗后由恶性变为良性，如转移癌经化疗后转为良性畸胎瘤，若能识清其机制，有可能使恶性肿瘤分化为良性肿瘤；④肿瘤分泌标记物质可以从血中查出，其他肿瘤不常见。

【源流】

"木肾"出自《丹溪心法·卷四》，多由下焦感受寒湿而致。《育婴秘诀》曰："卵肿不痛者，此湿也，名曰木肾。"治以软坚利气之剂。《嵩崖尊生书·卷十三》："木肾，顽痹硬大，或痛或不痛，此肾经虚惫，水火不交，寒冷凝滞之故，唯当温散，使荣卫流转则愈。外用艾炒热裹丸，冷则频换。"李用粹《证治汇补》云："木肾者，外肾坚硬顽痹，不痛不痒，阴茎不垂，常如麻木，便溺之时，闷胀不顺。此肾家虚惫，阴阳不交，水火不济，而沉细痼冷，凝滞其间，未可纯用燥药，当行温散温利以逐其邪。"又云："间有跌扑惊恐、痰气瘀滞者，当行瘀消气。"

【病因病机】

（一）病因

1. 湿热蕴结

因隐睾或睾丸外伤，湿热瘀毒内结睾丸，影响气血运行，则见睾丸沉重，质地坚硬、局部硬结诸症；病变早期，其他脏器未受影响，故未见全身症状，仅感阴囊局部坠胀不适，轻微疼痛；小便黄，大便干，舌红苔腻，脉涩乃湿热瘀结之象。

2. 肝郁气滞

情志抑郁，肝失条达，疏泄失职，日久气滞则血瘀，瘀滞于睾丸而成肿块。睾丸肿胀不舒，小腹隐痛，每因情志因素而诱发或加重，食少纳呆，舌淡红，苔薄白，脉弦细乃肝郁气滞之象。

3. 阴虚内热

热毒瘀血蕴结睾丸，日久不消，则使睾丸日渐肿大，硬结明显；若睾丸脉络破裂，血液外溢，也可出现睾丸急剧疼痛，局部肿胀，阴囊皮肤发红；热毒瘀血灼伤肾阴，则见午后低热，面色潮红，头晕耳鸣，腰酸膝软等症；舌红少苔，脉细数乃阴虚火旺之象。

4. 气血亏虚

肿瘤晚期，热毒瘀血凝结，痹阻经络，睾丸失于濡养，则肿大坚硬，表面凹凸不平，正常感觉消失；癌细胞向全身扩散，机体气血阴阳失调，百骸失养，则见形体消瘦，面色㿠白，心悸少寐，神疲懒言，纳呆腹胀等症；气机逆乱，不通则痛，故腹痛背痛，骨痛胸痛，咳嗽咯血；舌淡苔薄、脉细无力乃气血不足之象。

（二）病机

睾丸肿瘤的基本病机可概括为：初期多由于睾丸隐匿，日久不下，内热积毒或睾丸外伤，邪毒感染，血脉瘀阻，瘀热酿毒而成；肿瘤后期损伤阴液或伤及气血，可致阴虚内热及气血亏虚。

【临证思路】

（一）病机辨识

1. 实证

湿热蕴结，见睾丸肿胀，结节坚硬，皮色紫暗，小便赤涩或黄赤，舌红，苔黄厚，脉沉弦；肝郁气滞，见于睾丸肿瘤晚期或手术后，证见午后潮热，五心烦热，咽干口燥，形体消瘦，大便干结，舌红少苔，脉细数。

2. 虚证

阴虚内热，见于睾丸肿瘤晚期或手术后，症见午后潮热，五心烦热，咽干口燥，形体消瘦，大便干结，舌红少苔，脉细数；气血亏虚，见于睾丸肿瘤晚期或放疗和化疗后，症见形体消瘦，气短懒言，面色无华，头晕心悸，失眠多梦，舌质淡苔薄白，脉细无力。

（二）症状识辨

好发于25~40岁之间，早期症状不明显，无痛性睾丸肿大，伴有阴囊沉重感或轻微坠胀不适，尤以站立过久或劳动之后较为显著。部分患者因鞘膜积液就医，少数患者发病突然，出现高热、寒战及局部红肿和疼痛犹如急性附睾炎。肿瘤发生转移时，约10%左右病人表现为转移灶症状。如腹腔后淋巴结转移压迫邻近组织引起腰痛、腹痛；肺部转移引起咳嗽或咯血。体检时，睾丸质地坚硬如石块状，失去弹性，表面可出现结节，托起睾丸有沉重感。

（三）辅助检查

1. 睾丸肿瘤标记

采用放射免疫新技术测定血液中微量激素。对睾丸肿瘤的诊断灵敏度高较有特异性的有甲胎蛋白（AFP）和绒毛膜促性腺激素（HCG）。90%的患者有一种或两种标记物增高。

2. 电子计算机体层扫描摄影（CT）

鉴别睾丸肿块是囊性或实性准确率达90%~100%，并能区别肿瘤中心坏死液与囊肿。

3. 放射性同位素磷（32P）检查

能获得早期诊断，睾丸肿瘤磷含量可超过健侧 25%。

【鉴别诊断】

1. 睾丸鞘膜积液

有囊性感，透光试验阳性，不能触及附睾和远段精索，肿物不沉重，无转移瘤，一般容易与睾丸肿瘤区别。

2. 睾丸炎和附睾炎

发病急骤，局部压痛明显，发热，尿液检查有白细胞、脓细胞。而睾丸肿瘤多起病缓慢，疼痛轻微。

3. 睾丸梅毒

睾丸梅毒发病年龄较晚，局部所见与肿瘤相似，主要根据病史和辅助检查鉴别。

4. 精液囊肿

精液囊肿是精子集聚所形成的位于睾丸附睾部的囊肿，多发生于青壮年，病史长，进展慢；肿块界限较清；透光试验阳性；B 超、CT 检查示肿块为液性。

5. 睾丸血肿

血肿多有外伤史，外伤后睾丸内有积血，吸收缓慢或机化后硬韧，表现为睾丸肿大，实性感，压痛不明显。

6. 睾丸结核

睾丸结核较少见，多和附睾结核并存，多有泌尿系结核史，通过前列腺、附睾、输精管检查较易确诊。

7. 附睾结核

可累及睾丸，产生结节，与睾丸肿瘤相混淆。但附睾结核常常累及输精管，形成串珠样结节。附睾尾部的病灶可与阴囊皮肤粘连形成窦道。

8. 睾丸扭转

临床表现以突发性睾丸剧痛、肿胀、压痛为特征。体格检查睾丸位置常在阴囊上部，彩色多普勒超声和动态放射性核素扫描显示血流量明显减少或消失。

（四）治法与处方原则

本病的发生，责之于脏腑阴阳气血的失调，邪气侵袭，致气阻、痰结、湿聚、郁热、血瘀相互搏结所致，以解毒利湿、软坚、疏肝散结为原则。

（五）用药式

1. 实证

湿热蕴结，睾丸肿胀，结节坚硬，皮色紫暗。治宜解毒利湿，软坚散结。解毒用黄连、黄芩；软坚用橘核、桃仁等。肝郁气滞，睾丸肿胀不舒，小腹隐痛，每因情志因素而诱发或加重，食少纳呆。治宜疏肝散结。疏肝理气可用柴胡、川楝子等。

2. 虚证

阴虚内热，睾丸肿瘤晚期或手术后，症见午后潮热，五心烦热，咽干口燥，形体消瘦。治宜育阴清热。可用生地黄、知母配黄柏等。气血亏虚，睾丸肿瘤晚期或放疗和化疗后，形体消瘦，气短懒言，面色无华，头晕心悸，失眠多梦。治宜健脾益气，扶正固本。可用人参、茯苓、白术、山药等。

【辨证论治】

1. 湿热蕴结证

证候：睾丸肿胀，结节坚硬，皮色紫暗，小便赤涩或黄赤，舌红，苔黄厚，脉沉弦。

治法：解毒利湿，软坚散结。

代表方：萆薢化毒汤加半枝莲、丹参、生地黄、黄柏等。

2. 肝郁气滞证

证候：睾丸肿胀不舒，小腹隐痛，每因情志因素而诱发或加重，食少纳呆，舌淡红，苔薄白，脉弦细。

治法：疏肝散结。

方药：橘核散合金铃子散加减。

3. 阴虚内热证

证候：睾丸肿瘤晚期或手术后，见午后潮热，五心烦热，咽干口燥，形体消瘦，大便干结，舌红少苔，脉细数。

治法：育阴清热，解毒散结。

代表方：知柏地黄丸加减。可酌加半枝莲、山慈菇、土茯苓、白花蛇舌草等。

4. 气血亏虚证

证候：睾丸肿瘤晚期或放疗和化疗后，形体消瘦，气短懒言，面色无华，头晕心悸，失眠多梦，舌质淡苔薄白，脉细无力。

治法：健脾益气，扶正固本。

代表方：补中益气汤或八珍汤加减。

【其他疗法】

（一）中成药

1. 抗癌乙片

组成：山豆根、败酱草、白鲜皮、黄药子、夏枯草、紫河车。

2. 化癥丸

组成：牡蛎、夏枯草、海藻、海带、元参、花粉、蜈蚣、象贝。

（二）单方验方

1. 扶正抗癌 I 号

由党参、黄芪、猪苓、女贞子、寄生、白花蛇舌草组成。

2. 扶正抗癌 II 号

由沙苑子、山慈菇、寄生、猪苓、白花蛇舌草组成。

3. 橘核丸

橘核 100g，川楝子 100g，海藻 100g，海带 100g，延胡索（醋制）25g，桃仁 100g，肉桂 25g，厚朴（姜制）25g，川木通 25g，木香 25g，昆布 100g，枳实（麸炒）25g。制法：以上十二味，粉碎成细粉，过筛，混匀，用水泛丸，低温干燥，即得。用于疝气。用法与用量：口服，一次 6~12g，一日 1~2 次。注意：忌生冷食物。

（二）放射疗法

主要适用于精原细胞瘤淋巴转移病灶和作为非精原细胞瘤性生殖细胞肿瘤的重要辅助疗法，精原细胞瘤于睾丸切除及放射治疗后，5 年生存率为 90% 以上。放射治疗能够毁灭肿瘤组织，而对邻近正常组织损害较小，故能达到治疗或控制肿瘤的目的，并可使部分患者免受手术之苦，目前广泛使用。但对胚胎性癌和畸胎癌效果较差，不能单独使用。

（三）化学疗法

胚胎癌、畸胎癌根治手术后，可用放线菌素 D400μg 加环磷酰胺 1000mg，加长春新碱 2mg 联合使用，每周 1 次，10 次为一疗程。精原细胞瘤可用 N-氮甲，每日口服 150~200mg，总量达 6~8g 为一疗程。绒毛膜上皮癌可选用氨甲蝶呤、5-氟尿嘧啶、6-巯基嘌呤、放线菌素 D 等，联合应用疗效较好。

（四）手术疗法

无论哪一类型的睾丸肿瘤或哪一期的患者，均应行睾丸肿瘤切除术，除非为晚期患者，全身情况衰弱或局部病变太大、固定而不能切除者。其手术方式有睾丸切除术、睾丸及精索切除术和腹膜后淋巴结切除术。

【预防调护】

1. 及早治疗睾丸异位和隐睾，预防和治疗睾丸及附睾炎症。

2. 戒烟戒酒，少量或不食辛辣食物。

第十四章　精索与输精管疾病论治

第一节　精索静脉曲张

　　精索静脉曲张是一种血管病变，指精索内蔓状静脉丛的异常扩张、伸长和迂曲，可导致疼痛不适及进行性睾丸功能减退，是男性不育的常见原因之一，中医称之为"筋瘤"，此外中医又有"筋疝""偏坠"等名称。

　　精索静脉曲张分为原发性与继发性，原发性精索静脉曲张的发生与下列因素有关：①精索静脉瓣缺如或功能不良，因静脉瓣有防止静脉血返流的作用，故其缺如或功能不良时可导致血液返流；②精索静脉壁及其周围结缔组织薄弱或提睾肌发育不全；③直立姿势，因直立可影响精索静脉回流。而继发性则见于左肾静脉或腔静脉瘤栓阻塞、肾肿瘤、腹膜后肿瘤、盆腔肿瘤、巨大肾积水或肾囊肿以及异位血管压迫等。原发性精索静脉曲张是本章主要探讨的内容。

【源流】

　　本病首见于《黄帝内经》，并就其病因病机做了简单说明，"有所疾前筋，筋屈不得伸，邪气居其间而不反，发为筋瘤"。《儒门事亲》言："疝有七，即寒疝、水疝、筋疝、血疝、气疝、狐疝、㿉疝，是谓七疝""疝本肝经宜通勿塞论"。关于病机，王清任在《医林改错》中提到："青筋起露，非筋起，于皮肤者，血管也，其青者，多见于瘀血也。"张子和在《疝本肝经宜通勿塞状》中认为"筋疝"之因多起于肝经湿热和房事劳作，表现为"阴茎痛，筋缩，亦痒亦肿，亦溃而脓出，亦挺纵而不收，白浊随尿而出"，治法则"宜以降心之剂下之"，但张氏未言其具体方药。

【病因病机】

（一）病因

1. 先天禀赋不足

　　肾气不充，或性事过频，房事戕伐，伤肾耗精，精不生血，肝血亏虚，以致筋脉失养，脉络不和而发病。

2. 寒凝肝脉

　　久居湿地，或冒雨涉水，或房事后感寒，寒湿之邪内侵，凝滞肝脉，肝气郁结，血行不畅而发病。

3. 肾虚血瘀

肾主生殖，肾气亏虚，气化推动无力，血液不能正常运行，停留络脉则成瘀血阻滞经筋而致精索静脉曲张。

4. 瘀血阻络

如强力举重，或经久站立，或阴部创伤，致筋脉受损，或饮食不节，过食醇酒厚味，损伤脾胃，湿热内生、下注，均可致血络瘀滞而发病。

5. 湿热瘀阻

饮食不节，损伤脾胃，湿热内生，或者肝经疏泄不畅，湿热下注，导致络脉失和而致精索静脉曲张。

（二）病机

肝肾不足，外感寒湿，气滞血瘀，筋脉失濡；筋脉损伤，肝脉瘀滞；湿热下注，经脉失和；脾虚气陷，气血无力，久而久之则瘀血停滞，皆可致本病。简言之，本病不外寒、湿、热、瘀蕴于筋脉，阻滞经络，气滞血瘀，不通则痛，不荣则痛。

【临证思路】

（一）病机辨识

1. 实证

湿热瘀阻：湿邪为阴邪，具有下侵且重浊的特性，而睾丸属下焦，娇气而易被湿邪气入侵。湿邪可划分为湿热和寒湿，外侵之湿邪以湿热为主，湿热困阻气机，气为血之帅，气行则血行，气滞则血瘀，致使湿热之邪瘀积筋脉；或脾虚生湿，与肝经郁热合并下注，影响血之畅行，致瘀血为患，遂发本病。

瘀血阻络：睾丸属肝经循行部位，湿热蕴结，阻滞肝经，肝失疏泄，则致气血瘀滞；或瘀血停滞日久，郁而化热，呈现瘀热之证；或久病因虚致瘀，可致精室血脉瘀滞。

寒凝肝脉：外感阴寒之邪，寒凝肝脉，气血瘀阻，筋脉失养；或命火不足，阳气衰微，失于温煦，寒邪乘虚而入。

2. 虚证

肝肾亏虚：肝肾同源，又称精血同源，故精能化血；肾精不足可致肝肾亏虚，精血亏虚则致外肾失于濡养；肝为刚脏，体阴而用阳，肝体不足则肝用失持，易致疏泄失常，经气不顺，故睾丸坠胀，阴囊有湿气，时隐隐作痛；久病入络致气血瘀滞，脉络瘀阻，可见阴囊青筋显露，状若蚯蚓。

肾虚血瘀：多由先天禀赋不足，肾气亏虚，气虚运血无力，血脉不通成瘀，瘀滞回流不畅而滞留于宗筋，乃成筋瘤；肾阴亏虚，阴津匮乏，"津血同源"，津亏无以化生血液，津亏血虚，血脉无以荣养，亦致血脉瘀阻而成筋瘤。

（二）症状识辨

1. 坠胀

阴囊下坠明显，伴青筋裸露，触摸精索粗糙，病程较久，舌质紫暗，脉象涩，为瘀血阻络；伴小腹冷痛，小便清长，大便溏薄，喜暖畏寒，形寒肢冷，舌质暗淡，脉沉迟而细，为阳虚而寒凝肝脉；伴腰膝酸软，头昏耳鸣，健忘，夜尿频，阳痿，舌质淡红苔白，脉沉细，是气虚运血无力所致；伴会阴易汗，腰膝沉重乏力，小便不畅，喜卧嗜睡，为湿热瘀阻脉络。

2. 疼痛

阴囊肿坠刺痛，精索较粗，静脉曲张明显，舌质暗红苔薄黄，脉象弦细稍涩为瘀血内阻；小腹冷痛，遇寒加重，遇暖则减，是寒邪客于肝脉。

3. 舌象和脉象

舌淡胖偏暗，苔白，脉沉而滑，多为湿邪内蕴，常伴有小便不畅，大便稀溏；舌质淡红苔白，脉沉细，为肾精亏虚，伴有耳鸣如蝉，夜尿频多；舌质暗淡，脉沉迟而细，多为阳虚寒凝肝脉，伴有形寒肢冷，小便清长。

（三）治法与处方原则

精索静脉曲张的病理本质为瘀血内阻，故治疗当以活血为要。实证多见于湿热瘀阻、瘀血阻络及寒凝肝脉，分别治以祛瘀利湿、活血化瘀及温阳活血；虚证多见于肝肾亏虚及肾虚血瘀，治疗又当滋补肝肾、养肝行瘀及补肾祛瘀。

（四）用药式

1. 实证

气为血之帅，气行则血行，湿热困阻气机，气滞则血瘀，致使湿热之邪瘀积筋脉，故阴囊坠胀潮湿，灼热刺痛或红肿，精索静脉曲张迂曲成团，如蚯蚓状，伴身重倦怠，脘腹痞闷，口腻恶心。治以清热利湿，化瘀通络。清利湿热多用苍术、黄柏、薏苡仁、萆薢；活血化瘀多用川牛膝、大黄、桃仁等。

气滞则血瘀，瘀血内停，导致脉络瘀阻，症见阴囊肿坠刺痛，精索较粗，静脉曲张明显，舌质暗红苔薄黄，脉象弦细稍涩。治以疏肝行气，祛瘀活血。用柴胡、白芍、枳实、广木香、郁金疏肝行气，当归、桃仁、赤芍、红花、川牛膝、三棱、莪术活血祛瘀。

阴寒之邪，客于肝脉，致寒凝肝脉，或者阳虚内寒，气血瘀阻，筋脉失养，症见阴囊下坠收缩，小腹冷痛，小便清长，喜暖畏寒，形寒肢冷。治以祛瘀温阳散寒。用制附子、吴茱萸、乌药、肉桂暖肝散寒，当归、地龙、桃仁、红花活血化瘀。

2. 虚证

肝肾亏虚，肝体不足则肝用失持，疏泄失常，经气不顺，则脉络瘀滞。治以益肾柔肝，活血化瘀。用熟地黄、续断、白芍、山茱萸、枸杞、牛膝、五味子、升麻、红枣、青皮养肾柔肝，丹参、莪术、川牛膝、土鳖虫、当归尾活血化瘀。

肾虚血瘀，肾气亏虚，气虚运血无力，血脉不通成瘀。治以补肾祛瘀。用熟地黄、肉苁蓉、补骨脂、杜仲、桑寄生、怀山药补益填精，当归、赤芍、丹参、川牛膝活血化瘀。

【辨证论治】

1. 湿热瘀阻证

证候：阴囊坠胀潮湿，灼热刺痛或红肿，精索静脉曲张迂曲成团，如蚯蚓状；伴身重倦怠，脘腹痞闷，口腻恶心，或伴尿频、尿急、尿痛或下腹部、耻骨部疼痛不适，舌红，苔黄腻，脉弦滑。

治法：清热利湿，化瘀通络。

代表方：四妙散加减。常用苍术、黄柏、川牛膝、薏苡仁、大黄、桂枝、桃仁、萆薢、萹蓄、延胡索、姜黄等。

加减：若以肝经湿热为主，可用龙胆泻肝汤加减。

2. 瘀血阻络证

证候：阴囊青筋暴露，盘曲成团，睾丸坠胀、疼痛，伴面色晦暗，舌质暗，舌下脉络瘀阻，苔薄，脉弦。

治法：祛瘀通络。

代表方：少腹逐瘀汤加减。常用桂枝、茯苓、丹皮、蒲黄、蜈蚣、鸡血藤、穿山甲、路路通、川牛膝、红花、地龙、延胡索、田三七等。

加减：肝郁较重者，加柴胡、白芍、枳实、广木香、郁金；偏于脾虚下陷者，可合用补中益气汤。

3. 寒凝肝脉证

证候：阴囊下坠收缩，小腹冷痛，小便清长，大便溏薄，喜暖畏寒，形寒肢冷，舌质暗淡，脉沉迟而细。

治法：温阳散寒，祛瘀通络。

代表方：暖肝煎加减。常用当归、地龙、桃仁、红花、制附子、淫羊藿、川牛膝、小茴香、吴茱萸、乌药、肉桂。

4. 肝肾亏虚证

证候：阴囊青筋显露，坠胀疼痛，腰膝酸软，失眠多梦，睾丸软小，阳痿，不育，或伴有情绪抑郁，善太息，胸闷不舒，舌体瘦，脉沉细而无力。

治法：补肾填精，疏肝活血。

代表方：左归丸加乌药、小茴香、王不留行、当归、丹参、鸡血藤。

加减：若瘀久化热，当滋阴清热，加生地黄、麦冬、紫草、石斛、女贞子；若肝郁较重，可合用柴胡疏肝散。

5. 肾虚血瘀证

证候：阴囊青筋暴露，盘曲成团，睾丸坠胀、疼痛，阴囊隐痛不适，腰膝酸软，乏力，少精或弱精，舌紫暗有瘀斑，脉沉涩。

治法：益肾活血。

代表方：益肾活血汤加鸡血藤、丹参、益母草。

【其他疗法】

（一）中成药

1. 桂枝茯苓丸

具有活血通络、化瘀消癥的功效，适用于瘀血阻络的精索静脉曲张患者。每次9g，每日2次。

2. 补中益气丸

具有补中益气、升阳举陷的功效，适用于脾虚气陷，行血无力的精索静脉曲张患者。每次9g，每日2次。

3. 龙胆泻肝丸

具有清利肝胆湿热的作用，用于湿热血瘀者。每次9g，每日2次。

（二）验方

1. 通精煎：丹参15g，莪术15g，川牛膝15g，柴胡10g，牡蛎30g，生黄芪20g，水煎服。用于血瘀阻滞证。

2. 茵陈30g，佛手、荔枝核、黄皮核、萆薢、灯笼草各15g，川楝子15g，青皮12g，水煎服。用于湿热下注证。

3. 三棱、莪术、荔枝核各18g，青皮15g，川楝子、土鳖虫、黄皮核、台乌药、炙甘草各12g，水煎服。用于劳伤瘀阻证。

（三）外治疗法

1. 外用洗剂配合外敷药

伸筋草50g，透骨草、刘寄奴各25g，艾叶40g，红花15g，水煎熏洗局部15分钟，每日3次；夏枯草、白芥子、五倍子、白芷各20g，浙贝母25g，儿茶10g，上药共碾末，黄酒50g调粥状，装布袋敷患处，上盖热水袋，每日1次。适用于瘀血阻络型精索静脉曲张。

2. 外用洗剂

五倍子、鸡血藤、三棱、莪术、小茴香各 30 g，水煎趁热熏洗阴囊及会阴部，熏洗后即用预备好的布带挎在腰上将阴囊托起，2 周为一疗程。适用于瘀血阻络型精索静脉曲张。

3. 外敷药物

紫草 15g，升麻 20g，赤芍 30g，防风 10g，白芷 20g，红花 15g，当归 30g，荆芥 10g，儿茶 15g，以上药物粉碎至极细末，加凡士林调匀外用。适用于瘀血阻络型精索静脉曲张。

（四）穴位注射

以阴廉穴为针刺的基本穴位，常规消毒后，注入当归注射液 4mL，每日 1 次，左右穴位交替，注射 15 天为一个疗程，治疗时间为 30 天。

（五）运动疗法

吸气踢腿法。具体方法：双手扶握床头或其他物体，进行深呼吸，随着吸气将小腹收缩，气从下腹部提起，在吸气的同时，将患侧的腿伸直，并用力向上踢起，如此反复操作半小时，每日 3 次，30 天为一个疗程。使用该方法治疗 5 例患者，均取得显效，但为巩固疗效，在症状消失后仍需早、午、晚坚持操作各 100 次。

【预防调护】

1. 避免久站、重体力劳动，防止腹压增高，可经常穿紧身裤，以防阴囊下坠。
2. 减少性生活，减轻会阴部静脉充血。
3. 注意精神调节，不可暴怒伤肝，动静结合。
4. 勿食辛辣刺激食物，保持大便通畅。

第二节 精索鞘膜积液

精索鞘膜积液是鞘膜积液的一种，可见于各种年龄，但以儿童为多，有原发性和继发性两种。原发性精索鞘膜积液是因睾丸下降阴囊时鞘状突闭锁不全所致，正常情况下，精索部鞘状突在出生前或出生后短期内自行闭锁，形成纤维索，由于精索鞘状突部分未闭而形成囊性腔隙，当鞘膜本身或邻近器官出现病变时，即可形成囊性积液；继发性精索鞘膜积液是由于炎症、外伤、肿瘤、丝虫病等引起。部分婴幼儿先天性精索鞘膜积液与淋巴系统发育迟缓有关，当鞘膜的淋巴系统发育完善后，积液可自行吸收，但严重者需手术治疗。临床以单侧或双侧阴囊肿大，不红不热为特征。属中医学"水疝"的范畴。

【源流】

"水疝"一病最早记载见于《灵枢·刺节真邪论》:"茎垂者,身中之机,阴精之候,津液之道也。故饮食不节,喜怒不时,津液内溢,乃下留于睾,水道不通,日大不休,仰俯不便,趋翔不能,此病荥然有水,不上不下,砭石所取,形不可匿,常不得蔽,故命曰去爪。"宋代医家陈言著《三因极一病证方论》中将其称为"水癫",并对病因进行了探讨:"病者久坐冷湿,湿气下袭,致阴肿胀,名曰水癫。"张从正《儒门事亲》中首次提及"水疝"的概念:"水疝者,其状如肾囊肿胀也,伴阴汗时出,或囊肿形如水晶,或伴阴囊瘙痒而燥出黄水,或其少腹按之如水声。缘以饮水醉酒也,使内过劳,加之汗出而遇风寒湿之气,积聚于囊中,故水多,令人为卒疝。宜以通水之剂下之。"明代陈实功在《外科正宗》中对其外在表现及治疗进行了论述:"又一种水疝,皮色光亮,无红无热,肿痛有时,内有聚水,宜用针从便处引去水则安。"《婴童百问》中对"小儿水疝"的预后进行了论述:"小儿生下亦有如此者,不疼不痛,此皆不须攻击,不治而自愈。"清代医家吴谦《医宗金鉴·幼科心法要诀》中对本病的病因做了分析:"诸疝厥阴任脉病者,外因为风寒邪聚凝,内因为湿热寒郁,其证均乃牵睾以引腹疼。"

【病因病机】

(一)病因

1. 肾虚水停

肾主水,下通阴器,肾气和肾之阴阳通过对各脏腑之气血阴阳的资助及促进作用,参与和调节机体水液代谢的各个环节。若先天不足,肾气亏虚,肾失封藏,气机失调,水液潴留,流注于阴囊;后天脾胃失调,脾肾阳虚,气化失司,水液输布异常,水湿之邪聚于阴囊,皆可导致本病。《医方考》曰:"肾气虚而流坎也,故令肾囊肿大如水晶。"

2. 肝气郁滞

足厥阴肝经循阴器,络于睾阴。脾常不足,运化失司,清浊输布失司,以致湿痰内生,下注于肝,影响肝气正常运行,肝经郁滞,痰气凝聚于外阴皮下而发生本病;或因情志抑郁,肝失条达,疏泄失职,复感寒湿,凝滞肝脉,气机不利,气滞则水湿内停,循经下注肾囊而成水疝。《儒门事亲》曰:"岂知诸疝,皆归肝经。"

3. 寒湿内侵

久坐湿地,或寒冬涉水,或居处潮湿,日久感受寒湿之邪,寒湿内侵,经络凝滞,水液不行,结于下焦而发为本病。《儒门事亲》云:"水疝……汗出而遇风寒之气,聚于囊中,故水多,令人卒疝。"

4. 瘀血阻络

手术、跌扑损伤、肿瘤积聚或其他因素导致局部经络受损,血脉瘀阻,血气瘀滞，水液不行，停聚阴囊而成水疝。

（二）病机

本病的发生多与肝、脾、肾相关。肝主疏泄、肾主水、脾主运化水湿，先天肾气不足，或肾阳虚衰，水液不能蒸腾气化；脾阳虚冷，运化乏力，水湿潴留，使局部水液的正常分泌与吸收功能失调；肝气不疏，气机不利，水湿内停。总之，本病发生的关键是阴囊内的水液输布异常，蓄水过多。

【临证思路】

（一）病机辨识

1. 寒证

中医认为本病多为肾阳不足、脾肾阳虚所致。阳虚则寒，故临床多见寒证。肾主生殖，肾阳不足，命门火衰，生殖机能减退，则男子阳痿、性欲减退，可伴阴囊湿冷；不能温煦下焦，则少腹坠胀冷痛，小便清长；舌淡，苔白，脉沉弦或沉滑均为虚寒的表现。脾肾阳虚，肾主骨，肾阳虚衰，不能温养腰府及骨骼，则腰膝酸软疼痛；不能温煦肌肤，故畏寒肢冷；脾阳虚则运化推动无力，水湿不运，则大便溏泄；舌淡胖，苔薄白，脉细弱为内有寒湿之象。

2. 热证

水湿郁久化热或复感湿热之邪，可表现为热证。脾虚不运，内生水湿，郁久化热，或复感湿热之邪，下注阴器，则突然起病，症见阴囊皮肤潮湿红热，伴小便短赤，大便秘结；舌红，苔黄厚腻，脉弦数为内有湿热之象。

（二）症状识辨

1. 阴囊肿胀

阴囊肿胀时光亮如水晶，伴见阴囊湿冷，小便清长为肾虚水停，多见于婴幼儿；伴见情志不畅，喜乐无常者为肝气郁滞；伴见阴囊寒冷，坠胀不适，可有面色少华，小便清长者，为寒湿内侵；瘀血阻络者多有炎症、肿瘤等相关病史；病程日久，郁而化热，可伴见阴囊皮肤增厚，潮湿红热，小便赤热，或伴睾丸疼痛。

2. 舌象和脉象

舌质淡，苔薄白，脉细弱或细滑为肾虚水停，伴阴囊肿胀时光亮如水晶，阴囊湿冷，小便清长；脉弦为肝气郁滞，伴情志不畅，喜乐无常；舌淡，苔白或白腻，脉沉细为寒湿内侵，伴阴囊寒冷，坠胀不适，可有面色少华，小便清长；舌暗红或有瘀斑，苔薄，脉细涩为瘀血阻络；舌红，苔黄腻，脉数或弦数为病程日久，郁而化热，伴阴囊皮肤增厚，潮湿伴红热，小便赤热，或伴睾丸疼痛。

3. 影像学

B超有助于确定阴囊内肿块是囊性、实性及睾丸附睾有无病变，可作为首选检查。

4. 鉴别诊断

本病应与狐疝（腹股沟疝）、睾丸肿瘤鉴别。狐疝常发生于一侧，站立位明显，平卧时减小或消失，用手轻压可回纳，咳嗽时有冲击感，无波动感，可触及睾丸，透光试验阴性；睾丸肿瘤一般无明显疼痛，肿块增长较快，多为实质性肿块，质硬，表面不规则。

（三）治法与处方原则

中医认为本病多为肾气不足、脾肾阳虚、肝气不疏，复感寒湿所致，故治疗以培补肾气、化气行水、疏肝解郁为基本原则。根据偏寒偏热之不同，其施治又有差别。临床中以寒证多见，但水湿郁久化热或复感湿热之邪，可表现为热证。肾气虚者，治以温肾通阳；肝气不疏，治以疏肝解郁；肾虚寒湿者，治以温肾散寒；瘀血阻络者，治以化瘀行水。婴儿患者大部分可自愈，2岁前可不予治疗。药物治疗无效者，宜进行手术治疗。

（四）用药式

由于本病的发生多与肝、脾、肾相关，治疗亦从此三脏入手。肝主疏泄，调畅机体气机，气可行津，气行则水行，利用气的推动及调控作用和气的升降出入运动，保持水道畅通，使积聚于阴囊的液体排出体外，常用的药物有橘核、枳实、延胡索、川楝子、厚朴、木香、白术、桂枝、黄芪等；脾主运化水湿，脾气散精，转输周身以布散津液，古书有云："诸湿肿满，皆属于脾。"通过健脾，使脾气健运，气能生津且行津，可使局部瘀滞之水液得以布散，恢复人体津液的正常输布，且《素问·逆调论》云："肾乃水脏，主津液也。"肾乃先天之本，脾为后天之本，二者相互资生，脾气健则滋养肾气，肾气得脾气之滋养，则有助于蒸腾气化以调节水液代谢及输布，常用药物有泽泻、猪苓、茯苓、山药、白术等药物；肾主水，肾阳不足，则气化推动无力，则予以温肾补阳，常用药物有熟地黄、牛膝、肉苁蓉、附子、肉桂、巴戟天等；气滞血瘀者，当活血以助行气，用桃仁、红花、没药、乳香、川芎等。

【辨证论治】

1. 脾肾阳虚证

证候：阴囊肿大，不红不热，肿物过大时，阴囊光亮如水晶，小便清长，大便溏，畏寒肢冷；舌淡胖，苔薄白，脉细弱。多见于先天性患者。

治法：温肾健脾，化气行水。

代表方：济生肾气丸加减。常用熟地黄、山药、山茱萸、牡丹皮、泽泻、附子、肉桂、党参、薏苡仁、白术、车前子、牛膝、巴戟天等。

加减：小腹冷痛者加乌药、益智仁、小茴香；食纳较差，厌食、偏食者，加鸡内金、焦麦芽、焦山楂、焦神曲。

2. 湿热下注证

证候：阴囊肿大，阴囊皮肤潮湿而温热，或者睾丸肿痛，伴小便赤热，大便秘结；舌红，苔黄腻，脉数。

治法：清热利湿，利水消肿。

代表方：龙胆泻肝汤加减。常用龙胆草、栀子、黄芩、木通、泽泻、车前子、柴胡、当归、生地黄、甘草等。

加减：睾丸肿痛明显者，加蒲公英、延胡索、川楝子；阴囊潮湿明显者，加虎杖、草薢、石菖蒲。

3. 寒湿凝聚证

证候：阴囊逐渐增大，皮肤增厚，阴囊潮冷，少腹坠胀冷痛，可伴面色少华，神疲乏力，小便清长，便溏；舌淡，苔白，脉沉滑。多见于病程日久者。

治法：散寒化湿，温阳利水。

代表方：天台乌药散加减。常用小茴香、生槟榔、乌药、牵牛子、车前子、牛膝、橘核、猪苓、茯苓、肉桂、当归、泽泻、赤芍、青皮、高良姜等。

加减：腰膝酸软冷痛者，加巴戟天、肉苁蓉、桑寄生；阴囊坠胀冷痛明显者，加木香、延胡索、川楝子。

4. 瘀血阻络证

证候：阴囊增大，能触及肿块伴疼痛，多不能透光；舌紫暗或有瘀斑，苔薄，脉沉涩。多有睾丸损伤或肿瘤病史。

治法：化瘀行气利水。

代表方：少腹逐瘀汤加减。常用小茴香、干姜、延胡索、没药、当归、川芎、肉桂、赤芍、蒲黄、五灵脂、车前子、茯苓等。

加减：外伤造成者适当增加当归、赤芍用量，加用泽兰。

【其他疗法】

（一）中成药

1. 金匮肾气丸

用于脾肾阳虚者。每次 6g，每日两次。

2. 龙胆泻肝丸

用于湿热下注者。每次 3~6g，每日 2 次。

3. 三层茴香丸

用于寒湿凝聚者。每次 6~9g，每日 2 次。

（二）单方验方

1. 巴戟天 6g，荔枝核 6g，小茴香 3g，葫芦巴 3g。水煎服，每日 1 剂。适用于脾肾阳虚者。

2. 小茴香 30g，车前子 30g，食盐 6g，共为细末，每次 5g，温黄酒送服，每日 2 次。适用于寒湿凝聚者。

（三）外治疗法

1. 热熨疗法

小茴香、橘核各 100g，研成粗末，炒热装布袋内温熨局部，每次 20~30 分钟。下次使用时仍需炒热，可连用 3~7 天再换药。宜用于证属肾虚寒湿者。

2. 浸泡法

五倍子、枯矾各 10g，煎水 300mL，待适当温度，将阴囊置入药液中浸泡，每次 20~30 分钟，下次浸泡时需将药液加温。宜用于证属肾虚寒湿者。

3. 敷贴法

用回阳玉龙膏或冲和散酒蜜调敷患侧阴囊。宜用于本病证属肾虚寒湿者。

（四）针灸疗法

1. 取大敦、太冲、气海、三阴交，毫针刺用泻法，配灸曲泉、水道穴。每次取 2~3 穴，留针 15~20 分钟，隔日 1 次，10 次为一疗程。适用于寒湿凝滞证。

2. 取三阴交、足三里、关元、曲骨、行间等穴，强刺激，留针 10 分钟。每日 1~2 次。适用于湿热下注证。

3. 针鼻三针（印堂、双迎香、双鼻通），诸穴得气后不捻转，留针 15 分钟。

（五）药膳疗法

取蓄菜 50g（干者 30g），加水 200mL，煎至 100mL，去渣，加入粳米 100g，加水 600mL 左右，煮成稀粥，早晚温服。

【预防调护】

1. 清淡饮食，保持心情舒畅；少涉冷水，忌坐湿地；积极治疗睾丸炎等原发病；避免外伤。

2. 注意休息，减少活动，防止用力负重，有利于积液吸收。

3. 治疗期间可将阴囊托起，保持阴囊清洁，预防感染。

第三节 精索炎

精索炎主要是输精管或其他组织（包括血管、淋巴管或结缔组织）发生的感染，致病菌多以大肠杆菌或葡萄球菌为主。此外还有结核性精索炎、性病性精索炎、丝虫性精索炎等非特异性感染所致者。

精索炎好发于青壮年，常与睾丸附睾炎同时存在，可单侧发病，也可双侧同时受累，大多为急性发作，临床上以精索肿胀，沿精索走向疼痛及放射痛症状为主，可伴有发热、寒战，病程一般为 1~2 周，经积极治疗可以痊愈，若病情迁延可以转为慢性，使精索增粗变硬。

中医文献对本病无专门记载，根据临床表现可以归入"疝痛"范畴。

【源流】

《丹溪心法·疝痛七十四》中认为："湿热痰积流下作病，大概因寒郁而作，即是痰饮食积并死血。专主肝经，与相干，大不宜下。戴云：疝，本属厥阴肝之一经，余常见俗说小肠膀胱下部气者，皆妄言也。"《张氏医通》认为："疝者，少腹控卵，肿急绞痛，《灵枢·刺节篇》所谓去瓜是也。睾囊肿大如斗如栲栳，甚者与身齐等，而不作痛，中脏秽液甚多。此湿邪也，最为难治，但觉微痛者可治。"

【病因病机】

本病多为实证、热证，为邪郁肝经，热壅血脉所致。

1. 湿热下注

房事不洁，或外感湿热邪毒，侵犯肝经，随经循行，结于宗筋，或喜食肥甘厚味，脾胃运化失常，湿热内生，注于厥阴之络，而致本病。

2. 痰湿内阻

情志不遂，肝失疏泄，气机阻滞；津血循行不畅，生痰化瘀，痰瘀互结，阻滞前阴，使精索增粗肿胀。

3. 气滞血瘀

情志不舒，或忧思恼怒，或外伤，致脉络瘀阻，经气不利，气滞血瘀，诱发本病。

4. 肝肾阴虚

房劳过度，耗伤肾精，或久病伤及肝肾之阴，肝络失养，虚热内生，而发本病。

【临证思路】

（一）病机辨识

1. 实证

外感湿邪，湿为阴邪，易袭阴位，男性疾病的病位主要在下焦，故湿邪为患者多见。湿邪下注膀胱，可致尿浊尿痛；湿邪蕴结精室可致精浊脓精；湿邪侵袭阴器，可致阴囊湿痒、龟头糜烂；湿热损伤宗筋，宗筋松弛不收，可致阳痿不举；脾虚失运，湿邪中阻，湿郁化热，兼见乏力，纳呆食少；舌红，苔黄腻，脉滑数，均为内有湿热之象。

情志不遂，肝失疏泄，气血循行不畅，聚湿生痰，痰湿结于阴器，可致阴囊结核、精索增粗肿胀；痰湿困于头部，可见头晕目眩，头重如裹；痰湿困于中焦，则纳呆，大便溏薄；舌质淡，苔腻，脉滑均为痰湿内阻之象。

气为血帅，气滞则血凝。情志不遂，肝失疏泄，气机失畅，因而气血瘀滞不通，瘀血结于阴器，则见阴部连及少腹胀痛不适，射精时刺痛，精索肿胀疼痛；舌质紫暗或见瘀斑，脉涩均为气滞血瘀之象。

2. 虚证

肝藏血，肾藏精，精血同源互生，精足则血旺。房劳过度，肾精被伤，精血不能互生，导致肝肾亏虚，可见耳鸣健忘，失眠多梦，五心烦热；肾精不足可致久婚不育；舌红，少苔，脉细数均为肝肾阴虚之象。

（二）症状识辨

1. 精索疼痛

急性起病，痛势剧烈，局部皮肤色红灼热，伴发热、寒战，口苦，小便赤涩，舌质红，苔黄腻，脉弦滑数为湿热蕴结下焦所致；痛势较缓，精索肿硬、增粗，皮色不变，少腹牵引不适，或伴射精疼痛，或伴头晕目眩，头重如裹，纳呆，大便溏薄，舌质淡，苔腻，脉滑为痰湿内阻所致。

2. 射精疼痛

射精痛兼见头晕目眩，头重如裹，纳呆，大便溏薄，舌质淡，苔腻，脉滑为痰湿内阻；射精刺痛兼见胸胁胀痛，舌质紫暗或见瘀斑，脉涩，为气滞血瘀。

（三）治法与处方原则

本病病位在肝，或为肝经湿热，或为寒滞肝脉，后期则为气滞血瘀，但总不离肝经之湿、热、瘀。肝经湿热，可予以清利湿热，疏肝理气之法；寒滞肝脉者予以疏肝理气，祛寒化湿之法；气滞血瘀者，治宜活血化瘀，行气散结；久病伤及肝肾者，治宜滋补肝肾，养阴散结。

（四）用药式

1. 实证

湿热蕴结，症见发热，寒战，口苦，小便赤涩。治宜热利湿，解毒消肿。清热利湿用龙胆草、黄芩、栀子、泽泻、车前子等，解毒消肿用连翘、穿心莲、大青叶等。

痰湿内阻，症见射精疼痛，或伴头晕目眩，头重如裹，纳呆，大便溏薄。治宜化痰利湿，散结消肿。化痰利湿用半夏、陈皮、茯苓等，散结消肿用三棱、莪术、乳香、没药等。

气滞血瘀，症见射精时刺痛，伴胸胁胀痛。治宜行气活血，消肿止痛。用橘核、川楝子、延胡索、当归、蒲黄等。

2. 虚证

肝肾亏虚，见遗精，或久婚不育者。治宜滋补肝肾，养阴散结。用熟地黄、山药、山茱萸、川楝子、夏枯草、贝母等。

【辨证论治】

1. 湿热下注证

证候：患侧精索肿胀疼痛，可放射至阴茎、少腹，局部皮肤色红灼热，伴发热，寒战，口苦，小便赤涩，舌质红，苔黄腻，脉弦滑数。

治法：清热利湿，解毒消肿。

代表方：龙胆泻肝汤加减。

加减：疼痛剧烈者，加延胡索、金铃子。

2. 痰湿内阻证

证候：阴囊坠胀疼痛，精索肿硬、增粗，皮色不变，少腹牵引不适，或伴射精疼痛，或伴头晕目眩，头重如裹，纳呆，大便溏薄，舌质淡，苔腻，脉滑。

治法：化痰利湿，散结消肿。

代表方：二陈汤合消瘰丸加减。

加减：气滞者可加柴胡、川楝子。

3. 气滞血瘀证

证候：精索肿胀，疼痛固定，阴部连及少腹胀痛不适，或射精时刺痛，伴胸胁胀痛，舌质紫暗或见瘀斑，脉涩。

治法：行气活血，消肿止痛。

代表方：橘核丸加减。

加减：硬结难消者，加三棱、莪术、夏枯草；阴囊积水者，加茯苓、泽泻。

4. 肝肾阴虚证

证候：病程日久，阴部坠胀，精索增粗加厚，久婚不育，伴头晕目眩，健忘耳鸣，失眠多梦，咽干口燥，腰膝酸软，五心烦热，颧红盗汗，遗精，舌红，少苔，脉细数。

治法：滋补肝肾，养阴散结。

代表方：六味地黄汤加减。

加减：行气散结加川楝子；养阴化痰散结加玄参、夏枯草、贝母。

【其他疗法】

（一）中成药

1. 龙胆泻肝丸

具有清泄肝胆实火、清利肝胆湿热的作用，用于湿热下注者。每次 9g，每日 2 次。

2. 苍附导痰丸

具有化痰利湿的作用。每次 10g，频用淡姜汤送服。

3. 橘核丸

具有行气止痛、软坚散结的作用。每次 1 丸，每日 2~3 次。

4. 六味地黄丸

具有滋阴补肾的作用，每次 8 粒，每日 3 次。阴虚火旺者用知柏地黄丸，每次 8 粒，每日 3 次。

（二）药物外治

湿热下注者用金黄膏外敷阴囊红肿处，消肿止痛，或用马齿苋 15g，蒲公英 20g，朴硝 10g，大黄 10g，煎水外洗。气滞血瘀者用乳香 15g，没药 15g，重楼 60g，羌活 15g，小茴香 10g，丹参 30g，煎水外洗。伴急性睾丸疼痛，阴囊红肿明显者，以马鞭草、马齿苋、败酱草、鱼腥草各 30g 煎水外洗。

（三）针灸疗法

可选用太冲、大敦、气海、关元、三阴交、归来、曲泉、中封、合谷，均用泻法。

【预防调护】

1. 积极治疗泌尿生殖系统急慢性炎症。

2. 治疗期间需托起阴囊，多休息，少活动，禁止房事。

3. 饮食清淡，忌食辛辣、油腻之品，禁烟戒酒。加强身体锻炼，增强体质，预防疾病反复发作。

第四节　输精管炎

输精管炎是输精管的一种节段性感染。急性发作时表现为输精管的明显疼痛和触痛；亚急性或慢性发作者，则表现为输精管变粗变硬呈纤维化和结节串珠状肿大。输精管炎多合并附睾炎、睾丸炎、前列腺炎等。由于炎症改变导致输精管阻塞，故可引起继发性男性不育。输精管可单侧发病，也可双侧同时受累，好发于青壮年。

中医文献无此病名，但其症状与"子痈""囊痈"相似，故临床可参考"子痈"进行辨证。本病的病机特点为肝肾亏虚，湿热下注，或气机阻滞，或瘀热内阻，或脾虚痰凝；久病入络可致气滞血瘀，痰瘀互结，而形成本虚标实之证。病位在肝与肾。

【病因病机】

（一）病因

1. 湿热蕴结

久居湿地，工作劳累，易感受湿热邪毒，或平素喜食肥甘厚味或辛辣之物，饮食所伤，湿热内生，或嗜酒伤脾，湿热内蕴，致肝经湿热，循经下注，阻滞气机，壅阻肝脉，循肝经下注，阻滞气机，致输精管道疼痛故成本病。

2. 气滞血瘀

跌扑损伤，外伤瘀血，阻于精道，瘀热蕴结；或输精管结扎及相邻部位手术后继感湿热毒邪，阻滞气机，日久成瘀，血行不畅，导致输精管炎。

3. 痰浊凝滞

湿热日久不去，阻遏气机，湿聚成痰；血滞成瘀，而致气滞血瘀；或湿热之邪灼伤阴液，湿邪酿生痰浊而致痰凝，以致血瘀痰凝，阻滞肝脉而导致输精管道增粗变硬。

4. 肝肾亏虚

脉络空虚，痰湿之邪乘虚侵袭肝肾之脉，痰湿为阴邪，寒盛伤阳，下注凝结于子系而成，寒痰凝滞，故见本病。

（二）病机

输精管炎病因较多，病机复杂，但基本病因可概括为实证与虚证两类。实证为湿热下注，内蕴肾子，或外伤跌扑，气滞血瘀，致湿热蕴结及瘀血内结。虚证为病邪积聚日久，耗气伤血，肝肾失养，痰瘀内聚，肝脉受阻致精索增粗僵硬，最终导致不育症。

【临证思路】

（一）病机辨识

1. 实证

肝主疏泄，调畅气机，其经脉循阴器。若肝气不疏，郁而化火，或嗜食辛辣，损伤脾胃，致湿热内生，或感受湿热致精索红肿热痛，舌边红，苔黄，脉弦数，均为肝经湿热之象。

情志不畅,肝失疏泄,肝经之气运行不畅,气机阻塞,可见精索疼痛,少腹胀痛,阴囊胀痛不适;气滞血瘀,气滞日久,不能行血,瘀血内聚,不通则痛,故见精索部位疼痛,并向阴囊、阴茎及会阴部放射,痛点固定或呈刺痛,或可触及包块,固定不移,舌质暗或有瘀斑、瘀点,脉弦或涩。

痰浊凝滞,肝郁气结,经脉不利,湿热内蒸,发于肾子,损伤子系血络,致阴囊肿大有触痛;湿热下注,久而生痰,血瘀痰凝,脉络不通,不通则痛,故见阴囊不适,有下坠感,疼痛可放射至下腹部及大腿根部,并出现腰酸腿困,射精时腹股沟部有抽痛;情志不遂,郁怒伤肝,肝郁犯脾,脾失健运,痰浊内生。种种原因引起湿热下注、痰瘀互结,气血阻络,脉络瘀阻可致精索增粗、变硬;若日久不愈,可形成精索增粗、僵硬,舌苔白腻,脉滑或弦滑。

2. 虚证

先天不足,或房劳过度,肝肾亏虚;久站远涉,劳累过度,致肝脾亏虚,气血化生受损,肝藏血而主筋,肝血不足可致筋脉失养,血不养精而不育;肾藏精而主生育,肾精亏虚必致生育无能。若先天不足,房劳过度,耗伤肾精,精血同源,致肝肾亏虚,筋失所养,出现精索疼痛,甚者精亏不育。

(二)症状识辨

1. 疼痛

红肿热痛明显常为湿热证,精索部位红肿不适,缘于邪气内聚化为热毒,湿热内蕴;刺痛为血瘀证,因瘀血内结,聚于精室,肾子气血不通,发为刺痛;发硬疼痛不明显为痰浊之证,缘于肝失疏泄,脾失健运,水液运行受阻,日久成痰,痰浊凝聚则疼痛不适;隐隐作痛为肝肾亏虚证,缘于肝血不足,宗筋失养,血不养精,肾精亏虚,肾子失濡养,故见隐痛。

2. 舌象

舌质暗,有瘀点或瘀斑,为气滞血瘀,阻滞子系之象,常伴口干不欲饮,小腹会阴部及阴囊刺痛、掣痛,精索部位肿块、质硬;舌质红,苔黄厚或腻,为肝胆湿热或脾胃积热之象,可见小便黄赤,口苦烦渴,脉滑数等;舌质红,少苔或光剥无苔为肝肾亏虚、虚火上炎之象,伴多梦不寐,心中烦热,头晕耳鸣,潮热颧红,盗汗腰酸,口干多饮,溲黄便结者,为阴虚火旺之象;舌淡胖,有齿印,苔白腻,为痰浊内停,阻滞精索之象,常伴胸闷呕吐,痞满不舒,胁肋胀满,喜太息等。

(三)治法与处方原则

病变初期及青壮年者,以实证为多,多见湿热蕴结证,采取清热利湿、行气止痛之法;若红肿热痛,甚至成痈,则辅以清热解毒、活血散结、消肿溃坚。若早期处理不当或有时患者急性疼痛症状不明显而失治误治,可表现为气滞血瘀证,就应以行气活血、活血止痛为主。若表现为痰浊凝滞，则以化痰泄浊、健脾理气为主。后期或久治不愈，患者往往表现为肝肾亏虚证，治疗上以补益肝肾为主，配以祛寒散结、通络止痛。

（四）用药式

1. 实证

湿热下注证见精索部位的疼痛，并向阴囊、阴茎及会阴部放射。起病急，伴发热，口苦咽干，小便短赤。治宜清热利湿，散结止痛。用龙胆草、栀子、黄芩、木通、泽泻、车前子、柴胡、当归、生地黄等；血瘀者可加丹皮、王不留行、赤芍、刘寄奴等；大便不通者可加生大黄；如火热较甚，可用金银花、连翘、野菊花、蒲公英、紫花地丁、瓜蒌根；若成痈成脓，可用防风、白芷、归尾、陈皮、浙贝、乳香、没药。

气滞血瘀证见精索部位的疼痛，并向阴囊、阴茎及会阴部放射，伴少腹胀痛、痛点固定或呈刺痛，或可触及包块，固定不移。治宜行血活血，化瘀止痛。用桃仁、红花、生地黄、赤芍、当归、柴胡、桔梗、牛膝、川楝子；小腹冷痛者可加小茴香、乌药。

痰浊凝滞证见阴囊部隐痛发胀、下坠感，阴囊部疼痛可放射至下腹及同侧大腿根部，或牵引少腹不适。治宜行气化痰。用当归、浙贝母、苦参、滑石、土茯苓、车前子、莪术、王不留行、路路通等；气滞甚者可加柴胡、川楝了；脒痛明显者可加荔枝核、橘核、乳香、没药。

2. 虚证

肝肾亏虚证见沿精索方向的慢性疼痛，向阴囊、阴茎、会阴部位放射，伴头晕目眩，腰膝酸软，失眠多梦，性功能障碍或男性不育症等。治宜补益肝肾。用熟地黄、山药、山茱萸、牛膝、菟丝子、鹿角胶、龟甲胶等；常加当归、川楝子、丹参、小茴香、荔枝核等活血化瘀，疏肝理气；失眠多梦加柏子仁、牡蛎、茯神；头晕目眩加天麻、白蒺藜；腰膝酸软加杜仲、桑寄生；虚火重加旱莲草、女贞子。

【辨证论治】

1. 湿热蕴结证

证候：恶寒，阴囊皮肤红肿，灼热疼痛，精索肿大疼痛，局部触痛明显，甚者脓肿形成时按之应指，少腹抽痛，小便短赤，舌质红，苔黄腻，脉滑数。

治法：清热利湿，散结止血。

代表方：龙胆泻肝汤加减。常用龙胆草、栀子、黄芩、泽泻、木通、柴胡、车前子、当归、生地黄等。

加减：血瘀者可加丹皮、王不留行、赤芍、刘寄奴等；大便不通者可加生大黄；肿痛火热者可加五味消毒饮；成脓未溃破，可用仙方活命饮加减。

2. 气血瘀阻证

证候：精索部位的疼痛，并向阴囊、阴茎及会阴部放射，伴少腹胀痛，痛点固定或呈刺痛，或可触及包块，固定不移，舌质暗或有瘀斑、瘀点，脉弦或涩。

治法：行气活血，化瘀止痛。

代表方：血府逐瘀汤加减。常用药物有桃仁、红花、生地黄、赤芍、当归、柴胡、桔梗、牛膝、川楝子。

加减：小腹冷痛者可加小茴香、乌药；肿结难消加牡蛎、浙贝、天花粉；疼痛甚加蒲黄、五灵脂、乳香、没药。

3. 痰浊凝滞证

证候：阴囊部隐痛发胀、下坠感，可放射至下腹及同侧大腿根部，或牵引少腹不适，舌淡或有瘀斑，苔薄白或腻，脉弦滑。

治法：清热利湿，活血祛瘀。

代表方：当归贝母苦参丸加减。当归、浙贝母、苦参、滑石、土茯苓、车前子、莪术、王不留行、路路通等。

加减：气滞甚者可加柴胡、川楝子；胀痛明显者可加延胡索、失笑散。

4. 肝肾亏虚证

证候：沿精索方向的慢性疼痛，向阴囊、阴茎、会阴部位放射，伴头晕目眩，腰膝酸软，失眠多梦，性功能障碍或男性不育症等，舌淡苔薄，脉沉细无力。

治法：补益肝肾。

代表方：左归丸加减。常用药有熟地黄、山药、山茱萸、牛膝、菟丝子、鹿角胶、龟甲胶等。

加减：加当归、川楝子、丹参、小茴香、荔枝核等活血化瘀，疏肝理气；精液质量差或男性不育症用五子衍宗丸；失眠多梦可加茯神、柏子仁、天冬、麦冬；腰膝酸软加补骨脂、杜仲、牛膝。

【其他疗法】

（一）中成药

1. 龙胆泻肝丸

具有清泄肝胆实火、清利肝胆湿热的作用，用于湿热下注者。每次 6g，每日 2 次。

2. 血府逐瘀丸

具有活血祛瘀、行气止痛的作用，用于气滞血瘀、瘀血内阻者。每次 9g，每日 2 次。

3. 散结镇痛胶囊

具有软坚散结、化瘀镇痛的作用，用于痰瘀互结所致输精管增粗、结节、疼痛者。每次 3 粒，每日 3 次。

4. 茴香橘核丸

具有散寒行气、消肿止痛的作用，用于痰浊凝滞所致输精管增粗、结节、疼痛者。每次 9g，每日 2 次。

5. 左归丸

具有滋阴补肾、填精益髓的作用，用于头晕目眩、腰膝酸软、失眠多梦、遗精早泄或男性不育症者。每次 9g，每日 2 次。

（二）单方验方

1. 青皮 10g，橘核 10g，川楝子 15g，荔枝核 10g，川牛膝 10g，丹参 10g，郁金 10g，大枣 15g，甘草 5g。水煎服，每日 1 剂。适于慢性精索炎。

2. 生三七粉，每日 3g，每日 3 次，开水送服。

（三）外治疗法

1. 乳香 15g，没药 15g，重楼 60g，羌活 15g，小茴香 10g，丹参 30g。水煎熏洗局部，每次 20 分钟，每日 1~2 次。（选自《王琦男科学》）

2. 急性期外敷金黄膏，慢性期外敷冲合膏。

（四）针灸疗法

1. 体针

常用穴位：毫针针刺血海、气冲、中极、阴廉、急脉、悬钟、阴陵泉、足三里。

加减：加太冲、行间、大敦以清利肝胆湿热，施泻法；气滞血瘀证加肝俞、期门、膈俞、次髎；痰浊凝滞加丰隆、历兑、陷谷、中脘；肝肾亏虚者，用补法，加三阴交、太溪，肝俞、肾俞、关元、气海、京门。

用法：隔日针 1 次，留针 20 分钟。

2. 耳针

常用穴位：外生殖器、肝、肾、脾，胆、膀胱、精宫。

用法：强刺激，留针 15 分钟，隔日 1 次，7 次为一个疗程，或埋针 5~7 天。

（五）药膳疗法

小茴香粥：鲜小茴香 50g，海带 15g，海藻 15g，加粳米及清水适量，煮粥调味。

【预防调护】

1. 锻炼身体，增强体质，避免感受外邪。

2. 忌辛辣油腻之品，平时多饮水，保持大便通畅。

3. 急性期可做冷敷以减轻疼痛，慢性期可做热敷。

4. 患病期间戒手淫，忌房事。

第五节　输精管道堵塞

【概述】

输精管道堵塞又称输精管梗阻。输精管道既是精子的通路，也是使精子成熟和获得活动力的场所。精子是由睾丸生精小管产生，通过附睾、输精管、射精管和尿道，将成熟的精子送出体外。其任何一处发生阻塞，都能影响精子的运送和排出，导致输精管道梗阻性不育。输精管道堵塞的发病原因有先天发育异常，如输精管畸形，常见一侧或者双侧输精管缺如、附睾畸形，常表现为双侧附睾体或附睾尾缺如，精囊缺如或发育不良，射精管先天性梗阻；后天创伤或男性生殖系统急、慢性炎症均可引起输精管道阻塞，炎症又有非特异性和特异性之分。输精管道堵塞中医文献无此病名，可参考"子痈""无子""无嗣""绝孕""不育"论治。本节主要讨论后天因素所致输精管道阻塞症，输精管道发育异常或缺如等先天性异常不在讨论范围。

【病因病机】

（一）病因

1. 寒凝血瘀

足厥阴经脉绕行阴器，肾藏精主生殖。寒邪乘虚而入，结聚于肝经，寒为阴邪，凝结收引，经脉绌急，导致气血运行失畅，寒遏血脉，阻塞精道。

2. 湿热瘀阻

感受湿热邪毒，或寒湿之邪郁久化热，或肝郁脾虚，湿热内生，侵犯肝经，湿热蕴结下焦，阻滞子系，阻塞精道。

3. 痰瘀互结

脾主运化水湿，主四肢。脾阳虚水湿不化，聚而成痰，痰凝经络，阻塞不通，气血运行不畅，瘀血阻脉，痰瘀交结日久则精道易于阻塞。

（二）病机

肾为先天之本，藏精，主生殖、生长及发育；肝主疏泄，主藏血。本病多系肝肾亏损，脉络空虚，痰、湿、热之邪乘虚侵袭肝肾之经脉，下注凝结于子系而成。若先天禀赋不足，可使输精管呈现先天性发育异常，并且常和附睾异常同时存在，与输精管先天发育异常可形成输精管堵塞。后天由于摄生不当，感受寒邪或湿热邪毒，毒邪久留下焦，使气血失和，瘀血内积，精道堵塞不通；或痰湿之邪结聚下焦，寒胜伤阳，故可出现寒凝症状；或情志不畅，忧思郁怒，气滞血瘀，阻滞下元，日久输精管阻塞。本病病机核心为禀赋不足，湿热与痰瘀互结为患，气滞血瘀，痰凝子系，致输精管道阻塞，最终导致无精或精子严重稀少而影响男性的生育功能。

【临证思路】

（一）病机辨识

寒为阴邪，易于凝结，寒主收引，又主疼痛，足厥阴经脉绕行阴器，肾藏精主生殖。寒邪内聚，故见睾丸发凉疼痛，遇寒冷疼痛加重等症状；寒邪侵及肝、肾经脉，导致气血运行失畅，寒凝血脉，阻塞精道，使精子不能排出；舌淡苔薄，脉沉弦，均为阳气不足，寒凝血瘀之象。

肝主疏泄，调畅气机，其经脉循阴器。若肝气不疏，郁而化火；或感受湿热，或寒湿郁久化热，或肝郁脾虚，湿热内生，邪循经下扰，可见红肿热痛明显，遇热加重；湿热下注，膀胱气化不利，可见精道灼热，小腹坠胀，尿频黄赤，甚则涩痛；湿热蕴结下焦，阻塞精道出现无精或严重少精，精液黄稠或液化不良，导致久婚不育；舌红苔黄腻，脉弦滑数，均为湿热内蕴之象。

脾运湿，主四肢。脾阳虚则痰聚，久病多痰、久病多瘀，痰瘀互结，阻塞精道，故输精管及附睾部可触及串珠样硬结等；湿性黏滞，久而不去，水道阻塞，不能运化，故见形体肥胖、纳差、困倦；血瘀气血运行不畅，痰凝经络阻塞不通，痰瘀交结日久则精道易于阻塞，故见精液黏稠不液化或液化迟缓，无精或精子极少；舌质胖嫩，苔腻，脉弦滑为痰滞之象。

（二）症状识辨

1. 疼痛

寒邪侵及肝、肾经脉，导致气血运行失畅，寒凝血脉，寒主收引，则见小腹、睾丸发凉，有时抽痛，遇寒冷疼痛加重。感受湿热，郁而化火；或脾胃湿热；或肝经湿热循经下注，则见红肿热痛明显，遇热加重，伴睾丸或会阴部坠痛或灼热。疼痛较轻或无疼痛感，阴囊时觉坠胀不适，为痰浊内聚之象。

2. 舌象

寒邪侵及肝、肾经脉，导致气血运行失畅，寒凝血脉，舌淡苔薄，脉沉弦，均为阳气不足，寒凝血瘀之象。感受湿热，或寒湿郁久化热，或肝郁脾虚，湿热内生，则见舌质红，苔黄腻，脉弦滑或弦数。血瘀气血运行不畅，痰凝经络阻塞不通，痰瘀交结日久则见舌质胖嫩，苔腻，脉弦滑。

（三）治法与处方原则

寒凝血瘀证，以温经散寒、活血通络为主；湿热瘀阻证，以清利湿热、疏通精道为重；痰瘀互结证，则以温阳化痰、祛瘀通络为主。由于本病以阻塞精道为主，所以治疗应始终重在化瘀通脉，但需注意根据不同证候或温通、或清热化瘀、或化痰。同时注意健脾阳、化气利水。若精液质量低下，可辅以益肾生精。

（四）用药式

附睾或输精管往往呈条索状，或可触及结节或小包块，伴有小腹、睾丸发凉，有时抽痛，遇寒冷疼痛加重，治宜温经散寒，活血通络。附睾或输精管往往呈条索状，或可触及结节或小包块，红肿热痛明显，遇热加重，伴睾丸或会阴部坠痛或灼热，伴小腹坠胀，尿频黄赤，甚则涩痛，治宜清利湿热，疏通精道。附睾或输精管往往呈条索状，或可触及串珠样硬结，或小包块，疼痛较轻或无疼痛感，阴囊时觉坠胀不适，伴体型肥胖，身体困重，纳差便溏，治宜温阳化痰，祛瘀通络。

【辨证论治】

1. 寒凝血瘀证

证候：附睾或输精管往往呈条索状，或可触及结节或小包块，伴有小腹、睾丸发凉，有时抽痛，遇寒冷疼痛加重，或久婚不育，精液清稀，无精子或精子极稀少，小便清长，舌淡白，苔薄白而润，脉沉弦或涩。

治法：温经散寒，活血通络。

代表方：温经汤合活络效灵丹加减。常用吴茱萸、桂枝、当归、川芎、赤芍、丹参、乳香、没药、牡丹皮等。方中吴茱萸、桂枝温经散寒；当归、川芎、赤芍、丹参、乳香、没药、牡丹皮活血祛瘀，畅达精道；人参、法半夏、甘草健脾益气扶正。

加减：本病证的病机核心是精道堵塞，故加路路通、蜈蚣活血通络，增强通利精道的作用；包块日久，质地硬，可加水蛭、三七、土鳖虫等，加强散结通络之功；尿黄赤灼热加灯心草、瞿麦、冬葵子；睾丸疼痛可加乳香、没药、延胡索、失笑散。

2. 湿热瘀阻证

证候：附睾或输精管往往呈条索状，或可触及结节小包块，红肿热痛明显，遇热加重，伴睾丸或会阴部坠痛或灼热，精道灼热，小腹坠胀，尿频黄赤，甚则涩痛，久婚不育，精液黄稠，或精液液化迟缓，精液中无精子或精子数极少，舌质红，苔黄腻，脉弦滑或弦数。

治法：清利湿热，疏通精道。

代表方：龙胆泻肝汤合桃红四物汤加败酱草、路路通。方中龙胆草、栀子、败酱草、车前子、木通清利湿热；生地黄、当归、桃仁、赤芍、红花、川芎、路路通活血祛瘀通络；柴胡疏肝理气，引药归经。

加减：热盛可加丹参、丹皮、泽泻、山栀子等。

3. 痰瘀互结证

证候：附睾或输精管往往呈条索状，或可触及串珠样硬结，或小包块，疼痛较轻或无疼痛感，阴囊时觉坠胀不适，体型肥胖，身体困重，纳差便溏，久婚不育，精液黏稠或液化不良，无精子或精子极稀少，舌苔腻，质胖嫩，脉弦滑或弦涩。

治法：温阳化痰，祛瘀通络。

代表方：二陈汤合桃红四物汤加桂枝、香附、白芥子、路路通。方中二陈汤燥湿祛痰；桃红四物汤活血祛瘀；加桂枝温阳化气通经脉；香附为气药之主帅，理气可使痰消，行气可使瘀散，从而增强祛痰化瘀之效；白芥子能搜剔经络之顽痰；路路通活血通经，舒畅精道。全方合用，共奏温阳祛痰、活血化瘀、疏通精道之效。

加减：纳差者可加山楂、谷芽、麦芽、神曲；便溏可加五味子、石榴皮、补骨脂、肉豆蔻；精液黏稠不化加白芥子、益母草、莱菔子。

【其他疗法】

（一）中成药

大黄䗪虫丸

具有活血破瘀、通经消癥的作用，用于瘀血阻滞者。每次3g，每日2次。

（二）针灸治疗

治法：通行经络。

选穴：取丰隆、气海、中极、阴包、关元、三阴交、石门、曲骨等穴位交替针刺。

用法：补法，每日针刺1次，留针30分钟，每月两个疗程。

（三）单方验方

1. 穿山甲粉，每次3g，每天3次，温开水送服。
2. 蜈蚣研粉，每次0.5g，每天3次，开水送服。

【预防调护】

1. 提倡优生学，加强孕期保健，预防胎儿先天性发育不全。
2. 进行生殖系统及周围组织器官外科手术时，应注意保护输精管。
3. 注意保护生殖系统，尤其是外阴部，尽量避免外伤，以免造成梗阻。对输精管、附睾的各种炎症，应积极治疗。
4. 禁烟、酒，少食辛辣燥热之品。
5. 节房事，调情志，加强体能锻炼。

第十五章　前列腺与精囊疾病论治

第一节　前列腺炎

前列腺炎是指前列腺在病原体感染和（或）某些非感染因素作用下，患者出现以排尿异常，骨盆区域疼痛或不适，或伴全身症状等为特征的一种疾病。前列腺炎是西医学的病名，中医学虽无前列腺炎的病名，但从其典型的临床症状来看，本病类似于中医古籍中所称的"精浊""淋证""白浊""淋浊""白淫"等病证，还涉及"腹痛""腰痛"等病证。

前列腺炎好发于 20~40 岁的青壮年男性，是青壮年男性的常见疾病，约占泌尿外科及男科门诊患者的 8%~25%，约有 50% 的男性在一生中曾有前列腺炎的病史。慢性前列腺炎的发病机制、病理生理改变尚未完全清楚，部分患者病情反复、迁延难愈，甚至会出现精神心理症状，严重影响生活质量。

前列腺炎有急性和慢性之分，急性细菌性前列腺炎（Ⅰ型）是一种位于前列腺的急性感染性疾病，有明显的下尿路感染症状、会阴部疼痛及畏寒、发热和肌肉酸痛等全身症状，尿液、前列腺液中白细胞数量升高甚至出现脓细胞。病原体感染为主要致病因素，由于机体抵抗力低下，毒力较强的细菌或其他病原体感染前列腺之后，迅速大量繁殖而引起前列腺的急性炎症，多为血行感染、经尿道逆行感染，相当于中医的"淋浊""淋证"。若病情未能得到有效控制，则有可能形成前列腺脓肿，相当于中医的"悬痈"。本病临床不常见，约占泌尿科门诊总数的 1%，因与急性肾盂肾炎等泌尿系统感染相似而易被误诊漏诊。

慢性前列腺炎分为慢性细菌性前列腺炎（Ⅱ型）、慢性前列腺炎/慢性盆腔疼痛综合征（Ⅲ型）、无症状性前列腺炎（Ⅳ型）。其中，Ⅲ型又分为炎症性（ⅢA型）和非炎症性（ⅢB型）。无症状性前列腺炎（Ⅳ型）患者并无主观临床症状，仅在因阳痿、早泄、男性不育症等病证而行前列腺液检查时发现炎症证据而确诊。

【源流】

关于本病的记载，中医古籍主要见于"精浊""淋证""白浊""淋浊"等病。淋之名，始见于《素问·六元正纪大论》，称为"淋"，"凡此阳明司天之政，初之气……小便黄赤，甚则淋。"亦即张仲景《金匮要略·五脏风寒积聚病脉证并治第十一》所称"淋秘",其云:"热在下焦者,则尿血,亦令淋秘不通。"《金匮要略·消渴小便不利淋病脉证并治》对其症状做了描述:"淋之为病,小便如粟状,小腹弦急,痛引脐中。"白淫之名,始见于《素问·痿论》:"思想无穷,所愿不得,意淫于外,入房太甚,宗筋弛纵,发为筋痿,及为白淫。"金元时期刘完素在《河间六书·小便浑浊》中对小便异常做了更详细的描述:"及为白淫,太过者,白物为淫,随溲而下,故为劳弱。"白浊之名,则见于明·李中梓《医宗必读》:"心动于欲,肾伤于色,或强忍房事,或多服淫秽方,败精流溢,乃为白浊。"清·叶天士《临证指南医案·淋带》言:"白浊者,浊随小便而来,浑浊如泔,此胃中浊气,渗入膀胱中。白淫者,常在小便之后,而来亦不多,此男精不摄,滑而自出也。至于淋症,有肾虚膀胱积热所致……淋有气、血、砂、膏、劳五者之殊,皆属湿热。"精浊首见于清·李用粹《证治汇补·下窍门·便浊·附精浊》篇,其云:"精浊者,因败精流于尿窍,滞而难出,故注中如刀割火灼而溺自清,唯窍端时有秽物,如疮脓目眵,淋沥不断,与便溺绝不相混。"清·徐时进《内科心典》曰:"精浊者,白黏如精状,从茎中流出,不痛不清,占下衣有迹者是也。"淋浊则见于清·叶天士《临证指南医案·淋浊》:"湿热下注,溺痛淋浊。""淋有五淋之名,浊有精浊便浊之别……大凡痛则为淋,不痛为浊。"

关于本病发生的原因,《素问·痿论》曰:"思想无穷,所愿不得,意淫于外,入房太甚,宗筋弛纵,发为筋痿,及为白淫。"由此可见,当时已认识到心动欲念、情志不遂等情志因素及房事过度可以导致"白淫"。三国时期华佗对"淋证"已有较全面的认识,《中藏经·论诸淋》曰:"诸淋与小便不利者,皆由五脏不通,六腑不和,三焦痞塞,荣卫耗失,冒热饮酒,过醉入房,竭散精神,劳伤气血,或因女色兴而败精不出,或因迷宠不已而真髓多输,或惊惶不次,或思虑未宁,或饥饱过时,或奔驰才定,或隐忍大小便,或发泄久兴,或寒入膀胱,或暑中胞囊,伤兹不慎,致起斯疾。"与脏腑三焦气机不畅,营卫耗伤,天热饮酒、醉以入房而耗伤气血精神,或因色勃起而忍精不泄,或过恋女色而耗损精气,或思虑惊恐,或饥饱无常,或辛劳过度,或二便憋忍,或泄精后阳强不倒,或寒入膀胱,或暑伤阴囊胞宫有关,涉及外感寒暑,内伤饮食、情志、劳倦、房事、起居等诸多方面。虽然论述的是淋证的病因,但从其内容来看,如"或因女色兴而败精不出""或隐忍大小便""或发泄久兴"等,实则与当前对前列腺炎病因的认识是一致的。明·李中梓《医宗必读》谓:"心动于欲,肾伤于色,或强忍房事,或多服淫秽方,败精流溢,乃为白浊。"指出房劳伤肾、忍精不射、过服温肾壮阳药,败精瘀滞精道可致白浊。明·张介宾在《景岳全书·杂病谟·淋浊》明确提出君相火动、心肾不交是导致前列腺炎(淋浊)的病因,其曰:"淫欲邪思又与忧思不同,前损唯在肾。盖心耽欲念,肾必应之,凡君火动于上,则相火应于下……故其在肾,则为遗淋带浊。"又曰:"有浊在精者,必由相火妄动,淫欲逆精,以致精离其位,不能闭藏,则源流相继淫溢而下,移热膀胱则溺孔涩痛,清浊并至，此皆白浊之因热证也。及其久也，则有脾气下陷，土不制湿而水道不清者；有相火已杀，心肾不交，精滑不固而遗浊不止者，此皆白浊之久无热证也。"明确指出病因有虚实两端，实则有君火、相火、膀胱湿热，虚则有脾虚气陷、心肾不交、肾虚不固。清·李用粹《证治汇补·便浊》曰："精浊者……此心肾二经火起精溢，故败精流出而为白浊。"叶天士《临证指南医案·淋浊》亦认为"若房劳强忍精血之伤，乃有形败浊阻于隧道"，也指出君相火动，心肾不交，肾虚不固，败精瘀阻精道可致精浊、白浊、淋浊。程国彭《医学心悟·赤白浊》则对本病的病因病机高度概括为："浊之因有二种，一由肾虚败精流注，一由湿热渗入膀胱。"以上观点值得借鉴，但不能完全拘泥于此，临床还需灵活辨证。

关于本病的病理特点，明·王肯堂《证治准绳·杂病·赤白浊门》曰："溺与精所出之道不同。淋病在溺道，故纲目列之肝胆部；浊病在精道，故纲目列之肾膀胱部……盖由精败而腐者十之九，由湿热流注与虚者十之一。"明·戴元礼《证治要诀·白浊》认为"白浊"属"精浊窒塞窍道而结者。"清·李用粹《证治汇补·下窍门·便浊·附精浊》云："精浊者……此心肾二经火起精溢，故败精流出而为白浊。虚滑者，血不及变，而为赤浊。"清·叶天士《临证指南医案·淋浊》亦认为"若房劳强忍精血之伤，乃有形败浊阻于隧道，故每溺而痛，徒进清湿热利小便无用者，以溺与精同门异路耳"，"败精宿于精关，宿腐因溺强出，新者又瘀在里"。清·薛雪《扫叶庄医案·遗精淋浊尿血》曰："浊病乃湿热下注，久而失治，变为精浊，不易速愈。"总之，败精既是精室瘀阻之因，又是精室瘀阻之果，成为精浊反复发作不易治愈的根源。清·林珮琴《类证治裁·淋浊》明确指出："肾有两窍，一溺窍一精窍，淋在溺窍，病在肝脾；浊在精窍，病在心肾。"清·谢映庐《得心集医案·淋浊门·败精阻窍》说："其离位之精，出而不出，日久必聚为腐秽胶浊，且牵引新精妄动，故溺欲出而败精先阻于外，以是管痛艰涩也。"清·王旭高《王旭高临证医案·遗精淋浊门·淋浊》说："水窍为败精瘀浊，阻塞不通，则湿热不泄。"

关于本病的治疗方法，明·张介宾《景岳全书·杂病谟·淋浊》曰："有热者当辨心肾而清之，无热者当求脾肾而固之、举之，治浊之法无出此矣。"提出了淋浊实证热证与无热虚证的总体治法。"浊在精分者，必因相火妄动，或逆精而然，以致精溺并至。若兼涩痛之甚者，亦宜抽薪饮、大分清饮之类，先去其火，然后再安精气。及其稍久痛涩俱去，而唯精浊不止者，当用宁心固肾等剂，宜秘元煎、菟丝煎，或人参丸、定志丸、心虚白浊歌之类主之。"提出先清热祛邪以治标，后补益固本以治本。"命门虚寒，阳气不固，则精浊时见，而久不能愈者，但当培补命门，宜右归丸、益志汤、石刻安肾丸、八味地黄丸之类主之。若虚本不甚，而胞气微寒不摄者，宜萆薢分清饮主之。"清·谢映庐《得心集医案·淋浊门·败精阻窍》说："其离位之精，出而不出，日久必聚为腐秽胶浊，且牵引新精妄动，故溺欲出而败精先阻于外，以是管痛艰涩也。若不急驱精管腐浊，徒然渗利溺管，岂非南辕北辙乎！"清·叶天士《临证指南医案·淋浊》亦认为："若房劳强忍精血之伤，乃有形败浊阻于隧道，故每溺而痛，徒进清湿热利小便无用者，以溺与精同门异路耳。"由此可见，本病治当逐瘀通窍使精窍开而瘀腐去，败精浊瘀祛除，才能获效。

【病因病机】

本病病因较多，病机复杂。病因主要有湿热下注、气滞血瘀、肝气郁结、肾阳不足、中气不足、肾阴亏虚、湿热瘀阻、寒凝肝脉等。病位在精室、肾、膀胱，主要涉及肝、脾、胃、心等。其病机特点可以概括为湿、热、瘀、滞、虚，贯穿在前列腺炎的不同阶段。其证有虚有实，但总以脾虚、肾虚为本，湿热瘀阻为标，本虚标实。徐福松认为慢性前列腺炎以肾虚为本，湿热为标。李曰庆认为慢性前列腺炎之精室络脉瘀阻贯穿始终。

（一）急性前列腺炎

1. 湿热蕴结

湿热之邪，或从外侵，或由内生。外侵者可因外感湿热，或湿热浊邪，蕴结下焦；或因包皮过长，藏污纳垢，下阴不洁；或房事不洁，湿热秽毒浸淫下窍，邪扰精室，精浊混淆而致本病。内生者可由嗜食肥甘、膏粱厚味和辛辣炙煿之品，损伤脾胃，湿热内生，蕴结下焦，扰动精室，精浊混淆而致本病。抑或外感风热，或乳蛾，或皮肤疮毒，热毒壅盛，引动下焦湿热，邪扰精室，精浊混淆而致本病。正如朱丹溪曰："淋病所感不一，或由房劳阴虚火动也，或由醇酒厚味酿成湿热也。积热既久，热结下焦，所以淋沥作痛。"清·程钟龄《医学心悟》曰："浊之因有二种：一由肾虚败精流注，一由湿热渗入膀胱。"

2. 热毒壅盛

湿热邪毒，壅遏下焦，蕴久不化，热毒壅盛，熏蒸精室，热盛肉腐，酿腐成脓，而致"悬痈"。

（二）慢性前列腺炎

慢性前列腺炎具有症状多样、反复发作、迁延难愈等特点，其病因病机错综复杂，可概括为湿、热、瘀、滞、虚。以脾虚、肾虚为本，湿热瘀阻为标。其中，精室瘀阻贯穿始终。

1. 湿热下注

湿热之邪，或从外侵，或由内生，流注下焦，扰动精室，精浊混淆，精离其位而成本病。

2. 气滞血瘀

湿热长期不得清利，相火久遏不泄，精道气血瘀滞；或情志不调，喜怒不时，肝失疏泄，气血流行不畅，脉经受阻，使气血凝滞；或感受寒湿之邪，厥阴之络受损，气滞血瘀，运行不畅，而见会阴、少腹、睾丸及腰骶等处胀痛不适。

3. 肝气郁结

肝主疏泄，性喜条达，忧思恼怒，情志不畅，肝失疏泄，气机郁滞，精室阻滞而成本病。若情志不畅，肝失疏泄，横侮脾土，或饮食劳倦，损伤脾胃，脾失健运，土虚木乘，可致肝郁脾虚。若肝气郁结，气郁化火，则致肝郁化火。

4. 肾阳不足

禀赋不足，肾阳素虚，或房劳过度，伤及肾阳，以致肾阳亏损。肾阳不足，不能固摄，精离其位，败精流溢，而致本病。

5. 肾阴亏虚

素体阴虚或久病伤肾，房劳过度，耗伤肾阴，阴虚火旺；肾阴不足，水火不济，肾阴虚于下，心火亢于上；或酒色过度，心动欲念，君火动越于上，相火应之于下，扰动精室，败精流溢可导致本病发生。明·李中梓《医宗必读》曰："心动于欲，肾伤于色……败精流溢，乃为白浊。"

6. 肾虚湿热

湿热之邪，蕴结下焦，蕴久不化，日久伤肾，邪热伤阴，肾阴不足，或素体阴虚，复感受湿热之邪，蕴结下焦，扰动精室，精浊混淆，精离其位而成本病。

7. 中气不足

平素饮食失节，饥饱无常，或劳倦过度，或罹患病后，过服寒凉，损伤脾胃，致中气不足，不能升清降浊，精浊混淆而致本病。如《灵枢·口问》曰："中气不足，溲便为之变。"《灵枢·本神》曰："脾气虚则四肢不用，五脏不安，实则腹胀，经溲不利。"

8. 寒凝肝脉

寒邪侵袭肝经，寒凝气滞，寒主收引，寒亦主痛，厥阴受邪，气机凝滞，宗筋失其温养而致本病。

【临证思路】

（一）病机辨识

1. 实证

湿热下注，膀胱气化不利，故小便频急，灼热疼痛，小便滴沥，短赤或黄浊，或伴尿血；膀胱主表，邪正相争，故起病突然，寒热交作，周身酸楚；督、任、冲脉"一源三歧"，起于胞中精室，同出会阴，湿热下注，壅滞精室，气机不畅，故会阴坠痛，小腹胀痛；热邪灼伤血络，而见血尿；阴囊潮湿，口苦口干，大便秘结，舌红苔黄腻，脉滑数或弦数，为湿热内盛之象。

湿热邪毒，壅遏精室，日久热盛肉腐，酿腐为脓，故见会阴胀痛，甚则红肿热痛，前列腺脓肿按之应指，或排脓血尿；湿热蕴结下焦，膀胱气化不利，故见小便滴沥，灼热疼痛；热毒壅盛，故见高热不退；热灼津伤，则口渴喜饮；湿热壅盛，波及大肠，传导失司，故时有便意，肛门坠胀，或大便秘结；舌红苔黄，脉弦数，皆为热毒壅盛之象。

督、任、冲脉同出会阴，又肝经循股、络阴器、抵少腹，气血瘀滞精室，脉络阻塞不通，故会阴部、小腹、腰骶、肛周胀痛或刺痛；气滞血瘀，膀胱气化失司，水道不利，故尿道隐痛或涩痛、小便滴沥刺痛；舌质紫暗或见瘀点、瘀斑，脉弦涩，皆为气滞血瘀之象。

肝气郁结，精室气滞，故会阴部，或小腹，或少腹，或腰骶，或肛周，坠胀不适，似痛非痛；肝气郁结，膀胱气化不利，故排尿无力，余沥不尽；肝气郁结，故胸闷，疑病恐病；舌淡红，脉弦细，为肝气郁结之象。肝郁化火则心烦易怒，口苦咽干；舌红苔黄，脉弦数，为肝郁化火之象。肝郁脾虚，则胸胁胀闷，纳呆腹胀，便溏矢气，或腹痛欲泻，泻后痛减；舌淡，苔白或腻，脉弦细，为肝郁脾虚之象。

寒凝肝脉，厥阴受邪，寒凝气滞，不通则痛，寒主收引，故见少腹、会阴冷痛，睾丸冷感或缩阴，或见阳痿；寒邪侵袭，故形寒怯冷；寒邪侵袭，肾阳不足，故腰酸膝软，头昏乏力，尿后滴白，大便稀溏；舌质淡，苔薄白，脉细弱或沉，为寒凝肝脉之象。

2. 虚证

肾阳不足，气化失司，封藏失职，故见小便频数，余沥不尽，尿末滴白，甚或早泄；肾阳不足，不能温煦，故畏寒肢冷；肾开窍于耳，腰为肾之府，肾虚精亏，无以充养，故见腰膝酸软，头晕耳鸣，精神萎靡；肾者，作强之官，伎巧出焉，肾阳不足，命门火衰，故阳痿，性欲低下；舌淡胖苔白，脉沉细或无力，皆为肾阳不足之象。脾阳虚衰，阴寒内盛，故见下腹冷痛，五更泄泻，或下利清谷。

肾阴亏虚，阴虚火旺，膀胱气化失司，故尿频尿急，尿黄尿热；肾虚不固，封藏失职，精离其位，则见尿末滴白，小便余沥不尽；肾阴亏虚，虚火上炎，则见五心烦热，失眠多梦，午后潮热，颧红盗汗，遗精早泄，性欲亢进或阳强；肾阴亏虚，髓海失充，腰府失养，故见头晕耳鸣，腰膝酸软；大便干结，舌红少苔，脉沉细或弦细数，皆为阴虚火旺之象。肾虚兼夹湿热之邪，湿热下注，扰动精室，精离其位，故兼见尿末滴白。

脾胃虚弱，中气受戕，失其固摄，故尿意不尽，尿后余沥，尿末滴白，劳累加重，小溲清长或频数；中气下陷，故会阴隐痛或下坠感；脾虚失运，则纳食不振，大便溏泄；脾虚气血生化乏源，不能充养全身，故神疲乏力，气短懒言，面色少华；舌淡胖，苔薄白，脉细，乃脾虚气弱之象。

（二）症状识辨

1. 尿频

尿频是前列腺炎特别是慢性前列腺炎的主要症状之一，特点是每天的排尿次数明显增多而每次的尿量却比正常尿量少，常伴尿急、尿痛、小便短赤灼热、尿浊、滴白等症状。

尿频尿急，尿痛灼热，病程不长，不伴有腰膝酸软，头晕耳鸣，小便无力，余沥不尽，精神萎靡或神疲乏力，倦怠懒言等症者属实证，因君火旺盛、心肾不交、湿热下注、湿热蕴结等，热扰精室，精浊混淆，精离其位而致；病久迁延，小便频数，小便无力，余沥不尽，尿痛灼热不显等属虚证，因内伤致脾胃虚弱，健运失司，中气不足，气不摄精，或久病及肾，肾阳气虚，肾失固摄，精离其位而引起，兼见腰膝酸软，头晕耳鸣，精神萎靡或神疲乏力，倦怠懒言，舌淡苔白，脉细弱。

2. 尿浊

尿液浑浊即排出的尿液浑浊不清。小便浑浊，兼见尿频尿急，灼热涩痛，小便淋沥，小腹会阴胀痛不适，无伴寒热，舌红苔黄腻，脉滑数或弦数，乃属湿热蕴结之慢性前列腺炎；若伴发热恶寒，甚至高热寒战，会阴红肿热痛者，舌红苔黄或黄腻，脉弦数或滑数，乃属湿热下注、湿热壅盛之急性细菌性前列腺炎；小便浑浊，兼见尿频尿急，尿道灼热，尿黄涩痛，尿末或大便干结时尿道滴白，会阴、少腹、小腹部或腰骶胀痛不适，舌红苔黄腻，脉弦滑或滑数，乃属湿热瘀阻之慢性前列腺炎。

3. 阴痛

阴痛指会阴部或前阴部或耻骨区胀痛或坠胀不适。阴痛，或伴见小腹、少腹、腰骶、肛周胀痛或坠胀不适，兼见小便淋沥，胸闷心烦，排尿无力，余沥不尽，疑病恐病，舌淡红，脉弦细，乃属肝气郁结；兼见尿道隐痛或涩痛，小便刺痛，滴沥不畅，血精或血尿，舌质紫暗或有瘀点、瘀斑，脉弦或涩，乃属气滞血瘀；兼见尿频尿急，尿道灼热，小便涩痛，小便黄浊，余沥不尽，尿末或大便干结时尿道滴白，阴囊潮湿，舌红苔黄腻，脉弦滑或滑数，乃属湿热瘀阻；会阴部或前阴部或耻骨区冷痛，伴见少腹冷痛，睾丸冷感或缩阴，尿后滴白，形寒怯冷，或见阳痿，腰酸膝软，头昏乏力，大便稀溏，舌质淡苔薄白，脉细弱或沉，乃属寒凝肝脉。

4. 舌脉

舌质红，苔黄腻，脉滑数，多为湿热蕴结下焦精室；舌淡红，脉弦细，多为肝气郁结；舌红苔黄，脉滑数，多为肝郁化火；舌淡苔白或腻，脉弦细，多为肝郁脾虚；舌质紫暗或有瘀点、瘀斑，脉涩，多为气滞血瘀；舌淡胖苔薄白，脉细，多为脾胃虚弱，中气不足；舌淡胖苔白，脉沉细或无力，多为肾阳不足，或兼脾阳虚；舌红少苔，脉沉细或弦细数，多为肾阴亏虚，阴虚火旺。

（三）治法与处方原则

前列腺属于精室的一部分，精室为奇恒之腑，精室既能藏精摄液，又能泄精泌液、排泄尿液，既如六腑"以通为用"，又如五脏宜藏精气。属湿热下注，清利湿热即为通；属湿热壅盛，清热解毒、散结消肿即为通；属肝气郁结，疏肝理气即为通；属肝郁化火，清肝泻火即为通；属气滞血瘀，行气活血即为通；属寒凝肝脉，暖肝散寒、行气活血即为通。因急则治其标，缓则治其本，实则清利，虚则补益。急性细菌性前列腺炎病急邪实，以攻邪为要。慢性前列腺炎或虚或实，或虚实夹杂，当以攻为主，少佐补益；或以补为主，少佐清利；或攻补兼施，使补益而无留邪之弊，清利而无伤正之虞；补中寓泻，泻中寓补，化瘀通络贯穿始终。

（四）用药式

1. 实证

湿热下注，膀胱气化不利致本病者，治宜清热利湿，活血解毒。清热利湿，用萹蓄、瞿麦、车前子、滑石、栀子、木通；活血解毒，用生大黄、生地黄、赤芍、虎杖、蒲公英、败酱草。

湿热壅遏精室，热盛肉腐为脓致本病者，治宜泻火解毒，散结消肿。泻火解毒，用龙胆草、黄芩、栀子、生大黄；清热解毒，散结消肿，用金银花、野菊花、败酱草、蒲公英、紫花地丁、生地黄、赤芍、虎杖、九节茶、赤小豆；清热利湿，引湿热之邪从小便而出，用木通、车前子、泽泻。

湿热蕴结下焦，扰动精室致本病者，治宜清热利湿，导浊通络。清热利湿通淋，用萹蓄、瞿麦、车前子、滑石、栀子、木通、生地黄；导浊通络，用生大黄、冬瓜仁、土茯苓、虎杖、败酱草。

气血瘀滞精室，脉络阻塞不通致本病者，治宜活血化瘀，行气止痛。活血化瘀，用桃仁、红花、土鳖虫、穿山甲、赤芍、王不留行、五灵脂、蒲黄、虎杖；行气止痛，用枳壳、乌药、青皮、川楝子、香附、路路通等。

肝气郁结，精室气滞致本病者，治宜疏肝解郁，行气止痛。疏肝解郁，用柴胡、白芍、郁金、玫瑰花、绿萼梅；行气止痛，用郁金、川楝子、川芎、香附、枳壳、八月札。若肝郁化火，治宜疏肝泄热，理气解郁。疏肝泄热，用丹皮、栀子、白芍、川楝子、黄芩；理气解郁，用绿萼梅、佛手、玫瑰花、川楝子、八月札。若肝郁脾虚，治宜疏肝健脾。疏肝解郁，用炒白芍、当归、柴胡、香附、佛手、甘松、乌药、防风；健脾，用陈皮、炒白术、茯苓、炙甘草。

湿热壅滞，瘀阻精室致本病者，治宜清热利湿，行气活血。清热利湿，用龙胆草、栀子、黄芩、木通、虎杖；行气活血，用九节茶、桃仁、红花、赤芍药、生地黄、枳壳、柴胡、土鳖虫、路路通。

寒凝肝脉，气机凝滞致本病者，治宜暖肝散寒，行气活血。暖肝散寒，用小茴香、肉桂、吴茱萸、淫羊藿、蛇床子、乌药、沉香、生姜；行气活血，用当归、泽兰、乌药、沉香、川芎等。

2. 虚证

肾阳不足，封藏失职致本病者，治宜补肾温阳，补中寓泻。补肾温阳，用熟附子、肉桂、山萸肉、淫羊藿、覆盆子、杜仲、巴戟天；补中寓泻，兼以清利，用车前子、泽泻、茯苓、丹皮、萆薢、土茯苓、冬瓜仁；温肾健脾，固涩止泻，用补骨脂、吴茱萸、肉豆蔻、五味子、熟附子、党参、炒白术、干姜。

肾阴亏虚，阴虚火旺致本病者，治宜滋阴清热，清心安神。滋阴清热，用生地黄、山茱萸、山药、茯苓、泽泻、丹皮、知母、黄柏、玄参；清心安神，用黄连、莲子、灯心草、生地黄、玄参、丹皮、酸枣仁、茯神、磁石。

肾阴亏虚，湿热下注致本病者，治宜滋养肾阴，清利湿热。滋阴清热，用生地黄、山茱萸、山药、石斛、女贞子、旱莲草、玄参、知母、黄柏等；清利湿热，用茯苓、泽泻、丹皮、芦根、白茅根等。

肾阳不足，下焦湿热致本病者，治宜补肾温阳，清利湿热。补肾温阳，用菟丝子、杜仲、沙苑子、牛膝等；清利湿热，用车前子、泽泻、茯苓、丹皮、萆薢、土茯苓、冬瓜仁等。

脾胃虚弱，中气不足致本病者，治宜健脾益气，升阳举陷。健脾益气，用炙黄芪、党参、白术、陈皮；升举阳气，用炙黄芪、柴胡、炙升麻；理气和胃，用陈皮、乌药、石菖蒲；益肾固精，用乌药、菟丝子、芡实；分清泌浊，用萆薢、茯苓。

【辨证论治】

1. 湿热下注证

证候：起病突然，寒热交作，小便频急，灼热疼痛，小便滴沥，短赤或黄浊，或伴尿血，会阴坠痛，小腹胀痛，周身酸楚，口苦口干，大便秘结。舌红苔黄腻，脉滑数或弦数。

治法：清热利湿，活血解毒。

代表方：八正散加减。常用萹蓄、瞿麦、车前子、滑石、生大黄、栀子、木通、生地黄、甘草等。

加减：发热恶寒者，加柴胡、黄芩和解清热；高热寒战者，加银花、连翘、蒲公英、败酱草清热解毒；尿黄浊者，可加芦根、冬瓜仁、土茯苓；尿血者，可加大小蓟、地锦草、白茅根；便秘者，可加虎杖，生大黄加量；便溏者，可加黄芩、黄连、木香；会阴坠痛者，可加赤芍、丹皮；腹胀者，加川楝子、枳实。

2. 热毒壅盛证

证候：高热不退，口渴喜饮，小便滴沥，灼热疼痛，或脓血尿，腰腹胀痛，会阴胀痛，甚则红肿热痛，时有便意，肛门坠胀，或大便秘结。舌红苔黄，脉弦数或滑数。

治法：泻火解毒，消痈散结。

代表方：龙胆泻肝汤合五味消毒饮加减。常用龙胆草、黄芩、栀子、金银花、野菊花、败酱草、蒲公英、紫花地丁、木通、车前子、虎杖、柴胡、生地黄、当归、甘草、赤小豆、红藤。

加减：若高热持续不退，会阴红肿热痛渐盛，乃痈肿成脓，可酌加白芷、天花粉消肿排脓，或皂角刺、炮山甲以透脓托毒。

3. 湿热蕴结

证候：尿频尿急，尿痛灼热，小便短赤或黄浊，或伴尿血，小便滴沥，尿后滴白，阴囊潮湿，口苦口干，小腹胀痛。舌红苔黄腻，脉滑数或弦数。

治法：清热利湿，导浊通络。

代表方：程氏萆薢分清饮加减。常用萆薢、车前子、茯苓、莲子心、石菖蒲、黄柏、丹参、白术等。

加减：发热恶寒者，加柴胡、黄芩和解清热；高热寒战者，加银花、连翘、蒲公英、败酱草清热解毒；尿热黄浊者，可加芦根、冬瓜仁、土茯苓；尿血者，可加大小蓟、地锦草、白茅根；便秘者，可加虎杖，生大黄加量；便溏者，可加黄芩、黄连、木香；会阴坠痛者，可加赤芍、丹皮；腹胀者，加川楝子、枳实。

4. 气滞血瘀证

证候：会阴部或前阴部、耻骨区、小腹、少腹、腰骶、肛周疼痛或坠胀，尿道隐痛或涩痛，小便刺痛，滴沥不畅，血精或血尿。舌质紫暗或有瘀点、瘀斑，脉弦或涩。

治法：行气活血，化瘀止痛。

代表方：膈下逐瘀汤加减。常用桃仁、红花、当归、川芎、赤芍、丹皮、五灵脂、蒲黄、枳壳、乌药、延胡索、川楝子、香附、甘草等。

加减：局部疼痛明显可加三棱、莪术，或穿山甲、土鳖虫；尿道疼痛或排尿疼痛不畅者，可加王不留行、瞿麦、虎杖；尿末滴白者，加土茯苓、冬瓜仁、萆薢；大腿内侧、腹股沟、少腹胀痛或刺痛者，可加伸筋草、透骨草；腰痛加续断、狗脊、杜仲；血精者，可加生地黄、地锦草、墨旱莲。

5. 肝气郁结证

证候：会阴部，或前阴部，或耻骨区，或小腹，或少腹，或腰骶，或肛周，坠胀不适，似痛非痛，小便淋沥。胸闷心烦，排尿无力，余沥不尽，疑病恐病，舌淡红，脉弦细；或心烦易怒，口苦咽干，舌红苔黄，脉弦数；或胸胁胀闷，纳呆腹胀，便溏矢气，或腹痛欲泻，泻后痛减，舌淡苔白或腻，脉弦细。

治法：疏肝解郁，行气止痛。

代表方：柴胡疏肝散加减。常用柴胡、白芍、枳壳、甘草、蒲公英、郁金、川楝子、生蒲黄、当归、生地黄、川芎、香附、玫瑰花、八月札等。

加减：肝郁化火，则治宜疏肝泻热，理气解郁，用丹栀逍遥散加减，常用丹皮、栀子、白芍、当归、柴胡、绿萼梅、佛手、玫瑰花、川楝子、八月札等。肝郁脾虚，则治宜疏肝健脾，用逍遥散或痛泻要方加减，常用炒白芍、当归、柴胡、炒白术、茯苓、香附、佛手、甘松、乌药、陈皮、防风等。

6. 湿热瘀滞证

证候：尿频尿急，尿道灼热，小便涩痛，小便黄浊，余沥不尽，尿末或大便干结时尿道滴白，会阴、少腹、小腹部或腰骶胀痛不适，口苦口干，阴囊潮湿。舌红苔黄腻，脉弦滑或滑数。

治法：清热利湿，行气活血。

代表方：龙胆泻肝汤合桃红四物汤加减。常用龙胆草、栀子、黄芩、桃仁、红花、赤芍药、木通、九节茶、虎杖、生地黄、枳壳、柴胡、土鳖虫、路路通、甘草等。

加减：尿痛灼热者，加王不留行子、川楝子、芦根；尿道滴白者，加虎杖、冬瓜仁、土茯苓；胀痛不适者，加川楝子、香附、玫瑰花、八月札；疼痛明显者，加五灵脂、蒲黄；阴囊潮湿者，加虎杖、土茯苓、豨莶草。

7. 肾阳亏虚证

证候：小便频数，余沥不尽，尿末滴白，劳后白浊，畏寒肢冷，腰膝酸软，头晕耳鸣，精神萎靡，阳痿早泄或性欲低下。舌淡胖苔白，脉沉细或无力。若兼脾阳虚，则兼见下腹冷痛，五更泄泻，或下利清谷。

治法：补肾温阳。

代表方：济生肾气丸加减。常用熟附子、肉桂、山萸肉、熟地黄、山药、泽泻、茯苓、丹皮、杜仲、车前子、巴戟天、牛膝等。兼脾阳虚，则合四神丸或附子理中丸加减。常用补骨脂、吴茱萸、肉豆蔻、五味子、熟附子、党参、炒白术、干姜。

加减：若阳虚不著者，可去附子、肉桂，加巴戟天、杜仲、菟丝子；尿末滴白，劳后白浊者，可加覆盆子、莲子、沙苑子、萆薢；阳痿早泄或性欲低下者，可加淫羊藿、韭菜子、覆盆子。

8. 肾阴亏虚证

证候：尿频尿急，尿黄尿热，尿末滴白，余沥不尽，五心烦热，失眠多梦，头晕耳鸣，腰膝酸软，午后潮热，颧红盗汗，遗精早泄，性欲亢进或阳强，大便干结。舌红少苔，脉沉细或弦细数。

治法：滋阴清热。

代表方：知柏地黄汤加减。常用熟地黄、山茱萸、山药、茯苓、泽泻、丹皮、知母、黄柏、土茯苓、莲子、虎杖、玄参、菟丝子等。

变证：若君火欲动者，治宜清心安神，滋阴清热，用黄连清心饮加减，常用黄连、莲子、生地黄、酸枣仁、远志、当归、茯神、太子参、玄参、磁石等。若水不济火、心肾不交者，治宜滋肾阴，清心火，用黄连清心饮合六味地黄丸加减，常用黄连、莲子、生地黄、酸枣仁、远志、山茱萸、山药、茯苓、丹皮、泽泻、太子参、玄参、磁石等。

加减：小便频急、尿痛灼热明显者，加生地黄、木通、芦根；滴白多者，加萆薢、五味子；小腹胀痛加金铃子、延胡索；遗精早泄者，加金樱子、芡实；便秘、口渴者，加天花粉、玄参、桑椹子；性欲亢进或阳强者，加龙骨、牡蛎、白芍；尿血或血精者，加女贞子、旱莲草、白茅根。

9. 肾虚湿热证

证候：小便频急，尿痛灼热，尿末滴白，余沥不尽，腰膝酸软，头晕耳鸣。偏肾阴虚者，伴见五心烦热，失眠多梦，午后潮热，颧红盗汗，遗精早泄，性欲亢进或阳强，大便干结；舌红少苔或苔薄黄腻，脉沉细或弦细数。偏肾阳虚者，伴见小便频数，尿痛灼热不著，劳后白浊，畏寒肢冷，精神萎靡，阳痿早泄或性欲低下；舌淡胖或淡红，苔白或薄黄腻，脉沉细或无力。

治法：偏肾阴虚者，治宜滋养肾阴，清利湿热；偏肾阳虚者，治宜补肾温阳，清利湿热。

代表方：湿热明显者，滋养肾阴不可过于滋腻，如熟地黄、龟甲、鳖甲、天冬、黄精、桑椹子等，宜选石斛、女贞子、旱莲草、枸杞等，亦可用芦根、白茅根清热生津利尿。具体方药参考肾阴不足证。湿热偏盛者，补肾温阳不可过于燥热，如附子、肉桂、淫羊藿、仙茅、补骨脂等，而宜用温润平和之品，如菟丝子、杜仲、沙苑子等。具体方药参考肾阳不足证。

10. 中气不足证

证候：尿意不尽，尿后余沥，尿末滴白，劳累加重，会阴隐痛或下坠感，小溲清长或频数，神疲乏力，面色少华，纳食不振，自汗恶风。舌淡胖苔薄白，脉细。多见于病程较长、素体脾虚的患者。

治法：补益中气。

代表方：补中益气汤加减。常用炙黄芪、党参、当归、茯苓、芡实、柴胡、白术、陈皮、炙升麻、炙甘草、乌药、菟丝子、萆薢。

加减：便溏者，去当归，加砂仁、苍术；腹痛欲泻者，加炒白芍、防风；五更泄者，加补骨脂、肉豆蔻；纳差者，去炙甘草，加石菖蒲、炒谷麦芽；排尿不畅加薏苡仁、赤小豆；失眠者，加炒酸枣仁、五味子。

11. 寒凝肝脉证

证候：少腹、会阴冷痛，睾丸冷感或缩阴，尿后滴白，形寒怯冷，或见阳痿，多见腰酸膝软，头昏乏力，大便稀溏。舌质淡，苔薄白，脉细弱或沉。

治法：暖肝散寒，行气活血。

代表方：暖肝煎加减。常用乌药、沉香、当归、小茴香、肉桂、枸杞、茯苓、吴茱萸、泽兰、淫羊藿、川芎、杜仲、狗脊、王不留行、蛇床子、生姜。

【其他疗法】

（一）中成药

1. 尿清舒颗粒

具有清热利湿、泄浊排毒之功，用于湿热蕴结所致之慢性前列腺炎。每次 10~20g，一日 3 次。

2. 银花泌炎灵片

具有清热解毒、利湿通淋的作用，用于湿热下注所致之慢性前列腺炎。每次 4 片，每天 4 次。

3. 大黄䗪虫丸

具有活血祛瘀止痛的作用，用于气滞血瘀所致之慢性前列腺炎。每次 3~6g，每天 2~3 次。

4. 逍遥丸

具有疏肝健脾的作用，用于肝郁脾虚所致之慢性前列腺炎。每次 6~9g，每天 3 次。

5. 金匮肾气丸

具有温补肾阳的作用，用于肾阳虚衰所致之慢性前列腺炎。每次 6g，每天 2~3 次。

6. 前列通瘀胶囊

具有活血化瘀、清热通淋的作用，用于湿热蕴结、瘀血阻滞所致之慢性前列腺炎。每次 1g，每天 3 次。

7. 知柏地黄丸

具有滋阴降火的作用，用于阴虚火旺所致之慢性前列腺炎。每次 6g，每天 2~3 次。

8. 补中益气丸

具有补中益气、升阳举陷的作用，用于脾虚气陷所致之慢性前列腺炎、发热、泄泻等。每次 6g，每天 2~3 次。

（二）单方验方

1. 鱼腥草 30g，鲜车前草 30g。每日 1 剂，水煎，饭后温服，每日 3 次。

2. 赤芍 20g，赤小豆 30g。每日 1 剂，水煎，饭后温服，每日 3 次。

3. 玉米须 50g，鲜车前草 30g，生甘草 10g。加水 500mL 煎煮，取汁 400mL，去渣温服，每日 3 次。

4. 黄芪 30g，赤小豆 30g。每日 1 剂，水煎，饭后温服，每日 3 次。

5. 草菟汤（徐福松经验方）：草薢 15g，菟丝子 15g，山药 15g，茯苓 10g，泽泻 10g，牡蛎 20g，枸杞 10g，沙苑子 15g，续断 10g，石菖蒲 6g，车前子 15g（包煎），甘草 3g。适用于肾虚湿热型慢性前列腺炎。

6. 通前络汤（李曰庆经验方）：丹参 10g，炒王不留行 15g，白芍 12g，甘草 6g，延胡索 10g，川楝子 10g，青皮 6g，白芷 10g，益母草 15g，生黄芪 20g。疼痛明显者，加乳香 6g，没药 6g；情绪郁闷者，加郁金、柴胡、玫瑰花；阳痿者，加土鳖虫、九香虫；排尿困难者，加车前子、黄柏。适用于气滞血瘀型慢性前列腺炎。

（三）外治疗法

1. 穿刺疗法

对于急性细菌性前列腺炎患者，若发生急性尿潴留，可行耻骨上膀胱穿刺抽取尿液或行膀胱耻骨上造瘘。前列腺脓肿形成者，可经会阴穿刺抽取脓液，并注入敏感抗生素，必要时可经会阴切开引流。

2. 敷贴疗法

可选金黄膏或玉露膏、青敷膏外敷会阴部，每日换药一次。适用于急性前列腺炎脓肿形成未溃者。

丁桂散贴脐（李曰庆经验方）：丁香 3g，肉桂 10g，用食醋调和成团，敷于肚脐 2 小时，每日使用一次，28 天为一个疗程。适用于气滞血瘀型慢性前列腺炎。

3. 保留灌肠

（1）金黄散 15~30g，山芋粉或藕粉适量，加水调成稀糊状；或三黄散（黄连、黄芩、黄柏各 20g，研末）15~30g，以蒲公英浓煎液调成稀糊状，作保留灌肠，每日 1 次。适用于急性细菌性前列腺炎早期。

（2）用乳香 30g，没药 30g，当归尾 30g，浓煎至 200mL；或金银花 30g，大黄 30g，重楼 25g，三棱 25g，桃仁 25g，红花 20g，浓煎至 200mL；或大黄 20g，红花 20g，川椒 20g，牡丹皮 30g，王不留行 30g，白头翁 30g，野菊花 30g，黄柏 40g，浓煎至 500mL。每次取 100~200mL，待温作保留灌肠，每日 1 次。适用于湿热瘀阻型慢性前列腺炎。

（3）黄柏 30g，半边莲 30g，红藤 30g，王不留行 30g，土茯苓 30g，虎杖 30g，乳香 20g。加水 150mL 煎取 100mL，40℃左右作保留灌肠，每日 1 次。适用于湿热夹瘀型慢性前列腺炎。

4. 塞肛疗法

野菊花栓，每次 1 粒，塞入肛内 3~4cm，每日 1~2 次，一个月为一疗程，适用于热壅型前列腺炎。或前列安栓，每次 1 粒，塞入肛内 3~4cm，每日 1 次，一个月为一疗程，适用于湿热瘀阻型慢性前列腺炎。

5. 熏洗坐浴

可用热水，亦可用内服中药的第三煎，冬天先熏后洗，待温坐浴，夏天直接待温坐浴，每日 1 次，每次 15 分钟。但未婚、未育者应慎用。

李曰庆经验方：乳香 10g，没药 10g，益母草 30g，苦参 10g，大黄 6g，冰片 6g。适用于气滞血瘀型慢性前列腺炎。

6. 前列腺按摩

可促进前列腺液排出、引流以达到通络排浊的作用，从而改善症状，提高疗效，对于慢性前列腺炎患者可定期施行。前列腺按摩宜每周 1 次，按摩时宜用力均匀，不可过重，否则会损伤前列腺。

7. 足部反射区按摩

取肾、输尿管、膀胱、前列腺、睾丸反射区，依次施以揉、按、点、推法，先轻后重，耐受为度，手法宜轻柔。每种手法 3 分钟，先左后右，每侧 15 分钟，共 30 分钟。隔日 1 次，连续 15 次为一个疗程。适用于慢性非细菌性前列腺炎。

（四）针灸疗法

1. 体针

常用穴位：中极、关元、会阴、太溪。

加减：湿热下注加天枢、秩边、三阴交、水道、膀胱俞；气滞血瘀加秩边、太冲。

操作：针刺，平补平泻，每日 1 次。

2. 耳针

常用穴位：前列腺、皮质下、内分泌。

操作：中等刺激，留针 20 分钟，每日 1 次。或用王不留行子贴耳穴。

3. 穴位注射

患者取仰卧位，露出会阴部，常规消毒后，用复方丹参注射液 2mL 与 2% 盐酸利多卡因 2mL 混合，抽取后，将针刺入会阴穴，深度约 1.5cm，待患者感酸麻胀、回抽无血时，缓慢注入药液。每周 3 次，2 周为一个疗程。

（五）药膳疗法

1. 鲜藕 120g，鲜白茅根 120g。鲜藕切片，鲜白茅根切碎，用水煮汁，代茶饮，不拘时候，频频饮之。适用于湿热下注之急性细菌性前列腺炎。

2. 败酱草 60g，鱼腥草 60g，猪小肠（洗净）100g。加入适量清水，煮熟，每日 1 剂，饮汤食小肠。适用于湿热下注型前列腺炎。

3. 赤小豆 30g，绿豆 30g，猪小肠（洗净）100g。加入适量清水，煮熟，每日 1

剂，分次食用。适用于湿热下注型前列腺炎。

4. 猪肚 1 副，四神汤（莲子 30g，芡实 30g，茯苓 20g，山药 30g）。猪肚用适量地瓜粉揉洗二遍，和四神，加入适量清水和生姜，武火煮沸，改文火煮 1 小时。煮烂后加入适量食盐，饮汤食用。适用于脾气虚弱型慢性前列腺炎。

5. 猪脊髓（连脊骨）500g，四神汤（莲子 30g，芡实 30g，茯苓 20g，山药 30g）。一同放入锅内，加入适量清水，煲至熟透，加入适量食盐，饮汤食用。适用于肾气不足型慢性前列腺炎。

【预防调护】

（一）急性细菌性前列腺炎

1. 严禁前列腺按摩和尿道内器械检查。
2. 禁止骑马、骑车等骑跨运动，注意卧床休息，避免久坐。
3. 适当多饮水，清淡半流质饮食，保持大便通畅。
4. 忌食辣椒、葱、蒜、芫荽等辛辣刺激性食物以及酒、羊肉、狗肉、虾、韭菜、南瓜、芋头等辛热发物，以免加重病情或影响疗效。
5. 避免性刺激，忌房事。
6. 积极控制感染，防止感染扩散。

（二）慢性前列腺炎

1. 不宜长时间骑马、骑车，避免久坐、憋尿。
2. 适当加强体育锻炼，如太极拳、易筋经、慢跑、游泳等，增强体质，提高机体的免疫力，正所谓"正气存内，邪不可干"。
3. 适当多饮水，根据气温高低、出汗多少等情况调节饮水量。
4. 忌食辛辣等刺激性食物及酒、羊肉、狗肉、虾、韭菜等辛热发物。
5. 戒除手淫，减少不良性刺激，性生活时切忌忍精不射或性交中断或射精后反复多次性交。
6. 预防感冒，积极治疗扁桃体炎、肛肠疾病等身体其他部位的感染病灶。
7. 保持心情舒畅，正确对待疾病，要有战胜疾病的信心和打持久战的准备，在战略上要轻视它，在战术上要重视它。对伴有焦虑、忧郁的患者，应进行心理疏导。

第二节　前列腺增生症

前列腺增生症即良性前列腺增生（benign prostatic hyperplasia，BPH），是指组织学上前列腺间质、腺体成分的增生和解剖学上前列腺的增大（benign prostatic enlarge-ment，BPE），以尿动力学上的膀胱出口梗阻（bladder outlet obstruction，BOO）和下尿路症状（lower urinary tract symptoms，LUTS）等排尿障碍为特征，属中医学"癃闭"的范畴。其中，将小便不利，短少点滴，病势较缓者称之为"癃"，而将小便困难，闭塞不通，病势较急者称之为"闭"。

本病是中老年男性常见的良性疾病，其形成机制尚不清楚，具备年龄较大和睾丸功能存在的两个条件，其发生率随年龄的增长而增加，通常发生在 50 岁以后，到 60 岁时发病率超过 50%，80 岁时高达 83%。近年来，由于人们生活水平的不断提高，饮食结构的改变以及平均寿命的延长，我国的发病率也逐渐上升，过去多发生在 50 岁以后，近些年来发病年龄有所提前。另外，前列腺慢性炎症、代谢综合征与 BPH 临床进展密切相关。储尿期症状包括尿频、尿急、尿失禁以及夜尿增多等；排尿期症状包括排尿踌躇、排尿困难以及间断排尿等；排尿后症状包括排尿不尽，尿后滴沥等。此外，本病还可出现排尿困难、尿线变细、急性尿潴留、急迫性或充盈性尿失禁、血尿等症状。大部分老年男性至少存在一种 LUTS 症状，是影响和降低患者生活质量的最常见原因。随着年龄的增长，排尿困难等症状也随之增加，轻者可无症状或症状轻微，重者可出现小便闭塞不通。久坐、憋尿、受寒、便秘、情志不畅或饮酒、嗜食辛辣等刺激性食物等可能会诱发或加重。

前列腺属于精室的一部分，精室为奇恒之腑，有藏有泄。前列腺增生症为西医病名，属中医学"癃闭"的范畴，精室病变所致之"癃闭"又称为"精癃"。

【源流】

关于癃闭的记载，最早见于《黄帝内经》，《灵枢·经脉》曰："肝所生病者……遗溺闭癃。"《灵枢·本输》曰："三焦者……实则闭癃，虚则遗溺。"《素问·宣明五气》曰："膀胱不利为癃。"《类证治裁·闭癃遗溺》："闭者，小便不通；癃者，小便不利……闭为暴病，癃为久病。闭则点滴难通……癃为滴沥不爽。"《素问·灵兰秘典论》曰："膀胱者，州都之官，津液藏焉，气化则能出矣。"又曰："三焦者，决渎之官，水道出焉。"《素问·经脉别论》曰："饮入于胃，游溢精气，上输于脾，脾气散精，上归于肺，通调水道，下输膀胱。"《素问·玉机真藏论》又曰："脾病不及，则令人九窍不通。"《素问·逆调论》云："肾者水脏，主津液。"《黄帝内经》对水液代谢的生理及癃闭的病因病机特点进行了描述。

关于癃闭发生的原因，《灵枢·经脉》曰："肝足厥阴之脉……是肝所生病者……遗溺闭癃。"《灵枢·口问》曰："中气不足，溲便为之变。"《素问·宣明五气》曰："膀胱不利为癃。"《灵枢·本输》："三焦者……实则闭癃，虚则遗溺。"《景岳全书·癃闭》云："或以败精，或以槁血，阻塞水道而不通也。"《诸病源候论·小便诸病》曰："小便不通，由膀胱与肾俱有热故也。"《辨证录·小便不通门》曰："人有小便闭结，点滴不通……人以为膀胱之水闭也，谁知是命门之火衰乎……命门火衰，而膀胱之水闭矣。"

关于癃闭的病理特点，《诸病源候论·小便诸病·小便不通候》曰："小便不通，由膀胱与肾俱有热故也……热入于胞，热气大盛，故结涩，令小便不通，小腹胀满气急。甚者，水气上逆，令心急腹满，乃至于死。诊其脉，紧而滑直者，不得小便也。"《类证治裁·闭癃遗溺》曰："闭者，小便不通；癃者，小便不利……闭为暴病，癃为久病。闭则点滴难通……癃为滴沥不爽。"

关于癃闭的治疗方法，《灵枢·本输》曰："三焦者……实则闭癃，虚则遗溺，遗溺则补之，闭癃则泻之。"《辨证录·小便不通门》曰："人有小便闭结，点滴不通……命门火衰，而膀胱之水闭矣……治法必须助命门之火……必须于水中补火，则火生于水之中，水即通于火之内耳。方用八味地黄汤。"《谢映庐医案·癃闭门》曰："小便之通与不通，全在气之化与不化。然而气化二字难言之矣，有因湿热郁闭而气不化者，用五苓、八正、禹功、舟车之剂，清热导湿而化之；有因上窍吸而下窍之气不化者，用搐鼻法、探吐法，是求北风开南牖之义，通其上窍而化之；有因阴无阳而阴不生者，用八味丸、肾气汤，引入肾命，熏蒸而化之；有因无阴而阳无以化者，用六味丸、滋肾丸，壮水制阳光而化之；有因中气下陷而气虚不化，补中益气，升举而化之；有因冷结关元而气凝不化，真武汤、苓姜术桂之类，开冰解冻，通阳泄浊而化之；有因脾虚而九窍不和者，理中汤、七味白术散之类，扶土利水而化之。古法森立，难以枚举，总之，治病必求其本。"

【病因病机】

（一）病因

1. 肺热壅盛

肺为水之上源，肺热壅盛，肺失肃降，不能通调水道，下输膀胱，而致癃闭。如李用粹在《证治汇补·癃闭》篇中说："有肺中伏热，不能生水，而气化不施者……有久病多汗，津液枯耗者。"正所谓"上窍不通则下窍不利"。

2. 膀胱湿热

过食醇酒辛辣厚味之品，酿湿生热，或湿热素盛，蕴结膀胱，膀胱气化不利，精室瘀阻，水道不通，而成癃闭。《诸病源候论·便不通候》有曰："小便不通，由膀胱与肾俱热故也……热入于胞，热气大盛，故结涩，令小便不通。"

3. 肝郁气滞

七情内伤，导致肝气郁结，疏泄不及，气机郁滞，三焦气化不利，水道通调受阻，而成癃闭。故《灵枢·经脉》曰："肝所生病者……遗溺闭癃。"如李用粹在《证治汇补·癃闭》篇中说："有肝经忿怒，气闭不通者。"

4. 精室瘀阻

痰浊、败精瘀血内停，瘀阻精室，膀胱气化不利，水道不通，而成癃闭。《景岳全书》云："或以败精，或以槁血，阻塞水道而不通也。"

5. 中气不足

饮食失节，劳倦伤脾，或久病体虚，脾胃虚弱，中气不足，清阳不升，浊阴不降，膀胱气化不利，而致癃闭。《素问》曰："脾病不及，则令人九窍不通。"李用粹在《证治汇补·癃闭》篇中说："有脾虚气弱，通调失宜者。"

6. 肾阳虚衰

年老体弱，天癸将竭，久病体虚，肾阳虚弱，命门火衰，气不化水，是以"无阳则阴无以化"，膀胱气化无权，又阳虚无力推动血行，瘀血内阻，而致癃闭。《辨证奇闻》曰："命门火衰而膀胱之水闭矣。"

7. 肾阴亏虚

年老体弱，房劳过度，久病体虚，以致肾阴亏损，"无阴则阳无以化"，又阴虚脉涩，瘀血内阻，而致癃闭。此即仲景所谓"阴虚则小便难"是也。

（二）病机

肾主水液而司二便，与膀胱相表里，人体水液的输布与排泄，有赖于三焦的气化，而三焦气化又有赖于肺的宣发肃降、脾的升清降浊、肾的气化，尤其是肾的气化，另外，还依赖于肝的疏泄。正如《素问·灵兰秘典论》曰："膀胱者，州都之官，津液藏焉，气化则能出矣。"又曰："三焦者，决渎之官，水道出焉。"《素问·经脉别论》曰："饮入于胃，游溢精气，上输于脾，脾气散精，上归于肺，通调水道，下输膀胱。"《素问·逆调论》称"肾者水脏，主津液"。前列腺增生症的病因病机可概括为两个方面：一是湿热之邪，下注膀胱，气化不利；或热壅于肺，不能通调水道，膀胱气化不利；或情志不畅，肝气郁滞，疏泄不利；或败精瘀血，阻滞精室尿道，三焦气化不利，而致"癃闭"，与肺、肝、膀胱、精室密切相关，多属实证。二是由于年老肾虚，气化失司，开阖不利；或饮食失节（洁），劳倦伤脾，脾气虚弱，不能升清降浊，三焦气化失司，而致"癃闭"，主要涉及脾、肾，多属虚证，或本虚标实。

【临证思路】

（一）病机辨识

1. 实证

肺热壅盛，肺失肃降，不能通调水道，下输膀胱，故见小便涓滴不通或点滴不爽；肺失肃降，气机不畅，故见少腹胀满或痛；肺热壅盛，肺失肃降，故见呼吸短促或伴咳嗽；咽干，口渴欲饮，舌红苔薄黄，脉数，为肺热壅盛之象。

湿热蕴结，精室瘀阻，故见小便量少不畅，滴沥而下，甚或点滴不通；湿热蕴结，膀胱气化不利，故小便短赤，灼热涩痛，尿频尿急；湿热蕴结膀胱，气机不畅，则少腹胀满或痛；湿热蕴结下焦，腑气不通，大肠传导失司，则大便秘结或溏黏不爽；膀胱主表，湿热蕴结，邪正相争，故见寒热；口苦口黏或口干不欲饮，舌红苔黄腻，脉滑数，乃为湿热之象。

气机郁滞，肝失疏泄，三焦气化不利，水液排出受阻，故小便不通或通而不畅；肝气郁滞，故胁腹胀痛，情绪抑郁；肝旺则心烦易怒；舌红苔薄或薄黄，脉弦，为肝郁化火之象。

痰浊、败精瘀血内停，瘀阻精室，膀胱气化不利，水道不通，故见小便点滴而下，或尿细如线，甚或阻塞不通；瘀阻精室，膀胱气化不利，气机不畅，故小腹胀满疼痛；舌质紫暗或有瘀斑、瘀点，脉涩，为瘀血内阻之象。

2. 虚证

脾胃虚弱，中气不足，升降失常，清阳不升，膀胱气化不利，故见时欲小便而不得出，或量少而不畅，尿后余沥；脾气虚弱，中气下陷，故有小腹坠胀，肛门坠胀或气坠肛脱，便意频仍；脾气虚弱，运化失健，故见神疲倦怠，气短懒言，纳呆腹胀；舌质淡，苔薄白，脉细弱，乃脾气虚弱之象。

肾阳不足，命门火衰，气不化水，膀胱气化无权，瘀血内阻，故见小便不通或点滴不爽，或小便频数，夜尿频仍；肾阳不足，故见排尿无力，余沥不尽；肾阳不足，命门火衰，失其温煦，故见神怯气弱，畏寒肢冷；腰为肾之府，肾阳不足，失其温养，故见腰膝酸软或冷痛；舌淡苔白，脉沉细弱，乃为肾阳虚衰之象。

肾阴亏损，无阴则阳无以化，膀胱气化不利，瘀血内阻，故见小便点滴而下，或时欲小便而不得，尿细如线；肾阴亏损，阴虚火旺，故尿少黄赤，或尿道灼热，夜尿频数；肾阴亏损，腰府髓海失养，故见腰膝酸软，头晕耳鸣；口燥咽干，潮热盗汗，手足心热，舌红苔少，脉细数，乃为阴虚火旺之象。

（二）症状识辨

1. 排尿不尽

排尿不尽又称尿后余沥、小便余沥，是指排尿后仍有尿意，或点滴不尽的症状。

尿后余沥，伴见时欲小便而不得出，或量少而不畅，小腹坠胀，神疲倦怠，气短懒言，肛门坠胀或气坠肛脱，便意频仍，纳呆腹胀，舌质淡，苔薄白，脉细弱，乃中气不足；余沥不尽，伴见小便不通或点滴不爽，或小便频数，夜尿频仍，排尿无力，小腹坠胀或隐痛，神怯气弱，畏寒肢冷，腰膝酸软或冷痛，舌淡或紫暗或瘀斑，苔白，脉沉细而尺弱，乃肾阳不足。

尿后余沥不净，伴见小便量少不畅，甚或点滴不通，小便短赤，灼热涩痛，尿频尿急，小腹胀满或痛，口苦口黏或口干不欲饮，大便秘结或溏黏不爽，舌红苔黄腻，脉象滑数，乃湿热蕴结。

2. 排尿困难

排尿困难是指排尿费力，乃排尿时间延长，排尿时需腹部用力协助排尿，严重时要以手按压腹部帮助排尿，尿线细小或点滴而出。

排尿困难，伴见小便频数，夜尿频仍，余沥不尽，小腹坠胀或隐痛，神怯气弱，畏寒肢冷，腰膝酸软或冷痛，舌淡或紫暗或瘀斑，苔白，脉沉细而尺弱，乃肾阳不足；排尿困难，伴见尿后余沥，小腹坠胀，神疲倦怠，气短懒言，肛门坠胀或气坠肛脱，便意频仍，纳呆腹胀，舌质淡，苔薄白，脉细弱，乃中气不足。

排尿困难，伴见小便短赤，灼热涩痛，尿频尿急，小腹胀满或痛，口苦口黏或口干不欲饮，大便秘结或溏黏不爽，舌红苔黄腻，脉象滑数，乃湿热蕴结；排尿困难，伴见尿频尿急，胁腹胀痛，情绪抑郁，或心烦易怒，舌红苔薄或薄黄，脉弦，乃肝郁气滞；排尿困难，伴见小腹胀满疼痛，舌质紫暗或有瘀斑、瘀点，脉涩，乃瘀阻精室；排尿困难，伴见小腹胀满或痛，呼吸短促或伴咳嗽，咽干、口渴欲饮，舌红苔薄黄，脉数，乃肺热壅盛。

3. 小腹胀痛

小腹胀痛，伴见小便涓滴不通或点滴不爽，呼吸短促或伴咳嗽，咽干、口渴欲饮，舌红苔薄黄，脉数，乃肺热壅盛；小腹胀痛，伴见小便量少不畅，滴沥而下，甚或点滴不通，小便短赤，灼热涩痛，尿频尿急，口苦口黏或口干不欲饮，大便秘结或溏黏不爽，舌红苔黄腻，脉象滑数，乃湿热蕴结；小腹胀痛，伴见小便不通或通而不畅，或尿频尿急，两胁胀痛，情绪抑郁，或心烦易怒，舌红苔薄或薄黄，脉弦，乃肝郁气滞；小腹胀痛，以痛为主，伴见小便点滴而下，或尿细如线，甚或阻塞不通，舌质紫暗或有瘀斑、瘀点，脉涩，乃瘀阻精室。

小腹胀痛，以坠胀为主，伴见时欲小便而不得出，或量少而不畅，尿后余沥，神疲倦怠，肛门坠胀或气坠肛脱，便意频仍，纳呆腹胀，舌质淡，苔薄白，脉细弱，乃中气不足；小腹胀痛，伴见小便不通或点滴不爽，或小便频数，夜尿频仍，排尿无力，余沥不尽，畏寒肢冷，腰膝酸软或冷痛，舌淡或紫暗或瘀斑，苔白，脉沉细而尺弱，乃肾阳不足，气不化水。

4. 舌象

舌红苔薄黄，为肺热壅盛，其癃闭多见小便涓滴不通或点滴不爽，小腹胀满或痛；舌红苔黄腻，为膀胱湿热，其癃闭多见小便量少不畅，滴沥而下，甚或点滴不通；舌红苔薄或薄黄，为肝郁气滞，其癃闭多见小便不通或通而不畅，或尿频尿急；舌质紫暗或有瘀斑、瘀点，为精室瘀阻，其癃闭见小便点滴而下，或尿细如线，甚或阻塞不通；舌质淡，苔薄白，为脾胃虚弱，其癃闭见时欲小便而不得出，或量少而不畅，尿后余沥；舌淡或紫暗或瘀斑，苔白，为肾阳虚弱，其癃闭见小便不通或点滴不爽，或小便频数，夜尿频仍，排尿无力，余沥不尽；舌红苔少，为肾阴亏损，其癃闭见小便点滴而下，或时欲小便而不得，尿细如线，伴见尿少黄赤，或尿道灼热。

（三）治法与处方原则

癃闭多见于老年人。急性癃闭多责之于膀胱，以实证为多；慢性癃闭多责之于肾，以虚证或虚实夹杂为主。根据"腑以通为用"的原则，着重于通，然通之之法，又有虚实之别。实证多见膀胱湿热、肺热壅盛、肝郁气滞、精室瘀阻，可分别采取治宜清利湿热、清泄肺热、疏肝理气、化瘀散结之法而通调水道，若肾虚不显，则不宜过早补肾，以免邪热难祛，待热清邪祛，方可酌情补肾；虚证多见中气不足、肾阳虚衰、肾阴亏损，治疗又当补中益气、温阳补肾、滋阴补肾为主而化气行水，小便得通；虚实夹杂者，又当攻补兼施、标本兼治，正所谓"膀胱者，州都之官，津液藏焉，气化则能出矣"。对于通利小便之品，不可滥用，当辨证施治。

（四）用药式

1. 实证

肺热壅盛，肺失肃降，水道不能通调致本病者，治宜清泄肺热、通利水道。清泄肺热，常用黄芩、桑白皮、麦冬、芦根、栀子、枇杷叶、冬瓜仁等；通利水道，常用木通、车前子、萆薢、石韦、茯苓等。

湿热蕴结，膀胱气化不利，精室瘀阻，水道不通致本病者，治宜清热利湿、通利小便。清热利湿，用滑石、泽泻、栀子、虎杖等；通利小便，用萹蓄、瞿麦、车前子、木通、王不留行等。

肝郁气滞，三焦气化不利致本病者，治宜疏肝理气、通利小便。疏肝理气，用沉香、白蒺藜、川楝子、郁金、香附、乌药、八月札等；通利小便，用石韦、冬葵子、王不留行、滑石、萹蓄、瞿麦等。

瘀阻精室，膀胱气化不利致本病者，治宜行瘀散结、通利水道。行瘀散结，用桃仁、红花、穿山甲、大黄、当归尾、芒硝、虎杖、土鳖虫、莪术等；通利水道，用车前子、瞿麦、王不留行、牛膝、益母草、萹蓄、冬葵子等。

2. 虚证

中气不足，气化不利，时欲小便而不得出，或量少而不畅，治宜升清降浊、化气行水。升清降浊，补气升阳，用党参、黄芪、茯苓、白术、升麻、柴胡等；化气行水，用茯苓、白术、猪苓、泽泻、桂枝等。

肾阳不足，瘀血内阻，膀胱气化无权致本病者，治宜温阳补肾、化气行水。温阳补肾，用制附子、肉桂、仙茅、淫羊藿、杜仲、巴戟天等；化气行水，用茯苓、丹皮、泽泻、车前子、王不留行、牛膝等。

肾阴亏损，瘀血内阻，膀胱气化不利致本病者，治宜滋阴清热、化气行水。滋阴清热，用知母、黄柏、生地黄、丹皮、阿胶、旱莲草等；化气行水，用茯苓、泽泻、猪苓、益母草、肉桂、王不留行等。

【辨证论治】

1. 肺热壅盛证

证候：小便涓滴不通或点滴不爽，小腹胀满或痛，呼吸短促或伴咳嗽，咽干，口渴欲饮，舌红苔薄黄，脉数。

治法：清泄肺热，通利水道。

代表方：清肺饮加减。常用药物有黄芩、桑白皮、栀子、麦冬、木通、车前子、石韦、杏仁等。需注意的是，麻黄有增加膀胱括约肌和三角肌张力的作用，可能导致急性尿潴留，应慎用。

加减：大便不通者，加大黄、全瓜蒌、葶苈子；鼻塞、头痛、脉浮等表证者，加薄荷、桔梗；肺阴不足、舌红少津者，加天花粉、芦根、知母、白茅根。

2. 膀胱湿热证

证候：小便量少不畅，滴沥而下，甚或点滴不通，小便短赤，灼热涩痛，尿频尿急，小腹胀满或痛，口苦口黏或口干不欲饮，大便秘结或溏黏不爽，或有寒热，舌红苔黄腻，脉象滑数。

治法：清热利湿，通利小便。

代表方：八正散加减。常用萹蓄、瞿麦、车前子、滑石、木通、大黄、栀子、甘草。

加减：若心火旺而心烦、口舌生疮者，加灯心草、导赤散；若小腹胀满或痛，加川楝子、枳实；若见身热，可加金银花、白花蛇舌草、蒲公英、芦根；若大便秘结或溏黏不爽，加大黄、虎杖；若有血尿者，可加白茅根、小蓟、地锦草、生地黄；若小便浑浊者，可加土茯苓、萆薢、芦根。

3. 肝郁气滞证

证候：小便不通或通而不畅，或尿频尿急，胁腹胀痛，情绪抑郁，或心烦易怒，舌红苔薄或薄黄，脉弦。

治法：疏肝理气，通利小便。

代表方：沉香散加减。常用药物有沉香、橘皮、石韦、冬葵子、王不留行、滑石、白芍、当归等。

加减：肝郁甚者，加川楝子、郁金、白蒺藜、绿萼梅；肝郁化火者，加栀子、牡丹皮、龙胆草、夏枯草；肝阳上亢者，加龙骨、牡蛎、石决明。

4. 精室瘀阻证

证候：小便点滴而下，或尿细如线，甚或阻塞不通，小腹胀满疼痛，舌质紫暗或有瘀斑、瘀点，脉涩。

治法：行瘀散结，通利水道。

代表方：代抵挡丸加减。常用药物有桃仁、红花、穿山甲、大黄、当归尾、肉桂、芒硝、生地黄、牛膝。

加减：若有尿路结石，加金钱草、海金沙、石韦、冬葵子；若尿血者，加蒲黄、地锦草、三七粉、茜草；病久气血两虚者，加黄芪、党参、当归、熟地黄；瘀血重者加土鳖虫、地龙。

5. 中气不足证

证候：时欲小便而不得出，或量少而不畅，尿后余沥，小腹坠胀，神疲倦怠，气短懒言，肛门坠胀或气坠肛脱，便意频仍，纳呆腹胀，舌质淡，苔薄白，脉细弱。

治法：升清降浊，化气行水。

代表方：补中益气汤合春泽汤加减。常用药物有党参、黄芪、茯苓、白术、升麻、柴胡、当归、猪苓、泽泻、桂枝等。

加减：若见腹胀、纳呆、便溏、嗳气者，加半夏、陈皮、乌药、木香、砂仁；小便涩痛者，去桂枝，加车前子、王不留行、蒲黄、琥珀粉。

6. 肾阳虚衰证

证候：小便不通或点滴不爽，或小便频数，夜尿频仍，排尿无力，余沥不尽，小腹坠胀或隐痛，神怯气弱，畏寒肢冷，腰膝酸软或冷痛，舌淡或紫暗或瘀斑，苔白，脉沉细而尺弱。

治法：温阳补肾，化气行水。

代表方：济生肾气丸加减。常用药物有制附子、肉桂、熟地黄、怀山药、山茱萸、茯苓、丹皮、泽泻、车前子、牛膝、益智仁、王不留行等。

加减：若畏寒肢冷、腰膝冷痛甚者，加仙茅、淫羊藿；若小腹坠胀或隐痛，加乌药、沉香；若尿频甚者，加桑螵蛸、覆盆子；若腰膝酸软，加杜仲、桑寄生；若神怯气弱、少气懒言者，加党参、黄芪。

7. 肾阴亏虚证

证候：小便点滴而下，或时欲小便而不得，尿细如线，尿少黄赤，或尿道灼热，夜尿频数，伴腰膝酸软，头晕耳鸣，口燥咽干，潮热盗汗，手足心热，舌红苔少，脉细数。

治法：滋阴清热，化气行水。

代表方：滋肾通关丸合知柏地黄丸加减。常用药物有知母、黄柏、生地黄、怀山药、山茱萸、茯苓、丹皮、泽泻、肉桂、王不留行等。

加减：若骨蒸潮热、头晕耳鸣者，加龟甲、鳖甲、女贞子、旱莲草、地骨皮；口干口渴者加天冬、玄参、天花粉；大便秘结者加大黄、玄参、虎杖；小便热痛者加芦根、白茅根、猪苓、白薇。

【其他疗法】

（一）中成药

1. 滋肾通关丸

每次8粒，每日3次，口服。适用于膀胱湿热型良性前列腺增生症。

2. 鳖甲煎丸

每次6~9g，每日2次。适用于气滞血瘀型良性前列腺增生症。

3. 桂枝茯苓胶囊

每服 1.5g，每日 2 次，装空心胶囊后用温开水送下。适用于尿路瘀阻型良性前列腺增生症。

4. 前列通瘀胶囊

每次 5 粒，每日 3 次。适用于湿热瘀阻型良性前列腺增生症。

5. 补中益气丸

每次 6 丸，每日 3 次，连服 6 周为一疗程。适用于中气不足型良性前列腺增生症。

6. 济生肾气丸或金匮肾气丸

济生肾气丸，每次 6g，每日 2 次；金匮肾气丸，每次 6 丸，每日 3 次。适用于肾阳虚衰型良性前列腺增生症。

7. 前列癃闭通颗粒

每次 5g，每日 3 次。适用于肾虚血瘀型良性前列腺增生症。

8. 六味地黄丸或知柏地黄丸

六味地黄丸，每次 6g，每日 3 次；或知柏地黄丸，每次 8 粒，每日 3 次，口服。适用于肾阴亏虚型良性前列腺增生症。

（二）单方验方

1. 南瓜子甘寒无毒，能清热消炎利尿。每日吃一把即可减状减轻。适用于膀胱湿热型良性前列腺增生症。

2. 荷叶 60g 研细末，每服 9g，开水调服。适用于湿热下注者。

3. 贝母合剂（徐福松经验方）：贝母、苦参、党参各 25g，水煎，连服 3~5 剂。适用于肺热壅盛型良性前列腺增生症。

4. 公英葫芦茶（黄耀燊经验方）：蒲公英 18g，葫芦茶 30g，冬葵子 10g，车前子 10g（包），瞿麦 10g，石韦 10g，藿香 10g，王不留行 18g，三棱 10g，莪术 10g，滑石 20g，木通 5g，怀牛膝 10g。适用于膀胱湿热型良性前列腺增生症。

5. 老人癃闭汤（鹿品三经验方）：党参 15g，炙黄芪 15g，茯苓 10g，莲子 15g，白果 10g，车前子 10g，王不留行 12g，吴茱萸 3g，肉桂 3g（后入），甘草 5g。适用于脾气虚弱型良性前列腺增生症。

6. 二海地黄汤（徐福松经验方）：生熟地黄各 12g，山茱萸 15g，茯苓 10g，怀牛膝 10g，泽泻 10g，海藻 10g，昆布 10g，丹皮 10g，丹参 10g，荔枝草 15g，车前草 15g，续断 10g，碧玉散 20g（包）。适用于肾阴不足型良性前列腺增生症。

7. 补肾活血方（李曰庆经验方）：生黄芪 40g，肉苁蓉 12g，肉桂 6g，牛膝 10g，菟丝子 12g，穿山甲 6g，王不留行 15g，水蛭 6g，泽泻 10g，浙贝母 10g。适用于肾虚血瘀型良性前列腺增生症。常加夏枯草、鸡内金、昆布、海藻、橘核、生牡蛎等佐以化痰软坚散结。

8. 倒换散（《普济方》）：荆芥、大黄各研为末，每服一二钱，温水调下。根据大小便不通情况，临时加减。适用于素有湿浊瘀滞下焦，复感外邪所致之癃闭。

9. 棕榈根 100g 水煮，加红糖适量，3~8 天可获效。《本草纲目》记载："以棕榈根煮水酒内服治小便不通，屡试屡验。"

（三）外治疗法

1. 艾叶 60g，石菖蒲 30g，共同炒热，以布包之，暖熨脐部或小腹，冷后可再炒热用之。

2. 食盐 250g，吴茱萸 250g，共同炒热，以布包之，暖熨脐部或小腹，冷后可再炒热用之。

3. 独头蒜头 1 个，栀子 3 枚，盐少许，捣烂敷脐。

4. 椒辛散：白胡椒 15g，北细辛 10g，共研细末备用。每取椒辛散 3.0g 放脐中，外覆 4cm×4cm 麝香风湿膏。3 日一换，10 次为一疗程。

5. 中药灌肠：瓦楞子 15g，王不留行 15g，夏枯草 15g，当归 15g，炮山甲 6g，黄柏 10g，桃仁 10g，丹皮 10g，益母草 15g，肉桂 4g，荆芥 15g，大黄 10g。上药煎汁两次，滤渣，合而浓缩取汁 100~200mL，保温 35~37℃，保留灌肠 2 小时。每日 1 次，15 天为一疗程。

（四）针灸疗法

1. 体针

常用穴位：关元、中极、三焦俞、膀胱俞。

加减：肺热壅盛者，配肺俞、合谷、曲池；湿热者配三阴交、阳陵泉、膀胱俞；肝气郁结者，配肝俞、期门、行间；精室瘀阻者，配大溪、冲门、太白；气虚者配足三里、气海、脾俞；肾阳虚衰者，配肾俞、气海、三阴交；肾阴不足者，配肾俞、三阴交、阴陵泉。

操作：虚证用补法，或用灸；实证用泻法，不灸。

急性尿潴留者取关元、中极、三焦俞、阴陵泉、膀胱俞等穴，强刺激 2 分钟左右，以患者尚能忍受为度，留针 5 分钟后出。

2. 耳针

常用穴位：膀胱、前列腺、尿道、外生殖器等耳穴，或配肾、肝、肺、脾、三焦等耳穴。

操作：中刺激，留针 15 分钟，隔日 1 次，7 次为 1 个疗程，或王不留行压豆 5~7 天。

3. 穴位注射

用 20mL 注射器 12 号针头抽取 0.25% 普鲁卡因 15mL、654-2 注射液 10mg 待用。

嘱患者取仰卧位，露出会阴部，常规消毒后，将针刺入会阴穴，深度约1.5cm，待患者有酸麻胀感、回抽无血时，即开始缓慢注入药液，一般注入10~15mL。每日治疗1次，7次为1个疗程。

（五）药膳疗法

1. 银耳3g，大米50~100g，冰糖（或白糖）适量。择净，洗好银耳，大米淘净，同入锅内煮粥，粥将熟时，加入冰糖（或白糖）。徐福松经验方，适用于肺热壅盛型良性前列腺增生症。

2. 活鲫鱼1条（250g以上），当归身10g，血竭、乳香各3g。鲫鱼去内脏留鱼鳞，以当归、血竭、乳香纳鱼腹中，以净水和泥，包裹鱼身，烧黄，去泥，研粉，每服3g，温黄酒送服。徐福松经验方，适用于尿路瘀阻型良性前列腺增生症。

3. 鲜莲子100g，干银耳10g，鸡清汤100mL，细盐、味精各适量。将鲜莲子剥去外皮，去莲心，同银耳一起浸泡1~2小时，泡发后放入砂锅内加水煮，焖透。最后加入鸡汤和细盐、味精，文火熬15分钟左右即可。可作早晨或晚间点心，空服趁热时食1小碗，连用5~7天。保福松经验方，适用于肾阴亏虚型良性前列腺增生症。

4. 草鸡肉200g，冬虫夏草10g。将鸡肉切成小块，冬虫夏草洗净，共入锅内，加料酒、食盐、姜、葱适量炖，鸡肉熟烂即可，佐餐食用。徐福松经验方，适用于肾阳虚衰型良性前列腺增生症。

5. 鲜鲤鱼1条，生黄芪60g。共煮熟透，饮汤食肉。适用于中气不足型良性前列腺增生症。

【预防调护】

1. 避免久坐、骑车、憋尿、受寒。适当进行体育锻炼，增强体质。

2. 适当多饮水，积极治疗前列腺炎、泌尿系统感染和尿路结石。

3. 戒烟、禁酒、忌食辛辣等刺激性食物，慎用壮阳之品。

4. 控制高胆固醇类食物的摄入，多食富含纤维食物，保持大便通畅。

5. 慎用麻黄和感冒药，忌服阿托品一类的药物，以免发生急性尿潴留。

6. 性生活适度，不宜过频，忌酒后性交。

7. 积极防治代谢综合征。

8. 保持心情舒畅，避免因情志不畅而加重病情。

第三节 精囊炎

精囊炎是指由非特异性感染引起的精囊腺炎性疾病，其临床主要特征是精液里混有不同程度的血液。

精囊炎的发病年龄不限，但以中青年男性多见，常与前列腺炎同时发生。临床分急性和慢性两类。急性精囊腺炎临床少见，临床表现较多，常有寒战、发热等全身症状，下腹部疼痛，放射至腹股沟、会阴部，可有痛性射精，与急性前列腺炎相似。急性期如果炎性分泌物引流不畅，容易转为慢性精囊腺炎。慢性精囊腺炎比较多见，典型临床表现为血精，精液呈鲜红色或暗红色，伴有射精疼痛或性功能减退等症状，易与慢性前列腺炎相混淆，且常同时存在。肉眼或镜下血精是精囊炎的主要特征，根据精液中含血量的多少而有轻重之分。重者肉眼可看到精中有血称为"肉眼血精"；轻者需借助显微镜检查，在精液（或前列腺液）中发现有红细胞，称为"镜下血精"。精囊炎多因感染性因素如大肠杆菌，非感染性因素如饮酒过度、纵欲、长时间骑车、会阴部损伤等导致。

精囊炎是现代医学的病名，中医历史文献中无此病名，但据本病的临床特征，历代文献不乏记载。因其排出精液为红色，故中医称之为"血精症"或"精血症"。

【源流】

精囊炎属于中医"血精症"范畴。关于本病的记载，最早见于隋·巢元方《诸病源候论》中记载的"精血"。明·李中梓《医宗必读》有"精血杂出""半精半血"说法。明·皇甫中《明医指掌》中称为"赤白浊"。

关于血精的发生原因，隋·巢元方《诸病源候论·虚劳精血出候》云："此劳伤肾气故也。肾藏精，精者血之所成也。虚劳则生七伤六极，气血俱损，肾室偏虚，不能藏精，故精血俱出也。"认为肾虚是血精的主要病因。明·张景岳《景岳全书·血证》曰："精道之血必自精宫血海……故凡劳伤五脏，或五志化火，致气冲任动血者，多以精道而出。"指出因过劳伤肾，阴虚火旺，肾虚不摄，则精血俱下，病位在肾。明·戴思恭《证治要诀·遗精》说："失精梦泄……见赤浊亦自热而得。"这里所说的赤浊就是指的血精，与热相关。李中梓在《医宗必读·赤白浊》中指出："浊病，即为精病，非溺病也，精者血之所化，浊去太多，精化不及，赤未变白，故成赤浊，此虚之甚也。少年天癸未至，强力行房，所泄半精半血，少年施泄无度，亦多精血杂出……虚滑者，血不及变，乃为赤浊。"因房劳伤肾，精化不及，赤未变白，故成赤浊，认识到房劳过度是血精的主要病因，肾虚是血精的主要病机。皇甫中《明医指掌》曰："夫赤白二浊，其色虽殊，总归于火，火郁下焦、精化不清，故有赤白。"这里所说"赤浊"即血精，指出血精与火郁下焦有关。张锡纯《医学衷中参西录》："溺血之证，不觉疼痛，其证多出溺道，间有出之精道者。大抵心移热于小肠，则出之溺道。肝移热于血室，则出之精道。"指出血精症与湿热下注、扰动肝经相关。

关于血精的病理特点，隋·巢元方《诸病源候论·虚劳精血出候》提出："虚劳则生七伤六极，气血俱损，肾室偏虚，不能藏精，故精血俱出也。"明·张景岳《景岳全书·血证》曰："故凡劳伤五脏，或五志化火，致气冲任动血者，多以精道而出。"明·皇甫中《明医指掌》曰："夫赤白二浊，其色虽殊，总归于火，火郁下焦、精化不清，故有赤白。"

历代医家对血精治疗的论述不多。《医学入门·血类》记载："肾虚不禁，病久精血泻泄者，宜当固涩之。"其补阴丸、肾气丸对临床血精治疗有一定意义。《医宗必读》《证治要诀》提出治疗"赤浊"例方是加味清心饮、远志丸等。

【病因病机】

（一）病因

1. 湿热下注

恣食肥甘厚味及辛辣燥烈之品，损伤脾胃，聚湿生热；或湿热之邪乘虚而入，蕴结肝经；或前阴湿热上循，浊气归肾，致湿热蕴结下焦，壅阻精室，热伤血络，血与精出，导致血精。明代戴思恭《证治要诀·遗精》说："失精梦泄……见赤浊亦自热而得。"

2. 阴虚火旺

房事不节或手淫频繁，耗伤阴精；或肾阴虚损，相火炽盛；或久病及肾，肾阴亏损；或过用温燥之品，耗伤肾阴；或情志抑郁，化火伤阴，致肝肾阴虚，虚火妄动，热入精室，血热妄行，灼伤血络，血随精溢，遂成血精证。故《景岳全书·血证》曰："故凡劳伤五脏，或五志化火，致气冲任动血者，多以精道而出。"

3. 脾肾气虚

劳倦太过，饥饱失常，脾气虚弱，化源不足，肾精亏虚；或先天禀赋不足，肾气虚羸，少火不及；或频繁手淫，过劳伤肾；或久病年老，脾肾亏虚，致脾虚失统，肾虚不摄，气不摄血，血溢精室，精血俱出，发生血精症。如《诸病源候论·虚劳精血出候》云："肾藏精，精者，血之所成也，虚劳则生七伤六极，气血俱损，肾家偏虚，不能藏精，故精血俱出也。"

4. 瘀血内阻

跌仆闪挫，伤动经脉；或强力入房、时间久长，精室损伤；或久病入络，精路不畅；致瘀血阻络，血不循经，溢于脉外，致精中带血，发生血精。

5. 肝郁化火

情志抑郁不遂，致肝失条达，郁而化火，下扰精室，损伤血脉，致精中带血酿成血精。

（二）病机

血精病因较多，病机复杂，以肾虚为本，湿、热、瘀血为标。实证者病程较短，多为湿热下注，或瘀血、郁火蕴结，致败精阻滞；虚证者大多病程较长，缠绵不愈，多由阴虚火旺，迫血妄行，或脾肾气虚，不能摄血所致。肾虚、湿热、瘀血可单独致病，但临床中湿、热、瘀、虚并存者亦多见，从而形成虚实夹杂之症。病位在精室，与肾、脾、肝相关。

【临证思路】

（一）病机辨识

1. 实证

脾主运化，恣食肥甘厚味及辛辣燥烈之品，脾失健运，聚湿生热；或湿热之邪乘虚而入，蕴结肝经，脾胃湿热或肝胆湿热循经下注，蕴结精室，损伤血络，腐败精血，故见血精量多，精色红；湿与热结，精浊混淆，故血精量多；肝之经脉绕阴器、抵小腹，湿热下注，肝之经气不利则小腹、会阴胀痛；败精阻络，精道不通，故射精疼痛；湿热熏蒸阴器，则致阴囊潮湿；热邪伤津，湿浊上泛，故口干口苦；湿热蕴结下焦，膀胱气化失常，故尿频、尿痛、尿赤灼热；脾胃运化失常，故见口苦纳呆，大便黏滞不爽；舌质红，舌苔黄腻，脉弦数，均为湿热内蕴之象。

肝主疏泄，调畅气机，其经脉循阴器。若情志不遂，肝失条达，郁而化火，循经下扰精室，血脉损伤，故精中带血，精液鲜红；肝火旺盛，气机不疏，故胁肋灼痛，急躁心烦；肝火上逆则口苦咽干；火热伤津，肠道失润，故大便干燥。舌红苔黄腻，脉弦数均为肝火偏旺之象。

跌仆闪挫，伤动经脉，血溢脉外，或强力入房，精室损伤，瘀血阻络，血不归精，离经之血混杂精液，致精中带血，可见精液暗红或深褐色，或夹有血块；瘀血阻塞精道，不通则痛，故见射精疼痛，少腹及会阴胀痛不适；瘀血阻络，肾气不利，故性欲减退；舌质暗红或有瘀斑，脉细涩均为瘀血阻络之象。

2. 虚证

房劳过度则伤肾，肾阴亏虚，阳无所制，虚火妄动，迫血妄行，灼伤精室血络；或青年人相火旺盛，手淫排精，或强忍精出，精室之血络受损，扰动精室，血随精流，故精液呈鲜红色或粉红色；肾阴不足，则血精量少；肝肾亏虚，无以上荣于脑，髓海不足，故头晕耳鸣；肝肾阴虚，心神失养，故失眠多梦；腰为肾之府，肾精不足故见腰膝酸软；阴液亏虚，虚火内扰，故口干咽燥，小便短赤，大便干结；阴虚火旺，火扰精室，精关不固，故遗精早泄；肝肾阴虚，相火妄动，故性欲亢盛；舌红少苔或薄黄，脉细数，均为阴虚有热之象。

脾气虚弱，失其统血之能，肾气亏虚，失其摄藏之职，脾肾两虚，气不摄血，血溢精室，故发为血精，见精色淡红；脾虚气陷，无力升举，故纳呆，便溏；肾气虚，不能鼓动宗筋，则性欲淡漠；脾肾两虚，生化之源不足，形神失养，故神疲乏力，少气懒言；肾气亏虚，肾府失养，故腰膝酸软；舌淡有齿印，苔薄，脉细弱或无力，为气血不足之象。

（二）症状识辨

1. 血精

血精是精液中出现血色，或精液中夹有血丝或小血点，呈鲜红色或暗红色，反复发作，迁延数月或数年不愈。

血精原因较多，但不外虚实两端。初次发病，或发病时间较短者，精液色红，有射精痛及尿路刺激症状，伴面红目赤，口苦咽干，大便干，小便黄，舌质红，苔黄，脉数者多为实证，由强力射精、过度劳累或饮酒后同房致相火或湿热扰动精室，血络受损，精血并溢，则见血精。发病时间长，以血精为主要表现，或伴头昏乏力，腰酸不适，性欲减退，苔白，脉细无力者属虚证，因房劳过度伤肾，肾阴亏虚，虚火妄动，迫血妄行，或脾肾亏虚，气不摄血，血溢精室，发为血精。虚中夹实或实中夹虚的虚实夹杂证，多为瘀血阻滞，血不循经，兼脾肾亏虚，气不摄血所致。

2. 舌象

舌红，少苔或薄黄，伴精液鲜红色或粉红色，腰膝酸软，头晕耳鸣，失眠多梦，会阴部坠胀不适，口干多饮，尿黄便结，性欲亢进，遗精早泄为阴虚火旺，灼伤阴络；舌淡有齿印，苔薄白，伴见精色淡红，劳累后加重，神疲乏力，腰膝酸软，性欲淡漠，纳呆，便溏，少气懒言，为脾肾气虚证，统摄无权；舌质红，舌苔黄腻，为脾胃或肝胆湿热，见精液血色鲜红，精量较多，射精疼痛，小腹、会阴部胀痛，阴囊潮湿，尿频、尿痛、尿赤灼热，口苦或渴，大便黏滞不爽，脉滑或濡数；舌质暗红或有瘀点，苔薄，为瘀血内阻，见精液暗红或深褐色，或夹有血块，射精时阴茎刺痛，少腹及会阴胀痛不适，或会阴部有外伤史，神情抑郁，性欲减退，脉细涩；舌红苔黄，见精液鲜红，阴茎胀痛，口苦咽干，胁肋灼痛，急躁心烦，小便短赤，脉弦数，为肝郁化火，损伤血脉。

（三）治法与处方原则

发病初期，急性者常见，以实证为多，多因肝火偏旺，或湿热下注所致，可分别采取清肝泻火、清利湿热之法，佐以凉血止血。长期反复发作转化为慢性，见于久病或年老体衰者，以虚证为主，因阴虚火旺、脾肾气虚所致，则在祛邪的同时顾及正虚的一面，治疗当以滋阴降火、补肾健脾，兼以益气摄血。伴有瘀血阻滞者，属虚实夹杂，用药时兼顾化瘀止血。由于血精是某些疾病的一种临床表现，所以在治疗时还要考虑到原发病，如精囊腺和前列腺的炎症、结核、肿瘤、结石与损伤等。多数患者见到血精以后，心理压力甚大，恐影响性功能及生育能力，此时应注重对患者的心理疏导和生活指导。

（四）用药式

1. 实证

脾胃湿热或肝胆湿热循经下注，腐败精血致本病者，治宜清热利湿、凉血止血。清利下焦湿热用黄柏、龙胆草、萆薢、石韦、滑石、栀子、车前子等；凉血止血用藕节、小蓟、白茅根等。

肝失条达，郁而化火，循经下扰精室，血脉损伤致本病者，治宜疏肝清火、凉血止血。疏肝清火用丹皮、栀子、黄芩等；疏肝解郁用柴胡、郁金、橘核等；凉血止血用旱莲草、白茅根、藕节等。

跌仆闪挫，或强力入房、时间久长，精室损伤，瘀血阻络，血不归精致本病者，治宜行气化瘀、活血止血。行气止痛用柴胡、川楝子、川芎、延胡索等；活血化瘀用桃仁、红花、当归、赤芍、牛膝等；活血止血用蒲黄炭、川牛膝、三七、栀子炭、仙鹤草、茜草等；气滞血瘀较甚者，可酌加三棱、莪术等。

2. 虚证

阴虚火旺，迫血妄行，灼伤精室血络致本病者，治宜滋阴降火、凉血止血。滋阴降火用知母、黄柏、生地黄、玄参等；凉血止血用白茅根、旱莲草、仙鹤草等；遗精盗汗用金樱子、芡实、五味子、浮小麦、龙骨、牡蛎等。

脾肾亏虚，气不摄血，血溢精室致本病者，治宜固肾健脾、益气摄血。益气健脾用党参、黄芪、白术、茯苓、太子参等；固肾摄血用山药、山萸肉、菟丝子、煅龙骨、煅牡蛎、女贞子、海螵蛸、旱莲草等。

【辨证论治】

1. 湿热下注证

证候：多见于急性精囊炎或慢性精囊炎急性发作期。症见精液血色鲜红，精量较多，射精疼痛，小腹及会阴部胀痛，阴囊潮湿，口苦或渴，尿频、尿痛、尿赤灼热，大便黏滞不爽。舌质红，舌苔黄腻，脉滑或濡数。

治法：清热凉血，化湿泄浊。

代表方：加味四妙丸或龙胆泻肝汤加减。常用黄柏、苍术、牛膝、龙胆草、栀子、薏苡仁、车前子、丹皮、萆薢、茯苓、藕节、茜草、小蓟、白茅根等。

加减：会阴疼痛明显者加蒲公英、乌药、川楝子、延胡索等；尿痛明显者加生草梢、木通、滑石、竹叶等；湿热较显者加蒲公英、败酱草、连翘、金银花等。

2. 阴虚火旺证

证候：多见于精囊炎慢性期。症见精液鲜红色或粉红色，量少，会阴部坠胀不适，腰膝酸软，头晕耳鸣，失眠多梦，口干多饮，尿黄便结，性欲亢进，遗精早泄。舌红，少苔或薄黄，脉细数。

治法：滋阴降火，凉血止血。

代表方：知柏地黄丸或大补阴丸加减。常用知母、黄柏、生地黄、山萸肉、龟甲、玄参、女贞子、丹皮、白茅根、旱莲草、仙鹤草等。

加减：腰酸加杜仲、桑寄生、续断等；遗精盗汗者加五味子、龙骨、牡蛎等；性欲亢盛者加地骨皮、龙胆草等；失眠多梦加柏子仁、酸枣仁、夜交藤等。

3. 脾肾气虚证

证候：多见于精囊炎的后期阶段。症见血精，精色淡红，劳累后加重，神疲乏力，腰膝酸软，性欲淡漠，纳呆，便溏，少气懒言，舌淡有齿印，苔薄白，脉细弱或无力。

治法：健脾补肾，益气止血。

代表方：补中益气汤合六味地黄丸加减。常用黄芪、党参、芡实、白术、茯苓、山茱萸、菟丝子、煅龙骨、煅牡蛎、女贞子、旱莲草等。若以中气下陷为主者，可用补中益气汤加减；若以肾阴虚为主，可用六味地黄丸或左归饮加减。

加减：量多色红加小蓟、茜草、侧柏炭、血余炭、藕节炭等；腰痛者加桑寄生、杜仲、狗脊等；遗精早泄者加莲子、金樱子、芡实等。

4. 瘀血内阻证

证候：精液暗红或深褐色，或夹有血块，射精时阴茎刺痛，少腹及会阴胀痛不适，或会阴部有外伤史，神情抑郁，病程较长，迁延不愈，可伴有性欲减退。舌质暗红或有瘀点，苔薄，脉细涩。

治法：活血化瘀，通络止血。

代表方：加味桃红四物汤或少府逐瘀汤加减。常用桃仁、红花、赤芍、当归、川芎、生地、柴胡、枳壳、蒲黄炭、川牛膝、三七、茜草等。

加减：气滞血瘀较甚者可酌加延胡索、泽兰、三棱、莪术等。

5. 肝郁化火证

证候：精液鲜红，射精时阴茎疼痛，胁肋及少腹、会阴胀痛不适，心烦急躁易怒，口苦咽干，小便短赤，大便干燥。舌红苔黄，脉弦数。

治法：疏肝解郁，清火凉血。

代表方：丹栀逍遥散加减。常用丹皮、柴胡、栀子、黄芩、当归、郁金、白芍、生地黄、川楝子、旱莲草、白茅根、藕节等。

加减：疼痛明显者加丹皮、赤芍、延胡索等；出血量多加蒲黄炭、栀子炭、仙鹤草、茜草等。

【其他疗法】

（一）中成药

1. 知柏地黄丸

具有滋阴降火的作用，用于阴虚火旺血精者。每次 9g，每日 2 次。

2. 六味地黄丸

具有滋阴补肾的作用，用于肾虚血精者。每次 9g，每日 2 次。

3. 二至丸

具有补益肝肾的作用，用于阴虚火旺血精者。每次 6g，每日 2 次。

4. 补中益气丸

具有补脾益气的作用，用于脾虚不能摄血的血精者。每次 9g，每日 2 次。

5. 龙胆泻肝丸

具有清泻肝胆实火、清利肝胆湿热的作用，用于湿热下注血精者。每次 9g，每日 2 次。

6. 四妙丸

具有清热利湿的作用，用于湿热下注血精者。每次 6g，每日 2 次。

7. 丹栀逍遥丸

具有疏肝清火的作用，用于肝郁化火血精者。每次 9g，每日 2 次。

8. 无比山药丸

具有健脾补肾的作用，用于脾肾两虚血精者。每次 6g，每日 2 次。

9. 大补阴丸

具有滋阴补肾的作用，用于肾虚不足血精者。每次 9g，每日 3 次。

（二）单方验方

1. 生地黄 20g，茯苓 20g，白芍 9g，女贞子 15g，金樱子 15g，旱莲草 15g，车前子（包煎）10g，泽泻 10g，牡丹皮 6g，乌药 5g。水煎服，每日 1 剂。适用于阴虚火旺血精症。

2. 黄柏 15g，龙胆草 10g，车前子 15g（包煎），薏苡仁 30g，蒲黄炭 10g，败酱草 20g，茜草 10g，鲜茅根 20g。水煎服，每日 1 剂。适用于湿热下注血精症。

3. 黄芪 15g，茯苓 20g，党参 10g，杜仲 20g，龙骨 15g，山茱萸 15g。水煎服，每日 1 剂。适用于脾肾气虚血精症。

4. 桃仁 18g，红花 10g，当归 15g，牛膝 10g，丹参 18g，王不留行 15g，三七 3g，白茅根 20g，蒲黄炭 15g。水煎服，每日 1 剂。适用于瘀血内阻血精症。

（三）外治疗法

1. 败酱草、鸡血藤各 30g，土茯苓、野菊花、苦参各 20g。水煎取汁坐浴 20 分钟，7 日为一个疗程。适用于湿热下注者。

2. 艾叶 20g，黄芪 15g，当归 15g，桂枝 10g，肉桂 10g。水煎取汁坐浴 20 分钟，7 日为一个疗程。适用于气虚失摄者。

3. 金银花 20g，蒲公英 20g，连翘 15g，赤芍 15g，丹皮 10g，乳香 10g，桃仁 20g，红花 10g。水煎熏洗会阴部，7 日为一个疗程。适用于瘀血内阻者。

（四）针灸疗法

1. 体针治疗

（1）取穴：主穴取会阴、肾俞。配穴，阴虚火旺配照海、太冲、太溪；湿热下注配太冲、阴陵泉、三阴交、中极；脾肾气虚配脾俞、三阴交、气海、足三里；血瘀内阻配次髎、委中、中极。

（2）操作：采用泻法，重刺激，太冲、照海、太溪用平补平泻法，阴陵泉、三阴交、太冲、中极、次髎用泻法，肾俞、脾俞、足三里、气海用补法，不留针。每日针刺 1 次，7 次为 1 个疗程。

2. 耳针

（1）取穴：肾、内分泌、精宫、皮质下、神门等耳穴。

（2）操作：中刺激，留针 15~20 分钟，隔日 1 次，7 次为一个疗程，或埋针 5~7 天。

（五）药膳疗法

1. 荷叶粥

取白米适量，煮成粥时入荷叶 1~2 张，再略煮即可服食。有清热化湿之功。

2. 冬瓜赤豆汤

冬瓜 200g，赤豆汤 100g，白茅根 100g，煮汤。有清热利湿之功。

3. 白及大枣粥

白及粉 40g，大枣 30g，粳米 120g。先将粳米、大枣煮粥，快熟时加白及粉再略煮即可服食。有补气止血之功。

【预防调护】

1. 规律性生活，避免过多性刺激和性冲动。

2. 预防尿道炎、前列腺炎等泌尿生殖系统疾病。

3. 注意饮食起居，忌食辛辣肥甘厚味，禁饮酒，勿久坐、熬夜，避免憋尿，多食蔬菜水果，保持大便通畅。

4. 适当体育锻炼，预防外阴损伤，劳逸结合，保持心情舒畅。

5. 急性期忌房事，慢性期适度，避免不必要的局部按摩检查。

6. 全身症状明显者，应卧床休息，饮食清淡，多饮水。

第四节　前列腺癌

前列腺癌（prostate cancer）即发生于前列腺的癌肿，是老年男性常见的、较易罹患的一种恶性肿瘤。前列腺癌早期常无症状，晚期可有尿频尿急、排尿困难，甚至出现尿血、急性尿潴留、尿失禁、骨痛等症状。

前列腺癌发病率在男性所有恶性肿瘤中在我国位居第二，在美国则居第一位，亚洲和我国的发病率远低于欧美国家，但近年来呈上升趋势。在我国，随着人口老龄化、饮食结构的改变以及诊断技术水平的提高，自 2008 年起本病成为泌尿系统中发病率最高的肿瘤，发病率在城乡之间存在较大差异，大城市发病率尤其高。老年男性较易罹患，多在 50 岁以后发病，60 岁之前的发病率较低，而 60 岁以后发病率明显增高，95% 发生于 60 岁以上的老年男性。由于本病早期的症状与前列腺增生症相似，容易造成误诊和漏诊，且前列腺癌的恶性程度较高，容易发生转移，故临床应高度重视。

前列腺癌的危险因素虽未明确，但已确认与年龄、种族、遗传性等相关，其发病风险与单核苷酸多态性（SNP）相关，中国人与 9q31.2（rs817826）和 19q13.4（rs103294）两个 SNP 相关，同时也证实中国人群与欧美人群的遗传易感性存在差异。其他危险因素还包括高动物脂肪饮食以及维生素 E、硒、木质素类、异黄酮的摄入不足等。对前列腺癌可能有益的因素包括西红柿所含的番茄红素、绿茶以及阳光暴露。至于降低动物脂肪摄入及增加蔬菜、水果、谷物、红酒的摄入等生活方式的改变能否降低发病风险尚无足够的证据支持。

前列腺癌是现代医学的病名，中医无前列腺癌的病名和记载，但根据本病的症状和特点，属于中医"癃闭""尿血""淋证""积聚""虚劳"等范畴。

【源流】

关于癃闭的记载，最早见于《黄帝内经》，《灵枢·本输》曰："三焦者，足少阴太阳之所将，太阳之别也，并太阳之正，入络膀胱，约下焦，实则闭癃，虚则遗溺。"《类证治裁·闭癃遗溺》曰："闭者，小便不通；癃者，小便不利……闭为暴病，癃为久病。闭则点滴难通……癃为滴沥不爽"。"积聚"首见于《黄帝内经》，《素问·平人气象论》曰："寸口脉沉而横，曰肋下有积，腹中有横积痛。"《灵枢·五变》曰："人之善病肠中积聚者……则肠胃恶，恶则邪气留之，聚集乃伤……寒温不次，邪稍至，蓄积留止，大聚乃起。"《诸病源候论·积聚诸病·积聚候》有曰："积聚者，由阴阳不和，脏腑虚弱，受于风邪，搏于脏腑之气所为也。"对癃闭、积聚的病因病机特点进行了描述。

关于发生的原因，《灵枢·经脉》曰："肝足厥阴之脉……是肝所生病者……遗溺闭癃。"《灵枢·本输》："三焦者……实则闭癃，虚则遗溺。"《景岳全书·癃闭》云：

"或以败精，或以槁血，阻塞水道而不通也。"《诸病源候论·小便诸病·小便不通候》曰："小便不通，由膀胱与肾俱有热故也。"《辨证录·小便不通门》曰："人有小便闭结，点滴不通……人以为膀胱之水闭也，谁知是命门之火衰乎……命门火衰，而膀胱之水闭矣。"而《景岳全书·癃闭》做了详细的描述："小水不通，是为癃闭……凡癃闭之证，其因有四……有因火邪结聚小肠膀胱者……有因热居肝肾者……有气实而闭者，有气虚而闭者……寒热者，阴阳之化也。"说明癃闭与肝之疏泄、三焦气化、湿热下注、败精瘀阻、肾阳虚衰有关，且癃闭有寒有热、有虚有实。《诸病源候论·积聚诸病·积聚候》曰："积聚者，由阴阳不和，脏腑虚弱，受于风邪，搏于脏腑之气所为也。"《丹溪心法》曰："气血冲和，万病不生，一有怫郁，诸病生焉，故人身诸病多生于郁。"《灵枢·百病始生》曰："积之始生，得寒乃生，厥乃成积也。"《景岳全书·积聚》曰："凡脾肾不足，及虚弱失调之人，多有积聚之病。"说明积聚、癥瘕与正气不足，脾肾两虚和气血失和有关。

关于病理特点方面，《诸病源候论·小便诸病·小便不通候》曰："小便不通，由膀胱与肾俱有热故也……热入于胞，热气大盛，故结涩，令小便不通，小腹胀满气急。甚者，水气上逆，令心急腹满，乃至于死。诊其脉，紧而滑直者，不得小便也。"《类证治裁·闭癃遗溺》："闭者，小便不通；癃者，小便不利……闭为暴病，癃为久病。闭则点滴难通……癃为滴沥不爽。"《叶氏医案存真》有曰："精腐瘀血阻闭溺窍为痛，似淋非淋。"《素问·平人气象论》曰："寸口脉沉而横，曰胁下有积，腹中有横积痛。"

关于治疗方法，《灵枢·本输》曰："三焦者……实则闭癃，虚则遗溺，遗溺则补之，闭癃则泻之。"《辨证录·小便不通门》曰："人有小便闭结，点滴不通……命门火衰，而膀胱之水闭矣……治法必须助命门之火……必须于水中补火，则火生于水之中，水即通于火之内耳。方用八味地黄汤。"《景岳全书·积聚》曰："凡脾肾不足，及虚弱失调之人，多有积聚之病……但当察其缓急，皆以正气为主。凡虚在脾胃者，宜五味异功散，或养中煎、温胃饮、归脾汤之类主之。虚在肝肾者，宜理阴煎、肾气丸、暖肝煎之类酌而用之。此所谓养正积自除也。其或虚中有滞者，则不妨少加佐使。""治积之要，在知攻补之宜，而攻补之宜，当于孰缓孰急中辨之。凡积聚未久而元气未损者，治不宜缓，盖缓之则养成其势，反以难制，此其所急在积，速攻可也。若积聚渐久，元气日虚，此而攻之，则积气本远，攻不易及，胃气切近，先受其伤，愈攻愈虚，则不死于积而死于攻矣。此其所重在命，不在乎病，所当察也。"

【病因病机】

《景岳全书·积聚》曰："凡脾肾不足，及虚弱失调之人，多有积聚之病。"《医宗必读》亦曰："积之成也，正气不足，而后邪气踞之。"《素问·阴阳应象大论》曰："年四十，而阴气自半也，起居衰矣。"《素问·上古天真论》有云："丈夫……七八，肝气衰，筋不能动，天癸竭，精少，肾藏衰，形体皆极。"病久肾虚，气血耗伤，或经手术及放化疗，气血大伤，正虚邪盛，无力抗邪，邪毒四侵，癌毒扩散，循经转移至脏腑或骨骼，终成败症。《素问·阴阳应象大论》曰："肾生骨髓。"《素问·六节藏象论》曰："肾藏精，精生髓，髓生骨，故骨者，肾之合也。"说明肾主骨也。《外科正宗·瘿瘤论》曰："肾主骨，恣欲伤身，肾火郁遏，骨无荣养而为肿曰骨瘤……治当补肾气，养血行瘀，散肿破坚，利窍调元，肾气丸是也。"《外科枢要·论瘤赘》又云："若劳伤肾水，不能荣骨而为肿瘤……夫瘤者，留也。随气凝滞，皆因脏腑受伤，气血和违。"指出肾虚是骨癌发生的主要原因，治疗骨转移当责之于肾，从肾论治。

综上所述，本病以肾虚为本，气滞、痰凝、血瘀、湿热结聚为标，本虚标实，可因实致虚，又可因虚致实。病理特点为痰、湿、瘀、毒、虚。

1. 湿热蕴结

外感湿热之邪，流注下焦，蕴久不化；或嗜食醇酒肥甘、辛辣厚味之品，损伤脾胃，健运失司，酿生湿热，湿热内蕴，郁久化毒，湿热邪毒蕴结膀胱精室而致本病。《诸病源候论·小便诸病·小便不通候》曰："小便不通，由膀胱与肾俱有热故也……热入于胞，热气大盛，故结涩，令小便不通，小腹胀满气急。"

2. 气滞血瘀

情志不遂，肝失疏泄，气机不畅，膀胱精室气机郁滞，三焦气化失常，膀胱气化不行，水精失布，停聚成痰，气滞则血瘀，败精浊瘀，蕴久化毒，阻滞精室，而致本病。《灵枢·经脉》曰："肝足厥阴之脉……是肝所生病者……遗溺闭癃。"《景岳全书·癃闭》云："凡癃闭之证……或以败精，或以槁血，阻塞水道而不通也。"

3. 阴虚火旺

年老体弱，肾阴亏虚，或房劳过度，久病体虚，以致肾阴亏损，或素体阴虚，或房事不节，扰动相火；或久服温肾壮阳之品，助阳生火，导致肾阴亏虚，阴虚火旺，灼津成痰，火热内盛，日久化毒，热毒夹痰，或败精流注，瘀阻于膀胱精室，遂致本病。

4. 痰瘀互结

因饮食失节，损伤脾胃，或素体脾虚，健运失司，聚湿生痰；或因外感湿邪，日久不祛，聚而生痰；抑或肾阴亏虚，阴虚火旺，灼津成痰，或情志不畅，肝气郁结，疏泄失职，气机郁滞，血瘀不行，痰瘀交结，日久蕴毒，阻滞膀胱精室，而发为本病。

5. 肾阳亏虚

年老体弱，天癸将竭，久病体虚，肾阳虚弱，命门火衰，阳虚无力推动血行，瘀血内阻膀胱精室，而成本病。《辨证录·小便不通门》曰："人有小便闭结，点滴不通……人以为膀胱之水闭也，谁知是命门之火衰乎……命门火衰，而膀胱之水闭矣。"

6. 气血两虚

精室宿毒日久，耗伤气血，或经手术、放化疗之后，气血大伤，而致气血两虚。

正虚邪盛，无力抗邪，邪毒四侵，癌毒扩散。

【临证思路】

（一）病机辨识

1. 实证

湿热蕴结，膀胱气化不利，下焦水道不通，故见小腹胀痛，小便短赤，点滴而下，尿痛灼热；热毒内盛，灼伤血络，故尿中带血；热毒内盛，耗伤津液，故口舌生疮，心烦口渴，大便干结；舌质红苔黄腻，脉弦数为湿热毒盛之象。

气滞血瘀，精室瘀阻，膀胱气化不利，故少腹胀痛难忍，痛处固定，排尿不畅，或尿细如线，或点滴难出；肝经绕阴器，抵少腹，循胁肋，肝气郁结，精室瘀阻，故会阴不适，胁腹胀痛；肝气郁结，气郁化火，故心烦易怒，口苦；舌暗红有瘀斑，脉弦涩为气滞血瘀之象。

痰瘀阻滞膀胱，膀胱气化失常，下焦水道不通，故小便滴沥不畅，尿细如线或点滴难下；痰瘀阻滞精室，瘀血内阻，故小腹、会阴疼痛；脾虚失运，痰湿内阻，故见纳少腹胀，便溏，或痰多；舌淡边有齿印，苔厚腻，舌质紫暗或有瘀斑，脉弦滑或细涩乃痰瘀阻滞之象。

2. 虚证

肾与膀胱相表里，肾阴亏虚，膀胱气化不利，故有排尿不畅；阴虚火旺，灼津成痰，痰瘀阻滞，故见排尿不畅，甚或点滴难出；阴虚生内热，故午后潮热，五心烦热，夜寐盗汗，小便短赤；肾阴亏虚，不能充养脑髓腰府，故头晕耳鸣，腰膝酸软；肾阴亏虚，故口燥咽干；阴虚而肠道失其濡润，故大便干结；舌红苔少，脉细数为阴虚火旺之象。

肾阳虚衰，气化失司，又阳虚血瘀，尿路不畅，故小便不通或滴沥不爽，频数色清，排尿无力，小腹胀痛；肾阳虚衰，不能温煦，故畏寒肢冷，腰膝酸软；命门火衰，故阳痿早泄；肾阳虚衰，脾阳不足，健运失司，故纳呆便溏；舌淡苔白，边有齿痕，脉沉弱乃肾阳虚衰之象。

久病恶疾，耗伤气血，故形体消瘦；气虚卫外不固，故神疲乏力，气短自汗，面色少华；血虚不能荣养心脑，故头昏目眩，心悸失眠；舌淡苔薄白，脉细弱无力乃气血两虚之象。

（二）症状识辨

1. 排尿困难

小便点滴而下，兼见小便短赤，尿中带血，尿痛灼热，小腹胀痛，口舌生疮，大便干结，舌质红苔黄腻，脉弦数，乃湿热蕴结；排尿不畅，或尿细如线，或点滴难出，兼见少腹胀痛难忍，痛处固定，或见尿血，会阴不适，或两胁胀痛，心烦易怒，口苦，舌暗红有瘀斑，苔黄或白，脉弦涩，乃气滞血瘀；小便滴沥不畅，尿细如线或点滴难下，兼见小腹会阴疼痛，或见纳少腹胀，便溏，或痰多，舌淡边齿印苔厚腻，舌质紫暗或有瘀斑，脉弦滑或细涩，乃痰瘀互结。

排尿不畅，或点滴难出，兼见小便短赤，午后潮热，五心烦热，夜寐盗汗，头晕耳鸣，腰膝酸软，口燥咽干，大便干结，舌红苔少，脉细数，乃阴虚火旺；小便不通或滴沥不爽，兼见频数色清，排尿无力，小腹胀痛，面色无华，纳呆便溏，畏寒肢冷，腰膝酸软，阳痿早泄，舌淡苔白，边有齿痕，脉沉弱，乃肾阳亏虚；小便难解，兼见形体消瘦，神疲乏力，气短自汗，面色少华，头昏目眩，心悸失眠，舌淡苔薄白，脉细弱无力，乃气血两虚。

2. 小腹胀痛

小腹胀痛，兼见小便点滴而下，小便短赤，尿中带血，尿痛灼热，口舌生疮，大便干结，舌质红苔黄腻，脉弦数，乃湿热蕴结；少腹胀痛难忍，痛处固定，兼见排尿不畅，或尿细如线，或点滴难出，或见尿血，会阴不适，或两胁胀痛，心烦易怒，口苦，舌暗红有瘀斑，苔黄或白，脉弦涩，乃气滞血瘀；小腹会阴疼痛，兼见小便滴沥不畅，尿细如线或点滴难下，或见纳少腹胀，便溏或痰多，舌淡边齿印苔厚腻，舌质紫暗或有瘀斑，脉弦滑或细涩，乃痰瘀互结。

小腹胀痛，兼见小便不通或滴沥不爽，频数色清，排尿无力，面色无华，纳呆便溏，畏寒肢冷，腰膝酸软，阳痿早泄，舌淡苔白，边有齿痕，脉沉弱，乃肾阳亏虚。

3. 舌象

舌质红苔黄腻，为湿热蕴结，兼见小便点滴而下，兼见小便短赤，尿中带血，尿痛灼热，小腹胀痛，口舌生疮，大便干结，脉弦数等；舌暗红有瘀斑，苔黄或白，为气滞血瘀，见排尿不畅，或尿细如线，或点滴难出，兼见少腹胀痛难忍，痛处固定，或见尿血，会阴不适，或两胁胀痛，口苦，心烦易怒，脉弦涩等；舌红苔少，为阴虚火旺，见排尿不畅，或点滴难出，兼见小便短赤，午后潮热，五心烦热，夜寐盗汗，头晕耳鸣，腰膝酸软，口燥咽干，大便干结，脉细数等；舌淡边有齿印苔厚腻，舌质紫暗或有瘀斑，为痰瘀互结，见小便滴沥不畅，尿细如线或点滴难下，兼见小腹会阴疼痛，或见纳少腹胀，便溏或痰多，脉弦滑或细涩等；舌淡苔白，边有齿痕，为肾阳亏虚，见小便不通或滴沥不爽，兼见频数色清，排尿无力，小腹胀痛，面色无华，纳呆便溏，畏寒肢冷，腰膝酸软，阳痿早泄，脉沉弱等；舌淡苔薄白，为气血两虚，见小便难解，兼见形体消瘦，神疲乏力，气短自汗，面色少华，头昏目眩，心悸失眠，脉细弱无力等。

（三）治法与处方原则

本病的发生与年老肾虚、饮食、情志、劳倦有关，本虚标实，以肾虚为主，气滞、痰凝、血瘀、湿热结聚为标。早期以实证为主，正虚不显，多见湿热邪毒蕴结、气滞血瘀、痰瘀阻滞，治当以清热利湿、理气活血、化痰软坚、解毒散结为主，但应注意顾护正气，不可过度攻伐，正如《素问·六元正纪大论》曰："大积大聚，其可犯也，衰其大半而止。"中后期由于年老体衰、病久肾虚，气血耗伤，或经手术及放化疗，气血大伤，正虚邪盛，治当以温补肾阳、滋阴清热、气血双补为主，佐以祛邪。对于骨转移疼痛者，则宜补肾填精、消肿散结、活血止痛。当患者处于骨转移等疾病后期，乃病入膏肓，治疗当以提高患者生活质量为要。

由于前列腺癌与雄激素相关，一些补肾壮阳中药如淫羊藿、鹿茸、肉苁蓉、冬虫夏草等多有类雄激素样的作用，因此在临床使用时应加以斟酌。

（四）用药式

1. 实证

湿热邪毒蕴结膀胱精室致本病者，治宜清热利湿、解毒散结。清热利湿，用车前子、萹蓄、瞿麦、灯心草、滑石、栀子、木通、生大黄、白花蛇舌草；解毒散结，用生大黄、白花蛇舌草、菝葜、莪术、土茯苓、半枝莲、甘草。

肝气郁结，精室瘀阻，膀胱气化不利致本病者，治宜理气活血、化瘀散结。理气活血，用桃仁、红花、川芎、当归、丹皮、赤芍、香附、乌药、莪术、延胡索、五灵脂、八月札；化瘀散结，用莪术、延胡索、五灵脂、菝葜、白花蛇舌草、虎杖、土鳖虫。

痰瘀蕴毒，阻滞膀胱精室致本病者，治宜活血化瘀、化痰散结。活血化瘀，用桂枝、赤芍、当归、桃仁、丹皮、三棱、莪术等；化痰散结，用茯苓、陈皮、半夏、穿山甲、土鳖虫、菝葜、白花蛇舌草。

2. 虚证

肾阴亏虚，阴虚火旺，热毒夹痰或败精瘀阻膀胱精室所致者，治宜滋阴清热、解毒散结。滋阴清热，用知母、黄柏、生地黄、丹皮、山药、山茱萸、茯苓、土茯苓、泽泻；解毒散结，用赤芍、玄参、白花蛇舌草、鳖甲、夏枯草、菝葜。

肾阳虚弱，瘀血内阻膀胱精室致本病者，治宜温补肾阳、化瘀解毒。温补肾阳，用附子、肉桂、鹿茸、淫羊藿、巴戟天、杜仲；化瘀解毒，用牛膝、莪术、半枝莲、土鳖虫、白花蛇舌草、菝葜。

久病恶疾，耗伤气血者，治宜补益气血、扶正祛邪。补益气血，用炙黄芪、人参、当归、白术、白芍、阿胶、鹿角胶、龟甲胶、熟地黄；扶正祛邪，用王不留行、牡蛎、玄参、菝葜、鳖甲、半枝莲。

【辨证论治】

1. 湿热蕴结证

证候：小腹胀痛，小便短赤，点滴而下，尿中带血，尿痛灼热，口舌生疮，口渴心烦，大便干结。舌质红苔黄腻，脉弦数。

治法：清热利湿，解毒散结。

代表方：八正散加减。常用车前子、萹蓄、瞿麦、灯心草、滑石、栀子、木通、生大黄、白花蛇舌草、菝葜、莪术、土茯苓、半枝莲、甘草。

加减：血尿者，加蒲黄、地锦草、白茅根、旱莲草；小腹胀痛者，加川楝子、乌药；身热者，加金银花、重楼、黄连、蒲公英；口舌生疮者，加生地黄、竹叶、黄连；小便点滴难下者，加王不留行、川牛膝、虎杖。

2. 气滞血瘀证

证候：少腹胀痛难忍，痛处固定，排尿不畅，或尿细如线，或点滴难出，或见尿血，会阴不适，或两胁胀痛，口苦，心烦易怒，舌暗红有瘀斑，苔黄或白，脉弦涩。

治法：理气活血，化瘀散结。

代表方：膈下逐瘀汤加减。常用桃仁、红花、川芎、当归、丹皮、赤芍、香附、乌药、莪术、延胡索、五灵脂、菝葜、白花蛇舌草、虎杖。

加减：若小便点滴难出者，加王不留行、川牛膝、虎杖；若尿频、尿急、尿痛者，可加生地黄、虎杖、木通、瞿麦；若会阴、小腹疼痛者，可加路路通、土鳖虫、蒲黄；若两胁胀痛者，可加川楝子、郁金、八月札；尿血者，可加蒲黄、生地黄、地锦草。

3. 阴虚火旺证

证候：排尿不畅，或点滴难出，小便短赤，午后潮热，五心烦热，夜寐盗汗，头晕耳鸣，腰膝酸软，口燥咽干，大便干结。舌红苔少，脉细数。

治法：滋阴清热，解毒散结。

代表方：知柏地黄汤加减。常用知母、黄柏、生地黄、丹皮、山药、山茱萸、茯苓、土茯苓、泽泻、赤芍、玄参、白花蛇舌草、鳖甲、夏枯草、菝葜。

加减：若口干咽燥者，可加玄参、麦冬养阴生津；若盗汗较盛者，可加五味子、五倍子养阴敛汗；若尿中带血者，可加白茅根、小蓟、仙鹤草清热、凉血、止血。

4. 痰瘀互结证

证候：小便滴沥不畅，尿细如线或点滴难下，小腹会阴疼痛，或见纳少腹胀，便溏，或痰多。舌边有齿印，苔厚腻，舌质紫暗或有瘀斑，脉弦滑或细涩。

治法：活血化瘀，化痰散结。

代表方：桂枝茯苓丸合二陈汤或消瘰丸加减。常用桂枝、赤芍、当归、桃仁、丹皮、茯苓、陈皮、半夏、穿山甲、土鳖虫、三棱、莪术、菝葜、白花蛇舌草、瞿麦。

加减：若小便点滴难出者，加王不留行、川牛膝、蒲黄；若尿频、尿急、尿痛者，可加生地黄、木通、虎杖；若会阴、小腹疼痛者，可加路路通、土鳖虫、蒲黄；若小腹胀痛者，可加川楝子、乌药、八月札；若纳少腹胀，便溏，或痰多者，可加木香、砂仁、莱菔子、苍术、白术。

5. 肾阳亏虚证

证候：小便不通或滴沥不爽，频数色清，排尿无力，小腹胀痛，面色无华，纳呆便溏，畏寒肢冷，腰膝酸软，阳痿早泄。舌淡苔白，边有齿痕，脉沉弱。

治法：温补肾阳，化瘀解毒。

代表方：济生肾气丸加减。常用附子、肉桂、丹皮、泽泻、茯苓、熟地黄、怀山药、山茱萸、牛膝、莪术、半枝莲、猪苓、白花蛇舌草、菝葜。

加减：若小便不通者，加王不留行、川牛膝、瞿麦；尿频明显者，加覆盆子、益智仁；若畏寒肢冷，腰膝酸软者，加鹿茸、淫羊藿、巴戟天、杜仲；若见脘痞腹胀，纳呆便溏者，加白术、苍术、木香、砂仁；小腹会阴胀痛甚者，加乌药、八月札、土鳖虫、路路通。

6. 气血两虚证

证候：小便难解，形体消瘦，神疲乏力，气短自汗，面色少华，头昏目眩，心悸失眠，舌淡苔薄白，脉细弱无力。

治法：补益气血，扶正祛邪。

代表方：人参养荣汤加减。常用炙黄芪、人参、当归、白术、白芍、阿胶、鹿角胶、龟甲胶、熟地黄、王不留行、牡蛎、玄参、菝葜、陈皮。

加减：腰膝酸软者，加杜仲、牛膝、桑寄生；神疲乏力明显者，加党参、仙鹤草；腹胀纳差者，加莱菔子、厚朴、焦三仙；寐差者，加酸枣仁、五味子、远志。

【其他疗法】

（一）中成药

1. 五味龙虎散

每次 1.5g，每日 2 次，装空心胶囊后用温开水送服。适用于痰瘀交阻证。

2. 前列通瘀胶囊

每次 5 粒，每日 3 次，口服。适用于湿热瘀阻证。

3. 六味地黄丸

每次 6 丸，每日 3 次，口服。适用于肾阴亏虚证。

4. 知柏地黄丸

每次 6 丸，每日 3 次，口服。适用于阴虚火旺证。

5. 金匮肾气丸

每次 6 丸，每日 3 次，口服。适用于肾阳虚衰证。

6. 十全大补丸

每次 6 丸，每日 3 次，口服。适用于气血两亏证。

（二）单方验方

1. 厉将斌前列腺癌方

龙葵、生首乌、女贞子、菟丝子、补骨脂、生干蟾皮、莪术、夏枯草。前列腺较大，质地硬韧者，加穿山甲、皂角刺、三棱、露蜂房；排尿不畅、滴沥明显者，可加小茴香、覆盆子、车前子等；伴尿频、尿急、尿痛等下焦湿热症状者，可加黄柏、地龙、土茯苓、白茅根等；伴腰痛乏力者，加肉桂、阿胶、枸杞子；伴椎骨疼痛等骨转移者，可加骨碎补、狗脊、僵蚕、自然铜。治以祛毒补肾、活血散结、清利湿热、益气养阴，以治本为先、标本兼顾。

2. 李曰庆前列腺癌方

生黄芪 40g，肉苁蓉 12g，莪术 12g，浙贝母 10g，橘红 10g，白花蛇舌草 12g，生薏米 30g，猪苓 12g，龙葵 12g，鳖甲 15g，红景天 10g，山慈菇 9g。若前列腺体积较大，质地较韧者，加三棱、蜂房；小便灼热者，加车前子、白茅根；脾虚者，加党参、炒白术；肾虚者，加黄精、枸杞子；痰多者，加陈皮、姜半夏；伴骨转移者，加僵蚕、蜈蚣、全蝎。

3. 王沛前列腺癌方

由女贞子、菟丝子、覆盆子、桑寄生、益智仁等组成。其加减参考厉将斌前列腺癌方中加减。

4. 周氏芪凌汤

生炙黄芪各 15g，冬凌草 30g，党参 15g，姜黄 15g，熟地黄 24g，蜀羊泉 15g，益母草 15g，补骨脂 15g，骨碎补 15g，炙甘草 9g。以此为基本方，随症加减。每日 1 剂，每剂水煎取汁 200mL，分早晚两次温服，每次 100mL，以 8 周为一个疗程。治疗晚期前列腺癌。

（三）外治疗法

1. 刘风星等自制止痛膏，以附子、生草乌头、生半夏、生天南星、白芥子、蜈蚣、斑蝥、全蝎、蟾酥、水蛭、壁虎、三棱、莪术、黄药子、细辛、雄黄等为主，以上药物烘干研末，临证化裁，加冰片外敷。治疗前列腺癌性骨痛，将膏药敷于骨疼痛的局部体表。

2. 贴脐疗法：黄芪、红参、黄精、茯苓、猪苓、小茴香、麝香、当归各 15g，天冬、砂仁、土鳖虫各 10g。加工制成巴布贴，大小为 3cm×3cm，外敷脐部（神阙穴）。每次 1 贴，贴敷 48h，隔天使用。以 30 天为一疗程。

3. 热熨疗法：将热熨袋放置于骨转移疼痛部位的阿是穴及督脉穴位上，每日 2 次，连续 7 日为一疗程。

（四）针灸疗法

1. 体针

（1）采取痛点局部取穴联合循经取穴，头部骨痛配合谷和百会；胸部骨痛配膻中和肺俞；腹部疼痛配期门和足三里；肩部骨痛配肩井；脊柱腰部疼痛配委中和肾俞；

骨盆骨痛配髀关和环跳；下肢骨痛配三阴交和阳陵泉。每次留针约 15 分钟，每天 1 次，针刺的同时对关元穴和足三里穴予以隔姜灸，每天 1 壮。适用于前列腺癌骨转移疼痛者。

（2）针刺足三里、合谷、三阴交及阿是穴，根据具体情况选择补泻手法。通过针刺穴位达到疏通经络、调和气血、平衡阴阳的目的，并缓解因寒凝气滞及瘀毒阻络所致的疼痛。适用于前列腺癌骨转移疼痛者。

2. 耳针

选穴：胃、贲门、交感、神门、皮质下。

操作：耳郭消毒后，将王不留行籽黏附在小块胶布中央，用镊子夹住，贴敷在选用的耳穴上。嘱患者每日自行按压 3~5 次，每次每穴按压 30~60 秒，每日更换 1 次。按压力度以穴位局部有酸胀感为宜。

适应证：前列腺癌骨转移疼痛者。

3. 艾灸法

选穴：疼痛部位的阿是穴及督脉行艾灸。

操作：每日 2 次，每次 30~45 分钟。

适应证：前列腺癌骨转移患者配合艾灸之法，可激发人体正气，使得气机通达、营卫调和，瘀结自散，达到增强免疫力、缓解疼痛的目的。

（五）药膳疗法

1. 猪脬（膀胱）2 具，薏苡仁 100g。将猪脬用温水漂洗干净，切成条状，锅中加油微炒，放入薏苡仁及葱、姜、糖适量，文火炖煮成粥。以上为一日量，1~2 次食完，空腹食用。半月为一疗程。

2. 鲜百合 30~50g，粳米 50g，冰糖适量。先用粳米加水煮粥，至将熟时入鲜百合煮熟，调入冰糖适量，即可食用。适用于阴虚火旺证。

3. 甲鱼 1000g，冬虫夏草 10g，红枣 20g，鸡汤 1kg，盐、料酒、味精、葱、姜、蒜各适量。制法：宰杀甲鱼后，切成 4 块，放入锅中煮沸，捞出，洗净。洗净冬虫夏草，用开水浸泡红枣。放甲鱼入汤碗中，再放入冬虫夏草、红枣，加料酒、盐、味精、葱、姜、蒜和鸡清汤，上笼蒸熟取出，佐餐食用。适用于气血两亏证。

4. 粟米丸：粟米磨成细粉，水和为丸，如梧桐子大，煮令熟，加少许盐，开水送下。主治脾胃虚弱，食不消化，呕逆反胃。

5. 紫苏麻仁粥：紫苏子 20g，麻仁 20g，研烂，水滤取汁，加粳米 50g，慢火煮为稀粥食之。适用于津枯便秘，或肠道蠕动较差而大便不通者，加上粳米补养胃气，故对体质虚弱而便秘的肿瘤病人尤为合适。

6. 枸杞桂圆杏豆粥：青仁黑豆 50g，枸杞子 25g，杏仁 15g，桂圆肉 15g，蜂蜜少许，添水，放入榨汁机榨汁，取汁食之。可补肝肾，调气血，增强机体免疫力。

【预防调护】

1. 正确认识疾病，保持心情舒畅。对于乐观开朗，意志坚强者，可酌情告知病情，树立信心，积极配合，战胜疾病；对于消极悲观，意志脆弱者，则应采取保护性医疗措施。

2. 戒烟忌酒，饮食节制，忌食生冷、煎炸炙煿、辛辣刺激性食物，减少猪肉、牛肉等红肉的摄入。

3. 食用可能对身体有益的食物，包括核桃、松子等坚果类，富硒食品如牛奶、鸡蛋、谷物、豆类、坚果等，橄榄油、玉米油等富含维生素 E 的食品以及洋葱、猕猴桃、南瓜子和绿茶等。

4. 适量饮水，避免久坐憋尿，避免泌尿道感染，保持大小便通畅。

5. 鼓励适当的户外活动，增强体质。对于有骨转移的患者，应注意病理性骨折发生的可能，起居活动应当谨慎。

6. 由于前列腺癌发病与雄激素相关，一些补肾壮阳中药如淫羊藿、鹿茸、肉苁蓉、冬虫夏草等多有类雄激素样的作用，故在临床使用时应以斟酌，至于是否有影响还待进一步证实。

第五节　精囊结核

精囊结核是指结核杆菌感染精囊腺所发生的病变，是泌尿系结核病的一种，常与前列腺结核同时存在。由于临床症状轻微，部位隐蔽，故临床发病率远低于实际发病率。统计表明，在男性生殖系统结核中，精囊结核占 61.9%。精囊结核多见于青壮年，继发于泌尿系结核，病情发展缓慢，表现为泌尿系统症状如尿频、尿急、尿痛等，或全身结核毒血症状如低热、乏力、盗汗等，或只有会阴部、肛门不适感，当病变侵犯到精囊时可出现血精及射精痛、精液量减少，伴性欲减退、阳痿、早泄、阴茎痛性勃起等症。严重时阴囊或会阴部结核性窦道形成，则常有稀薄脓液流出。直肠指检可触及前列腺和精囊腺表面有硬结，在精液或前列腺液中有时可发现结核杆菌。

精囊结核是现代医学的病名，中医文献中无此病名，但有关于本病临床特征的描述。因其精液带血，会阴或阴囊结核窦道有稀薄脓液流出，故中医称之为"血精""赤浊""穿裆漏"或"穿囊漏"等。

【源流】

精囊结核属中医"血精""赤浊""穿裆漏"或"穿囊漏"范畴。最早记录血精见于隋代巢元方的《诸病源候论·虚劳精血出候》："此劳伤肾气故也。肾藏精，精者血之所成也，虚劳则生七伤六极，气血俱损，肾家偏虚，不能藏精，故精血俱出也"。李中梓在《医宗必读·赤白浊》中指出："浊病，即为精病，非溺病也，精者血之所化，浊去太多，精化不及，赤未变白，故成赤浊，此虚之甚也。少年天癸未至，强力行房，所泄半精半血，少年施泄无度，亦多精血杂出……虚滑者，血不及变，乃为赤浊。"以精液带血为主症的可以诊断为"血精"，以尿道溢出血性稀薄液体为主症的可诊断为"赤浊"，会阴或阴囊形成结核窦道者可诊断为"穿裆漏"或"穿囊漏"。

【病因病机】

（一）病因

1. 痰浊凝结

饮食不节，嗜酒厚味，痰湿内生，痨虫乘虚侵入，流结于精室，痰浊凝结，损伤血络；日久酿生脓肿，严重时脓肿溃破。

2. 阴虚内热

房事不节及手淫频繁，耗伤阴精，损伤肝肾，脉络空虚，或大病久病失治，气血津液耗伤，正虚不足，感染"痨虫"，流结于精室。

3. 气血两虚

痰浊日久不去，形成痰核，损伤血络，则射精带血；核溃破形成窦道则流出稀薄脓液；脓肿溃后，淋沥日久，经久不愈，耗伤气血，迁延日久则可阴损及阳，致阴阳气血俱虚。

（二）病机

精囊结核是"痨虫"感染所致。正气不足是发病的主要基础，感染痨虫是发病的重要条件，主要病机为肝肾亏虚，痰浊侵袭，凝结于前列腺、精囊而成。初期以实证为主，多为痰浊凝结不散，流结精室，蕴而化热，损伤血络；日久肝肾亏虚，痰热互结，酿生脓肿，损伤阴血，属阴虚内热；脓溃形成窦道，久发不愈，耗伤气血，致阴阳气血俱虚。直肠指诊精囊腺前列腺结节局限，多为实证；结节弥漫不聚，多为虚证。疮面红活鲜润为实，疮口易敛；疮面苍白，不知痛痒为虚，疮口经久难敛。总之，精囊结核主因为"痨虫"感染，病位在精室，与肾、脾、肝相关。

【临证思路】

（一）病机辨识

1. 实证

恣食肥甘厚味、辛辣燥烈之品，脾失健运，痰湿内生，痨虫乘虚侵入，蕴结前列腺、精囊，凝聚不散，形成结节，见于发病初期的硬结期。痰浊凝结，阻碍气血，故见会阴部、肛门不适，直肠指诊前列腺、精囊腺可触及结节；痰浊缠绵不愈，故病情发展缓慢，全身无不适；舌质淡，苔白腻，脉弦滑均为痰浊凝滞之象。

2. 虚证

房事不节及手淫频繁，耗伤阴精，肝肾不足，或大病久病失治，耗伤气血津液，痰热互结酿生脓肿，损伤阴血，流结于前列腺、精囊腺。血络受损，血随精流，故见血精、射精疼痛；脓血生，则伤阴耗气，出现潮热盗汗、腰膝酸软、全身乏力等阴虚内热、气阴两虚之证；肝肾亏虚，不能鼓动宗筋，故见性欲减退、阳痿、早泄；痰浊阻滞气血，故见会阴部疼痛不适，或阴茎勃起时疼痛加重；脉络瘀阻前列腺、精囊，故指肛检查结节质地偏硬，压痛明显；舌红少苔或薄黄，脉细数，均为阴虚内热之象。

病久不愈，精囊腺结核脓肿自会阴部或阴囊部溃破出现窦道，流出黄绿色脓液，淋沥日久，耗气伤血，损及阴阳，致阴阳气血俱虚，故出现面色萎黄，体倦乏力，低热自汗，畏寒肢冷，腰膝酸软，阳痿或性欲低下；脓肿溃破，周围易纤维化，故指肛检查前列腺肿块质地坚硬；舌质淡，苔薄白，脉细无力，为气血虚损之象。

（二）症状识辨

1. 血精

出现血精原因，有虚有实。发病初期，精液色红，尿频、尿急、尿痛，会阴部、肛门不适，舌质淡，苔白腻，脉弦滑为实证，由痰浊凝结，气血阻滞，脉络瘀阻，内蕴化热，热伤血络而致。病发日久，痰浊瘀阻，酿生脓血，伤阴耗气，阴虚内热，故见血精明显，射精疼痛，精液量少，潮热盗汗，全身乏力，腰膝酸软等。

2. 射精疼痛

射精疼痛伴见血精，会阴部疼痛不适，性欲减退、阳痿、早泄或痛性阴茎勃起等，肛检触及精囊结节，质地较硬，有压痛者多为初、中期溃疡期，属实证，因痰浊凝结，脉络瘀阻，日久渐蕴化热，热伤血络，射精时血络受损更甚而致。射精疼痛较重伴见血精明显，精液量少，潮热盗汗，全身乏力，腰膝酸软，会阴部疼痛，排尿困难，肛检精囊肿大，结节呈不规则状，有压痛者多为中、后期脓成期，属虚实夹杂证，因病久痰浊化热，酿生脓血，阻滞气机，伤阴耗气，阴虚内热而致。

3. 舌象

舌质淡，苔白，伴精液鲜红色或粉红色，会阴部、直肠区不适为痰浊流结，阻碍气血，凝聚不散；舌红少苔或薄黄，伴血精，射精疼痛，会阴部不适，性欲减退、阳痿、早泄等为痰热互结，酿生脓肿，损伤阴血，阴虚内热所致；舌质淡、苔薄白，伴会阴部或阴囊部出现窦道，流出黄绿色脓液，伴面色萎黄，体倦乏力，低热自汗，畏寒肢冷为久病不愈，损及阴阳，致阴阳气血俱虚所致。

（三）治法与处方原则

本病治疗以抗结核药为主治痨杀虫，中医药以培补正气、温化痰浊为原则。病初痰浊凝结，治以化痰软坚；溃疡期痰浊渐蕴化热，损伤血络，治以止血活血、化痰清热；脓成期痰热酿生脓血，治以透脓托毒；溃破期脓肿溃破，经久不愈，耗伤气血，损伤阴阳，治以气血双补、滋阴和阳。精囊结核确诊后，以中医药配合抗结核治疗，晚期破溃后瘘管较大，经久不愈者，可行病灶清除术。

（四）用药式

1. 实证

脾失健运，痰湿内生，痨虫乘虚侵入，蕴结前列腺、精囊，凝聚不散，阻滞气血导致者，治宜温经通络、化痰软坚。温经通络用肉桂、炮姜、桂枝等；化痰软坚用麻黄、白芥子、陈皮、茯苓、贝母等；疼痛加桃仁、土鳖虫、胆南星以散瘀通络；肛门坠胀不适者加木香、乌药、莱菔子理气散结；睾丸胀痛者加川楝子、橘核以行气止痛。

2. 虚证

痰热互结不去，酿生脓肿，损伤阴血，阴虚内热，流结于前列腺、精囊腺导致者，治宜滋阴清热、透脓散结止血。滋阴清热用知母、地骨皮、黄芩、生地黄、丹皮等；透脓散结用浙贝母、海藻、昆布、穿山甲、皂角刺等；清热止血用茜草、蒲黄等。

病久不愈治宜补气养血、排脓散结。补气养血用人参、黄芪、白术、山药、茯苓、熟地黄、当归、龟甲等；排脓散结用桔梗、白芷、桂枝等；阳痿或性欲低下者加淫羊藿、肉苁蓉；腰膝酸软者加续断、桑寄生；畏寒肢冷者，加巴戟天、胡芦巴等。

【辨证论治】

1. 痰浊凝结证

证候：见于初期硬结期。症见会阴部、肛门不适。直肠指诊前列腺、精囊腺外形正常，可触及结节，舌质淡，苔白腻，脉细滑。

治法：温经通络，化痰软坚。

代表方：阳和汤加减。常用肉桂、炮姜、熟地黄、麻黄、白芥子、甘草、桂枝、陈皮、茯苓等。

加减：会阴部疼痛者加桃仁、土鳖虫、丹参以散瘀通络；肛门坠胀不适者加木香、乌药、延胡索理气散结；睾丸胀痛者加川楝子、橘核以行气止痛。

2. 阴虚内热证

证候：见于中期成脓期。症见血精，射精疼痛，精液量少，会阴部疼痛，性欲减退，阳痿，早泄，低热，颧红，消瘦，盗汗，倦怠。直肠指诊精囊腺增大，结节呈不规则状，压痛，舌红苔薄黄，脉细数。

治法：滋阴清热，透脓散结。

代表方：滋阴除湿汤合槐花散加减。常用知母、地骨皮、黄芩、生地黄、丹皮、皂角刺、浙贝母、海藻、泽泻、穿山甲、茜草、蒲黄等。

加减：会阴脓成加僵蚕、黄芩、皂角刺以透脓散结；血精色鲜红者加大小蓟、仙鹤草等止血活血；尿路刺激症状明显者加土茯苓、萹蓄、车前子清热解毒、利湿通淋；射精痛者加延胡索、乌药、皂角刺理气止痛。

3. 正虚成瘘证

证候：见于晚期溃后瘘管期。症见会阴部或阴囊部出现窦道，流出黄绿色脓液，脓水稀薄，夹有败絮样物质，伴面色萎黄，低热自汗，畏寒肢冷，体倦乏力，腰膝酸软或酸痛，阳痿或性欲低下。指肛检查前列腺肿块质地坚硬，舌质淡，苔薄白，脉细无力。

治法：补气养血，排脓散结。

代表方：补天大造丸加减。常用人参、黄芪、山药、茯苓、熟地黄、当归、白芍、龟甲、桔梗、白芷、桂枝等。

加减：阳痿或性欲低下者加淫羊藿、肉苁蓉等；腰膝酸软者加续断、桑寄生等；畏寒肢冷者加巴戟天、胡芦巴等。

【其他疗法】

（一）中成药

1. 知柏地黄丸

具有滋阴降火的作用，用于阴虚内热者。每次 9g，每日 2 次。

2. 十全大补丸

具有补益气血的作用，用于晚期溃后瘘管期气血两虚者。每次 6g，每日 2 次。

（二）单方验方

1. 附片 6g，桂枝、白芍各 12g，白芥子、茯苓、荔枝核、陈皮各 10g，鹿角霜 15g。水煎服，每日 1 剂。适用初期痰浊凝结者。

2. 青蒿 20g，龟甲 15g，地骨皮 20g，柴胡 12g，知母 15g，皂角刺 15g，浙贝母 10g，生地 15g。水煎服，每日 1 剂。适用中期成脓期阴虚内热者。

3. 黄芪 20g，山药 15g，党参 15g，熟地黄 12g，龙眼肉 20g。水煎服，每日 1 剂。适用后期气血两虚者。

（三）外治疗法

1. 紫金锭膏外敷，每日换药 1 次。适用于初期者。

2. 千金散末掺于疮面，或药线插入疮中，每日换药 1 次。可去腐生肌，适用于会阴部、阴囊部形成窦道者。

3. 五五丹细末掺于疮面，或药线插入疮中，每日换药 1 次。可提脓祛腐。脓尽，用生肌散收口。适用于会阴部、阴囊部形成窦道者。

4. 当归、甘草、白芷、川贝、独活各 10g，葱头 6 个。水煎取汁坐浴熏洗，每日 2 次。

5. 夏枯草 30g，鱼腥草 30g，苦参 20g，车前草 25g。水煎取汁坐浴熏洗，每日 2 次。

（四）药膳疗法

1. 乌鸡汤

取乌鸡 1 只，去毛与内脏，洗尽剁块，黄芪 40g，山药 250g，党参 30g，当归 30g，香菇 100g，同入砂锅炖熟食用，具有补益气血之功。

2. 百合粥

百合 50g，山药 50g、粳米 120g，同煮粥服食。有滋阴之功。

【预防调护】

1. 加强体育锻炼，重视结核病的预防与调理。

2. 饮食清淡，忌食辛辣肥甘厚腻之品，戒除烟酒。

3. 多食蔬菜水果，增加富含蛋白质食物，如鸡蛋、鲜鱼、牛奶等。

4. 注意休息，发病期间忌房事，保持会阴部清洁卫生。

5. 已经形成慢性窦道者，须经常换药，并注意引流的通畅。

6. 注意全身疾病的治疗，精囊结核愈后检查有无其他部位的结核，防止本病复发。

第十六章 杂病与房中病论治

第一节 男性更年期综合征

男性更年期综合征，也称迟发型性腺功能减退症、中老年男性部分雄性激素缺乏综合征等，是男性从中年向老年过渡阶段时，由于机体逐渐衰老，内分泌功能尤其是性腺功能减退，男性激素调节紊乱而出现的一组临床证候群，以性功能减退、精神神经症状、心理障碍、自主神经功能紊乱为主要表现。

【源流】

男性更年期综合征在中医经典中并无专门病名，主要从"虚劳""不寐""脏躁""阳痿"等方面论述。

本病的临床表现在《千金要方》中即有记载："人年五十以上，阳气日衰，损与日至，心力渐退，忘前失后，兴居怠惰，计授皆不称心，视听不稳，多退少进，日月不等，万事零落，心无聊赖，健嗔忘怒，情性变异，食欲无味，寝处不安。"

关于本病的病机，《素问·阴阳应象大论》中提道："年四十，而阴气自半也，起居衰矣。年五十，体重，耳目不聪明矣。年六十，阴痿，气大衰，九窍不利，下虚上实，涕泣俱出矣。"《素问·上古天真论》中提道："五八，肾气衰，发堕齿槁；六八，阳气衰竭于上，面焦，发鬓颁白；七八，肝气衰，筋不能动。八八，天癸竭，精少，肾脏衰，形体皆极，则齿发去。"提出男性从"五八"到"八八"的年龄段，肾气渐渐衰竭，天癸水平亦相应下降，脏腑机能逐渐衰退，形成了男性更年期的病理基础。

关于本病的治疗，早在《黄帝内经》时期就提出了对"虚""劳""损"的治疗大法，即"虚则补之""劳则温之""损者益之"，亦有"阴阳形气不足，勿取以针，而调以甘药""形不足者温之以气，精不足者补之以味"等的记载。《难经》中提出了对虚劳的五脏治法，主张"损其肺者益其气；损其心者调其营卫；损其脾者调其饮食，适其寒温；损其肝者缓其中；损其肾者益其精"。

在元代《瑞竹堂经验方》中，有一段与该病的临床表现颇为相似的描述，"铁瓮先生交感丹"条下记载："世人中年，精耗神衰，常言百事心灰。盖缘心血少而火不能下降，肾气惫而水不能上升，至心中隔绝，荣卫不和，所苦者，上则心多惊怖，中则寒

（塞）痞，饮食减少，下则虚冷遗泄，甚至阴痿不兴，脏气滑泄。愚医徒知峻补下田，非唯不能生水滋心，而建伪失真，立见衰悴，夭折之由，当自此始，悲夫！所处此方，广济迷流，然不可忽此药品，志心服之半年，渐屏去一切暖药，不可恃此而驰嗜欲，然后力习秘固溯流之术，其神效不可殚述，质之天地，切勿乱传。居易之祖俞通奉遗训云，予年五十一岁，遇铁瓮申先生授此秘术，酷志行持，服食一年大补，平日所服暖药，一切屏尽，而饮食嗜好不减壮岁，乃此药力之功大矣！今年八十五，享天然之寿，瞑目无憾，独此药传之，理当普示群生，同登寿域，药后有汤及牙药，可同用之。"

【病因病机】

（一）病因

1. 先天禀赋不足

素体怯弱，形气不充，脏腑不荣，生机不旺之人易患本病。如徐灵胎在《元气存亡论》中强调禀赋在病变过程中的决定作用时说："当其受生之时，已有定分焉。"

2. 房事不节

恣情纵欲，耗损真阴，积微成损，积损成衰，形成本病。如戴思恭在《证治要诀》中强调"嗜欲无节，积久成劳"。

3. 劳倦过度

《素问·宣明五气》提出："五劳所伤，久视伤血，久卧伤气，久坐伤肉，久立伤骨，久行伤筋。"

4. 情志内伤

《诊家四要》云"曲运神机则劳心，尽心谋虑则劳肝，意外过思则劳脾，遇事而忧则劳肺，色欲过度则劳肾。"《素问·阴阳应象大论》所谓"怒伤肝""喜伤心""思伤脾""忧伤肺""恐伤肾"，均可造成脏腑亏损，神气过耗而致本病。

（二）病机

男性更年期正是处于"七八，肝气衰，筋不能动；八八，天癸竭，精少，肾脏衰，形体皆极，则齿发去"的阶段，肾气逐渐衰少，精血日趋不足，导致肾的阴阳失调。由于肾阴、肾阳是各脏阴阳的根本，肾阴肾阳的失调会导致各脏器功能的紊乱，从而形成了男性更年期综合征的病理基础。本病以肾虚为主，主要病位在肾，久则可及肝、脾、心。

【临证思路】

（一）病机辨识

1. 肾阴虚证

肾阴亏虚，阴不制阳，虚火内生，形体失养，故形体消瘦；阴虚生内热，故五心烦热，潮热盗汗，咽干颧红；肾阴不足，脑、耳窍及腰府失养，故见耳鸣、耳聋、记忆力减退、腰膝酸软。舌红少苔，脉细数，均为肾阴虚之象。

2. 肾阳虚证

肾主骨，腰为肾之府，肾阳虚衰，不能温养筋骨腰膝，故腰膝酸软冷痛；肾居下焦，为阳气之根，肾阳不足，失于温煦，故畏寒肢冷；阳虚不能鼓舞精神，则精神萎靡；肾开窍于二阴，肾与膀胱相表里，肾虚不固，膀胱失约，故小便清长；肾为先天之本，藏精，主生殖，肾虚则生殖功能减退，故性欲减退，阳痿早泄。舌淡质胖，脉沉尺弱，皆为肾阳虚之象。

3. 肾阴阳两虚证

肾阴虚日久，阴损及阳，或肾阳不足，日久阳损及阴。命门火衰与肾中元阴不足、阴精亏损同时并见，故见头晕耳鸣、失眠健忘等肾阴虚证及畏寒怕冷、浮肿便溏、腰膝酸软等肾阳虚证。舌淡，苔薄，脉细弱，为肾阴阳两虚之象。

4. 脾肾阳虚证

久病耗气伤阳，肾阳虚衰不能温养脾阳。脾阳不升，不能温煦四肢，故见形体肥胖、面色㿠白；阳气亏虚则精神疲倦；肾阳不足则脑髓无以充养，故健忘嗜睡；若温化失权，则表现为浮肿便溏，或纳差腹胀。舌质淡，苔薄白或薄腻，脉细弱或沉迟无力，均为脾肾阳虚之象。

5. 心肾不交证

久病伤阴，或思虑太过致郁而化火。心火亢盛，则心烦不宁，健忘多梦，心悸怔忡；火热损耗肾水，肾失阴液濡养，则腰膝酸软，遗精，五心烦热，盗汗。舌红少苔少津，脉沉细数，均为心肾不交之象。

（二）症状识辨

1. 性机能减退

性机能减退伴形体消瘦，潮热盗汗，咽干颧红，属肾阴虚；性机能减退伴精神萎靡，畏寒肢冷，腰酸膝软，属肾阳虚证。

2. 情绪失常

若悲喜无常，伴头晕耳鸣，失眠健忘，烘热汗出，畏寒怕冷，浮肿便溏，腰膝酸软，性机能减退，属肾阴阳两虚；若急躁易怒，或精神紧张，伴头晕耳鸣，目眩，健忘，发脱齿摇，腰膝酸软，五心烦热，咽干颧红，甚或遗精，属肝肾阴虚证。

3. 舌象

舌质淡，苔薄白或薄腻，为脾肾阳虚，伴面色㿠白，精神疲倦，形寒肢冷，健忘嗜睡，或浮肿便溏，或纳差腹胀，或腰膝少腹冷痛；舌红少苔少津，脉沉细数，伴心烦不宁，健忘多梦，心悸怔忡，腰膝酸软，甚或遗精，五心烦热，盗汗，为心肾不交。

（三）治法与处方原则

治疗时要根据证候表现进行辨证论治。天癸亏虚、肾元不足是更年期综合征发病的起始和根本原因，培补肾元应贯穿本病治疗的始终。肾阴虚者，治以滋补肾阴；肾阳虚者，温肾壮阳；肾阴阳两虚者，治以调补阴阳；肝肾阴虚者，则滋补肝肾、育阴潜阳；肝郁脾虚者，则疏肝解郁、养血健脾。总之，调补阴阳、舒畅气血，是本病的基本治则。由于七情对本症有直接的影响，故疏肝解郁药物不可或缺，此类患者的发病常与精神因素有关，因此还需加强精神疏导，避免情绪波动，让患者接受本病是增龄过程中的常见情况，对治疗有很大的帮助。

（四）用药式

肾阴亏虚，阴不制阳，虚火内生所致者，治宜滋阴补肾、清热降火，用熟地黄、山茱萸、山药滋阴补肾，黄柏、知母清热降火。

肾阳不足所致者，治宜补肾壮阳，用附子、桂枝壮肾中之阳，用六味地黄丸滋补肝肾之阴，阴中求阳，以达到温补肾阳。

肝肾阴虚所致者，治宜滋补肝肾、育阴潜阳，选用生地黄、北沙参、麦冬、当归身、枸杞子等。

【辨证论治】

1. 肾阴虚证

证候：形体消瘦，潮热盗汗，咽干颧红，或手足心热，溲黄便秘，常伴耳鸣耳聋，记忆力减退，腰膝酸软，性机能减退等。舌红少苔，脉细数。

治法：滋阴补肾，清热降火。

代表方：知柏地黄丸加减。常用熟地黄、山茱萸、山药、泽泻、丹皮、茯苓、黄柏、知母等。

加减：盗汗者，可加地骨皮、银柴胡、胡黄连；伴血虚者加枸杞子、黄精。

2. 肾阳虚证

证候：精神萎靡，畏寒肢冷，腰酸膝软，阴茎及阴囊发凉，或阴汗时出，性欲减退，阳痿早泄，小便清长或大便稀溏。舌淡质胖，脉沉尺弱。

治法：补肾壮阳。

代表方：金匮肾气丸加味。常用附子、桂枝、熟地黄、山茱萸、山药、泽泻、丹皮、茯苓、黄柏、知母等。

加减：可加生龙骨、生牡蛎、鸡内金等增强潜阳固精之功。

3. 阴阳两虚证

证候：头晕耳鸣，失眠健忘，悲喜无常，烘热汗出，畏寒怕冷，浮肿便溏，腰膝酸软，性机能减退。舌淡，苔薄，脉细弱。

治法：滋阴补肾，温补肾阳。

代表方：二仙汤加减。常用仙茅、淫羊藿、巴戟天、黄柏、知母、当归等。

加减：伴血虚者加当归、鸡血藤；气虚重者加人参。

4. 肝肾阴虚证

证候：头晕耳鸣，目眩，健忘，发脱齿摇，腰膝酸软，急躁易怒，或精神紧张，五心烦热，咽干颧红，甚或遗精。舌红，少苔，脉细数。

治法：滋补肝肾，育阴潜阳。

代表方：一贯煎合六味地黄丸加减。常用北沙参、麦冬、当归、枸杞子、川楝子、熟地黄、山茱萸、山药、泽泻、丹皮、茯苓、黄柏、知母等。

加减：口干明显加石斛、玉竹；头晕目眩加天麻、红参。

5. 脾肾阳虚证

证候：形体肥胖，面色㿠白，精神疲倦，形寒肢冷，健忘嗜睡；或浮肿便溏，或纳差腹胀，或腰膝少腹冷痛。舌体胖大，舌质淡，苔薄白或薄腻，脉细弱或沉迟无力。

治法：温阳补肾，健脾祛湿。

代表方：安肾汤加减。常用鹿茸、附子、韭子、茯苓、白术等。

加减：伴五更泄泻者加四神丸；浮肿者加猪苓、薏苡仁。

6. 心肾不交证

证候：心烦不宁，健忘多梦，心悸怔忡，腰膝酸软，甚或遗精，五心烦热，盗汗。舌红少苔少津，脉沉细数。

治法：滋阴降火，交通心肾。

代表方：交泰丸合天王补心丹加减。常用黄连、肉桂、生地黄、天冬、麦冬、玄参、酸枣仁、柏子仁、当归、丹参、人参、远志、茯苓、朱砂、五味子、桔梗等。

加减：心烦加柴胡、莲之心；心悸可加炙甘草汤。

【其他疗法】

（一）中成药

1. 知柏地黄丸

适用于肾阴虚者，日服 2 次，每次 1 丸。

2. 金匮肾气丸

适用于肾阳虚者，日服 2 次，每次 1 丸。

3. 十全大补丸

适用于肾阴阳两虚者，日服 2 次，每次 1 丸。

4. 二至丸

适用于肝肾阴虚者，日服 2 次，每次 1 丸。

5. 济生肾气丸

适用于脾肾阳虚者，日服 2 次，每次 1 丸。

6. 韩氏交泰丸

适用于心肾不交者，日服 2 次，每次 1 丸。

（二）单方验方

天蚕壮阳散：将雄天蚕、熟地黄、枸杞三药按 10：8：7 的比例烘干打粉制成散剂，每次 8g，1 天 2 次。适用于肾阳虚者。

（三）外治疗法

1. 穴位贴敷

壮阳方适用于肾精不足证及脾肾阳虚证；温化方适用于心肺气虚、心胆气虚、肾阴不足及肝郁脾虚证。每次贴敷 30 分钟～1 小时，反应强烈者可提前揭下，过敏者禁用，每 3 天 1 次，每次选 4 个穴位。

2. 耳针

适用于迟发性性腺功能减退症各证型的治疗。以辨证选穴为主，辅以对症选穴、按病选穴或根据经验选穴，常用穴位有心、肾、肝、神门、脾、肾、内分泌、肾上腺、交感、皮质下、脑、脑干、内生殖器、外生殖器等，常用治疗方法有压揿针、磁珠法，或毫针刺法，每次 2~4 穴，每 3 天 1 次。

3. 子午流注开穴针刺法

适用于迟发性性腺功能减退症各证型的治疗。根据患者证型及就诊时间开穴治疗，每次 20 分钟，每日 1 次。

（四）针灸疗法

1. 肾阴虚证

取穴：太溪、水泉、阴郄、四神聪、少海、本神。

操作：平补平泻或赤凤迎源。

2. 肾阳虚证

取穴：悬钟、肾俞、太溪、大赫、百会。

操作：补法及灸法。

3. 肾阴阳两虚证

取穴：悬钟、肾俞、太溪、大赫、百会、太溪、水泉、阴郄、四神聪。

操作：平补平泻或赤凤迎源。

4. 肝肾阴虚证

取穴：肝俞、阴郄、四神聪、少海、丘墟。

操作：补法及灸法。

5. 脾肾阳虚证

取穴：脾俞、肾俞、命门、关元、阴谷、太白。

操作：补法或烧山火或捻转补法，灸法。

6. 心肾不交证

取穴：照海、然谷、神门、内关、鸠尾、神道。

操作：平补平泻或赤凤迎源。

（五）药膳疗法

1. 莲子百合粥

莲子、百合、粳米各30g同煮粥，每日早晚各服1次。适用于心肾不交者。

2. 杞枣汤

枸杞子、桑椹子、红枣各等分，水煎服，早晚各1次；或用怀山药30g，瘦肉10g炖汤喝，每日1次。适用于肾阴不足者。

3. 枸杞肉丝冬笋

枸杞、冬笋各30g，瘦猪肉10g，猪油、食盐、酱油、淀粉各适量。炒锅放入猪油烧热，投入肉丝和笋丝炒至熟，放入其他佐料即成，每日1次。适用于肝肾阴虚者。

4. 核桃莲子粥

核桃仁、莲子、芡实、大米，同煮成粥，调味后食用。适用于脾肾阳虚者。

【预防调护】

1. 起居有常，适度房事，保养肾精。

2. 饮食有节，顾护脾胃，戒除烟酒。

3. 调摄精神，减少忧烦，和顺气血。

4. 加强锻炼，增强身体素质，提高机体的适应能力。

第二节　男性乳腺发育症

男性乳腺发育症，又称男性乳房女性化，简称"男性女乳"，中医学有"男子乳病""乳肿""乳核""乳癖""乳节"等名称。多见于青春期和老年前期，以男性乳房肥大，单侧或双侧结块，或有胀痛为主要特征，是男性内分泌失调的一种病证。患者乳腺常见双侧或初起单侧渐至双侧，可双侧大小不一，亦可见仅单侧发育，多数可达女性乳房大小，少数可仅呈乳晕下轻微隆起或硬结样增生。

男性乳腺发育有生理性和病理性之分。作为生理现象可见于新生儿、青春期和老年期，不经治疗也可自行缓解。病理状态是由于雄激素不足或雌激素过多引起。男性乳腺发育症的患病率与年龄和体重指数（BMI）相关，可能是由于脂肪组织芳香化酶活性增高所致。资料显示，男性 19 岁乳房发育发生率为 17%，至 40~44 岁时达 41%，45~59 岁的住院患者中男子乳房发育率达 57%，其中 83% 的乳腺组织直径<5cm。真性乳腺发育通常乳腺组织直径>4cm，常伴有压痛。乳腺组织增大应和过多的脂肪堆积相区别，触诊时乳腺组织相对较韧，且含有纤维样条索感。若男子出现病理性的乳房增大，状若妇乳者需及时找出病因，对症治疗。病理性男性乳腺发育症是本节讨论的主要内容。

【源流】

乳疬病名最早见于宋·窦汉卿的《疮疡经验全书》，实指女子"你（奶）病"。男子乳病的记载自明代以后逐渐增多，但病名并不一致，另多见"乳肿""乳核""乳癖""乳节"等，也有在乳痈门中加以论述的。

明·李梴在《医学入门》中指出："男子乳疾，治与妇人微异者，女损肝胃，男损肝肾。盖怒火房欲过度，以致肝虚血燥，肾虚精怯，不得上行，痰瘀凝滞，亦能结核。"明·陈实功《外科正宗》曰："乳癖乃乳中结核，形如丸卵，或坠重作痛，或不痛，皮色不变。"明·薛己《薛氏医案》中有男子乳病的记述及治疗方法："一男子因怒，左乳肿痛，肝脉弦数，以复元通气散，二服少愈；以小柴胡加青皮、芎、归，数剂而消。"清·高秉钧《疡科心得集》也认为该病多由于"肝虚血燥，肾虚精怯，故结肿而痛"，强调体内阴阳失调、肝肾亏虚、痰瘀互结是本病发生的主要病因。清·林珮琴《类证治裁·乳症》认为，乳核一症，"类由凝痰，男妇皆有"。清·叶天士《临证指南医案》认为："乳房为少阳脉络经行之所，此经气血皆少，由情怀失畅，气血郁闭，有形而痛，当治在络。"清·沈金鳌《杂病源流犀烛·乳病源流》指出了该病的病因病机及治疗方法："乳房属肾，乳头属肝，人不知调养，忿怒所逆，郁闷所遇，厚味所奉，以致厥阴阳血不行，遂令窍闭不通。"又云："怒火房劳过度，以致肝燥血虚，亦如女子结核肿痛者，此男女所以异而同，同而异也，当分别治之。"治疗用十六味流气饮、清肝解郁汤。清·顾世澄《疡医大全》中有"男子乳房忽然臃肿如妇人之状，扪之疼痛，经年累月不消"的记载。清·沈元《奇症汇》引《奇病方》云："有男子乳头忽然臃肿，如妇人乳状，扪之痛绝，经年医药无效，此乃阳明之毒气，结于乳房之间，非疮毒乃痰毒也。若疮毒经久，必然外溃，经年臃肿如故，非痰毒而何？法当消其痰，通其瘀，用化圣通滞汤煎服自愈。"

【病因病机】

（一）病因

1. 肝肾亏虚

先天禀赋不足，素体肾虚，或房劳不节，损精耗液，肾阴不足，水不涵木，肝木失养，肝肾阴虚，阴火上炎，炼液成痰；或肝失疏泄，气机不利，气滞痰凝阻于乳络而成"男性乳肿"。

2. 情志不遂

长思久虑，所欲不遂，肝气郁结，气滞痰凝，气痰互结于乳络而成"男性乳节"。

3. 肾阳虚衰

纵欲狂欢，房劳过度，或久病及肾，或年老体衰，或阴损及阳，肾阳亏虚，命门火衰，温煦无权，痰湿停聚，上阻乳络而成"乳疬"。

4. 气滞血瘀

气为血帅，血为气母，气行则血畅，气滞则血瘀，久病顽疾入络致瘀，瘀阻乳络而成"乳核"。

5. 药毒侵袭

用药不当，毒物内侵引起肝气自郁本经；或肝失疏泄条达，脾失运化转输，气滞痰凝，络脉瘀阻；肾失气化调节，以致药毒积聚，损及阴阳，阴阳失衡则生"男性女乳"。

6. 外伤、手术损伤、肿瘤病变等因素

外伤及内部病变，损伤脉络，致气血瘀阻，血脉不畅，脉络失和，阴阳失衡而致乳病。

（二）病机

男性乳腺发育症多由先天不足，气血不和，冲任失调，气郁痰凝；或肝气郁结，肝郁脾虚，痰浊凝聚；或肾气不充，肝失所养所致。肾藏精，主人体的生长发育；肝主疏泄，与人体内分泌的调节有很大关系。故肝肾不足，肝气郁结，痰瘀阻滞，药毒侵袭，致使肝肾阴虚，痰凝、气滞、血瘀，是本病的病因病机。本病与肝肾关系最密切，明·陈实功《外科正宗》阐述："男子乳节与妇人微异，女损肝胃，男损肝肾。"清·余景和《外证医案汇编》说："乳中结核，虽云肝病，其本在肾。"盖男子乳头属肝，乳房属肾，故男子乳病之发病主要与肝、肾功能失调有关。

【临证思路】

（一）病机辨识

凡由气滞痰凝所致，按之疼痛及有肝郁表现者多为实证。郁怒伤肝，肝气不疏，气郁化火，炼液成痰，痰气互结，络脉失和，则生乳病。

因肝肾阴虚所致，按之痛轻，兼有肝肾阴虚见证者，多属虚或虚中夹实，其本在阴虚，其标为乳肿，此之谓也；或房劳过度，遗精滑精则伤肾，肾精不足，虚火自炎，亦可炼液成痰，致使痰火互结，结于乳络而成病；或肾水亏损，则不能涵养肝木，木气不疏，则其阳不能上达，以致乳晕部结核。

（二）症状识辨

本病诊断并不困难。于一侧或两侧乳晕部发生扁圆形或椭圆形肿块，状若棋子，触之稍硬，压痛，边缘清楚，有的乳房变大增厚，甚则状若妇乳，有时乳头有少量乳汁样分泌物。

1. 实证

多见单侧或双侧乳房的乳晕部位有肿块、疼痛，常随情绪变化而消长。此乃肝经所过，肝失疏泄，气滞痰凝则脉络郁阻不和所致，故乳房结块，按之疼痛，并随喜怒而消长；气滞于胸，则胸胁郁闷不舒，叹气；肝郁化火，热伤乳络，迫乳外出则乳头溢液，乳头灼热，全身低热等；肝火灼津，水液不能上承，则口干。舌质红苔薄黄，脉弦数为肝气不疏，郁而火旺之象。

2. 虚证

多见单侧或双侧乳房结节成块，微痛或不痛，伴遗精，头晕耳鸣，眼眶黧黑，盗汗，腰膝酸软，心烦口干，舌质红或淡，苔薄白或少苔，脉弦细，盖肝肾阴虚所致。舌淡红脉弦细为肝肾阴虚之象。

3. 舌脉

舌质红，舌苔薄黄，脉弦数，多为肝气不疏，郁而火旺之象。舌淡苔白，可见肝郁脾气亏虚，不能固摄。舌红苔薄，遗精频作，伴心中烦热，头晕耳鸣，口干，则为心肾不交。舌红苔少，遗精频频，伴腰酸耳鸣，盗汗口干，多为阴虚火旺。

（三）类病识辨

1. 男子乳痈

临床少见，多有局部外伤、感染史。乳房部可见红肿热痛，甚而化脓，且可有畏寒发热等全身症状，溃后创口容易收口。

2. 男子乳岩

少见，多为单侧。乳晕部可触及无痛性的结节状肿块，坚硬如石，界限不清，表面高低不平，活动度差，乳头有血性溢液，腋窝部淋巴结可肿大，故与男子乳腺发育症不难鉴别。

3. 肥胖性乳房隆起

多为肥胖者，乳房呈弥漫性脂肪堆积，按之柔软无压痛。

（四）治法与处方原则

本病以肝肾阴虚、阴阳失调、气滞痰凝为主，故治法主要以补虚泻实、调整阴阳为本。实证行疏肝解郁、化痰散结、活血通络之法；虚证以滋补肝肾，调和阴阳，佐以行气散结软坚为主。又宜据患者具体证候及体质差异而权宜变通。本病病位主要在乳房，外部特征明显，易于识别。《医学入门》亦云本病"足三阴虚，郁怒所致"，故治疗应适当加入引经药，以利病变痊愈。

早期发现则中医治疗效果较好。若中药效果不佳，逐渐长大则影响外观者，可考虑手术治疗。患有本病的男子其乳腺癌（乳岩）的发生率高于非乳腺肿大者，但只要积极治疗就可以避免，出现癌变时应尽早采取综合措施，防止转移。本病大多预后良好。

（五）用药式

1. 实证

宜疏肝理气解郁、化痰软坚散结。药用制香附、青皮、橘叶、牡丹皮、栀子、柴胡、薄荷、当归、炙白芍、茯苓、白术、郁金、八月札、合欢皮、路路通、蛇莓、夏枯草、炙穿山甲、蒲公英、川芎、三棱、莪术、生姜、甘草等。

2. 虚证

宜补益肝肾、理气化痰、软坚散结。药用生地黄、熟地黄、鹿角胶、菟丝子、沙参、麦冬、枸杞子、当归、肉桂、川楝子、香附、瓜蒌、柴胡、青皮、陈皮、白芥子、麻黄、赤芍、浙贝母、牡蛎、三棱、莪术、法半夏、杜仲、甘草等。

【辨证论治】

1. 气郁痰凝证

证候：乳房肿大，压之疼痛，触之有核，心烦易怒，胸脘痞闷，舌红苔薄白，脉弦细或滑。

治法：疏肝理气，化痰散结。

代表方：加味乳癖汤。用香附、青皮、橘叶疏肝理气；夏枯草清肝化痰；丹皮、山栀以助清泄肝火之功；海藻、昆布、海浮石、牡蛎以增软坚散结之力。或加味二皮汤，药用青皮、陈皮、当归、赤芍、天花粉、王不留行、瓜蒌、丹参、柴胡、川贝母。或用加味逍遥散。

加减：若痛甚者，可加延胡索理气止痛；若肝气犯脾，症见腹胀、腹泻者，可酌加茯苓、白术。

2. 肝肾阴虚证

证候：乳房增大，腰膝酸软，五心烦热，目涩耳鸣，舌质红少苔，脉细或细数。

治法：滋肾养肝，软坚散结。

代表方：六味地黄汤加当归、白芍、牡蛎、川贝；或左归丸加减，用牡蛎、熟地黄、山药、枸杞子、牛膝、菟丝子、旱莲草、龟甲胶、鹿角胶、山茱萸、甘草。

加减：目涩或视物不清者，加女贞子、决明子、菊花养肝明目；潮热、口干、脉数，为阴虚火旺，加知母、黄柏、地骨皮滋阴泻火。

3. 肾阳虚衰证

证候：乳房增大，形寒肢冷，性欲减退，胡须脱落，舌淡苔白，脉沉迟。

治法：温阳补肾，化痰软坚。

代表方：右归丸加味。用牡蛎、熟地黄、山药、枸杞子、山茱萸、炙甘草、肉桂、熟附子、玄参、川杜仲、全瓜蒌、浙贝母。

加减：遗精者，加金樱子、桑螵蛸收涩固精；命门火衰以致五更泻者，合四神丸温脾暖肾，固肠止泻；兼有脾虚之下利清谷者，去熟地黄、当归，加党参、白术、薏苡仁益气健脾，固肠止泻。

4. 气滞血瘀证

证候：乳房增大刺痛，口干心烦夜间为甚，舌质紫暗或有瘀点瘀斑，苔白，脉细涩。

治法：活血化瘀，行气散结。

代表方：血府逐瘀汤加减。用当归、桃仁、枳壳、白芍、柴胡、益母草、香附、红花、甘草、川芎、生地黄。

加减：刺痛甚者，加五灵脂、延胡索、佛手活血行气止痛；若兼烦热口干、舌红、脉细弦者，加丹皮、山栀、黄芩等凉血清热。

【其他疗法】

（一）中成药

1. 丹栀逍遥丸

具有疏肝解郁清热的作用。适用于肝郁化火，胸胁胀痛，烦闷急躁，颊赤口干，乳房与小腹胀痛。每服 6g，一日 2~3 次。

2. 消瘰丸

具有清润化痰、软坚散结的作用。适用于肝肾阴亏，肝火郁结，灼津为痰之瘰疬痰核。每服 6g，一日 2~3 次。

3. 六味地黄丸

具有滋阴补肾的作用。适用于肾阴亏损，头晕耳鸣，腰膝酸软，骨蒸潮热，盗汗遗精者。每服 6g，一日 2~3 次。

4. 小金片

具有散结消肿、化瘀止痛的作用。适用于阴疽初起，皮色不变，肿硬作痛，如脓肿、瘿瘤、瘰疬、乳岩、乳癖。每次 4 片，一日 3 次。

（二）单方验方

1. 青皮或橘叶煎服（秦伯未《中医临证备要》记载）。

2. 中药配合己烯雌酚。用柴胡、白术、白芍、茯苓、丹参、王不留行各 15g，香附、鸡血藤各 20g。配合己烯雌酚 1mg 口服，每天 3 次。如有混合感染者加金银花、连翘、紫花地丁、蒲公英；肿痛甚加桃仁、红花、延胡索。

3. 中药配合维生素 E。中药以化积汤加减，用核桃壳 30g，海藻、菝葜各 20g，丝瓜络、莪术、香附、天葵子、鸡内金各 15g，山楂、茜草根、夏枯草、穿山甲各 10g，鲜橘叶 5g。痰浊内盛加法半夏、川贝母、全瓜蒌、制南星、石菖蒲；肝郁脾虚加柴胡、白芍、白术、茯苓、炒麦芽、谷芽、黄精、苏叶、薄荷；肝经实热加虎杖、龙胆草、栀子、黄芩、车前子、泽泻；津亏热结加玄参、花粉、麦冬、女贞子、生地黄；肝郁血瘀加延胡索、䗪虫、丹参、鳖甲、全蝎；周身瘙痒加刺蒺藜、白鲜皮、蝉蜕、白僵蚕、鸡血藤；局部红肿热痛加蒲公英、金银花、野菊花、板蓝根、白花蛇舌草、知母。上方先用水 500mL，煎山甲珠、丝瓜络、核桃壳 15 分钟后，加入海藻、山楂、茜草根、莪术、夏枯草、香附、天葵子、菝葜，再加水没药为度，并以武火煮沸后，入鲜橘叶改文火煮 15 分钟，将药液滤出。鸡内金放瓦上用木炭火焙干研末，用煎液送服。每日 1 剂，分 2 次服，15 天为 1 疗程，连用 2 疗程。西药用维生素 E 100mg，每日 3 次；谷维素 20mg，每日 3 次，连用 1 月。

（三）外治疗法

1. 阳和解凝膏加黑退消，盖贴患处，5~7 天换一次。
2. 太乙膏加八将丹，盖贴患处，5~7 天换一次。
3. 可应用 TDP 或频谱治疗仪局部照射，每日 2 次，一次 30 分钟。

（四）针灸疗法

1. 针刺
选期门、太冲、中都、上脘，以毫针平刺，留针 15 分钟，每日 1 次，配合七星针叩击患处，乳房四周拔小火罐，隔日 1 次。

2. 灸法
取乳中（患侧）、足三里（双）为主穴，气血双亏者加灸气海，肝肾阴亏者去足三里加灸太溪，肝火者去足三里加灸太冲。用艾条灸，日灸 1 次，10 次为 1 疗程。

（五）药膳疗法

1. 干海带（鲜品亦可），用水漂洗后切成丝条或条块状，加调料炒熟，当菜食用，有软坚散结消痰作用。
2. 牡蛎肉（蚝肉、蛎黄）炒鸡蛋，加调料后可当菜佐膳。

【预防调护】
1. 保持心情舒畅，注意劳逸适度。

2. 戒除手淫，节制房事。

3. 忌食辛辣，以海菜及清淡食品为宜。

第三节　房事昏厥

房事昏厥，是指在性生活过程中或性欲高潮时突然晕厥的病证。多见于中青年男子，性生活过程中或性欲高潮时突然出现，表现为昏不识人，四肢厥冷，兼小腹挛痛，阴囊、睾丸内缩，气短欲绝，冷汗淋漓等症状。本病发生可因先天禀赋不足，元气虚衰，或房事无度，纵欲耗精，房劳时精脱于下，气衰于上，精泄阳脱所致。

【源流】

厥证早在《黄帝内经》中就有记载，但对于房事昏厥的认识直到明代才有涉及。如王肯堂《证治准绳》曰："得热厥之由，则为人必数醉，若饱以入房，气聚于脾中，肾气有衰，阳气独盛。"认为热厥与房事损精、阴虚阳亢有关。张景岳则把本病命为"色厥"，而且对其病因病机、临床表现及治法做了精辟论述，《景岳全书·厥逆》云："色厥之证有二：一曰暴脱，一曰动血也。"暴脱因纵情交欢，气随精去，暴脱不返；动血则属血厥，乃欲火上炎，血随气并行于上，情志动而欲不能遂，阴火上冲，暴吐鼻衄，汗出气喘。

随着对厥证认识的不断完善，对于房事昏厥的病机认识也逐渐清晰，到明代已趋于全面。

【病因病机】

（一）病因

1. 肾精暴脱，气随精脱

素体虚弱，或久病初愈，却恣情纵欲，致肾精大泄，气随精脱，气脱则神散，神散则昏不识人，发为昏厥。

2. 欲火上炎，血随火逆

素体阴虚，虚热内扰，若纵欲房事，更耗损阴津，阴不制阳，相火妄动，血随火逆，上冲清窍，发为昏厥。

3. 情志不遂，气机郁闭

情志不舒，或怫逆恼怒，或所愿不遂，肝气逆乱，昏厥突发。

（二）病机

病机比较复杂，病变所属脏腑主要在肝、肾，涉及心、脾。主要病因为体虚劳倦、肾精暴脱、情志内伤。房事纵欲，肾精暴脱，气血逆乱，阴阳不相顺接而致昏厥为主要病机。

【临证思路】

（一）病机辨识

本病辨证首先需细审病因，明确导致厥证的起因。辨证关键在于明辨虚实。虚证致厥，以四肢厥逆、面色苍白、身出冷汗为主症；实证以四肢厥逆、脉实有力为主要依据。

（二）症状识辨

此病证特点是在性生活过程中或性欲高潮时突然晕厥。多见于中青年男子，性生活过程中或性欲高潮时突然出现，表现为昏不识人，四肢厥冷，兼小腹掣痛，阴囊、睾丸内缩，气短欲绝，冷汗淋漓等症状。

（三）治法与处方原则

以急则治其标为原则，应迅速促其苏醒。气脱者，益气固脱；火逆者，滋阴降火；气闭者，疏肝理气。厥回势定后，再视其转归进行辨证论治。

（四）用药式

厥逆较重，脉微欲绝者，用附子、炮姜；汗出多者，用黄芪、白术、煅龙骨、煅牡蛎；心悸不宁者，用远志、酸枣仁、五味子等。本证亦有反复发作的倾向，平素可服用香砂六君丸、归脾丸等益气养血。昏迷不醒者可饲服安宫牛黄丸；流鼻血者用地骨皮、白茅根；四肢抽搐者，用代赭石、龙骨、牡蛎；急躁易怒者，宫菊花、龙胆草：若肝阳偏亢，头晕而痛，面赤者，可用钩藤、石决明等；若兼有喉中痰壅气塞者，可用胆南星、贝母、橘红、竹沥等；若醒后心神不宁者，用茯神、远志、酸枣仁等。因本证常有明显的情志因素，故平素可服用四逆散、柴胡疏肝散、逍遥丸之类以疏肝解郁。

【辨证论治】

1. 精泄气脱证

证候：泄精之后，突然昏仆，面色苍白，身出冷汗，四肢厥逆，呼吸微弱。脉细无力或虚大散乱。

治法：益气固脱。

代表方：独参汤。若厥逆重，四肢冰冷，冷汗淋漓，脉微欲绝，可选用参附汤回阳益气救脱。方中附子大辛大热，入心、脾、肾经，温壮心肾之阳，回阳破阴以救逆，人参大补元气，峻补阳气以救暴脱。

2. 血随火逆证

证候：性交之际或性交后，突然眩晕，昏不识人，四肢厥逆，面色潮红，甚则鼻衄。舌红，少苔，脉细数。

治法：滋阴降火。

代表方：知柏地黄汤。方中黄柏、知母清泻虚热，滋阴降火；熟地黄填精益髓，滋补阴精；山茱萸补养肝肾，并能涩精；山药双补脾肾，既补肾固精，又补脾以助后天生化之源；佐以泽泻利湿泄浊，牡丹皮清泄相火，茯苓健脾渗湿。

3. 气郁内闭证

证候：情志不遂，抑郁不舒，性交之际，突然神昏，肢体强直、震颤，四肢厥逆，胸胁胀满。舌红，苔薄黄，脉弦或结代。

治法：疏肝理气。

代表方：四逆散或逍遥散加减。方中柴胡疏肝解郁，当归甘辛苦温，养血和血，白芍酸苦微寒，养血敛阴，柔肝缓急，白术、茯苓、甘草健脾益气，加薄荷少许，疏散郁遏之气，透达肝经郁热，生姜降逆和中。

【其他疗法】

（一）针灸

选穴：人中、合谷、十宣。

操作：强刺激，不留针。

（二）单方验方

1. 生姜、皂荚各等分为末，取少许吹入鼻中，使之喷嚏不已。用于气郁内闭之昏厥。
2. 吴茱萸用盐炒热，布包，熨脐下。用于精泄气脱之昏厥。

【预防调护】

1. 节制房事，切忌恣情纵欲，以免损精伤气。
2. 调节情志，保持心情舒畅。

第四节　房事感冒

房事感冒是指性生活之时，骤感风寒，或感冒风寒未愈而行房，或夏月行房之后，恣意乘凉，触犯风寒之气而得，或旅途劳役伤精，抗病力弱而感受外邪之病变，出现喷嚏、流涕、咳嗽、头痛、肢体酸痛甚至发热等症状的疾病。本病多发生于男子，临床上不常见。

【源流】

古代房事养生著作《素女经》记载："房中禁忌日月晦朔、上下弦望、六丁六丙日、破日、月廿八、日月蚀、大风甚雨、地动、雷电霹雳、大寒大暑、春秋冬夏节变

之日，送迎五日之中不行阴阳。"《道机经》曰："房中禁忌，日月月晦朔，上下弦弦
壑……阴阳交错不可合，损血气，泻正纳邪，所伤正气甚矣，戒之。新沐头，新行疲
倦，大喜怒，皆不可行房事。"古人注重天时、节气，按阴阳五行气运说来制定行房
宜忌，重视情绪和身体状况与房事的关系。两本书记载的房事禁忌内容相似，根据阴
阳学说与天人感应观，认为当天气、环境、情绪等变化不正常之时不可交合，因此时
交合可能伤害人体正气，邪正相争，阴阳失调，致发疾患。房事感冒是房事后出现感
冒之症，《玉女秘诀·素女》曰："人有强弱，年有老状，各随其气力，不欲强快，强
快即有所损。"人的素体有差异，抗邪气能力即有所不同。房事感冒常因感受风寒，
古人多以"夹阴伤寒"或"夹色伤寒"称之。在古医书中多以案例形式见载。《伤寒
论·辨阴阳易差后劳复病》曰："伤寒，阴阳易之为病，其人身重，少气，少腹里急，
或引阴中拘挛，热上冲胸，重不欲举，眼中生花，膝胫拘急者，烧裈散主之。"女子
与患伤寒初愈者行房事而得病叫阳易，男子与患伤寒初愈者行房事而得病叫阴易。本
病虽然以感寒为主，但与一般伤寒有异，治疗时必须考虑从阳论治，也可参考一般感
冒的治法。清·汪讱庵曰："房事饮冷患伤寒，亦有在三阳经者，当从阳证论治，不
得便指为阴证也。世医不明，妄投热剂，杀人多矣。"清·叶天士曰："房劳而患客
邪，不过比常较胜，未必便是阴病。近代名贤，讹传阴证，伤人实多，余推原其故，
盖病人缘房事后，自虑其虚，医者即不问所因，但知迎合为务，误温误补，以致邪无
出路，辗转内攻，病虽至死，莫测其非，天下不白之，孰有甚于是者乎？是皆寒热虚
实，辨证不清之过也。"其论述可归纳三个方面：①传统认为夹阴伤寒以感寒为主，
治疗也多投温剂；②本病并非皆由寒邪独犯，属热者，亦当治以清热；③本病虽有异
于一般感冒，但在治疗上仍可参考一般感冒的治疗用药。

【病因病机】

（一）病因

六淫、时行病毒侵袭人体而致感冒，邪气壅阻太阳经脉；因不节房事，阴阳交
合，精气外泄，正气大损，则邪入阴经，为太阳少阴并病；房事频繁，自然元气空
虚，不能温煦经脉，太阳主肌表，为人身之藩篱，外邪乘虚侵袭，则病伤寒，此乃少
阴太阳并病。

（二）病机

以上可知，无论感冒与同房谁先谁后，均属太阳少阴表里同病，为本虚标实之
证。外邪袭于肌表，正气抗邪于外，加之少阴虚损，阴阳两亏，故脉浮大无力或弱；
清阳不展，络脉失和则头痛；气阴两虚，外邪袭上则鼻塞，咳嗽；卫阳被郁，少阴受
损故微恶寒；少阴阳气虚则肢冷，倦怠无力；阴津亏则口燥咽干；虚阳生热而上蒸则
胸中烦热；邪犯阴窍故小便短赤，涩痛；气阴亏虚则清窍失养，故头晕；不能上荣于

舌，故舌淡白，苔微干。总之，里虚表实，正虚为主，邪实为标是本病的病机关键。

【临证思路】

（一）病机辨识

肾藏精，为阴阳之根，房事之中或房事之后，肾精先亏，元气不足，正气虚弱，导致多种疾病。肾精内乏，卫气虚损，卫外调节功能失常，故易招致外邪入侵，而成正虚邪实的感冒。肾藏精，精化气，肾精所化之气为肾气，肾气属阳，肾精属阴。因肾精亏损而致气虚阳虚者，易感风寒；因肾精亏损而致阴虚内热者，易感风热。

（二）症状识辨

1. 房事感冒

房事感冒是指行房云雨之时，骤感风寒；或感冒风寒未愈而行房；或夏月行房之后，恣意乘凉，触犯风寒之气而得；或旅途劳役伤精，抗病力弱而感受外邪之病变。本病只是强调房事为感冒的诱因，故临床症状多同于平日感冒之症状，有时可多兼房事肾虚之证。

2. 舌象

舌苔薄白而润，属风寒感冒；舌苔薄白微黄，舌边尖红，属风热感冒；舌淡苔白，属气虚感冒或阳虚感冒；阳虚时兼齿痕舌或舌根腻苔；苔少舌红，属阴虚感冒。

（三）治法与处方原则

房事感冒的发生，虽有阴阳表里虚实之分，但病起于房事之中或房事之后，肾气先亏，阴精耗损，复感外邪。治之应以补益肾气为主。药宜从扶正祛邪着眼，注意温阳不伤阴，滋阴不碍阳，疏解能扶正，扶正不滞腻，正邪兼顾，表里并治，才能收到预期的效果。

（四）用药式

对房事感冒的发生，历来有主阴主阳的区别。主阳者，病属阳虚阴盛，治宜温肾回阳，药用四逆汤、参附汤、麻黄附子细辛汤之类；主阴者，病属阴虚阳亢，治宜滋阴抑阳，药用黄连阿胶汤、黄连鸡子黄汤、加减复脉汤之类。

肾藏精而为阴阳之根，是真阴真阳之所在，内寄相火。行房交合之时，相火与欲火交蒸，败精浊阴留于精室，影响精液的再生。所以在辨证论治的基础上，宜酌配化瘀导浊之品，常用龙眼叶、桃叶，可舒筋养络，缓急止痛，收到很好的疗效。

【辨证论治】

1. 风寒房事感冒

证候：行房之后，恶寒重，发热轻，无汗，头痛，肢节酸痛，鼻塞声重，或鼻痒喷嚏，时流清涕，咽痒，咳嗽，咳痰稀薄色白，口不渴或渴喜热饮，舌苔薄白而润，脉浮或浮紧。

治法：辛温解表，调和阴阳。

代表方：荆防败毒散加减。常用荆芥、防风、苏叶、豆豉、葱白、生姜、杏仁、前胡、桔梗、甘草、橘红、肉桂等。

加减：若表寒重，头痛身痛，憎寒发热，无汗者，加麻黄、桂枝；表湿较重，肢体酸痛，头重头胀，身热不扬者，加羌活、独活，或用羌活胜湿汤加减；湿邪蕴中，脘痞食少，或有便溏，苔白腻者，加藿香、苍术、厚朴、半夏；头痛甚，加白芷、川芎；身热较著者，加柴胡、薄荷。

2. 风热房事感冒

证候：行房之后，身热较重，微恶风，汗泄不畅，头胀痛，面赤，咳嗽，痰黏或黄，咽燥，或咽喉乳蛾红肿疼痛，鼻塞，流黄浊涕，口干欲饮，舌苔薄白微黄，舌边尖红，脉浮数。

治法：辛凉解表，调和阴阳。

代表方：银翘散或葱豉桔梗汤加减。用银花、连翘、山栀、豆豉、薄荷、荆芥、竹叶、芦根、牛蒡子、桔梗、甘草、黄连等。

加减：若风热上壅，头胀痛较甚，加桑叶、菊花；痰阻于肺，咳嗽痰多，加贝母、前胡、杏仁；痰热较盛，咳痰黄稠，加黄芩、知母、瓜蒌皮；气分热盛，身热较著，恶风不显，口渴多饮，尿黄，加石膏、鸭跖草；热毒壅阻咽喉，乳蛾红肿疼痛，加一枝黄花、土牛膝、玄参；时行感冒热毒较盛，壮热恶寒，头痛身痛，咽喉肿痛，咳嗽气粗，配大青叶、蒲公英、草河车；若风寒外束，入里化热，热为寒遏，烦热恶寒，少汗，咳嗽气急，痰稠，声哑，苔黄白相间，可用石膏合麻黄；风热化燥伤津，或秋令感受温燥之邪，伴有呛咳痰少，口、咽、唇、鼻干燥，苔薄，舌红少津等燥象者，加南沙参、天花粉、梨皮。

3. 气虚房事感冒

证候：行房之后，疲劳较甚，发热无汗，头痛身楚，咳嗽，痰白，咳痰无力，平素神疲体弱，气短懒言，反复易感，舌淡苔白，脉浮而无力。

治法：益气解表，阴阳调和。

代表方：参苏饮加减。用党参、甘草、茯苓、苏叶、葛根、前胡、半夏、陈皮、枳壳、桔梗等。

加减：表虚自汗，易伤风邪者，可用玉屏风散；若恶寒重，发热轻，四肢欠温，语言低微，舌质淡胖，脉沉细无力，为阳虚外感，当助阳解表，可用再造散加减，药用党参、黄芪、桂枝、附子、炙甘草、细辛、防风、羌活。

4. 阴虚房事感冒

证候：行房之后，身热恶寒，肢节疼痛，头痛如破，少腹拘急，口燥咽干，心烦不寐，面赤肢冷，苔少舌红，脉象细数无力。

治法：滋阴补肾，清解外邪。

代表方：六味地黄丸合加减葳蕤汤化裁。用熟地黄、山茱萸、山药、泽泻、丹皮、茯苓、玉竹、甘草、大枣、豆豉、薄荷、葱白、桔梗、白薇等。

加减：寐差者加酸枣仁、龙骨；兼有骨蒸潮热、头晕耳鸣、五心热甚者加龟甲、鳖甲、黄精；阴虚较重，口干，咽干明显，加沙参、麦冬；血虚，面色无华，唇甲色淡，脉细，加地黄、当归。

5. 阳虚房事感冒

证候：行房之后，畏寒肢冷，头目晕重，倦怠乏力，懒言气短，面青肢冷，舌淡苔白，脉象虚弱。

治法：温里解表，回阳救逆。

代表方：麻黄附子细辛汤加味。用附子、麻黄、细辛、防风、葛根、桂枝、甘草。

加减：乏力肢倦，气短语低，面白便溏者，加生黄芪、党参、炒白术、升麻；夜尿增多者，加炒白术、猪苓，并重用泽泻为五苓散之意；苔厚难去者，加薏苡仁、白豆蔻、苍术。

【其他疗法】

（一）中成药

1. 知柏地黄丸

具有滋阴降火的作用，用于阴虚火旺、性欲旺盛而遗精者。每次9g，每日2次。

2. 金匮肾气丸

具有补肾助阳的作用，用于肾气虚精关不固者。每次9g，每日2次。

3. 参茸补肾片

具有补肾壮阳、益气养血的作用，用于阴阳两虚证。每次4~6片，每日2次。

（二）单方验方

1. 龟甲18g，丹参、太子参、乌贼骨、阳起石各15g，菟丝子12g，鹿角粉（冲服）、枸杞子、山萸肉、锁阳、莲子、石菖蒲、桑螵蛸各9g，水煎服，每日1剂，连服半个月。适用于房事感冒中昏厥。

2. 黄芪40g，葛根、白芍、当归各30g，川芎、太子参、炙甘草各15g，白术、羌活、陈皮、蔓荆子各12g，柴胡、升麻各9g，细辛3g，每日1剂，连服1个月。适用于房事感冒中寒战。

3. 龙骨、生牡蛎各18g，熟地黄、白芍、怀牛膝各15g，山药、龟甲、鳖甲、枸杞子、五味子各12g，麦冬、阿胶、知母、山茱萸各10g，黄柏、炙甘草各6g，每日1

剂，水煎服，连服 10 剂。适用于房事感冒中头痛。

（三）外治疗法

1. 腹脐敷贴加红外线照射神阙穴位 20 分钟，药物通过神阙穴进入体内，红外辐射通过刺激局部血液循环和调节神经功能，对于人体有调节阴阳平衡的作用，从而治疗房事感冒。

2. 粗盐粒 500g，加入红花 15~30g、莪术 15~30g 装入布袋封口，微波炉加至微热，敷熨大椎、肺俞、关元、中脘、足三里等穴位。用于房事感冒风寒。

（四）针灸疗法

1. 体针

常用穴位：风池、太阳、大椎、中脘、关元、合谷、外关。

加减：风热证加曲池、内庭；风寒证加鱼际、尺泽；阴虚证加内关、三阴交；阳虚证加气海、天枢。

操作：隔日针 1 次，留针 20 分钟，虚证可灸神阙穴。

2. 耳针

常用穴位：内分泌、感冒点、肺、肾等耳穴。

操作：中刺激，留针 15 分钟，隔日 1 次，7 次为 1 个疗程，或埋针 5~7 天。

3. 穴位注射

用 2mL 注射器 5~6 号针头抽取黄芪注射液 1mL。嘱患者取坐位，常规消毒后，将针刺入风池穴位，深度约 0.5cm，待患者有酸麻胀感、回抽无血时，即开始缓慢注入药液，一般注入 0.5~1mL。每日治疗 1 次，7 次为 1 个疗程。

（五）药膳疗法

1. 人参杞子粥

人参 5g，枸杞子 15g，红枣 5g。先将人参、枸杞子、红枣煎水取汁，再与粳米放入锅内煮熬，至粥熟时加入红糖，溶化调匀即可。每日 1 剂，早、晚趁热服食，连服 3~5 天。具有补肾助阳的作用，用于肾阳虚者。

2. 大米白鸭粥

白鸭 1 只，粳米 50~100g。先将白鸭宰杀去毛及内脏，加水煮，熟后加盐及葱、姜等调料，然后用煮鸭的汤对水适量，入大米煮粥，待粥熟即可（鸭肉另作他用）。每日 2 次服食。具有滋阴养胃的作用，适用于阴虚劳热、口渴咳嗽以及尿少水肿等症。

3. 补虚正气粥

黄芪 30g，人参 10g，粳米 90g，白糖适量。先将黄芪、人参切片，用冷水浸泡半小时，入砂锅煎沸，煎出浓汁后，将汁取出，再在参、芪锅中加入冷水如上法再煎，并取汁。然后将一、二煎药汁合并后再分两份，早晚各用一份，同粳米加水煮粥，粥成后入白糖。每日早晚餐空腹食用，5 天为一疗程。具有大补元气、健脾胃的作用，适用于房事感冒、劳倦内伤、五脏虚衰等。

【预防调护】

1. 注意调摄心神，宁心少欲，勿令心驰于外，节制房事。

2. 注意饮食起居，晚饭不宜过饱，少进辛辣厚味，被褥不宜过厚，衬裤不宜过紧。

3. 适当配合体育锻炼，劳逸结合，以调整体内的阴阳平衡。

第五节　房事恐惧

房事恐惧，又称恐异病、性交恐惧症，是指有同房要求，但又惧怕接触对方，一旦接触便惊恐不安的一种性事疾病。相当于西医学之性恐惧、性窘迫综合征。患者一般不能正常进行性活动。临床发病率很低，男女皆可发病。中医认为多由惊恐伤及心肾或心肾亏虚所致。西医则认为其多与性心理创伤有关。

【源流】

房事恐惧一症中医文献未见有明确记载，只在一些资料中有散在的案例，大抵从心肾治疗为主法，且常配以心理疗法，临床多能见效。

【病因病机】

（一）病因

惊恐伤及心肾或心肾本虚，情志异常，出现惊恐不安之状。

（二）病机

恐则气下，惊恐则肾气受伤，作强不能，阳事不举；或因境遇所致，每欲行房之时，心存恐惧；惊恐内伤，肾气亏虚；肾藏精生髓，脑为髓海，肾精亏乏，则脑失所养；精血同源，精亏则血少。故男子性生活时出现恐惧之症，多与心、肝、肾有关，可涉及五脏六腑。

【临证思路】

（一）病机辨识

《素问·本病论》曰："忧愁思虑则伤心。"《素问·举痛论》曰："惊则心无所倚，神无所归。"心藏神，心主神明，主宰人之精神变化；肾主骨生髓、通于脑；肝主疏泄，调畅气机。过度惊恐，伤于肾，恐则气下，致肾气不能上交于心，则心神不安，心为五脏心腑之大主，君主不安，则五脏不宁，或肌肉痉挛，或冷汗自出，或四肢冰冷，或心悸胸闷，或失眠多梦，或阳痿不举；肝胆互为表里，水不涵木，子病犯母，肝失疏泄，不能条达气机，中正之官决断不出，必加重恐惧之感。

（二）症状识辨

1. 恐惧

有同房要求，但又惧怕接触对方，且接触便惊恐不安，严重时可伴心悸、冷汗、肌肉痉挛等。多因心神不能内守，五脏不宁所致。

2. 阳痿

若初次性交失败，且性格过于胆怯或多虑之人，往往再次性交时变得更加紧张甚至害怕房事而出现阳痿。多因肝失疏泄，宗筋失养所致。

3. 失眠

严重者，可出现终夜不寐。多因心不藏神所致。

4. 舌脉象

舌质淡，苔薄白，脉细或弦细，多为气血不足之象；舌红少苔，脉细弦或细，多为阴虚血虚之象。

（三）治法与处方原则

内治当以补虚为主，治以补肾养心、疏肝养血，兼顾心理治疗。值得注意的是，心理治疗应当贯穿于治疗的全过程。房事恐惧往往都有比较隐晦的原因，需要详细询问病史，找出引起性恐惧的根本原因，才能起到治疗的作用。房事恐惧都有一定规律，仔细查找患者在什么情况或环境中容易发作，根据这些临床所得，为患者提供有益建议，改变不良习惯。

（四）用药式

心肾不足，心神不安，五脏不宁，胆气虚弱，房事恐惧伴失眠多梦、腰膝酸软、四肢不温、头晕、心悸等。宜滋肾壮阳，宁心安神，补益心气。用龟甲、鹿角胶、山茱萸、枸杞子、肉苁蓉、石菖蒲、远志、莲子、桑螵蛸、赤芍、白芍、太子参、乌贼骨等。

肾水不足，水不涵木，房事恐惧伴心悸、失眠等。宜滋阴养血疏肝。用熟地黄、当归、白芍、枣仁、山萸肉、茯苓、山药、柴胡、山栀、丹皮、泽泻。

【辨证论治】

1. 心肾亏虚证

证候：有同房要求，但与对方接触又感恐惧，甚者惊恐不安，全身寒冷战栗，汗毛竖立，手足发凉，头晕，胸闷心悸，阳事不举，或伴腰酸背痛，甚则终夜不眠。临床多见于有性心理创伤史之人。

治法：补益心肾。

代表方：调补心肾方加减。常用龟甲、鹿角胶、山茱萸、枸杞子、肉苁蓉、石菖蒲、远志、莲子、桑螵蛸、赤芍、白芍、太子参、乌贼骨。诸药合用，滋肾壮阳，宁心安神，补益心气。

加减：腰酸背痛加杜仲、牛膝；心悸加酸枣仁；头晕加当归、川芎；失眠加茯神；手足不温加黄芪、桂枝。

2. 恐惧伤肾证

证候：初次房事失败后，每遇同房，胆怯多虑而恐惧，不能勃起，或伴多梦易惊，乏力，神疲。舌质淡，苔薄白，脉弦细。

治法：补肾宁神。

代表方：桂枝龙骨牡蛎汤合酸枣仁汤加减。常用桂枝、龙骨、牡蛎、酸枣仁、川芎、知母、甘草。

加减：多梦加茯神、夜交藤；易惊加磁石；多虑加柴胡、郁金；乏力加枸杞子、楮实子、刺蒺藜、续断。

【其他治疗】

针刺

选穴：关元、神门、三阴交、肾俞。

方法：平补平泻关元、神门、三阴交、肾俞穴，针后加灸，共达补益心肾之目的。

【预防和调护】

1. 加强对性知识的了解。

2. 该病的发生与接受不良心理及行为刺激有关，如同房时受到不良因素影响，幼年时期遭受过不良的性骚扰或性侵犯，性交时有异样反应或不适等，应减少有关方面的影响。

3. 应当给予理解和心理疏导，特别是女方对男方要有耐心，使之正确地认识性活动。

第六节　房事泄泻

房事泄泻，又称夹色泻或色泄，是指男性房事后出现腹部隐痛，大便溏泄，甚至每日2~3次，或因房事而使原有泄泻症状加重的病证。本病多见于素体脾胃虚弱者，但因泻后即止多不被重视。"房事泄泻"之名古代中医文献中尚未见有记载。

西医无专门名称，多将其归类于胃肠功能紊乱，或慢性肠胃炎等。

【源流】

房事泄泻之名在古代中医文献中尚未见有记载。综合古代医书，如《丹溪心法》指出："房劳致虚。"《素问·藏气法时论》曰："脾病者……虚则腹满肠鸣，飧泄，食不化。"《素问·脉要精微论》曰："胃脉实则胀，虚则泄。"为后世认识本病奠定了基础。《景岳全书·泄泻》中指出，"泄泻之本，无不由于脾胃"，"肾为胃关，开窍于二阴，所以二便之开闭，皆肾脏之所主，今肾中阳气不足，则命门火衰……阴气盛极之时，即令人洞泄不止也"。《黄帝内经》云"邪之所凑，其气必虚"。可见脾肾虚弱是泄泻的根本原因。

【病因病机】

（一）病因

1. 房事伤阳

房事时阳气勃发，房事后因阴精外泄而阳气随之外泄，肾阳亏衰，不能温煦脾土，则脾失健运，清浊不分而发为泄泻。

2. 房事后饮冷

房事后阳气亏虚，脾失运化，复加饮冷贪凉，更伤脾阳，健运失常而作泄泻。

3. 房事后恣食油腻

水谷入胃，需脾阳运化，平素脾虚气弱，房事后恣食肥甘，脾运不及，可成泄泻。

4. 房事后外感寒邪

房劳内伤，阴精耗损，寒邪直中阴经所致。

（二）病机

泄泻的病因多种多样，但房事泄泻的发生主要与脾肾相关，房劳时肾阳受损导致脾失健运，清浊不分，则生泄泻。

【临证思路】

（一）病机辨识

1. 实证

外感暑、湿、寒邪，困阻脾土，以致升降失调，清浊不分，水谷杂下而发生泄泻，故有"湿多成五泄"之说。

饮食所伤或饮食过量，停滞肠胃；或恣食肥甘，湿热内生；或过食生冷，寒邪伤中；或误食腐馊不洁，食伤胃肠，化生食滞、寒湿、湿热之邪，均可致脾胃运化失职，升降失调，清浊不分，而发生泄泻。

2. 虚证

房事后阳气外泄，加之素体脾胃肠虚弱，使胃肠功能减退，不能受纳水谷，也不能运化精微，反聚水成湿，积谷为滞，致脾胃升降失司，清浊不分，混杂而下，遂成泄泻。

（二）症状识辨

1. 房事泄泻

房事泄泻指同房后发生泄泻或原有泄泻因同房而加重，如泄泻与同房无关，则不考虑本病。

房事泄泻必有虚证，若伴饮食减少，脘腹隐痛，便后痛减，面色萎黄则为脾气虚弱；时伴有形寒肢冷，腰膝酸软，则考虑脾肾阳虚。

2. 神倦

神倦，伴饮食减少，脘腹隐痛，便后痛减，面色萎黄，舌淡苔白，脉细弱，乃脾气虚证；神倦，伴腹部喜暖，泻后则安，形寒肢冷，腰膝酸软，舌淡苔薄白，脉沉细，乃脾肾阳虚之象。

（三）治法与处方原则

本病属阳虚、水湿内停为患，治疗当以健运中州、温肾健脾、收涩止泻为大法。

（四）用药式

脾阳虚衰，阴寒内盛，腹中冷痛，形寒肢冷者，可用附桂理中汤加减。证属脾肾阳虚，见食少、腹胀者，加焦三仙；乏力者，加炙黄芪、党参；便如水样者，加车前子、薏苡仁。

【**辨证论治**】

1. 脾气虚证

证候：房劳后出现腹泻，甚者每日 2~3 次，便如清水或稀糊，伴饮食减少，脘腹隐痛，便后痛减，面色萎黄，神疲倦怠，舌淡苔白，脉细弱。

治法：益气健脾，涩肠止泻。

代表方：参苓白术散加减。方中人参、白术、茯苓益气健脾渗湿；山药、莲子肉健脾益气，兼能止泻；并用白扁豆、薏苡仁助白术、茯苓以健脾渗湿；砂仁醒脾和胃，行气化滞；桔梗载药上行，培土生金；炒甘草健脾和中，调和诸药。

2. 脾肾阳虚证

证候：房劳后出现泄泻腹痛，甚者每日 2~3 次，便稀溏或如清水，神疲倦怠，腹部喜暖，泄后则安，形寒肢冷，腰膝酸软，舌淡苔薄白，脉沉细。

治法：温补肾阳，健脾止泻。

代表方：附桂理中丸加减。方中附子、肉桂补肾中阳气，补命门之火；炮姜温运脾阳；人参益气健脾；白术健脾燥湿；炙甘草补中扶正。

加减：可加茯苓、扁豆、山药健脾止泻；食少、腹胀者，加焦三仙；乏力者，加炙黄芪、党参；便如水样者，加车前子、薏苡仁。

【其他疗法】

（一）中成药

1. 参苓白术丸

适用于脾气亏虚之房事泄泻，每次 6g，每天 2 次。

2. 附子理中丸

适用于脾胃虚寒之房事泄泻，饭后 1~2 丸，红糖水送下。

3. 四神丸

适用于脾肾阳虚五更泄泻者，早晚各 1 丸，盐汤送下。

4. 肾气丸

适用于脾肾阳虚者，每次 6g，每天 2 次。

（二）单方验方

暖肚散：吴茱萸、肉桂、丁香各等分，共为散，取 3~5g，每晚温水调后敷脐上，外用麝香镇痛膏贴之以固定，每日更换 1 次。

（三）外治疗法

拔火罐：选天枢、关元、足三里、上巨虚、下巨虚、大肠俞、小肠俞，按腧穴部位，选择不同口径的火罐，每次 20~30 分钟。

（四）针灸疗法

1. 毫针针刺

选脾俞、章门、中脘、天枢、足三里、命门、关元等穴，针用补法，可灸，每次 20~30 分钟，隔日 1 次。

2. 耳针

选大肠、胃、脾、交感，每次 3~4 穴，毫针刺，中等刺激。

（五）药膳疗法

芡实粥：芡实 120g，糯米 120g。将芡实捣碎，洗净，与糯米一同加入锅中，加水煮烂即可食。具有健脾止泻之功。主治脾阳亏虚之房事泄泻。

【预防调护】

1. 原有泄泻未愈或初愈者，避免同房。素体脾肾阳虚，或禀赋虚弱者，常用山药、莲子、扁豆、菟丝子、韭菜子等煮粥服用。房事后忌食生冷油腻。

2. 病愈后4周内避免房事，饮食有节，宜清淡、富营养，避免进食生冷不洁及不易消化食物。

第七节　房事咳嗽

房事咳嗽，是指房事后引起咳嗽的一种病证，每值同房后即咳嗽频作，甚者迁延数日。咳嗽以干咳少痰为主，伴腰背痛，患者多形体消瘦，或有咳吐痰涎，形寒肢冷者。临床较少见。

【源流】

房劳咳嗽在古籍中，多包括于内科咳嗽、肾咳、肾经咳嗽等篇中，但是也有单独论述者，《千金要方·道林养性》云："醉不可以接房，醉饱交接，小者面䵟咳嗽，大者伤绝血脉损命。"明·李梴在《医学入门·咳嗽》中不仅描述了本病的病机、症状，还明确了治疗方剂，"房劳伤肾，咳而腰背痛、寒热者，二陈芎归汤"。清·吴澄《不居集·咳嗽》进一步对此病加以阐述："房劳咳嗽，咳而发作寒热，引腰背痛，或喘满，此因房劳，大菟丝子丸主之。"

【病因病机】

（一）病因

1. 房劳伤肾

房事过度，阴虚生火，相火刑金，肺失肃降；或色欲过度，真阳不足，水泛成痰，阻塞肺窍，故而咳嗽。

2. 房劳受寒

房事时汗出伤风，或同房后饮冷沐浴，致风寒内侵，束于肺经，肺气不宣则咳嗽。

（二）病机

本病病位在肺肾，病性属虚。其标在肺，本在肾，肾虚乃本病之关键。肾水不足，肾虚火旺，相火刑金，肺失肃降；或肾阳不足，阴水泛滥，水凌肺脏，肺气上逆；或同房感寒，肺气不宣；或肾虚寒束肺经，肺失宣肃，则病咳嗽。

【临证思路】

（一）病机辨识

肺属金，肾属水，二者为母子关系，相互影响。若素体肾阴亏虚或房劳伤肾，致肾阴不足，虚火上炎，灼伤肺金而发咳嗽；肾阴不足，肾水不能上济而心肾不交，肾精亦不能上充脑窍，故见头昏目眩，耳鸣时作；肾主骨，肾虚则可见腰膝酸软；而五心烦热，口咽干燥，咳而少痰，形体消瘦，舌红苔少，脉细数，皆为阴虚火旺之征象。若见咳吐痰涎，形寒肢冷者，多为阳气不足，阴邪犯肺所致。另素体禀赋不足，原有慢性反复咳嗽者，房事感受风寒之邪，风寒入里束肺，肺失宣发而致咳嗽，寒凝经络见咳则腰背引痛，肺卫不固则身发寒热微汗出，肾阴不足则见干咳者多，或痰带咸味。

（二）症状识辨

房事后即咳嗽频作，迁延数日不愈，或见头昏目眩，耳鸣时作，形体消瘦，腰膝酸软，五心烦热，口咽干燥，咳而少痰，舌红苔少，脉细数。其病位在肺肾，以阴虚火旺、肺失肃降为主要表现。多发于体瘦、阴虚火旺之人。

素体禀赋不足，有慢性反复咳嗽者，遇寒加重，房事时感受风寒之邪，风寒束肺，肺失肃降而引发咳嗽，咳则腰背引痛；或身发寒热微汗出，多干咳，或痰带咸味。此多见于肾阴虚、肺气不足，为肺卫不固又外感风寒，寒凝经络闭阻之征象。

舌红苔少，脉细数者多见于阴虚火旺的患者；而肺肾虚损、复感风寒致经络闭阻的患者可见舌淡或暗，苔白或白腻，脉沉细或滑。

（三）类病识辨

房劳咳嗽主要应与一般咳嗽相区别，此病因房事引起，一般咳嗽则与房事无关。除从表现上区别外，主要从病史和发病诱因来辨别。

1. 一般咳嗽

常有诱因，如风寒、风热、痰湿或宿疾等，无明显的发病规律，且与房事无关，以资鉴别。

2. 肺结核

有结核的接触史或家庭成员有结核病史。临床见咳嗽、咳痰，或见血丝痰，伴潮热、盗汗、形体消瘦等。X线透视或拍片，可提示肺部病变；痰涂片或培养可发现结核杆菌；结核菌素试验阳性，以资鉴别。

（四）治法与处方原则

本病病位在肺肾，标在肺，本在肾。病性属虚，肾虚乃其病之关键。治疗上应肺肾同治，以滋阴补肾、润肺止嗽为总则。有肺卫不固、风寒束表者配以益气固表、疏风散寒通络之品。本病不及时治疗，病程迁延不愈，日久水亏火旺，灼伤肺金，可转化为"肺痨"。若治疗得当，多能痊愈。

（五）用药式

肾阴亏损，虚火上灼肺金，房事后即咳嗽频作，迁延数日，头昏目眩，耳鸣时作，形体消瘦，腰膝酸软，五心烦热，口咽干燥，咳而少痰，舌红苔少，脉细数，治宜滋阴润燥，益肾止咳，常用生地黄、熟地黄、菟丝子、牛膝、黄柏、黄连、茯苓、天冬、麦冬、玉竹、大贝母、款冬花等。

肾阳不足，肾水凌肺，咳吐痰涎，形寒肢冷者，治宜补肾温阳、化痰止嗽，常用地黄、人参、肉桂、茯苓、山药、山茱萸、牡丹皮、泽泻、桂枝、牛膝、白术、车前子、制附子、法半夏、陈皮、桔梗、橘红等。

虚受风寒，肺气不宣，咳吐痰涎，身发寒热，微汗出者，治宜温肾散寒，宣肺止咳，常用麻黄、附子、细辛、甘草、人参、黄芪、白术、防风、黄连、芍药、杏仁、五味子、前胡等。

【辨证论治】

1. 阴虚火旺证

证候：头昏目眩，耳鸣时作，腰膝酸软，五心烦热，口咽干燥，咳而少痰，形体消瘦。舌红苔少，脉细数。

治法：滋益肾阴，润燥止咳。

代表方：三才封髓丹加玉竹、大贝母、冬花等。人参大补元气；天冬、熟地黄滋水养阴；黄柏苦寒坚肾阴，泻相火；砂仁辛温，善能入肾，"辛以润之"；甘草甘以缓急，甘以补土，水土相合，封藏自固；配以玉竹、大贝、款冬花润燥止咳，共奏滋阴润燥止咳之功。

加减：若耳鸣重者加菟丝子、石菖蒲；若腰痛者，加杜仲、续断、桑寄生。

2. 肾阳虚衰证

证候：咳吐痰涎，形寒肢冷，舌淡苔白，脉沉细。

治法：温补肾阳，止咳化痰。

代表方：金匮肾气丸加法半夏、陈皮、桔梗、橘红等。附子大辛大热，温阳补火；桂枝辛甘而温，温通阳气，二药相合，补肾阳，助气化；重用干地黄滋阴补肾生精，配山茱萸、山药补肝养脾益精；泽泻、茯苓利水渗湿，配桂枝又善温化痰饮；丹皮活血散瘀，伍桂枝则可调血分之滞；配半夏、陈皮、桔梗、橘红化痰止咳。诸药合用，助弱阳以化水，滋虚阴以生气，使肾阳振奋，气化复常，痰消咳止，诸症得解。

加减：咳重涎多者可酌加贝母、瓜蒌；久咳病情重者可加蛤蚧补肺益肾，定喘止嗽。

3. 风寒束肺证

证候：咳吐痰涎，身发寒热，微汗出，舌苔白，脉浮紧。

治法：温肾散寒，宣肺止咳。

代表方：麻附细辛汤加杏仁、五味子、前胡等。麻黄散寒宣肺；附子温肾助阳；细辛芳香走窜，通彻表里，辛通上下，既能祛风散寒，助麻黄解表，又可鼓动肾中真阳之气，协助附子温里；配五味子敛肺滋阴，前胡散寒降气，杏仁宣肺止咳。诸药合用，则达表散风寒、温里补阳、滋阴降气、化痰止咳之效。

加减：咳嗽涎多者可酌加桔梗、贝母；头昏眩悸汗出者，可加白术、防风、黄芪等。

【其他疗法】

（一）中成药

1. 知柏地黄丸

具有滋阴清热的作用，用于潮热盗汗，耳鸣遗精，口干咽燥。口服，一次 8 丸，一日 3 次。

2. 金匮肾气丸

具有温补肾阳、化气行水的作用。用于肾虚水肿，腰膝酸软，小便不利，畏寒肢冷。口服，水蜜丸一次 4~5g（20~25 粒），大蜜丸一次 1 丸，一日 2 次。

3. 右归丸

具有温补肾阳、填精止遗的作用。用于肾阳不足，命门火衰，腰膝酸冷，精神不振，怯寒畏冷，阳痿遗精，大便溏薄，尿频而清。口服，一次 1 丸，一日 3 次。

4. 止咳丸

具有降气化痰、止咳定喘的作用。用于风寒入肺，肺气不宣引起的咳嗽痰多，喘促胸闷，周身酸痛或久咳不止。口服，一次 6 丸，一日 2 次。

（二）单方验方

生地黄、熟地黄各 15g，紫河车、枸杞子、山茱萸各 10g，制何首乌 15g，知母、桑白皮、川贝母、杏仁、枇杷叶（去毛）各 15g，五味子 6g，细辛 2g。可滋补肾阴，平降虚火，肃肺止咳。见牙龈出血者加牛膝 10g，黄芩 10g。

（三）药膳疗法

1. 核桃饴

取核桃仁 1000g 研细，补骨脂 500g 为末，蜜调如饴，晨起用酒调服一大匙。不能饮酒者用温开水调服，忌羊肉。适用于肺虚久嗽、气喘、便秘、病后虚弱等症。

2. 杏仁粥

杏仁 10g 去皮，研细，水煎去渣留汁，加粳米 50g，冰糖适量，加水煮粥，每日两次温热食。能宣肺化痰、止咳定喘，为治咳喘之良药。

3. 糖水白果

取白果仁 50g，小火炒熟，用刀拍破果皮，去外壳及外衣，清水洗净切成小丁。锅洗净，入清水一碗，投入白果，上旺火，烧沸后转小火焖煮片刻，入白糖 50g，烧一沸滚，入糖桂花少许，即可食用。

4. 蜜饯双仁

炒甜杏仁 250g，水煮 1 小时，加核桃仁 250g，收汁，将干锅时，加蜂蜜 500g，搅匀煮沸即可。杏仁苦辛性温，能降肺气，宣肺除痰。本方可补肾益肺、止咳平喘润燥。

【预防调护】

1. 积极锻炼，增强体质，保持心情舒畅和情绪稳定。

2. 增加营养，合理清淡饮食，忌食辛辣刺激和生冷瓜果。

3. 坚持治疗，预防疾病复发，治疗期间节制房事。

4. 原有咳嗽病史者，对症处理，并节制房事。同房时避免风寒侵袭，勿食生冷饮食或冷浴。

第八节　房事腹痛

房事腹痛是指在房事过程中或者房事后出现腹部或者少腹疼痛不适，痛引阴股甚则下肢、腰骶等部位的病证。虽然中医古籍中未见其记载，但临床中并不少见。

中医理论认为，肾藏精主二阴，肝藏血主疏泄，足厥阴肝经绕阴器而入少腹。男子前阴乃宗筋之所聚，前阴疾患多与肝肾有关，因此男子房事腹痛的发生，或因肝肾不足，寒邪内侵所致，或因虚火内扰，流窜经络发病，或湿热下注，阻滞经络导致。治疗应从虚寒论治，虚者治以补益肝肾，寒者治以温中散寒，湿热者应清热利湿。

【病因病机】

1. 肾为先天之本，元阳之根，若肾阳不足，则无以温养中州，腹中空虚，寒邪乘虚而入，寒为阴邪，其性凝滞，阻滞气机而痛。

2. 先天禀赋不足或者房事过劳，肾精亏虚，加之感受风寒、冷湿之邪，使寒中肝肾，经脉拘急而痛。

3. 房事伤精，肝肾阴虚，阴不敛阳，虚火内扰经脉，经络失和而痛。

【临证思路】

（一）病机辨识

辨证的关键是根据病因，结合临床症状，综合诊断。可根据疼痛的性质和部位，辨别其证候。大腹痛者，多为中焦虚寒，肾阳不足，失于温阳，导致脾胃虚弱；少腹痛或者痛引阴股者，病多在肝经，肝经虚寒，肾阳虚衰。因此本病病位在肝肾，属本虚标实。

（二）症状识辨

房事过程中或者房事后出现腹部或者少腹部拘急疼痛，一侧或者两侧，严重的可出现会阴、腰骶部、阴囊、臀部等部位疼痛不适。可伴四肢厥冷，汗出，疼痛较剧烈。有的休息或者节制房事后疼痛可缓解。腹部触诊无明显异常。

（三）治法与处方原则

寒者温之，虚者补之。治疗原则为和中、缓急、止痛。

（四）用药式

病势急，厥逆重者，当回阳救逆，用四逆汤加吴茱萸、小茴香、肉桂；若小腹冷痛者，加乌药、小茴香行气止痛，温肾散寒；夹湿热邪毒者，加白茅根、蒲公英、土茯苓清热利湿；夹瘀滞者，加郁金、川楝子、延胡索。

【辨证论治】

1. 中焦虚寒证

证候：同房时或同房后腹部隐痛或剧痛，得温则减，再次同房时又可复发。可伴便溏，喜温而畏寒，面色无华或萎黄。舌淡或边有齿痕，脉沉细。多见于素体脾胃虚弱之人。

治法：温中散寒止痛。

代表方：理中丸加减。方中干姜大辛大热，温脾暖胃，助阳祛寒，为君药；阳虚则兼气弱，气旺亦可助阳，故臣以甘温之人参，益气健脾，补虚助阳。君臣相配，温中健脾。脾喜燥恶湿，虚则湿浊易生，反困脾胃，故佐以甘温苦燥之白术，既健脾补虚以助，又燥湿运脾以助生化。甘草与诸药等量，一与参、术以助益气健脾，补虚助阳；二可缓急止痛；三为调和诸药，是佐药而兼使药之用。

2. 肝肾亏虚，寒邪内侵证

证候：同房或同房后少腹疼痛，甚或痛引阴股，疼痛较急，喜温喜按，可见四肢厥冷汗出，囊缩而凉。舌质灰暗，苔薄白，脉沉迟。多见于体瘦之人。

治法：温经散寒止痛。

代表方：当归四逆汤加减。方中生附子大辛大热，入心、脾、肾经，温壮心肾之阳，回阳破阴以救逆，为君药，生用则能迅达内外以温阳逐寒。臣以辛热之干姜，入心、脾、肺经，既与附子相须为用，以增温里回阳之力，又温中散寒，助阳通脉。炙甘草一药三用：一以益气补中，与姜、附温补结合，治虚寒之本；二以甘缓姜、附峻烈之性，使其破阴回阳而无暴散之虞；三以调和药性，并使药力持久，是为佐药而兼使药之用。加姜、枣，调和营卫。

3. 阴虚火旺证

证候：夜热早凉，虚劳骨蒸潮热，困倦盗汗，小腹痛或痛引股间，小便黄，五心烦热，舌红苔薄黄，脉细数。

治法：滋肾泻火。

代表方：三才封髓丹加减。三才封髓丹可泻火坚阴，固精封髓。药用砂仁、黄柏、知母、川楝子等。夹湿热邪毒，加蒲公英、白茅根、土茯苓清热利湿。

【其他疗法】

（一）外治法

食盐，炒热加生姜汁，布包熨脐及少腹部，以能耐受为度，适用于虚寒类房事腹痛。

（二）按摩疗法

选穴：大敦、曲泉、行间、阴包、足五里、阴廉、急脉、章门、期门。

手法：按揉、拨搓、搓摩、擦抖。患者取仰卧位，医者立于患侧，先用抚摸、按揉法，从患侧胁腹并沿阴股到膝部3~5分钟；点拨患侧肝经穴位，重点揉按阿是穴4~6分钟；搓、搓、揉患肢3~5分钟；最后一手握拿患肢足背部做提拉抖动而止。适用于肝肾亏损、寒邪内侵证。

【预防调护】

1. 治疗过程中禁房事，治疗后节制房事，勿食生冷瓜果。
2. 同房时注意保暖，避免风寒冷湿，以防复发。

第九节　房劳复

房劳复为劳复证之一，是指人患外感热病，大病初愈，正气未复，余邪未尽时，强行房事，房劳损精，精亏气衰，余邪乘虚内陷所致的疾病。因房事原因而使患者本身旧病复发的，故叫房劳复。房劳复不属传染性疾病，其病因病机与患者本身的机体状况直接相关。原发病为阴虚者，损精则阴愈虚；原发病为阳衰者，损精则阳愈衰；原发病为气虚者，损精则气更伤。余症类同。

【源流】

明代医家陶华在《伤寒全生集》中说："伤寒男子病新瘥，早犯女色而为病复发者，名曰女劳复也，其候头重不能举，目中生花，腰背痛，小腹里急绞痛，或憎寒发热，或时阴火上冲，头面烘热，心胸烦闷者，以竹皮烧裈散。"其中关于女劳复和阴阳易症状表现的记载并没有明显差别，甚至连治法也相近。将二者的差别定义为"若未瘥，后因交接淫欲而无病之人反得病，此为阴阳易也。若瘥后，因交接淫欲，病人自病而复发，谓之女劳复。"清代医家陈尧道曰："男病新瘥，女与之交，曰阳易。女病新瘥，男与之交，曰阴易。细考之，即'女劳复'也。有谓男病愈后，因交而女病，女病愈后，因交而男病，于理未然，古今未尝见此病也。"指出该病当为劳复，其病机是大病新瘥，余邪未尽，元气未复，又耗其精，精竭火动。

【病因病机】

（一）病因

《素问·六节藏象论》曰："肾者主蛰，封藏之本，精之处也。"肾主藏精，内寓真阴真阳，是机体生命活动之本，对人体各方面的活动起着极其重要的作用。本病发于性生活后，男女媾精，真精大泻，本营大空，有病之人的伤寒余邪从阴路乘虚直入阴脏（下焦肝肾之脏），势不可挡。本病在里而不在表，在脏而不在腑，故本病肾虚为本，为内因和主因；房劳为标，为外因次因，为诱因。

（二）病机

行房之时，肾失封藏，伤寒余热之邪乘虚直入阴脏，邪郁少阴阳气，阳气不达，故"人身体重，少气。"邪郁厥阴相火，相火被郁，郁而化热，毒热内扰，阴分被伤，筋脉失养，故"少腹里急，或引阴中拘挛，膝胫拘急"。毒热由下向上攻冲，热上冲胸，故"头重不欲举，眼中生花"。房劳复临床症状基于上述3组病机，当然，邪乘肾虚，客犯溺道、阳道还当有小便不利、男子阳痿等表现。若此时失治误治，则变病百出，迁延难愈。

【临证思路】

（一）病机辨识

1. 实证

肝藏血，在窍为目，在体合筋，肝血亏虚，筋失所养，会导致眼中生花、膝胫拘急。肝经与督脉会于颠，肝调畅全身气机，肝郁气结痰凝，则易导致头重昏蒙。少腹为脐下腹部两旁，为冲脉和肝经所过，因此，少腹里急，或引阴中拘挛，为肝经病变。

2. 虚证

肾藏精，精气内伤则出现人身体重，少气，头重不欲举，眼中生花。经脉失去津液的濡养则少腹里急，或引阴中拘挛，膝胫拘急。钱天来云："男女一交之后，自然元气空虚，余邪错杂于精气之中，走入溢于经络，乘其交后虚隙之中，入而浸淫于脏腑筋骨、脉络腧穴之间，则正气因邪而益虚，邪气因虚而益盛，故有此阴盛阳衰之诸证也。"因此，正气亏虚，行房事则肾精愈不足，邪气容易乘虚入内，侵袭人体，这是房劳复的发病原因之一。

（二）症状识辨

1. 房劳复

所谓房劳复者，是指人患外感热病，大病初愈，正气未复，余邪未尽时，强行房事，房劳损精，精亏气衰，余邪乘虚内陷致病。房劳复病位在肝肾，病性为肾气不足，病因为房劳，病机为各种寒热错杂之邪乘房劳后肾虚而入，招致旧病而复发。临床上应强调具体复发之旧病辨证论治，同时配合房劳肾虚这个诱因临证灵活变方。

2. 舌象

由于本病只是强调病因为房劳，故具体症状亦随原先旧病而呈现各种变化，临证可能存在诸多可能，不一而足。

（三）治法与处方原则

房劳复的发生是阴阳气血尚未完全康复，正气亏虚，行房事则伤津耗液，肾精亏虚，邪气容易乘虚入内，侵袭人体。因此，临床上当以滋阴补肾等扶正为主。

房劳复病与肝密切相关，病机是肝气郁结，且肝郁容易侮脾、乘胃、冲心、犯肺，因此宜用疏利法治疗，同时强调其病机乃气郁热蕴，邪热内陷，郁而不发，故应禁止温补，在立法选方上主清利而禁温补。

房劳复病位在肝肾，病性为寒热错杂，病机为邪阻下焦阳郁，以邪实为主。临床上应强调分期辨证论治，同时配合临证灵活变方。

（四）用药式

1. 实证

肝气郁结，气郁化火，火邪内陷，郁而不发，症见阳物易举，烦躁易怒，伴胸胁不舒、口苦咽干、头晕目眩、大便干燥等。治宜清肝泻火，用龙胆草、栀子、黄芩等；疏肝解郁，用柴胡；引火下行，泻肝经湿热，用泽泻、车前子、木通等。

2. 虚证

正气亏虚，强行房事，则伤津耗液，肾精亏虚，经脉失去津液的濡养，则出现人身体重，少气，头重不欲举，眼中生花，少腹里急，或引阴中拘挛，膝胫拘急者等。治宜扶正为主，兼治诸证。如阴虚内热者，用六味地黄丸合烧裈散加减以补益肾精、滋阴清热；阳衰寒凝者，用金匮肾气丸加韭菜子、益智仁、肉苁蓉、锁阳、巴戟天、阳起石温阳补肾、散寒止痛；精亏气衰者，用独参汤调烧裈散补肾益精、大补元气；正虚邪恋者，用四君子汤合烧裈散加减补气扶正、温经散寒。

【辨证论治】

1. 热证

证候：手足虽冷，手足心必暖，其寒不过肘膝，身热面赤，唇燥大渴，口干舌苦，烦躁不得眠，小便赤涩短少，大便燥结，甚则不省人事，脉虽沉伏，按之则滑。

治法：若为无形热郁，治宜辛寒折热；若为有形热结，治宜泄热荡实。

代表方：无形热郁用白虎汤加减。常用生石膏、知母、粳米、甘草等；有形热结用大柴胡汤加减，常用柴胡、黄芩、芍药、半夏、生姜、枳实、大枣、大黄等。

2. 寒证

证候：四肢厥冷，其寒必从手足而上过肘膝，寒不从外，皆从内发也，每有身冷面青，蜷卧，指爪发青，腹痛便溏，完谷不化，小便自利，不渴，甚则不省人事，脉微。

治法：回阳救逆。

代表方：四逆汤加减。常用附子、干姜、甘草等。

加减：气短、气促可使用四逆加人参汤急救。

3. 痰阻胸阳证

证候：手足厥冷，心下满而烦，饥不能食者，脉沉紧。

治法：涌吐痰实。

代表方：瓜蒂散加减。常用瓜蒂、赤小豆等。临床上可加入味苦性寒的郁金，以行气解郁，清心开窍，祛化痰浊，从而起到助瓜蒂去除实热顽痰之功。

4. 水阻胃阳证

证候：手足厥冷，心下悸，可以听到振水声，不渴，或下利，脉沉滑。

治法：温胃化饮。

代表方：茯苓甘草汤加减。常用茯苓、桂枝、甘草、生姜等。

加减：若大便溏者，加白术、山药、薏苡仁，以健脾益气，化湿利湿；若胃脘满闷者，加陈皮、砂仁、木香，以行气除满；若食少者，加莱菔子、麦芽，以下气消食；若心悸者，加大茯苓用量，以利饮定悸等。

5. 少阴阳郁证

证候：四肢厥冷，或咳，或悸，或小便不利，或腹中痛，或泄利下重者，脉沉弦。

治法：畅达气机，通达阳气。

代表方：四逆散加减。常用柴胡、芍药、枳实、甘草等。

加减：若咳者，加五味子、干姜以温肺散寒止咳；心悸者，加桂枝以温心阳；小便不利者，加茯苓以利小便；腹中痛者，加炮附子以散里寒；泄利下重者，加薤白以通阳散结；气郁甚者，加香附、郁金以理气解郁；有热者，加栀子以清内热。

6. 血虚寒证

证候：手足厥寒，形寒肢冷，口唇黏膜淡白，肌肤甲错，脉细欲绝。

治法：养血温经散寒。

代表方：当归四逆汤加减。常用当归、桂枝、芍药、细辛、通草、甘草、大枣等。

加减：腰、股、腿、足疼痛属血虚寒凝者，加续断、牛膝、鸡血藤、木瓜等以活血祛瘀；若兼有水饮呕逆者，加吴茱萸、生姜；若妇女经期腹痛，及男子寒疝、睾丸掣痛、牵引少腹冷痛、肢冷脉弦者，可加乌药、茴香、良姜、香附等以理气止痛。

7. 寒热错杂证

证候：时烦，四肢厥冷，腹部绞痛，痛甚则汗出，或吐涎沫，或吐蛔虫，时发时止，得食而呕，须臾复止，脉伏，乍紧乍缓。

治法：清上温下安蛔。

代表方：乌梅丸加减。常用乌梅、黄连、黄柏、附子、干姜、桂枝、细辛、青椒、人参、当归等。

加减：若热重去附子、干姜；若寒重去黄连、黄柏；若呕吐加吴茱萸、半夏；若大便不通加大黄、槟榔。

8. 肝郁气滞证

证候：精神抑郁，伴胸胁胀痛，口苦咽干，头晕目眩，大便干燥。

治法：疏肝解郁。

代表方：柴胡疏肝散加减。常用柴胡、白芍、当归、陈皮、川芎、香附、枳壳、甘草等。

加减：若胁肋痛甚者，酌加郁金、青皮、当归、乌药等以增强其行气活血之力；肝郁化火者，可酌加山栀、黄芩、川楝子以清热泻火。

【其他疗法】

（一）中成药

1. 金匮肾气丸

具有补肾助阳的作用，用于肾气虚精关不固者。每次9g，每日2次。

2. 知柏地黄丸

具有滋阴降火的作用，用于阴虚火旺、性欲旺盛而遗精者。每次9g，每日2次。

3. 固本丸

具有滋阴补气、清肺降火的作用，用于男子不育，因禀赋薄弱，房劳过度，以致肾水不足，气血清冷而致者。口服，一次10~12丸，每日3次。

4. 五味子丸

具有滋阴补气、填精益髓的作用，用于虚劳羸瘦，短气，夜梦鬼交，骨肉烦痛，腰背酸痛，动辄微喘，房劳过度，精泄不禁。口服，每次服1丸，每日2次。

5. 补肾丸

具有锁阳固精、滋阴补肾的作用，用于肾虚，因房劳而腰痛者。空腹盐水送服，一次1丸，每日2次。

（二）单方验方

1. 鲜铜钱草60g，捣汁，加白糖，对水内服，1天2次，连用3天。适用于痰阻胸阳证。

2. 苎麻皮干品100g或鲜品400g，水煎浓汁，冷却后加白糖内服，1天2次，连用1~4天。

（三）外治疗法

腹脐敷贴加红外线照射神阙穴20分钟，药物通过神阙穴进入体内，红外线通过刺激局部血液循环和调节神经功能，有调节人体阴阳平衡的作用，从而达到治疗房劳复的目的。

（四）针灸疗法

1. 体针

穴位：百会、曲池、合谷、中脘、气海、足三里、三阴交、太冲。热证加内庭、大椎；寒证加尺泽；痰阻胸阳证加命门、关元；水阻胃阳证加阴陵泉；少阴阳郁证加行间；血虚寒证加血海。

操作：隔日针1次，留针20分钟，虚证可灸神阙穴。

2. 耳针

穴位：内分泌、肾、肾上腺、神门等耳穴。

操作：中刺激，留针15分钟，隔日1次，7次为1个疗程，或埋针5~7天。

3. 穴位注射

用5mL注射器12号针头抽取黄芪注射液2mL。嘱患者取仰卧位，常规消毒后，将针刺入足三里穴位，深度约1.5cm，待患者有酸麻胀感、回抽无血时，即开始缓慢注入药液，一般注入2mL。每日1次，7次为1个疗程。

（五）药膳疗法

1. 枸杞子红枣粥

枸杞子15g，红枣9枚，粳米75g。粳米加水煮粥，开锅后放入枸杞子、红枣，炖煮至红枣烂熟即成。适用于心慌失眠、头晕及肾气衰退所引起的房劳损伤。

2. 天麻炖乌鸡

天麻15g，乌骨鸡1只，姜、盐、黄酒、味精各适量。先用武火将锅烧开，再用文火将鸡肉炖至熟烂，加入适量的味精即可食用。具有补益气血、滋阴化痰作用。

3. 干贝猪瘦肉汤

干贝50g，猪瘦肉200g。先将干贝和猪瘦肉煲汤，食用时，加食盐调味，佐膳。具有滋阴补肾的作用，适用于阴虚体弱者。

【预防调护】

1. 注意调摄心神，宁心少欲，勿令心驰于外，节制房事。

2. 注意饮食起居，晚饭不宜过饱，少进辛辣厚味，被褥不宜过厚，衬裤不宜过紧。

3. 适当配合体育锻炼，劳逸结合，以恢复体内的阴阳平衡。

第十节　房劳伤

房劳伤又称"房劳""房劳复""色欲伤""色复""女劳复"等，属虚劳病范畴，是因房事过度导致的伤气、损精、丧神等一类的病证。其临床表现可因患者房劳程度、体质强弱、病变性质与累及脏腑的不同而存在个体差异，是男科常见疾病之一。

【源流】

对于房劳伤，早在《黄帝内经》中已有记载，并对其各种表现进行了论述。如《素问·举痛论》曰："劳则气耗……劳则喘息出汗，外内皆越，故气耗矣。"《素问·生气通天论》曰："因而强力，肾气乃伤，高骨乃坏。"《素问·上古天真论》指出："以酒为浆，以妄为常，醉以入房，以欲竭其精，以耗散其真，不知持满，不时御神，务快其心，逆于生乐，起居无节，故半百而衰也。"《素问·痿论》云："入房太甚，宗筋弛纵，发为筋痿，及为白淫。"《灵枢·邪气脏腑病形》云："若醉入房，汗出当风，则伤脾。有所用力举重，若入房过度，汗出浴水，则伤肾。"认为房劳过度会损伤肾、肝、脾等脏器，影响精、气、血、津、液等，是导致早衰的主要原因。

汉·张仲景《金匮要略·血痹虚劳病脉证并治第六》明确提出"房室伤"一词，并对其病因病机、临床表现、治则方药等做了较全面的论述。如"五劳虚极羸瘦，腹满不能饮食，食伤、忧伤、饮伤、房室伤、饥伤、劳伤、经络营卫气伤，内有干血，肌肤甲错，两目黯黑。缓中补虚，大黄䗪虫丸主之。"并提出了"七伤"伴瘀血的治疗方药，该篇曰："男子脉虚沉弦，无寒热，短气里急，小便不利，面色白，时目瞑，兼衄，少腹满，此为劳使之然。劳之为病，其脉浮大，手足烦，春夏剧，秋冬瘥，阴寒精自出，酸削不能行。男子脉浮弱而涩，为无子，精气清冷。"并提出："夫失精家，少腹弦急，阴头寒，目眩，发落，脉极虚芤迟，为清谷，亡血失精。脉得诸芤动微紧，男子失精……桂枝加龙骨牡蛎汤主之。""虚劳腰痛，少腹拘急，小便不利者，八味肾气丸主之。"为房劳病的辨证论治奠定了基础。

隋·巢元方《诸病源候论》专列"虚劳病诸候"，认为小便白浊、少精、尿精、溢精、失精、梦泄、尿血、精血俱出、偏枯、阳痿等均与房劳伤肾有密切关系。

唐·孙思邈《备急千金要方》主张对本病应以补益肝气为治，提出"肾劳病者，补肝气以益之，肝王（旺）则感于肾"之观点。

金元时期，宋·王贶的《全生指迷方》曰："房劳过度，或思虑过度，皆伤神耗精之由，得之心肾，其脉细促，大骨枯者不治，微弱者可治，脉大数甚、不能食者死。"明确提出"房劳"病名。朱丹溪在《格致余论》指出："心动则相火亦动，动则精自走，相火翕然而起，虽不交会亦暗流疏泄矣。"主张滋阴降火、泻火保阴，创大补阴丸、三补丸等方。元·李鹏飞的《三元延寿参赞书》认为"强勉房劳者，咸精极"，能致"体瘦尪羸，惊悸梦泄，遗沥便浊，阳痿，小腹里急，面黑耳聋"。

明·张景岳《景岳全书》认为"房劳"与心、肾的关系密切，谓："凡师尼失偶之辈，虽非房事之劳，而私情系恋，思想无穷，或面对千里，所愿不得，则欲念摇心，真阴日削，遂至虚损不救。"指出伤气与损精的内在联系在于"或先伤其气，气伤必及于精，或先伤其精，精伤必及于气"。在治法上提出："其有气因精而虚者，自当补精以化气；精因气而虚者，自当补气以生精。又有阳失阴而离者，不补阴何以收散亡之气？水失火而散者，不补火何以苏垂寂之阴？此又阴阳相济之妙用也。故善补阳者，必阴中求阳，则阳得阴助而化生无穷；善补阴者，必于阳中求阴，则阴得阳升而泉源不竭。"所创左归饮、右归饮等方剂，也为后世所尊崇。

清·陈士铎《辨证录·虚损门》认为："人有入房纵欲，不知保涩，以致形体消瘦，面色萎黄，两足乏力，膝细腿摇，皮聚毛落，不能任劳，难起床席，盗汗淋漓，此损精而成痨症也。"提出了房劳损伤而成痨的新见解。"色欲伤"作为病名，首见于清·沈金鳌《杂病源流犀烛·色欲伤源流》："色欲伤，精气神病也……其所以受伤者，乃淫欲无充之故也。""若梦遗，若滑泄，若尿精，若白淫，若漏精，种种名状，不可指屈，而其后必至然羸瘦，渐成痨瘵。若水流下，不可收挽。若火燎原，不可救灭。此无他，精伤则气馁，气馁则神散，合精气神而皆为病，故即精气神而不能葆也，即精气神而不能葆，故极精气神所生之病，益复戕其精气神而无不委顿，以至于死也。嗟乎，色欲之为害，一至于此。"指出过度的色欲可导致精气神同病，并可危及生命，书中列举了色欲伤各种病证相关的方药。清·石寿棠在《医原》中说："若劳色伤精之辈，更有甚者，先动心以伤神，即劳力以气伤，终纵情以伤精，伤精则阴亏，阴亏则易动相火，愈动愈伤，一旦精气神三者皆耗，多致不起。脉证将劳心神者更重，治法亦不外填补真阴，但久则阴虚不复，真阴不能招摄真阳，真阳则不能归附真阴，由是龙火上炎，一火兴而五火炽，满腔虚阳充塞，而且颧红、面赤、喉干、咽痛、咳喘、音哑，五心如烙，筋骨酸痛，骨痛如折，上咳下痢种种危证。"对房劳伤的各种危重证候进行了描述。清·程曦等著的《医家四要》中有记载："曲运神机则劳心，尽心谋虑则劳肝，意外过思则劳脾，预事而忧则劳肺，色欲过度则劳肾。"指出色欲过度而伤肾。

综上所述，对房劳伤的认识源于《黄帝内经》，其治疗始于仲景，经过历代医家的不断实践、认识，至明代张景岳，其理法方药已趋全面。病因不外肾精之亏耗，病机以肾虚为主，治疗以补虚为法。

【病因病机】

（一）病因

1. 未婚者沉溺于色情之中，频频手淫或遗精，可导致房劳伤。故古人云："荒淫无伦，精神耗散，意淫于外，欲火内煽，虽不交合，但精已暗泄，自促其寿命。"

2. 已婚者，因房事不节，纵欲无度，每日必欲或一日数欲，耗伤精气，而成房劳伤；或素体虚弱，仍强以入房，房事不节，以致劳伤。故古人亦云："才不遗，强思之，力不胜，强举之，伤也甚矣。强之一字，真戕生伐寿之本。"

3. 房事后起居、饮食等不慎，如房后远行、房后饮冷、汗出当风等。

4. 病后未复，如慢性虚衰等病尚未复原，急于恢复房事，元气阴精亏损，体力不足以应付房事，引发房劳伤损而出现各种症状，即房劳复。

（二）病机

1. 肾精亏虚

素体虚弱，房事不节，恣情纵欲；或年少手淫，色欲频频；或早婚早育，年老体衰而不节房事，使相火偏旺而伤阴，命门火衰而伤阳，或阴阳两伤，肾精亏损，精不化气，元气渐衰。

2. 肺肾阴虚

肺肾为母子之脏。若素体阴虚，房事过度，损伤肾精，肾阴亏耗，子病及母，肾阴不能上滋肺阴，金水不能相生；或肺病日久，母病及子，日久可致肺肾阴虚为主的房劳证。

3. 肝肾阴虚

乙癸同源，即肝肾同源，肝肾共居下焦。若房事过度，肾精亏耗，肾阴不足，水不涵木，可形成以肝肾阴虚为主的房劳证；如疏泄太过则肾不闭藏，肝病亦可及肾，木火下趋则扰动精室，可导致肾伤精竭。

4. 心肾两虚

恣情纵欲，损伤肾精，精亏阴虚，肾水不能上济于心，则心火独亢，心肾不交；

淫思邪念，心火不宁，相火妄动，暗耗阴精，致心肾不交；或房劳伤肾，累及于心，或心病及肾，终成心肾两虚之房劳。

5. 脾肾两虚

房劳伤肾，或为阴虚，"肾移热于脾"；或为阳虚，"肾移寒于脾"，最后导致脾肾俱虚。脾胃为后天之本，后天之本乏源，致先天之本无以滋养而见肾虚，脾病及肾而成劳者。

6. 瘀血内结

贪色纵欲，久战不泄，劳伤宗筋，瘀血内郁；或老年淫欲太过，败精浊血阻滞精隧、精室，久瘀不散，遏制气血运行，旧血不去，新血难生，气血不能外荣，渐发干血痨症。

【临证思路】

（一）病机辨识

本病以肾虚为本，多有房劳无节，色欲无度，频繁手淫和遗精的病史，可以涉及其他脏腑，个别患者可导致严重后果，是虚劳证候的常见原因。虚证有阴虚阳虚之别，阴虚则热，阳虚则寒，临证需当详辨。亦有因虚致实者，多因气血不足为本，瘀血、痰饮、浊气、败精内阻为标，旧血不去，新血难生，气血内阻，不能荣外，而见虚实夹杂之证。

（二）症状识辨

本病是一组多脏腑功能受损的证候群，临床表现呈现多样化，现就其主要症状识辨如下。

1. 早衰

未老先衰，头发脱落，白发斑斑，记忆衰退，夜寐不佳。若见倦怠思睡，纳呆或少食便溏，神疲乏力，腰膝酸软，面色㿠白或萎黄无华，脉虚或细弱，多为脾肾两虚；兼见动则气喘，多为肺肾两虚；见心悸胸闷，失眠多梦者，多为心肾两虚；见眩晕耳鸣、阳痿遗精、目涩眼花、肢麻胁痛、腰膝酸痛等，多为肝肾两虚；伴有畏寒恶风者，为阳虚、气虚；伴有低热或午后潮热、盗汗者，为阴虚。

2. 虚劳

房事过度，伤及肺脾肾，脾虚可见精神萎靡，倦怠无力，气血不足，则见面色萎黄或灰滞黧黑，形体消瘦；气血不能上荣神明之府，则头晕耳鸣；肾虚则腰膝酸软；肺肾不足，肾不纳气，则咳嗽痰少；阴虚则内热，可见午后潮热，夜寐盗汗，或口渴引饮，多食善饥，小便清长。

3. 性与生殖功能障碍

房事过度，肾精消耗过度，肾精不足，则性功能明显衰退，或阳痿不举、早泄，或见遗精、滑精、血精，或精液枯竭，精子数目少，活动力低下，甚或不育。

4. 舌脉

舌质淡，边有齿痕，苔薄白，为脾肾气虚或阳虚，房劳多伴气少懒言，倦怠乏力，勃起不坚，早泄，声音低沉，或见形寒肢冷，手足不温，自汗，小便频多，脉细或沉细等；舌质红，少苔或无苔，为阴虚或血虚，房劳多伴形体消瘦，午后潮热，夜寐盗汗，遗精、滑精，口干舌燥，双目干涩，头晕耳鸣等，脉沉细数或弦细；舌质紫暗或有瘀点，为体内有瘀血，其房劳多见面色黧黑，脉弦细而涩。

（三）治法与处方原则

治疗原则是补肾填精。精亏气衰者，以补肾益精、补气培元为主；肺肾阴虚者，以补肾益精、滋阴养肺为主；肝肾阴虚者，应滋补肝肾为要；心肾不交者，则应交通心肾为主。

（四）用药式

1. 气虚型

表现为心悸，房事时心窝部汗出多，食后胃脘胀闷，腰膝酸软，耳鸣失聪，精神萎靡，气短懒言，面色淡白无华。治宜健脾益肾，可用补中益气汤、四君子汤、八珍汤、参苓白术散等治疗。

2. 血虚型

表现为性欲淡漠，阳痿无精，身体羸瘦，不思饮食，痞闷作胀，大便秘结，骨蒸潮热，肌肤甲错，肤色晦滞，口唇色紫，手足麻木。治宜补血活血，可用四物汤、当归补血汤、归脾汤等治疗。

3. 阴虚型

可表现为耳鸣，腰膝酸软，形体消瘦，头晕，盗汗，五心烦热，午后潮热，失眠，口燥咽干。治宜滋阴清热，可用六味地黄丸、大补阴丸等治疗。

4. 阳虚型

可表现为腰膝酸软，五更泄泻，阳痿，精冷不育，夜尿多，小便清长，畏寒肢冷，少气自汗，食欲减退，呕吐腹泻等。治宜补肾助阳，可用金匮肾气丸治疗。

【辨证论治】

1. 肾阴虚证

证候：精神疲惫，二目无神，头昏欲睡，少气懒言，语音低微，肢体倦怠，腰膝酸软，阳痿，早泄，遗精，盗汗，五心烦热，咽干颧红，溲黄便干，舌红，少津或苔少或花剥苔，脉细数。

治法：滋补肾阴。

代表方：左归丸加减。常用熟地黄、山药、枸杞子、炙甘草、茯苓、山茱萸、牛膝、菟丝子。

加减：早泄遗精明显者，加龙骨、牡蛎、金樱子以涩精；若阴损及阳，而呈精亏阳虚之证者，可用右归丸以补肾益精、温补肾阳。

2. 肾阳虚证

证候：腰膝酸软而痛，畏寒肢冷，尤以下肢为甚，精神萎靡，面色㿠白或黧黑；或见阳痿、早泄；或大便久泄不止，完谷不化，五更泄泻；或浮肿，腰以下为甚，按之没指，甚则腹部胀满，全身肿胀，心悸咳喘。舌淡胖苔白，脉沉弱。

治法：补肾壮阳。

代表方：右归丸加减。常用熟地黄、附子、肉桂、山药、山茱萸、菟丝子、鹿角胶、枸杞子、当归、杜仲。若只是偏于肾气不足，可予金匮肾气丸。

加减：完谷不化，可加茯苓、白术；五更泄可加补骨脂、肉豆蔻、吴茱萸、五味子；浮肿者，可加猪苓、泽泻、牛膝。

3. 肺肾阴虚证

证候：形体消瘦，腰膝酸软，咳嗽痰少，或干咳无痰，或痰中带血甚至咳血，口燥咽干，声音嘶哑，颧红盗汗，骨蒸潮热，五心烦热，男子遗精，溲短便秘。舌红少苔，脉细数。

治法：滋补肾阴，清热润肺。

代表方：八仙长寿丸加味。常用熟地黄、山药、山茱萸、茯苓、泽泻、牡丹皮、麦冬、五味子、沙参、玉竹。

加减：潮热盗汗者，加地骨皮以清热凉血止汗；若阴虚火旺，火伤肺络，症见咳嗽带血者，可用百合固金汤滋补肺阴，润肺止咳，清热止血；若病久伤气，证属肾阴亏损、气阴两伤者，可用河车大造丸以补精益气。

4. 肝肾阴虚证

证候：头晕目眩，耳鸣健忘，急躁易怒，五心烦热，腰膝酸软，失眠，梦遗，或阳强不收，或血精茎痛。舌红苔少，脉弦细数。

治法：滋补肝肾，育阴潜阳。

代表方：六味地黄丸合一贯煎加味。常用熟地黄、山药、山茱萸、茯苓、泽泻、牡丹皮、麦冬、沙参、枸杞子、川楝子、龙骨、牡蛎、生龟甲。

加减：阳强者加黄柏、知母滋阴降火；血精者再加白茅根、小蓟以清热止血。

5. 心肾不交证

证候：心烦不寐，心悸怔忡，烦热盗汗，健忘，腰膝酸软，滑精早泄。舌红尖赤或口舌生疮，脉细数。

治法：交通心肾。

代表方：心肾两交汤加减。常用熟地黄、山茱萸、人参、当归、麦冬、枣仁、黄连、肉桂、白芥子。

加减：滑精早泄者，加龙骨、牡蛎、金樱子以镇摄其精；心火较著者，加龙骨、牡蛎、莲子心，以清心火，安心神。

6. 脾肾两虚证

证候：神疲困倦，少气懒言，面色萎黄，腰膝酸软，小便频多，大便或溏，舌质淡，苔白，脉沉或细。

治法：补脾益肾。

代表方：补中益气汤加减。常用黄芪、白术、陈皮、升麻、柴胡、人参、甘草、当归。

加减：腰膝酸软可加杜仲、牛膝；尿频可加缩泉丸；便溏者加茯苓。

7. 肝肾两虚证

证候：阳痿早泄，口渴欲饮，饥而欲食，形瘦或胖，目涩眼花，胁肋隐痛，骨蒸潮热，面额红赤，五心烦热，夜寐盗汗，舌红苔少，脉来细数。以肝肾两脏之阴亏为主，或原有糖尿病者。

治法：补益肝肾。

代表方：八仙长寿丸加减。常用生地黄、酒萸肉、牡丹皮、山药、茯苓、太子参、麦冬、五味子。

加减：视物昏花可加枸杞子、菊花；腰腿酸软加杜仲、续断、怀牛膝；遗精、早泄可加芡实、金樱子。

8. 瘀血内结证

证候：性欲淡漠，阳痿无精，身体羸瘦，骨蒸潮热，肌肤甲错，肤色晦滞，口唇色紫，手足麻木，纳呆腹闷，大便秘结，舌质紫暗或有瘀点，脉弦细而涩。

治法：活血补虚。

代表方：大黄䗪虫丸合下瘀血汤加减。药用大黄、土鳖虫、干地黄、炙甘草、水蛭、白芍、桃仁、虻虫、蛴螬、焦山楂、川厚朴。

加减：腰痛加杜仲、牛膝、丹参；手足麻木加伸筋草；潮热加地骨皮。

【其他疗法】

（一）中成药

1. 补中益气丸

具有补中益气的作用，用于脾胃虚弱，脾肾不足，中气下陷者。每次6g，一日2~3次。

2. 金匮肾气丸

具有补肾助阳的作用，用于肾气不固者。每次 9g，每日 2 次。

3. 归脾丸

具有益气补血、健脾养心的作用，用于心脾两虚者。每次 6g，每日 3 次。

4. 五加参颗粒

具有益气健脾、补肾安神的作用，用于脾肾两虚者。开水冲服，一次 1 袋，一日 2 次。

5. 知柏地黄丸

具有滋阴降火的作用，用于阴虚火旺者。每次 9g，每日 2 次。

6. 六味地黄丸

具有滋阴补肾的作用，用于肾阴不足者。大蜜丸每次 9g，每日 2 次；水蜜丸每次 6g，每日 2 次。

7. 大补阴丸

具有滋阴降火的作用，用于阴虚火旺者。大蜜丸每次服 6~9g，每日 3 次。水蜜丸一次 6g，一日 2~3 次。

8. 杞菊地黄丸

具有滋阴养肾的作用，用于肝肾阴亏者。浓缩丸每服 8 粒，每日 3 次。蜜丸每次 9g，每日 2~3 次。

9. 交泰丸

具有交通心肾、清火安神的作用，用于心火偏亢，心肾不交，遗精、怔忡、失眠者。每次 6g，每日 2 次。

10. 脑灵素片

具有补气血、养心肾、健脑安神的作用，用于心肾不交者。每次 3~4 片，每日 2~3 次。

11. 柏子养心丸

具有补气、养血、安神的作用，用于心气虚者。每次 6g，每日 2 次。

12. 参茸卫生丸

具有补血益气、兴奋精神的作用，用于气血两亏者。一次 1 袋，一日 2 次。

13. 全鹿丸

具有补肾填精、健脾益气的作用，用于脾肾两虚者。一次 6~9g，一日 2 次。

14. 活血通脉胶囊

具有破血逐瘀、活血通脉的作用。每服 3 粒，每日 3 次。

（二）单方验方

1. 参莲丹（《验方新编》）：怀山药、枸杞子、五味子、山萸肉、锁阳、酒制黄柏、知母各 30g，人参、石莲子、黄芪、蛤粉各 30g，白术 60g，山药打糊为丸。每服 9g，每日服 2~3 次。

2. 回生膏（《医方类聚》）：人乳、藕汁、白酒、白蜜、童便（临时取用）各等分，煎膏，滴水不散为度，每日空腹水送服。

3. 鳖甲银柴丸（《家用良方》）：北沙参、熟地黄、银柴胡、鳖甲、知母、石斛、川贝、地骨皮、麦冬各 60g。为末，炼蜜为丸，早晚桂圆汤送下。

4. 二参丸（《华佗神医秘传》）：人参 60g，桂心、牡蛎、薯蓣、黄柏、细辛、炮附子、苦参各 10g，泽泻 15g，麦冬、干姜、干地黄各 12g，菟丝子 16g。共为细末，蜜和为丸，如梧桐子大，酒服 3 丸。

5. 紫河车粉、首乌粉各等分，每日 5g，一日 2 次。

6. 猪肚丸，每服 5g，一日 3 次。

7. 延年益寿丹，每服半粒，一日 2 次。

（三）针灸疗法

1. 选穴以肾俞、关元、气海、足三里、三阴交为主，用毫针补法，并用灸法，适用于所有房劳伤证型。

2. 取手少阴、手厥阴经穴及俞募穴，针宜补法。取穴以心俞、巨阙、间使、神门为主。心俞、巨阙为俞募配穴法，功能为调补心气；间使、神门可宁心安神。用以治疗色欲伤气虚证以心气不足为主要表现者。

3. 取手少阴、足太阴经穴和背俞穴，针宜补法，针灸并用。取穴以脾俞、心俞、神门、三阴交为主。脾俞、三阴交健脾益气，心俞、神门养心定志藏神。用治色欲伤心脾气虚证。

4. 选用中脘、关元、足三里，针刺补法加灸，可补益脾肾之气，治脾肾气虚之色欲伤病。

（四）药膳疗法

1. 牛膝人参酒：牛膝、山茱萸、川芎、制附子、巴戟天、五味子、黄芪、人参各 20g，五加皮、肉苁蓉、生姜、防风各 25g，肉桂、生地黄、蜀椒各 15g，海风藤 10g，磁石（醋煅）20g，白酒 1500mL。将前 17 味捣碎，置容器中，加入白酒，密封，浸泡 7 天后，过滤去渣，即成。

2. 乌骨童雄鸡 1 只，用碗锋去毛肚杂，勿犯铁器，肚内入建莲肉，在砂锅内用酒煮烂，随便食之。

3. 当归 20g，炙黄芪 100g，子母鸡 1 只，味精、料酒、胡椒面、生姜、葱、食盐各适量。将子母鸡宰杀后，去毛和内脏，然后用开水氽透，捞在凉水内冲洗干净，沥净水分；将当归、黄芪装入鸡腹，然后放入盆内（腹部向上），摆上葱、生姜，加入清汤、食盐、料酒、胡椒面，加盖盖好，用湿棉纸将盆口封严，上笼蒸约 2 小时取出。揭去绵纸，拣出生姜、葱，加味精，调好味即成。

4. 莲子蛋：莲子 150g，鸡蛋 2 只，冰糖适量。鸡蛋蒸熟去壳。莲子用热水浸过，去衣及心，先在锅内加水文火煮烂，续将冰糖、鸡蛋加入，再煨 10 分钟，便可进食。

5. 夜交合欢茶：夜交藤 15g，合欢皮 10g，灵芝 3g，肉桂 1g。均切成小片后加水煎，沸后去渣留汁，代茶饮服，也可睡前顿服。连服 7 日。

6. 沙参 30~50g，玉竹 30~50g，老雄鸭 1 只约重 2kg，葱、姜、味精、盐各少许。将鸭常规宰杀后，除去毛和内脏，洗净放入砂锅（或搪瓷锅）内，再放沙参、玉竹、葱、姜、清水（适量），用武火烧沸后，转用文火焖煮 1 小时以上，使鸭肉煮烂，最后放盐、味精。

【预防调护】

1. 节制性生活，根据夫妇双方的年龄、体质而定，以性生活后次日不觉疲劳为度，若精神不振，应减少房事。

2. 戒除过度手淫，不可有淫思邪念，以免伤肾损精，日久成劳。

3. 大病后体力未复，不要过早行房事。

4. 当出现房劳伤时，应分居静养，暂时禁止房事，排除一切外源性和内源性干扰，以利康复。

5. 房劳伤的治疗，不可专恃药物，还需调整心态，保证充足的休息，适当进行体育锻炼，补充营养，增强体质，保持乐观情绪，有助于提高疗效。

6. 注意调整营养，一般能较快恢复，但饮食宜清补，不宜温补，尤以高蛋白饮食为佳，不宜进食膏粱厚味。

第十一节　女劳疸

因房劳伤肾、肾精亏虚所致的黄疸叫女劳疸。临床表现为额上黑，微汗出，手足中热，薄暮即发，膀胱急，小便自利，身目发黄，腹如水状。系患者素有湿热，风寒外侵，内为劳倦所伤的肾虚有热之病证，属于五疸之一，亦称"色疸""女疸""女劳色疸"。

【源流】

关于女劳疸的记载，首见于汉·张仲景《金匮要略·黄疸病脉证并治第十五》，为黄疸病的一种，其曰："额上黑，微汗出，手足中热，薄暮即发，膀胱急，小便自利，名曰女劳疸。腹如水状，不治。"又云："黄家，日晡所发热，而反恶寒，此为女劳得之。膀胱急，少腹满，身尽黄，额上黑，足下热，因作黑疸。其腹胀如水状，大便必黑，时溏，此女劳之病，非水也。腹满者难治，硝石矾石散主之。"《金匮要略》

将女劳疸的病因病机、临床特征及预后和治疗均做了较全面的论述，认为女劳疸系因房劳伤肾以致肾阴亏损而阴虚内热所致。

隋·巢元方在《诸病源候论》专设"女劳疸候"，认为本病是由大劳大热之后触犯房事，性交后入水，水湿之气乘虚内侵，郁于肌表所致，即"女劳疸之状，身目皆黄，发热恶寒，小腹满急，小便难。由大劳大热而交接，交接竟，入水所致也"。后世医家孙思邈、李东垣等亦遵此说。

明·秦景明《症因脉治·黄疸论》记述了女劳疸之症："发热恶寒，膀胱急，小腹满，身黄额黑，足心热，大便或黑或溏，腹胀。"治宜补肾消瘀为主，"腹胀如水状，大便黑，血不行也，仲景硝矾散主之，愈后，以菟丝子丸调理。"

清·喻昌认为本病的形成，是先有胃热脾寒之浊气，下流入肾，而后房劳损伤肾精所致，其在《医门法律》明确指出："女劳疸额上黑，为身黄加以黑色也。黑为北方阴晦之色，乃加于南方离明之位，此必先有胃热脾寒之浊气，下流入肾，益以女劳无度而后成之，其由来自非一日。《肘后》谓因交接入水所致，或有所验。然火炎薪烬，额色转黑，虽不入水，其能免乎？故脾中之浊气，下趋入肾，水土互显之色，但于黄中见黑滞耳。若相火从水中上炎，而合于心之君火，其势燎原，烟焰之色，先透于额，乃至微汗，亦随火而出于额，心之液且外亡矣。手足心热，内伤皆然。日暮阳明用事，阳明主阖，收敛一身之湿热，疾趋而下，膀胱因而告急。其小便自利，大便黑时溏，又是膀胱蓄血之验。腹如水状，实非水也，正之蓄血而言也，故不治。"

清·吴谦认为女劳疸之发热属阴虚发热，而非阳明湿热，并对本病的病理机制做了进一步分析，其在《医宗金鉴》中指出："此详审女劳疸之为病，黄疸日晡所发热，乃阳明热证，当不恶寒也，而反恶寒者，非阳明热证，此或为女劳得之也。女劳得之疸证，虽膀胱急，少腹病，而小便自利；身虽尽黄，而额上则黑；虽发热，唯足下甚，此少阴热因作黑疸也。故腹胀如水状，而大便必黑，时溏，知非水胀病，知为女劳得之疸胀病也。时溏黑色者，亦脏病及血之征也。血病者，颜必变，岂有色黑而血不病者乎？女劳疸腹胀满者为难治，以期脾肾两败也。"

【病因病机】

历代医家从不同的角度对本病的病因病机进行了论述，虽不尽相同，然对房劳伤肾致病病机的认识是一致的。女劳疸的形成主要由于纵欲房劳、肾阴亏损、阴虚内热；或感受寒湿之邪，郁于肌表；或肾病及肝，肝血瘀滞，热与血结，血蓄下焦所致。以女劳所伤、纵欲肾亏为主因，嗜酒不节使肝脾受损，势必殃肾，肝、脾、肾三脏受病，导致气滞、血瘀、水蓄而产生相应的临床症状，是本病基本的病因病机。

【临证思路】

（一）病机辨识

纵欲过度则耗损肾阴，肾精亏虚而生内热；若复感寒湿之邪，郁于肌表则阳气被遏，寒湿不化，蕴郁而发黄形成阴虚内热、寒湿郁表之黄疸，故见手足中热，薄暮即发，身目色黄，额发黑。若素体肝血瘀滞，加之纵欲房劳，肾精亏损，以致精不化阴，肝肾阴虚，阴虚内热，则进一步耗伤阴血，则阴虚愈甚而肝瘀愈滞；或感受寒湿之邪，治不及时或治不如法，致使郁久不化而侵入血分，肝血瘀滞则胆汁疏泄失常，离其道而溢于肌肤，故现身目色黄，胁下疼痛，少腹拘急，恶寒，小便自利诸症。数醉入房，热气聚于脾中，不得散，肾气日衰，醉饱入内，脾肾交伤，阴精耗而阳火亢，则见黄疸伴日晡潮热，五心烦热，大便溏黑，腹部胀大等症。

（二）症状识辨

女劳疸病起自肾亏，以虚损为本，故其病情较危重，表现复杂。身目色黄，额发黑，多因肝瘀肾虚，复感寒湿；日晡潮热，五心烦热，属阴虚内热之征；少腹拘急，或有恶寒，胁下疼痛，乃肝肾阴虚郁滞所致；小便自利，大便溏而黑，腹部胀大等症，乃脾肾阳虚、水湿内停的表现。舌红苔少，乃阴虚火旺之象；或见舌质紫暗，则为寒气凝滞、瘀血内停之象。脉细弱或细弦亦为阴虚肝郁，兼以寒湿之表现。

（三）类病识辨

女劳疸为黄疸病之阴黄的一种，仅以有无房劳伤肾之病因很难辨别。因此，必须明确本病"额上黑""小便自利"的特征，结合临床表现和病史加以分析。临证时当与其他黄疸病相鉴别。

1. 阳明瘀热在里发黄

阳明发热汗出，热得外越则不能发黄。若但头汗出，自颈以下全身无汗，湿热上蒸而不外散，小便不利，湿热内蓄又不得下行，渴饮水浆，益增其湿，湿热相蒸，身必发黄。其身目虽黄，但无"额上黑"，当可与本病相鉴别。

2. 谷疸

谷疸虽有身目俱黄及尺脉浮等伤肾之病机，但其"小便不通"与本病之"小便自利"截然不同。正如《金匮要略·黄疸病脉证并治第十五》云："趺阳脉紧而数，数则为热，热则消谷，紧则为寒，食即为满。尺脉浮为伤肾，趺阳脉紧为伤脾。风寒相搏，食谷即眩，谷气不消，胃中苦浊，浊气下流，小便不通，阴被其寒，热流膀胱，身体尽黄，名曰谷疸。"

3. 酒疸

酒疸与女劳疸虽均有"足下热"，但酒疸"必小便不利"与女劳疸"小便自利"足以鉴别，而且酒疸更无"额上黑"之特征。《金匮要略·黄疸病脉证并治第十五》云："心中懊侬而热，不能食，时欲吐，名曰酒疸。""夫病酒黄疸，必小便不利，其候心中热，足下热，是其症也。"

（四）治法与处方原则

从临床症状而言，"小便自利"说明非湿热内阻之黄疸，而属虚劳发黄所致，此乃脾虚而黄色外观，故张仲景云："男子黄，小便自利，当与虚劳小建中汤。"说明此时黄疸属不热而寒、不实而虚之证，治疗当变攻为补、变寒为温。同时，治疗当不离补肾一法，需在此基础上灵活化裁。

倘若女劳疸治不如法，阴虚不除，血瘀不化，或热伤阴络而致血不循经留着停蓄，则胆汁因瘀所阻而发为黄疸，此为女劳疸之变证，正如张仲景《金匮要略·黄疸病脉证并治第十五》云："膀胱急，少腹满，身尽黄，额上黑，足下热，因作黑疸。"

（五）用药式

房劳后感受寒湿之邪，而以黄疸、额上黑、小便利而兼有表证者，治以补肾健脾，化湿解表。健脾补肾，多用熟地黄、泽泻、山茱萸、鹿角胶、龟甲胶、山药、茯苓、白术、沙参、麦冬、枸杞等；化湿解表，多用附子、干姜、茵陈、丹皮、知母、黄柏、杏仁、连翘、赤小豆等。

肾虚血瘀则身目色黄而晦暗，胁下刺痛或有癥块，或见皮肤赤纹丝缕，舌质紫暗或有瘀斑，脉细弦或细涩，治以疏肝益肾，活血化瘀。疏肝益肾，用熟地黄、泽泻、山茱萸、丹皮、山药、茯苓、柴胡、枳壳、桔梗等；活血化瘀则以当归、桃仁、红花、赤芍、川芎、牛膝等为主。

血蓄下焦，肾病及脾，健运受阻，故少腹胀满，大便溏而晦暗。若晚期脾肾双败，则腹部胀大而如水状；若瘀血郁蒸，亦可见日晡潮热。治以攻逐蓄血，固本退黄。攻逐瘀血利水用水蛭、虻虫、桃仁、大黄、桃仁、红花、赤芍、川芎、猪苓、泽泻、茯苓等；健脾温中固本，可用当归、黄芪、人参、熟地黄、山茱萸、鹿角胶、龟甲胶等。

【辨证论治】

1. 寒湿阻遏证

证候：面色晦暗，食少纳呆，脘闷腹胀，神疲畏寒，大便不实，舌质淡，苔白腻，脉濡缓。

治法：温中健脾化湿。

代表方：茵陈术附汤。方中附子、干姜温化寒湿，茵陈芳化湿邪，白术、甘草健脾和中。

加减：湿重加茯苓、泽泻渗利水湿；腹胀苔厚，去白术，加苍术、厚朴燥湿消胀；皮肤瘙痒加秦艽、地肤子祛风止痒。

2. 瘀血内停证

证候：身目发黄晦暗，面色青紫暗滞，胁下有癥块且疼痛不舒，皮肤可见蛛纹丝缕，大便色黑，舌质青紫或有瘀斑，脉弦涩或细涩。

治法：活血化瘀退黄。

代表方：膈下逐瘀汤。方中当归、川芎、赤芍、桃仁、红花、丹皮养血活血化瘀，乌药、香附、枳壳行气，延胡索活血止痛，甘草调和诸药。可同用鳖甲煎丸消癥块。

加减：身目黄甚加茵陈；气虚者加黄芪；湿甚加茯苓、泽泻；厌食泛恶者加砂仁、白蔻仁。

3. 水湿内停证

证候：腹胀如鼓，按之坚满，脘闷纳呆，恶心呕吐，小便短少，舌质红，苔薄白或腻，脉细弦或弦紧。

治法：健脾利湿，理气行水。

代表方：胃苓汤加味。方中平胃散（苍术、厚朴、陈皮、甘草）健脾和胃，理气化湿；五苓散（茯苓、猪苓、泽泻、白术、肉桂）健脾利湿。

加减：食欲不振加木香、炒青皮；小便短少加车前仁、陈葫芦；腹水多加牵牛子、甘遂等。

4. 脾肾阳虚证

证候：除水湿内停诸症外，尚有面色㿠白或萎黄，畏寒肢冷，神倦便溏，舌质胖，脉沉细无力。

治法：健脾益肾，化气行水。

代表方：附子理中汤合五苓散。方中熟附片、肉桂、干姜温脾肾之阳，党参、白术、茯苓健脾利湿，猪苓、泽泻加强利湿行水之力。

5. 肝肾阴虚证

证候：除肝肾阴虚之表现外，尚有面色黧黑，唇干口燥，头晕耳鸣，潮热心烦，鼻衄牙宣，舌红绛或光剥，脉细数。

治法：滋养肝肾，育阴利水。

代表方：一贯煎合猪苓汤。一贯煎（沙参、麦冬、生地黄、枸杞、当归、川楝子）可滋阴养肝肾，猪苓汤（猪苓、茯苓、泽泻、阿胶、滑石）可育阴利水。

加减：神志异常者加石菖蒲、郁金、牡蛎，或安宫牛黄丸。大量咯血、便血者除用西药抢救外，合用犀角地黄汤。气随血脱者，用独参汤、参附汤急救之。

【其他疗法】

（一）中成药

1. 知柏地黄丸

具有滋阴清热的作用，用于潮热盗汗，耳鸣遗精，口干咽燥。口服，浓缩丸一次8丸，一日3次。

2. 硝石矾石散

硝石、矾石（烧）等分，共研细末，每服 1~2g，日服 3 次，以大麦粥汁调和送下。此为治女劳疸之方，可为治内伤黄疸之总方，不但治女劳疸甚效，用以治各种内伤黄疸皆可奏效。

（二）单方验方

1. 茯苓、白术、枸杞各 30g，猪肾 1 对，加文火炖至肉熟，分次食用，每周 1 次。
2. 熟地黄 30g，丹参 30g，甘草 5g。水煎服，每日 1 剂。

（三）针灸推拿疗法

1. 消化不良

（1）毫针针刺

取穴：足三里、天枢、中脘为主；内关、合谷、太冲、阴陵泉、三阴交、曲池、阳陵泉、关元、气海、脾俞为辅。

操作：用平补平泻法，每天或隔天 1 次。

（2）灸法

取穴：天枢、关元、神阙。

操作：每穴用艾炷灸 5~7 壮，或直接灸，每日或间日 1 次，或针后加灸。神阙穴用隔盐隔姜灸。

2. 身黄湿热

（1）毫针针刺

取穴：第一组大椎、至阳、胆俞、脾俞、肝俞及相应华佗夹脊穴，第二组阳陵泉、足三里，第三组阴陵泉、三阴交。

操作：第一组穴轮流使用，第二、三组穴交替使用，中强刺激，6 次为一疗程，第一疗程每日 1 次，第二疗程间日 1 次。

（2）灸法

取穴：肝俞、胆俞、脾俞、肾俞、阴陵泉、阳陵泉、足三里、关元、气海、水分、中脘、神阙、中极。

操作：每日 1 次，每次选 4~6 穴，每穴灸 6~7 壮，6 次为一疗程。或先针后灸。

3. 肾亏血瘀

针刺期门、肝俞、足三里。其中期门用泻法，肝俞用平补平泻法，足三里用补法。

4. 少腹里急

艾灸关元、心俞、肾俞。

5. 其他

无论何证，都可采用下腹按摩法、揉命门法、点按胸腹法及按水泉法治之。

（四）药膳疗法

1. 穿山甲 12g，佛手 20g，鸡蛋 2 枚，加水同煮，蛋熟后去壳取蛋，再煮 15 分钟，吃蛋饮汤，隔日 1 次，连用半月。

2. 白羊肉 250g，虾仁 25g，生姜 10g，加水煮至肉熟，分 3 次服完，每周 1 次。

3. 小茴香少许，炒后煎汤去渣，加入大米 50g，煮粥食用。

4. 胡桃肉 15g，粳米 30g，混合共煮成粥，顿服。

5. 冬虫夏草 6g，枸杞 10g，瘦肉 30g，共为细末，做成肉饼，顿服。

（五）气功疗法

1. 铜钟功，适用于本病各证。

2. 病程长者，可炼内养功、强壮功。

【预防调护】

1. 凡素有湿热，风寒外侵者，应禁房事。肾阴虚，虚阳上越者，应慎房事，避免房劳伤肾。

2. 节制饮酒，注意合理营养，少食脂肪性食物。有腹水者应低盐饮食。

3. 注意休息。肝功能代偿期患者，可做一般工作；代偿不良者可短期休息或半日休；出现腹水、黄疸者应完全休息。

4. 多食水果蔬菜，保持大便通畅，以预防消化道继发感染。

5. 适当加强锻炼，增强身体素质。

第十二节　阴阳易

阴阳易是指因同房致精气亏乏，元真耗损，发生阴阳变化而出现的一组综合症状的统称，以身重、少气、少腹里急为主症的一类病证。

【源流】

中医学对阴阳易不乏论述，汉代《伤寒论·辨阴阳易差后劳复病脉证并治》曰："伤寒，阴阳易之为病，其人身体重，少气，少腹里急，或引阴中拘挛，热上冲胸，头重不欲举，眼中生花，膝胫拘急者，烧裈散主之。"首次对本病的临床表现及治疗方药做了论述。

隋代《诸病源候论·伤寒阴阳易候》指出："其男子病新瘥未平复，而妇人与之交接得病者，名阳易。其妇人得病新瘥未平复，而男子与之交接得病者，名阴易。"

并载有"温病阴阳易候"和"时气病后阴阳易候"。

明代《伤寒全生集》称之为"女劳复","伤寒男子病新瘥，早犯女色而为病复发者，名曰女劳复也，其候头重不能举，目中生花，腰背痛，少腹里急绞痛，或憎寒发热，或时阴火上冲，头面烘热，心胸闷者，以竹皮烧裈散。"否定了男女相传之说，对阴阳易的理解有了新的进展。

【病因病机】

（一）病因

1. 阴虚内热

温热病热灼津液，或误下伤阴，或大病初愈，阴津未复，余热未尽，若触犯房事，肾精外泄，真阴受损，阴津愈虚则虚热益甚，"肾主骨生髓，脑为髓海"，肾精亏损则髓海空虚，即可形成以阴虚内热、精亏髓虚为主要病机的阴阳易病。

2. 阳衰寒凝

伤寒病误汗伤阳，或大病初愈，阳气未复，寒邪未尽，若触犯房事，损精伤气，精亏则阳无以化，肾阳不足，命门火衰，寒邪乘虚内陷，即可形成以阴寒内盛、寒凝经脉为主要病机的阴阳易病。

（二）病机

阴阳易病因较多，病机复杂，但其基本病机可概括为二点：一是温热病热灼津液，或误下伤阴，或大病初愈，阴津未复；二是伤寒病误汗伤阳，阳气未复，肾阳不足，命门火衰。

【临证思路】

（一）病机辨识

本病有虚无实，但有阴阳之异。阴虚为潮热盗汗，头晕目花，热上冲胸，舌红少津，脉细数等；阳衰者精神萎靡，形寒肢冷，少腹冷痛，痛引阴中，喜温喜按。

（二）症状识辨

该病性交后出现四个部位的变证。头部病变表现为：头重项软不欲抬举并多兼有眩晕、眼干涩不欲睁或冒金花。少腹及生殖器病变表现为：少腹拘急或隐隐不适，或牵引阴茎、阴囊、睾丸或阴户拘挛不舒，或阴头微肿。下肢病变表现为：膝胫酸软或拘急，肢软乏力伴沉重感，不欲走动。全身病变表现为：全身酸楚不适或疼痛，或身困而重不欲动，乏力少气，倦怠欲卧，胸中烦闷有如热气上冲，小便不利等表现。舌淡苔滑，脉沉迟等。

（三）治法与处方原则

本病总的治疗原则为扶正固本。阴虚内热者，治以补肾益精、滋阴清热为主；阳衰寒凝者，以温阳补肾、散寒止痛为先。

（四）用药式

若以肾阴亏损、虚火上炎表现为主者，可用知柏地黄汤加减，以滋阴降火；若以肺肾阴虚为主，而见干咳少痰，潮热颧红，或咳痰带血者，可用百合固金汤加减，以滋阴养肺。小便不利者，加白茅根；盗汗者，加龙骨、牡蛎、五味子；少气者加人参、紫河车。虚热渐退，可改用河车大造丸益气养血，补肾益精，兼清余热，以善其后。阳衰寒凝，若兼见腹痛而泻、下利清谷者，先用附子理中汤温阳健脾以止泻，继以右归丸温补肾阳。若阴寒过盛，阴极阳脱，而出现面色青惨、额出冷汗、四肢厥逆、脉微欲绝者，应急选用四逆汤或四逆加人参汤等，以回阳救逆。

【辨证论治】

1. 阴虚内热证

证候：形体消瘦，潮热盗汗，五心烦热，咽干颧红，头晕耳鸣，两目生花，失眠多梦，腰膝酸软，自觉有热气从少腹上冲至胸。舌红少津，脉细数无力。

治法：补肾益精，滋阴清热。

代表方：左归丸加减。方中重用熟地黄滋肾阴，益精髓，以补真阴之不足，为君药。用山茱萸补养肝肾，固秘精气；山药补脾益阴，滋肾固精；龟甲胶滋阴补髓；鹿角胶补益精血，温壮肾阳，配入补阴方中，而有"阳中求阴"之义，皆为臣药。枸杞子补肝肾，益精血；菟丝子补肝肾，助精髓；川牛膝益肝肾，强筋骨，俱为佐药。

2. 阳衰寒凝证

证候：精神萎靡，形寒肢冷，腰膝冷痛，少腹疼痛而引阴中，喜温喜按，遇热痛缓，小便不利或失禁，大便溏薄。舌质淡白，苔白滑，脉沉迟。甚者腹痛阴缩，面色青惨，额出冷汗，四肢厥逆，脉微欲绝。

治法：温阳补肾，散寒止痛。

代表方：右归丸合扶命生火丹加减。方中附子、肉桂温壮元阳，鹿角胶温肾阳、益精血，共为君药。熟地黄、山茱萸、枸杞子、山药滋阴益肾，填精补髓，并养肝补脾，亦取"阴中求阳"之义，共为臣药。佐以菟丝子、杜仲补肝肾，强腰膝；当归养血补肝，与补肾之品相合，共补精血。

【其他疗法】

（一）中成药

1. 左归丸

适应于阴虚内热之阴阳易。每次 9g，每日 2 次。

2. 右归丸

适应于阳衰寒凝之阴阳易。每次 9g，每日 3 次。

（二）针灸

取阴陵泉、足三里、关元、天枢、三阴交，毫针刺，用平补平泻法，留针 20~30 分钟。

（三）药物外治

肉桂、吴茱萸、干姜、大茴香、小茴香各 30g，共捣碎，酒拌炒热，以绢帕包裹，熨痛处，冷则再炒热，以痛止为度。治少腹冷痛。

【预防调护】

1. 病发时严禁房事。

2. 平素要加强体格锻炼，提高抗病能力，预防各种传染病的发生。

3. 房事要有节制，不可纵欲伤肾。

主要参考文献

[1] 何清湖，秦国政. 中西医结合男科学 ［M］. 北京：人民卫生出版社，2005.

[2] 秦国政. 中医男科学 ［M］. 北京：中国中医药出版社，2012.

[3] 王琦，曹开镛. 中医男科学 ［M］. 天津：天津科学技术出版社，1988.

[4] 秦国政. 中医男科学 ［M］. 北京：科学出版社，2017.

[5] 王琦. 男科疾病中西医汇通 ［M］. 北京：中国中医药出版社，2003.

[6] 王琦. 王琦男科学 ［M］. 郑州：河南科学技术出版社，2007.

[7] 徐福松，秦国政. 徐福松实用中医男科学 ［M］. 北京：中国中医药出版社，2009.

[8] 那彦群，孙光. 中国泌尿外科疾病诊断治疗指南 ［M］. 北京：人民卫生出版社，2009.

[9] 王琦. 男科疾病中西医汇通 ［M］. 沈阳：辽宁科学技术出版社，2003.

[10] 徐福松. 徐福松实用中医男科学 ［M］. 北京：中国中医药出版社，2009.

[11] 宾彬，郑泽棠. 中西医结合男科学 ［M］. 广州：广东高等教育出版社，2012.

[12] 周安方. 中医症状辨证心悟 ［M］. 北京：人民卫生出版社，2015.

[13] 李宏军，黄宇烽. 实用男科学 ［M］. 北京：科学出版社，2009.

[14] 那彦群，叶章群，孙颖浩，等. 中国泌尿外科疾病诊断治疗指南 ［M］. 北京：人民卫生出版社，2013.

[15] 徐福松. 男科临证指要 ［M］. 北京：人民卫生出版社，2008.

[16] 冷方南. 中医男科临床治疗学 ［M］. 北京：人民军医出版社，2011.

[17] 李冀，连建伟. 方剂学 ［M］. 北京：中国中医药出版社，2016.